人体骨骼中占最大重量的骨密质和骨松质没有感觉神经分布，与毛发、指甲相同而无痛觉。

把骨皮质表面骨膜附着的筋膜、肌肉、肌腱、韧带、滑囊、滑膜等有末梢神经分布的软组织损伤引起的疼痛，不加鉴别地称为颈椎病、腰椎病、关节病值得商榷——张冠李戴的诊断，影响精准的治疗。

愿与同道围绕上述问题共同探讨，正本清源，去伪存真，让不中肯的传统诊断成为过去式，让人们远离软组织损伤引起的疼痛不适。

——李建民

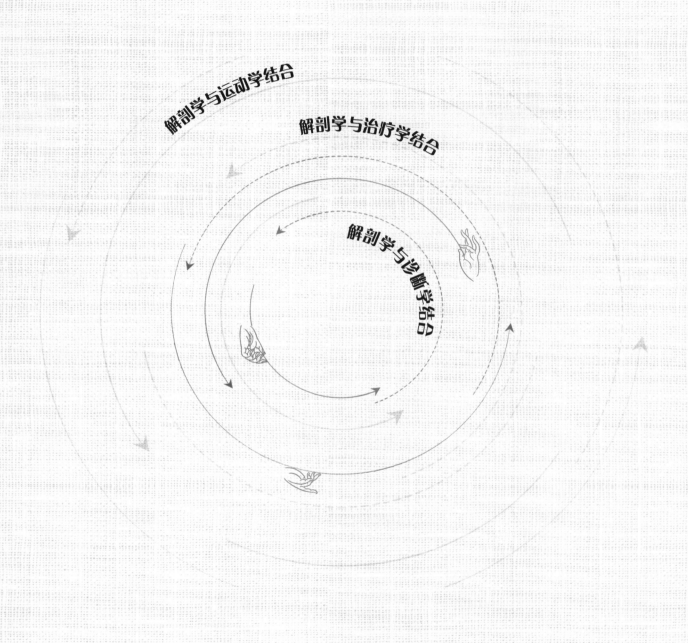

解剖学与运动学结合

解剖学与治疗学结合

解剖学与诊断学结合

软组织损伤
徒手疗法

主编

李建民 陆 萍

孟祥飞 苗 振

人民卫生出版社
·北京·

图书在版编目（CIP）数据

软组织损伤徒手疗法 / 李建民等主编 . —北京：
人民卫生出版社，2023.6 （2024.12 重印）
ISBN 978-7-117-34899-7

Ⅰ. ①软… Ⅱ. ①李… Ⅲ. ①软组织损伤—按摩疗法
（中医） Ⅳ. ①R244.1

中国国家版本馆 CIP 数据核字（2023）第 101370 号

人卫智网	www.ipmph.com	医学教育、学术、考试、健康，购书智慧智能综合服务平台
人卫官网	www.pmph.com	人卫官方资讯发布平台

软组织损伤徒手疗法
Ruanzuzhi Sunshang Tushou Liaofa

主　　编：李建民　陆　萍　孟祥飞　苗　振
出版发行：人民卫生出版社（中继线 010-59780011）
地　　址：北京市朝阳区潘家园南里 19 号
邮　　编：100021
E - mail：pmph @ pmph.com
购书热线：010-59787592　010-59787584　010-65264830
印　　刷：北京盛通印刷股份有限公司
经　　销：新华书店
开　　本：889×1194　1/16　　印张：30.5
字　　数：644 千字
版　　次：2023 年 6 月第 1 版
印　　次：2024 年 12 月第 3 次印刷
标准书号：ISBN 978-7-117-34899-7
定　　价：298.00 元

打击盗版举报电话：010-59787491　E-mail：WQ @ pmph.com
质量问题联系电话：010-59787234　E-mail：zhiliang @ pmph.com
数字融合服务电话：4001118166　　E-mail：zengzhi @ pmph.com

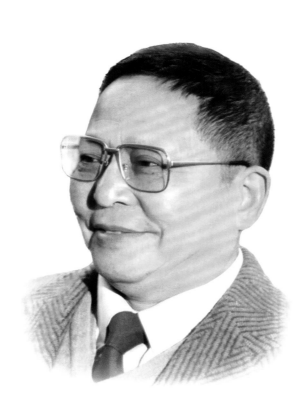

谨 以 此 书 纪 念

宣蛰人先生

（1923—2008）

诞 辰 100 周 年

编委会

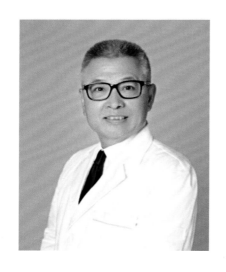

主编简介 | 李建民

1956 年出生于北京，中医师，软组织外科学创始人宣蛰人教授亲传弟子，现任中国民间中医医药研究开发协会宣蛰人银质针疗法专业委员会顾问、中国民间中医医药研究开发协会软组织诊疗专业委员会副会长、中国中医药研究促进会非药物疗法分会副会长、三亚市中医院名医工作站特聘专家、新加坡徒手治疗师协会学术顾问、英国凤凰中医研究院客座讲师、美国中医针灸教育学院客座教授、美国国际医药大学客座教授。

李建民 17 岁即在父母指导下学习针灸，在下乡务农期间为农民患者治疗常见病表现突出，被评为"优秀知识青年"，受到新乡地区政府表彰，1977 年先后被《河南日报》、河南人民广播电台、日本名古屋电视台采访报道。20 世纪 80 年代末，师从骨盆矫正压揉法创始人国际预防医学研究所所长西元寺正幸先生，获得"骨盆矫正压揉法"教学资格认定证。1993 年于河南省焦作市中医药学校中医师资格进修结业。1995 年师从朱汉章教授学习他创立的针刀技术。2003 年师从宣蛰人教授，学习宣氏推拿疗法。通过多年临床实践与研究，在宣蛰人先生理论基础上创立了"软组织损伤徒手疗法"，该疗法将手法治疗与运动康复相结合，诊断明确，治疗精准，以指代针，疗效稳定。

2005 年以来，李建民医师受邀至国内多家三甲医院进行技术指导，受邀赴美国、加拿大、英国、新加坡等多家医学院演讲授课，《健康报》《中国中医药报》及多家海外媒体对其进行采访报道。

电子邮箱：tslf2021@163.com。

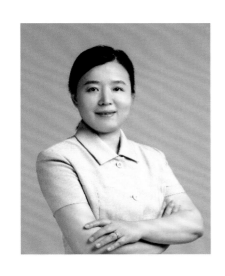

主编简介 | 陆萍

出生于上海，医学硕士。现任职于上海中医药大学针灸推拿学院，推拿学基础教研室主任，专职从事推拿学基础课程教学。兼任中华中医药学会推拿分会常务委员，中国民族医药学会推拿分会常务理事，中国针灸学会小儿推拿专业委员会副主任委员，中国民族医药学会芳香医药分会副会长；上海市中医药学会推拿分会委员。

学承一指禅推拿、㨰法推拿、内功推拿和小儿推拿。2007年宣蛰人先生第一次在上海中医药大学举办软组织压痛点推拿班，随即开始接触软组织外科学理论与临床诊疗方法。对宣蛰人先生50多年来坚持"科研与临床相结合，以尊重实践为主"的研究原则十分崇敬。

曾主编普通高等教育中医药类"十三五"规划教材《推拿手法学》全国中医药行业高等教育"十三五"创新教材《芳香按摩实践》等各类教材4部及国家出版基金项目《中国推拿》（英汉对照）和上海市中小学生科普读物《小小推拿师》。作为副主编、编委参加国家级和省部级教材9部、著作6部的撰写工作。负责人民卫生出版社中国医学数字教材体系富媒体"推拿功法学"资源建设项目。主持、参与国家自然科学基金等各级科研项目多项。

电子邮箱：lupinglim@163.com。

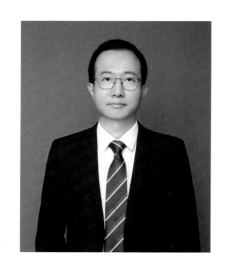

主编简介 | 孟祥飞

主治医师，临床执业医师，医学学士、理学硕士。现担任某疾病预防控制中心科主任，长期从事训练伤防治工作，掌握多项运动训练、训练伤风险评估、伤病早期筛查诊断、运动康复治疗和手法治疗技术。多次深入一线，具备结合基层一线训练伤病防治需求、综合大人群和个案处置实际，进行适宜技术筛选及应用，并形成标准化设计的丰富经验，在该领域发表学术论文 10 余篇。主持、参与训练伤防治课题 2 项。2016 年至今，跟随李建民老师学习软组织损伤徒手疗法，并大量应用于实践工作中。

电子邮箱：surmeng2018@sohu.com。

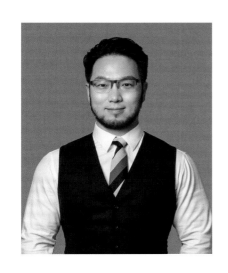

主编简介 | 苗振

1983 年出生于山东济宁，诺亚第拉伸疗法创始人、诺亚第运动康复学院院长。中国人民解放军总医院针灸科主任关玲教授亲传弟子，师从首任国家健美队总教练杨敬民等名师，潜心研究肌肉功能解剖、康复训练、下肢生物力学等十余年，拉伸前的动态检测、肌肉的功能分析等理论和技术已经被很多医院医师应用于临床诊断和治疗方案。现任中国中西医结合学会疼痛学专业委员会运动康复专家委员会副主任委员、马来西亚中医总会客座教授、新西兰针灸协会特聘顾问、澳大利亚中医药学会特聘顾问、美国中医公会特邀运动康复专家，担任国内多家三甲医院运动康复讲师。近年来在十几个国家巡回讲课 700 余场，听课学生数万人，在新西兰华人电视台、东南卫视主讲多期健康节目。

电子邮箱：NuoyadiYDKF@163.com。

关 序

人体软组织损伤非常常见，这种损伤会导致骨关节周围肿胀疼痛、运动功能障碍，甚至引起内脏功能紊乱。在国内软组织损伤的治疗中，针灸推拿是主要手段。

李建民老师的手法不同于传统推拿技术。他在宣蛰人教授创立的"软组织外科学"理论基础上，以手代针，以手代刀，以肌肉在骨膜附着处的压痛点为主要操作部位，将宣蛰人教授的"压痛点强刺激法"转换为"压痛点弱刺激法"，在保持了良好疗效的同时，也使患者更容易接受。同时他还结合了肌肉的训练，使得治疗和康复结合得更加紧密，疗效更加持久。这一方法已经由李建民老师在国内外广为传授，我有幸跟随他深入学习了这项技术，充分体验到这项技术的优势。

李建民老师组织团队用了四年多时间将他的讲稿整理为此书，这其中既有无私的奉献，也有艰苦的付出。李建民老师在此书中，针对每块肌肉的损伤特点、附着部位、操作手法和康复训练都做了透彻的解析，同时还附有精美的图片和关键环节的操作视频。《软组织损伤徒手疗法》不仅是肌肉损伤压揉等技术的展示书，也是一本肌肉解剖知识的工具书，还是一本运动康复的启蒙书。我相信这本书一定会给中国推拿注入新的成分，也相信读者能够从此书中收获技术、收获健康。

关 玲

2023 年 5 月

于中国人民解放军总医院

吴 序

在软组织外科学创始人宣蛰人诞辰 100 周年之际，李建民医师主持撰写的《软组织损伤徒手疗法》（以下简称《徒手疗法》）一书即将出版，这是软组织外科学领域的一件盛事。

软组织外科学之父宣蛰人教授经过 48 年的临床实践与研究，科学地回答了困扰人类的慢性疼痛及其内脏并发症的原因之一是人体运动系统软组织的损害，软组织损害的原因有急性损伤后遗、慢性劳损、外感风寒、错误姿势或错误的运动模式等。宣蛰人教授为世界性人类慢性疼痛及其内脏并发症疾病的研究作出了划时代的贡献。宣蛰人教授亲传弟子李建民医师科学地、全面地继承和发展了宣蛰人教授创立的以软组织外科学为理论指导的"压痛点强刺激推拿疗法"。在人体运动系统软组织的结构中，此方法抓住了骨骼肌这个最活跃的因素，突破了不加鉴别诊断就将颈痛称为"颈椎病"、腰痛称为"腰椎病"、肩痛称为"肩周炎"、膝痛称为"关节炎"的传统思维模式。李建民医师将诊断细化到每一块骨骼肌的解剖细节并视为闸门或靶点，有的放矢进行手法治疗和康复训练，从而达到立竿见影的效果。怎样才能快速找到损伤致痛的责任肌或筋膜呢？他创造性地吸收了宣蛰人教授的压痛点检查等手段，结合患者的症状表述、动态评估和触诊查体，对骨骼肌起点、止点和肌筋膜进行两点一线的综合分析，并精准确定损害的责任肌是一块还是一群，是相邻肌肉还是拮抗肌。对此，书中有详细的叙述，希望学者能够仔细阅读和理解。

另外，李建民医师博采众家之长，集"压揉法、推法、拉伸法、抗阻训练"为一体，提出在运动康复中患者是"主治医"，医生是"助理医"，医患共同参与治疗的新理念。宣蛰人先生认为：强刺激推拿疗法适用于治疗轻度软组织损伤患者，银质针疗法适用于治疗中度损伤患者，均属以痛治痛，患者对压痛点针刺和强刺激推拿的治疗过程有畏惧感，影响了软组织外科学的临床应用和推广，他希望后学者能有所创新和发展，由强刺激向弱刺激转变，研发"无痛治痛"而不减疗效的新方法。目前，"软组织损伤徒手疗法"有所突破，在采用患者可承受的力度治疗后，因人而异设计运动处方，针对紧张僵硬肌肉进行拉伸，对薄弱无力的肌肉进行抗阻训练。由于患者积极参与康复训练，充分调动了自愈力，提高了免疫力，使治疗刺激强度减轻、疗效提高，远期效果稳定，很有临床推广应用价值。

手法医学有着丰富的历史积累，古今中外都有许多值得学习的理念和方法。几十年来，受现代医学飞速发展的影响，按摩疗法从兴起到衰败，甚至被认为仅是娱乐、享受或保健。李建民医师创立的"徒手疗法"与时俱进，作为中国手法医学中的新思路、新技术之一，引起各国医学家极大关注，曾被邀请到北美、欧洲多国进行授课和学术交流而誉满海内外。

我本人曾担任昆明铁路局卫生处处长，从 20 世纪 70 年代开始支持、传播、研究软组织外科学，是与宣蛰人教授一道，经历了学术发展道路上艰难曲折的老一代软组织外科学工作者，深知创新之不易。宣蛰人教授在 2002 年首次出版的《宣蛰人软组织外科学》序言中深情地感谢过七位对软组织外科学成长和发展作出过无私奉献的领导和同道，现在六位已经相继去世，我作为唯一健在者，今天能看到颇有创意的《徒手疗法》一书的出版，甚感欣慰！

以宣蛰人教授命名的软组织外科学是一门新兴的临床分支学科，把长期被人们忽视的运动系统软组织（包括骨骼肌、筋膜、关节囊和神经鞘膜等）作为独立的生物组织进行研究，取得了惊人的临床应用效果，展示了丰富的生命科学理论及值得探索的前沿领域。《徒手疗法》虽然讲的是"手法操作"技巧，实际上也有对心理学、运动学等学科理论内涵的探索，也包括对中医"阴阳学说和整体观念"以及"经络学说本质"的探索分析，希望学者能够从中悟出"别样的风景"。

吴卫国

昆明铁路局卫生处原处长

2023 年 5 月

自 序

　　我 1956 年出生于一个医生家庭，从小对医学耳濡目染，但从未立志学医。17 岁下乡务农期间，秋季起早在棉田劳动，因为良种棉枝将近一人高，露水寒凉刺激，引起全身疼痛，严重时生活不能自理，经当地医院治疗效果不佳。在父母指导下学习中医中药和针灸，坚持不懈为自己医好顽疾的同时，也找到了自己的志向。弹指一挥间 50 年过去了，我深知医学道路之坎坷崎岖，仍沉浸于求索之中，品味其中的酸甜苦辣。

　　人体肌肉共 600 多块，约占体重的 40%。每块肌肉都有起点、止点和筋膜，并有敏感的末梢神经分布，软组织损伤病理改变产生的炎症和水肿，化学性刺激末梢神经可引起躯体疼痛和不适，如果未及时治疗，可能由点到线，由线到面，由面到整体，使病情逐渐加重，甚至产生一系列复杂症状。有些患者虽有明显症状，但医学检查中可能未见异常，因而久治不愈。软组织外科学创始人宣蛰人提出："我们对人体软组织了解微乎其微，对其损伤后出现的症状和并发症的了解和研究就更少了。"临床中发现，同一部位软组织损伤，临床表现有所不同。如腹部肌肉筋膜损伤，症状表现可能分别有腹痛、腰痛、痛经、夜尿增多、内脏功能紊乱等。其他部位软组织损伤同理，可见揭开人体软组织与健康奥秘，是长期艰巨和永无止境的课题。

　　肌肉是人体唯一有运动功能的"器官"，18 世纪法国思想家、哲学家伏尔泰提出"生命在于运动"，以独特的角度阐述了肌肉组织的重要性。运动可分为主动运动和被动运动，比如跑操、游泳、器械训练等属于主动运动，接受按摩、刮痧、走罐等相对属于被动运动。那么哪种运动最好？"一阴一阳之谓道"给出了客观有力的答案，即"主动运动＋被动运动＝完整的运动"。每个不运动的日子都是对生命的辜负，认识运动与健康不仅是医生的事，也是每个人都应该了解的重要常识。生命的意义是什么？我最喜欢的名言就是"你的生命对别人的生命有意义，就是你生命的意义"。提高全民健康水平，我们一起来，衷心希望更多人认识肌肉，就像对自己双手那样熟悉。坚信到那时，人们将远离病痛折磨，健

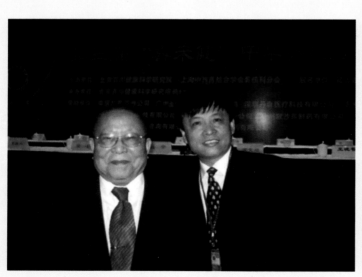
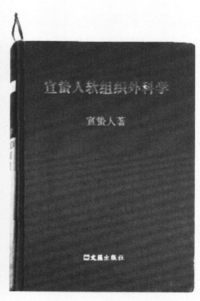

李建民在 2006 年中华脊柱医学大会上与宣蛰人教授合影　　《宣蛰人软组织外科学》书影

康水平更上一层楼，为国家、为社会、为家庭和个人节约可观的医疗成本。经编写团队 4 年多不懈的努力，本书在软组织外科学创始人宣蛰人诞辰 100 周年之际顺利完稿。希望出版后在大家的指导下不断修正，不断提高。

李建民

2023 年 5 月

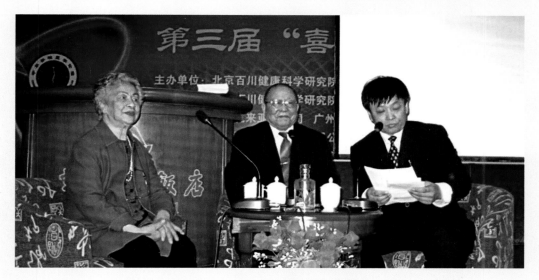

李建民于 2006 年中华脊柱医学大会为宣蛰人教授主持软组织外科学专题讲座

前　言

　　《软组织损伤徒手疗法》是一本针对人体骨骼肌、筋膜及韧带等软组织损伤进行徒手治疗的工具书。在日常生活中，软组织急、慢性损伤为常见病，不仅引起损害部位疼痛，还可引起脊椎和四肢关节功能障碍、内脏功能紊乱、免疫力低下，甚至引起全身一系列复杂症状。有些软组织损伤患者，虽然局部或周身疼痛不适，但实验室和影像学检查却往往显示"未见异常"而影响治疗。令人欣慰的是，宣蛰人先生创立的软组织外科学对该问题取得了突破性进展，体现了中医"治病必求于本"的学术思想。

　　人体骨骼肌共 600 多块，约占体重 40%，肌肉筋膜有联结和运动骨关节的重要作用，并参与呼吸、咀嚼、发声、表情、咳嗽、排便、分娩等生命活动。撰写本书的目的是希望有助于读者学习骨骼肌的解剖结构、运动功能，了解损伤后引起的躯体疼痛或内科相关病症，并通过问诊、动态评估和触诊等方法，精准确定损伤致痛的责任肌、筋膜和韧带组织，有的放矢地进行手法治疗和康复训练。本书内容不仅适用于骨科、针灸、推拿等专科医师临床使用，运动康复部分也适用于运动康复、健身、瑜伽、养生等健康从业者对软组织损伤患者的康复训练以及预防保健。

　　疼痛病因十分复杂，是人体与生俱来可能发生的病症，远古时代人们尚不能科学地认识引起疼痛的各种病因。在两千多年以前，希波克拉底提出"能治疗疼痛者为神医"，认识到治愈疼痛具有一定的挑战性。当今，国内外医学对疼痛疾病的诊断和治疗已有很多研究成果，但对顽固性痛症包括软组织损害引起疼痛病症的诊断和治疗尚不能满足临床需求。现代科学的发展，逐渐打破各个学科之间的壁垒，临床医学已经不是孤立的单独存在的学科，中医和西医都在与物理学、生物学、化学、哲学、心理学、运动医学等多学科的交织和融合中得到了发展。因此，"软组织损伤徒手疗法"不只是单一的推拿，而是集"**推法、拿法、压揉法、拉伸训练、抗阻训练、心理疏导**"等为一体的整体疗法。每个软组织损伤患者的性别、年龄、体质、职业和生活方式不同，损害部位和临床表现也不同，对其治疗的方法就要有针对性，而不是用一种方法治百病。如压揉法适于治疗深层的骨骼肌起点和止点损伤，推法适于治疗浅层的筋膜损伤，可简称为"骨骼肌两点一线"治疗法。康复训练方面也要因人而异。体力劳动者和运动员，由于工作量载荷大和运动量大，骨骼肌和筋膜损伤可能表现为紧张挛缩，患者主诉颈、肩、腰、膝等部位疼痛僵硬伴活动受限，对其手法治疗后，应以拉伸训练为主，使紧张变短的肌肉最大程度延长，以降低肌张力，提高骨骼肌筋膜和肌腱以及韧带的柔韧性，达到"松而不痛"之功效。非体力劳动者和很少参加体育活动的人群，因运动不足，肌肉薄弱无力或萎缩，甚至不能胜任低头、弯腰、久坐等正常活动，即使诊断正确，疼痛症状也很难缓解，即使缓解，远期疗效也并不稳定。患者主诉颈、肩、腰、膝等部位疼痛、怕冷或痿软无力以及易损伤，对其手法治疗后，应以抗阻训练为主，通过外力刺激，弥补运动之不足，使其肌纤维横截面增加，肌肉重量增加，肌肉力量增加，血管直径增加，提高抵御外力损伤能力，方能抗击打和抗损伤。

"生命在于运动"是18世纪法国思想家伏尔泰的名言。随着科技进步和经济发展，人们生活水平提高，运动不足引发的慢病人数呈增长趋势。有骨科专家提出："运动康复是骨科的命根子。"通过多年实践，笔者体会到："运动康复也是治疗软组织损伤及多种慢性疾病的命根子。"经多年临床观察发现，爱好锻炼的患者，通过手法治疗和运动康复训练，治愈速度令人难以置信，而且远期疗效稳定；反之，很少参加运动的患者，尽管诊断和治疗都正确，疗效往往不尽如人意或愈后容易复发，但患者先天体质虚弱和高龄等因素另当别论。中医提出"虚则补之，实则泻之""正气存内，邪不可干"，让患者改变生活方式，积极参与康复训练，增强体质，增强免疫力，是提高和稳定疗效的重要保障。经常有人问：下肢截瘫患者怎么练？答案是练上半身；肢体偏瘫患者怎么练？答案是练健侧肢体；"渐冻人"怎么练？答案是练面部或哪里还有功能就练哪里；全身运动功能丧失怎么办？练呼吸，练意念……运动练习是否一定痊愈？答案是运动比不运动生命力强。有些时候，无效的医疗不一定是医生的责任，患者的生活方式、运动习惯、心理因素等都是重要因素。

　　2004年，来自西方的《基础临床按摩疗法》封面副标题为"解剖学与治疗学的结合"，对笔者触动很大。为什么呢？因为在求学过程中虽然学习过人体解剖学，但在临床中很少把解剖学与治疗学结合起来。观念转变后，在临床中将"解剖学与诊断学结合，解剖学与治疗学结合，解剖学与运动学结合"，使软组织损伤疗效显著提高。如腹痛、痛经或腰痛得直不起来，医学检查无异常，真正原因可能是腹直肌、腹斜肌、腹横肌或髂腰肌痉挛所致；膝关节周围肿胀疼痛或伸屈受限，医学检查无异常，可能是臀大肌、股四头肌、小腿三头肌等软组织损伤所致（以上案例解决方案，书中有详细讲解）。转眼间十余年过去了，希望更多专家学者参与"解剖学与诊断学和治疗学结合"的实践与研究。

人体骨骼肌、筋膜和韧带等软组织损伤，不仅可以引起头、颈、肩、臂、胸、背、腰、腹、臀、髋、膝、踝、足部关节周围肿痛和功能障碍，并且重要的是，与人体九大系统疾病有密切联系。在日常生活中，人体运动量增大，使心跳、呼吸加快以及饮食量增加的表现，充分说明肌肉运动影响循环、呼吸、消化系统，即心、肺、胃肠功能；反之，心、肺、胃肠道病变或功能低下，可能使肌肉营养不良和萎缩无力等。盆底肌虽小，却能影响肛门、尿道及生殖系统的重要器官，其肌肉筋膜张力过高或松弛无力，可能引起消化、泌尿和生殖系统等相关问题。关于肌肉筋膜质量与人体九大系统存在相互影响和互为因果的内容，本书各章节均有介绍。

人体十二经络与任督二脉走行分布于皮下肌肉筋膜中，基础医学研究可能暂无经络穴位与人体器官和细胞组织之间的生理和病理相互联系的客观依据，但中医经络学说与临床实践，却十分有力地诠释和印证了分布于肌肉筋膜组织中的经穴与人体九大系统之间的联系和作用。如手法或针刺太阳和率谷穴，主治偏头痛、眩晕、视物不清、耳鸣等。分析解剖学原理，可能是通过松解颞筋膜、颞肌、耳前肌和耳上肌，缓解因软组织损伤病理改变产生的无菌性炎症和水肿，化学性物质刺激神经、血管引起的偏头痛、头晕目眩、失眠健忘、视觉和听力下降等症；同理，刺激位于翼状肌的下关穴，可以有效治疗颞下颌关节炎和上牙痛；刺激位于胫骨前肌的足三里穴，既可治疗消化系统的胃肠道疾病，又可以治疗运动系统的胫骨前肌损伤和萎缩所引起的膝痛和足背屈无力等。总之，人体肌肉筋膜中有神经和血管分布，也有经络和穴位分布。临床实践证明，它们之间存在千丝万缕的联系和错综复杂的关系，但科学客观的本质认识，有待长期探讨和研究。本书有关肌肉筋膜解剖与穴位标注和注释的内容，由上海中医药大学针灸推拿学院推拿学基础教研室主任陆萍副教授编写，希望帮助读者用现代的眼光读懂中医学，并将中西医结合治疗软组织损伤和内科相关疾病作为研究的方向和课题。

在坎坷的学术道路上，每一次进步都是对陈旧知识的更新、对错误知识的颠覆，在此衷心感谢软组织外科学创始人宣蛰人教授。在本书写作过程中，得到了中国人民解放军总医院关玲主任，北京清华长庚医院疼痛科路桂军主任，昆明铁路局卫生处原处长吴卫国，上海中医药大学赵毅教授，中国人民解放军联勤保障部队第九八四医院刘建副院长，中部战区疾病预防控制中心杨会锁主任、董宏彬主任，南京八三医院董宏然主任，郑州黄河科技学院原海旺主任等专家学者的鼎力支持，在此一并表示感谢。

我们诚挚欢迎广大读者的批评、指正和建议，以利本书修订和学术水平的进一步提高。

李建民　陆　萍　孟祥飞　岳　振

2023 年 5 月

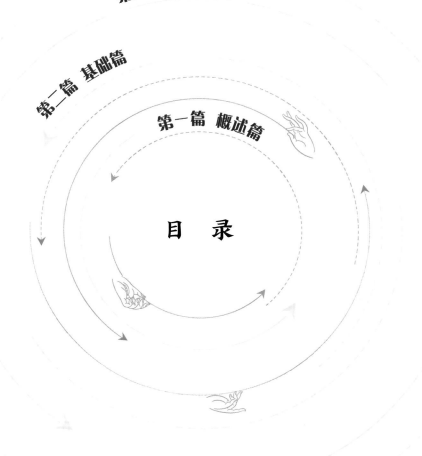

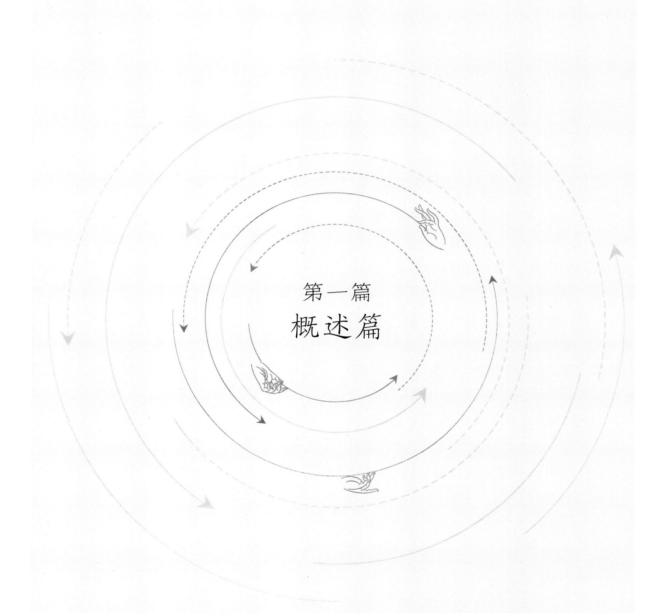

第一篇
概述篇

第一章
绪论

软组织损伤徒手疗法概述

人体软组织损伤主要分为椎管内、椎管外和椎管内外混合型三种类型，但椎管内软组织损伤不属于本书范围。椎管外软组织损伤是指骨骼肌、筋膜、韧带、关节囊、滑膜等软组织受到损害而引起的以疼痛为主和以内脏功能紊乱为辅的一系列综合征。无论急性损伤后遗或慢性劳损，均可引起人体椎管外软组织损伤导致微循环障碍而产生无菌性炎症和水肿，化学性物质刺激末梢神经引起疼痛不适或组织结构粘连、变性、增生等病理改变，继而造成脊柱以及四肢骨关节功能障碍，甚至骨结构异常改变等。软组织损伤徒手疗法是在软组织外科学基本理论指导下，医师以手或肘等部位（不借助任何医疗器械和药物），按照手法规范要求施术于患者体表局部，从而改善局部循环、消除无菌性炎症、松解组织粘连和恢复肌肉运动功能的一种自然疗法。

中医学对软组织损伤疾病的认识历史悠久。在中医经典著作《黄帝内经》中即对软组织损伤从解剖、生理、病理、诊断和治疗等方面做了论述，如《素问·五脏生成篇》曰："诸筋者皆属于节。"此处的"筋"即为软组织。《素问·痿论篇》记载："宗筋，主束骨而利机关也。"又如《素问·宣明五气篇》说："五劳所伤，久视伤血，久卧伤气，久坐伤肉，久立伤骨，久行伤筋，是谓五劳所伤。"《医宗金鉴·正骨心法要旨》更是将筋伤的变化具体到"筋强、筋柔、筋歪、筋正、筋断、筋走、筋粗、筋翻、筋寒、筋热，以及表里虚实，并所患之新旧"的不同。

软组织损伤对人类健康危害很大，严重时可以使患者丧失劳动能力和生活能力，因此引起各国医学界广泛关注，并成为努力研究和探索的世界性课题。由于历史条件限制，早期医学研究对软组织损伤致痛病因的认识尚不全面，随着科学技术的发展，医学研究也迅猛发展，二十世纪三四十年代成为现代疼痛治疗发展的重要阶段。各国医学界借助现代科学知识和检测手段对腰痛或腰腿痛致痛病因和发病机制进行了研究，逐步形成了"椎管内"和"椎管外"软组织损伤致痛的两种学术见解。以米克斯特等为代表提出的腰椎间盘变性和髓核突出，机械性压迫神经根引起疼痛的理论引起国际医学界普遍重视。20世纪50年代初期，一些医学教科书中将90%以上的腰痛或腰腿痛病因归为"腰椎间盘突出"，有些骨科医师甚至对腰腿痛患者不加鉴别地诊断为"腰椎间盘突出症"而进行髓核摘除手术，导致患者近期症状未减轻或远期疗效不佳的情况比比皆是，如此一来，使占有统治地位的骨性学说倡导者无法自圆其说；另一种学说，以海曼、弗莱贝格、奥伯等为代表的专家，认为椎管外软组织粘连及变性为腰痛或腰腿痛重要致痛因之一，并行软组织松解手术，但此类手术范围较局限，仍存在术后只能减轻部分症状或远期疗效不佳的现象。

1954年起，宣蛰人教授借鉴了前人针对椎管外软组织损伤的研究，进行了组合、创新，形成了定型的"椎管外软组织松解手术"，并在此基础上，创立了软组织损伤中"椎管内、椎管外、椎管内外混合型"三种主要致痛病因的新学说，逐步研发了"椎管外软组织松解手术、压痛点银质针针刺、强刺激推拿"三种疗法用于临床实践，使许多被诊断为椎管内或骨性病因导致的头、颈、肩、背、腰、臀和下肢疼痛得到了令人满意的治疗，甚至被诊断为骨、外、内、泌尿、妇科等难以解决的慢性疾病得到了明显缓解或治愈，从而引起了国内外医学界对软组织外科学研究的重视。20世纪90年代起，宣蛰人教授历经8年撰写了《宣蛰人软组织外科学》，完成了为人类解除软组织损害性疼痛难题的心愿，推动了医学战胜疼痛顽疾的发展。

"软组织损伤徒手疗法"是在强刺激推拿法基础上，结合中医按摩法、瑞典按摩法、日本压揉法等国内外手法，结合抗阻和拉伸训练而创立的综合疗法。强刺激推拿法是通过对软组织损害部位施行较强的手法外力刺激，以松解组织粘连、促使无菌炎症水肿代谢吸收和提高痛阈值等，从而治疗躯体疼痛和恢复关节功能。多年以来，强刺激推拿法立竿见影的效果深受患者好评，但以痛治痛的治疗过程，使耐受力差的患者望而却步，也使从事强刺激推拿的医生感到困惑。宣蛰人教授讲课时说："我八十多岁了，时间已经不多了，希望下一代人能够研发刺激强度小、疗效好的新方法。"软组织外科学是国内外几代专家和学者经历近一个世纪研发的成果，面对老师的希望，李建民深感任重道远，十多年前，一次偶然机会，看到苗振教练没用推拿手法，仅用拉伸和抗阻训练，就使患者疼痛症状当场消除，感到惊奇，也看到了希望，并开始向他学习。近年来，在临床实践中降低手法刺激强度，结合拉伸和抗阻训练，综合治疗软组织损伤，取得了可靠的近期和远期疗效。本书拉伸与抗阻内容由苗振教练主编，希望读者有所收获。

推拿疗法历史久远，经历代医学家们不断研究和实践形成了不同的风格和流派。近年来国内外医学界在筋膜损伤基础研究和临床实践方面均有突破性进展。人体皮肤和皮下筋膜均有敏感的末梢神经以及丰富的血管分布，是人体面积最大的器官，因其没有自主运动功能，损伤后可影响循环代谢或产生瘢痕粘连。针对筋膜组织损伤的手法治疗，应首选推法或拿法。推法操作中使用介质，可提高患者舒适度和促进药物渗透，但降低了摩擦系数，减少了扩大筋膜间隙的物理作用。因此，本书根据《基础临床按摩疗法》操作要求，对筋膜推法和拿法均不加介质，以增加肌肉筋膜间隙，减轻对神经和血管的挤压。

手是人类最原始的工具，手法治疗是人类最原始的治疗方法，随着人们健康意识的提高，选择手法治疗并结合运动康复训练将成为一种趋势。

第二节

软组织损伤的病因病理

椎管外软组织损伤主要指人体皮肤、皮下筋膜、肌肉、肌腱、韧带、滑囊、肌肉骨膜附着处和神经、血管的急慢性损伤或不明原因的病理改变。软组织损伤属于中医的"伤筋"或"筋伤"范畴，凡是肢体运动功能障碍或功能丧失的病变，都可责之于"筋"。

软组织损伤的原因很多，有先天不足和自身退变的内因，也有外伤、劳损、体态或手术等外因，可以是单一因素，也可以是多因素。不同的致伤因素可以引起不同的损伤，而同一致伤因素作用于不同的人或同一个人的不同部位，其引起的损伤类型、性质和程度以及临床表现均有差异。

急性损伤原因常见有高处坠落、搬抬重物，或跌倒、击打、砸伤、锐器侵入，或运动伤、训练伤、交通事故等。慢性损伤原因与体质虚弱、姿势不正、劳累过度、风湿免疫病、手术后遗症等有关。国内外医学界普遍认为，急慢性软组织损伤病理改变产生的无菌性炎症，可引发骨骼肌、筋膜、韧带、关节囊、脂肪等组织水肿、粘连、缺血、增生、挛缩或关节活动障碍等。

现代医学关于软组织损伤的病理改变有不同学说，主要有软组织结构破坏、解剖位置位移、代谢紊乱和生理功能障碍等。表现为局部和全身组织的病理变化，其中局部组织的病理变化是软组织损伤研究的重点。首先，局部软组织损伤后，最早出现的是血管的变化，如充血、瘀血、血管破裂或血管痉挛等。其次，可出现细胞组织形态结构和功能方面的变化，如

组织变性、渗出、水肿或坏死。在软组织损伤的过程中，几乎都伴有无菌性炎症反应和钙化、增生、粘连、肌萎缩变性等病理变化。

宣蛰人教授经过48年的临床实践与研究认为："在病理学上，椎管内外软组织损害性疼痛的病理学基础，是软组织因急性损伤后遗症或慢性劳损形成而导致的无菌性炎症。"1974年初，上海市腰背痛协作组专家归良桢、王炳森等，将宣蛰人教授在144例椎管内外软组织松解手术中取得的病变组织，进行光学显微镜和电子显微镜观察，再次验证了椎管内外软组织损害性疼痛部位均有无菌性炎症存在。

第三节

软组织损伤的鉴别诊断

1895年德国物理学家伦琴发现X射线之后，很快被医学界应用于医疗检查和诊断。20世纪三四十年代以后，随着科学技术的快速发展，在人体各种医学检查方法中，影像学成为了权威的检查手段之一，为各类疾病的诊断和治疗提供了重要参考和依据。但医学家在临床实践中却发现，影像学检查的结果与患者的临床表现之间，有时并没有必然联系。例如许多颈肩腰腿痛患者的颈椎或腰椎影像学检查可见椎间盘髓核突出，但有些症状相似的患者并未发现髓核突出，而部分患者行髓核摘除术后效果并不理想，针对椎管外软组织损伤压痛点非手术治疗却取得满意效果。因此，除了必要的影像学检查作为参考外，结合临床详细问诊、触诊和动态评估等物理检查十分重要。

椎管外软组织损害的原发因素，主要是急性损伤后遗症或慢性劳损导致骨骼肌、筋膜、韧带等椎管外软组织在其骨骼骨膜附着处或肌筋膜连接处形成原发性无菌性炎症病变，引起组织细胞水肿和不同程度的躯体疼痛，久治不愈可继发软组织变性、关节活动障碍或表现出更为复杂的一系列临床征象。

椎管内软组织损害为脊柱椎管内椎间盘、后纵韧带、黄韧带等软组织在退变的基础上出现椎间盘损害、膨出、突出或脱出，以及韧带的增生、肥厚、钙化，往往合并脊柱椎间关节的增生等，以上共同形成致病因素，刺激或压迫硬膜囊、神经根及周围神经，造成病灶局部微循环障碍，继发产生无菌性炎症，引起较严重疼痛、运动或感觉障碍及大小便失禁等症。

单纯突出的椎间盘组织如果并未直接挤压神经根，或即便挤压神经根，但局部没有形成无菌性炎症和水肿，则不会造成疼痛，有专家称其为"安静的椎间盘突出"，但此类椎间盘突出并不能诊断为"椎间盘突出症"。如同B超显示肾结石但并未引起肾绞痛，属于安静的石头，可以与人体"和平共处"。

综上所述，软组织损伤临床症状和椎管内结构改变可分为：①躯体有疼痛，影像检查椎管内未见异常；②躯体有疼痛，椎管内影像检查可见异常；③躯体无疼痛，椎管内影像检查可见异常等。有统计表明，90%以上的躯体疼痛症状可能来自椎管外软组织损害，5%左右患者可能符合椎间盘突出症手术指征，但致痛病因究竟是盘源性、肌源性或两种病因并存的鉴别诊断，可能令资深的临床医师也难以果断下结论。不妨采用一个简单的方法来解决复杂的问题，即预示性治疗进行初步的鉴别诊断。

具体方法是：针对椎管外软组织损害压痛点进行手法治疗和运动康复后观察疗效。然后，根据病情变化，分析判断致痛病因属于椎管内、椎管外还是椎管内外混合型。预示性治疗鉴别诊断方法为：压痛点经保守治疗有效者，视为椎管外软组织损伤；压痛点经保守治疗无效者，考虑椎管内软组织损伤；压痛点经保守治疗不完全有效者，考虑为椎管内外混合型。治疗方法为：椎管内软组织损伤属于手术适应证，椎管外软组织损伤属于非手术适应证，椎管内外混合型软组织损伤，属于手术与非手术结合治疗的适应证。

禁忌：预示性治疗并不适用于脊髓型颈椎病，或腰椎间盘突出（脱出）、椎体滑脱或椎管狭窄导致已经出现运动、感觉及括约肌功能障碍等症状的马尾综合征患者。

第四节

软组织损伤徒手疗法与运动康复的作用原理

椎管外软组织主要包括皮肤、皮下筋膜、骨骼肌、肌腱、韧带、关节囊、神经、血管和淋巴组织等。在这个庞大的组织结构中，唯有肌肉具有运动功能，但软组织损伤患者，常因疼痛而不能运动、不敢运动或不知何时运动以及如何运动等，导致损害部位运动不足，血液循环受阻，代谢障碍而出现疼痛。久治不愈者可能进行性加重，或继发相关关节滑膜滑囊炎症和水肿。徒手疗法不是单一的手法治疗，而是通过对损害组织进行垂直压揉、平行剥离、离心拉伸、向心抗阻等整体疗法和多维运动，以弥补椎管外损害的肌肉筋膜运动不足之缺陷。作用原理如下：

一、垂直压揉

根据躯体力学原理，医生操作时手指不发力，而是用身体力量，以垂直角度，由后向前压揉骨骼肌骨膜附着处，以松解粘连，消除无菌性炎症和水肿对末梢神经化学性刺激引起的疼痛。垂直压揉是骨骼肌自身不能完成的运动，力度应不超过患者耐受力，以免造成患者应激反应，导致肌肉筋膜紧张收缩。操作要领就是医生根据患者损害部位的敏感程度，控制手与压痛点的距离，即"用距离控制力度"。操作要求是"发现痛点不放过，发现痛点轻轻做，缓解即止"。如压揉深层时，患者疼痛症状迟迟不能缓解，可能是浅层筋膜损伤，退至浅层压揉即可缓解。1周之后再酌情进行深层组织的压揉治疗。针对浅层、中层和深层软组织损伤的手法治疗，要由浅入深进行。垂直压揉作用原理是将椎管外软组织损伤松解手术或银质针疗法，转换为非手术或非侵入疗法，即手法松解。主要适用于肌紧张和肌痉挛引起的疼痛和不适症的治疗。但针对肌肉筋膜紧张挛缩引起的顽固性疼痛和重症疼痛患者，手法治疗效果不满意时，可考虑侵入性治疗。

二、筋膜推法（平行剥离）

根据躯体力学原理，医生手臂与患者皮肤呈15°～45°角，用身体力量推皮肤，使皮下浅层与深层组织产生机械性交错和物理性摩擦，以扩大筋膜间隙，松解粘连，消除水肿和敏感压痛点。筋膜组织内分布有丰富的神经、血管和淋巴，因外感风寒、精神刺激和外伤等因素，使筋膜收缩和循环障碍，引起相关部位肿胀、疼痛、不适、怕冷等。推法可增加筋膜间隙、扩张血管、改善循环，促进无菌性炎症水肿的消除和吸收。适于筋膜损伤和运动不足人群的治疗和预防保健，力度应以舒适为宜。其实，传统刮痧、走罐、梅花针放血、中药喷剂、膏药和红外线理疗等，均作用于人体浅筋膜。

三、离心拉伸

拉伸可分为自我拉伸、助力拉伸、器械牵引拉伸等，基本原理是将骨骼肌一端固定之后再拉伸另一端，使肌肉筋膜和肌腱离心性延展30～50s。通过对紧张的肌肉筋膜和肌腱拉伸，使其张力降低、柔韧性增加、筋膜间隙增宽，神经、血管和淋巴组织的压力减小，达到"松而不痛"之功效。骨骼肌收缩与舒张的行程大约为其全长的50%，肌肉筋膜的紧张和挛缩可影响血液循环，引起关节活动受限，或迁延性疼痛久治不愈。根据中医"实则泻之"的原则，降低张力首选拉伸。经过动态评估和触诊诊断的拉伸为治疗，未经过动态评估和触诊诊断的拉伸为锻炼。

四、向心抗阻

骨骼肌抗阻训练主要分为徒手和器械两种。通过骨骼肌抗阻训练，可提高神经肌肉响应，增加肌纤维横截面，使肌肉围度增加、重量增加、力量增加、血供增加、抵御外力损伤的能力提高，符合中医"正气存内，邪不可干"和"扶正祛邪"的治疗原则。肌肉量不足和肌肉质量不佳，均可导致软组织反复损伤和关节失稳、身体协调性降低或多发老年性骨折等诸多危害。有专家提出，"肌肉量决定了生命的状态"，不无道理。现代科技的进步，生产方式的改变，生活水平的提高，使运动不足人群不断增加，人体肌肉愈加不能胜任各种体态行为，因而软组织损伤人群呈增长趋势。对肌肉萎缩无力的患者有针对性进行抗阻训练，不仅能增加肌肉重量、改善质量，还可提高内脏功能和免疫力，利于提高疗效和预防保健。

第五节
软组织损伤徒手疗法操作要求与注意事项

一、治疗室要求

1. **温度** 室温宜保持在 24～26℃。夏季避免空调冷风近距离直吹，冬季适当加被或单，避免受凉。

2. **通风** 视室外温度情况，治疗室选择保持通风、定时通风或无人时通风等不同方式。

3. **光线** 操作室内照明亮度适宜，利于身心放松。

4. **环境** 保持室内清洁，工作期间不得吸烟、大声喧哗。

5. **装备设备** 治疗床高度设置应适合按摩医师身高，以便于身体发力，可视情况在足下加垫调节，按摩床升降可调为最佳；床垫不宜过软，以免减少手法操作的反作用力，铺单、铺巾一人一换一消毒；准备瑜伽垫或椅子等，以用于助力拉伸。装备设施定期维护、保养，损坏时及时维修，确保治疗安全。

6. **个人卫生** 按摩医师应注意个人卫生，勤洗澡、勤换洗衣物、勤剪指甲、勤洗手，身着工作服上岗。工作前不食用葱、蒜、榴莲等有刺激性气味食物。

7. **消毒** 每日紫外线空气消毒1次；定期检查紫外线灯管清洁情况、检测紫外线强度，强度不足应及时更换。拖布专用，明确标识，分类清洗，悬挂晾干，定期消毒并做好记录。

8. **安全管理** 下班前各种设备物品定位归位，仔细检查门、窗、水、电，确保安全。

二、手法操作要求

1. **发力要求** 施术者弓箭步站立，重心位于前脚，头颈肩部稍前倾，手臂放松，保持稳定，用身体力量进行压揉和推法的操作。

2. **力度要求** 治疗手法以患者可耐受力度为标准，并保持压力相等。治疗手法严格做到"发现痛点不放过，发现痛点轻轻做，缓解即止"。保健手法以舒适力度为标准。

3. **速度要求** 压揉深层组织手法节奏宜缓慢；压揉浅层组织手法节奏可适当加快。

4. **角度要求** 压揉操作要求按摩医师手臂垂直于患者皮肤、筋膜或骨膜；推法操作要求按摩医师手臂与患者皮肤呈15°～45°角。

5. **次数要求** 治疗手法压揉至压痛点疼痛缓解或消失为止，每个压痛点15～20次为宜，如未缓解，可间隔1周再次治疗；保健手法每个点重复3～5次，间隔时间2～3天。

6. **手法类型使用要求** 治疗手法接触患者皮肤面积小，刺激强度大，采用指间关节或肘关节，手法作用于深筋膜或骨骼肌骨膜附着处。保健手法接触患者皮肤面积大，刺激强度小，采用指腹、鱼际、掌心等部位，手法作用于皮下浅筋膜。操作要领为推浅层、拿中层、压深层。

7. **快捷简易手法操作的要求** 人体骨骼肌、筋膜、肌腱和韧带广泛附着于颅骨、脊椎、骨盆、肋骨和四肢骨骼等部位。由于数量庞大，初学者在临床中很难快速掌握损害组织的鉴别与操作，尤其上肢和手部、下肢和足部的肌肉筋膜及韧带附着的数量较多，构造复杂，下面介绍一些部位快捷简易操作的入门方法：

（1）四肢骨干的骨骼肌附着处压揉法：可沿骨干长轴，用三条线划分，循线进行压揉。图为施术者拇指指腹分别压揉腓骨骨干的后侧、外侧和前侧的三种手法（见图1-1~图1-3）。

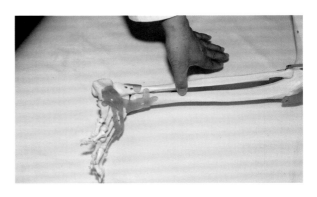

图1-3 腓骨前侧骨骼肌的压揉法

（2）四肢骨干两端膨大的骨骼肌附着处压揉法：将四肢骨干两端膨大的骨骼肌附着处按照钟表的表针和表芯构造形式，分别进行向心和离心方向的两种手法（见图1-4、图1-5）。

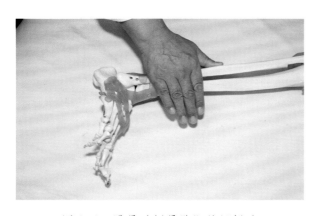

图1-1 腓骨后侧骨骼肌的压揉法

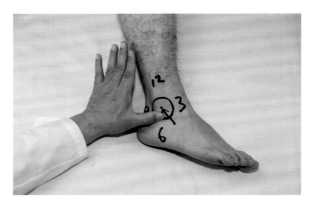

图1-4 腓骨远端外踝向心方向的压揉法

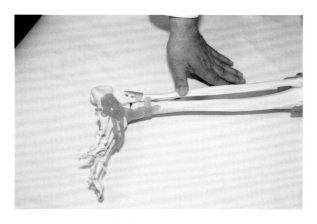

图1-2 腓骨外侧骨骼肌的压揉法

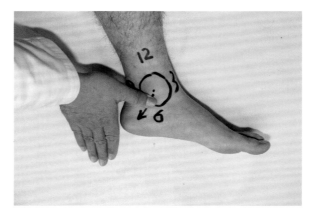

图1-5 胫骨远端内踝离心方向的压揉法

（3）宽大扁骨的骨骼肌附着处压揉法：按照扁骨面积需要，以拇指指腹为单位排列进行压揉。正常组织拇指指腹距离稍大，损害部位拇指指腹距离较小，即压痛点密集型压揉（见图1-6）。

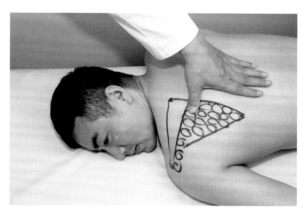

图1-6 肩胛骨冈下窝压痛点密集型压揉法

三、注意事项

1. 患者不宜空腹或饱腹接受手法治疗，饭后要间隔半小时以上。

2. 患者着装宜轻薄宽松绵软，摘掉眼镜、手表或首饰之类物品，并妥善保存。俯卧位时要胸部垫枕，防止肋软骨挫伤。

3. 按摩医生宜穿宽松或方便运动的服装，用热水洗手，不得以冰凉双手接触患者；接近黏膜组织的按摩，应进行手部冲洗和消毒，如眼轮匝肌等。

4. 头面部和敏感压痛点，力度宜轻柔，以免出现皮下淤血影响美观；避开重要的神经和血管，如臂丛神经、锁骨下动脉、颈动脉窦、腹主动脉、下腔静脉、股动脉、股静脉、股神经等。

5. 手法治疗儿童、老人、虚弱或疼痛敏感患者，应边观察边操作，随时调整手法力度。

如有异常反应，应立即停止操作。

6. 每个人体表痛阈值不同，因而需要力度有所不同；提前告知患者，按摩部位皮肤可能出现疼痛反应，2～3天可自行消失，无须处理。

7. 隐私部位治疗，应告知治疗的必要性，须经患者本人同意并有陪同人员在场。

8. 患者服用抗风湿或止痛类药物期间，不可自行停药。应根据手法治疗效果，在专科医生指导下，根据病情变化酌情减药或停药。

9. 脊椎、四肢关节手术或假体置换的部位，要谨慎操作。

第六节
软组织损伤徒手疗法适应证与禁忌证

一、适应证

1. **头面部** 头皮肿胀、头晕头痛、失眠健忘、记忆力减退、烦躁易怒、血压异常；三叉神经痛、面瘫、面肌痉挛；视物不清、眼部不适、视力下降；鼻塞流涕、嗅觉降低；口腔溃疡、颞下颌关节弹响或活动障碍、牙龈肿痛；耳鸣耳聋、听力下降等。

2. **颈项部** 项韧带损伤、项伸肌群损伤、颈项僵硬及活动受限、落枕、斜颈、前斜角肌综合征、强直性脊柱炎；恶心呕吐、扁桃体炎、食管炎、慢性咽炎、甲状腺炎；咳喘、咽干咽痛、咽部不适、声音嘶哑等。

3. **肩与上肢部** 肩痛症、肩关节周围炎、肩袖损伤、肩关节习惯性脱位、肩峰下滑囊炎、肱二头肌长头肌腱炎；网球肘、尺骨鹰嘴滑囊炎、桡骨茎突狭窄性腱鞘炎、旋前圆肌综合征、腕管综合征、腕部腱鞘炎；腕、掌、指关节肿痛，扳机指；痛风性关节炎、类风湿关节炎等。

4. **胸背部** 胸痛、肋软骨炎、肋间神经痛；乳腺病、胸闷气短、咳喘；胸椎棘上韧带损伤、背痛、胸椎侧弯、胸椎失稳、强直性脊柱炎等。

5. **腰部** 腰椎棘上韧带损伤、腰椎周围疼痛及活动受限、急性腰扭伤、第三腰椎横突综合征（腰方肌损伤）、腰椎侧弯、腰椎后凸、腰椎失稳、强直性脊柱炎等。

6. **腹部** 急或慢性腹痛（医学检查未见异常）、消化不良、腹肌痉挛、腹胀、腹泻、便秘、脏腑功能紊乱；月经不调、痛经、膀胱炎、夜尿增多等。

7. **骨盆部** 骶骨周围痛、骶椎棘上韧带损伤、臀后痛（臀大肌损伤）、臀外痛（臀中肌损伤、臀小肌损伤、阔筋膜张肌与髂胫束损伤）、臀痛放射至下肢麻木（梨状肌综合征）、臀肌挛缩（注射因素）、骶髂关节韧带损伤、臀部深层痛、尾骨周围痛等。

8. **骨盆底部** 骨盆底部肌肉筋膜紧张或松弛、尿道炎、前列腺炎或前列腺增生、阴道炎、子宫脱垂、性功能低下、便秘、痔疮、脱肛、便血等。

9. **髋部** 腹股沟疼痛、髋关节疼痛活动受限、髋部骨折后遗症、髋关节半脱位、股骨头坏死、股外侧皮神经炎等。

10. **下肢部** 大腿部痛（前后内外侧）、膝关节周围疼痛或伸屈受限、髌下脂肪垫损伤、膝关节侧副韧带损伤、膝关节滑膜炎；小腿部疼痛（前后内外）；踝管综合征、踝

关节扭伤（崴脚）、踝关节活动受限、跟腱炎、足背肿痛、足底筋膜炎、足趾肿痛；痛风性关节炎、类风湿关节炎等。

二、禁忌证

1. 皮肤破损、感染，传染性皮肤病。
2. 骨肿瘤、骨结核。
3. 新鲜骨折、关节脱位、严重骨质疏松。
4. 严重的高血压、脑卒中、心肌梗死。
5. 各种传染性疾病。
6. 酒后、孕妇、精神病、情绪不稳定者等。
7. 严重的低血压、低血糖、贫血、低钾血症、血液病等。
8. 动静脉血管有血栓和斑块者。

第七节
软组织损伤徒手疗法接诊流程

1. **详细问诊** 主要疼痛部位、其他疼痛部位、疼痛发病史、就诊史、其他疾病、既往病史、运动爱好等。

2. **动态评估** 脊椎与四肢关节的屈伸或旋转角度检测，治疗前图片和文字记录。

3. **触诊查体** ①骨骼肌起点；②骨骼肌止点；③骨骼肌筋膜；④韧带骨膜附着处。

4. **精准诊断** 根据压痛点骨骼体表标志，确定损害的责任肌和筋膜。

5. **手法治疗** 浅筋膜损伤以推法为主；深筋膜损伤以拿法为主；骨骼肌和韧带的骨膜附着处损伤以压揉为主。

6. **运动处方** 骨骼肌紧张僵硬以拉伸

为主；骨骼肌萎缩无力以抗阻训练为主；肌张力无明显异常，抗阻与拉伸训练相结合。

7. 治疗后评估 问询患者疼痛不适症状缓解程度；治疗后关节活动度的功能检测；治疗前后图片对比和文字记录。

8. 医嘱 建立电子档案，告知正确生活方式、运动方式、运动处方。

9. 定期回访或邀约复诊 了解初诊方案是否正确，患者病情是否稳定，是否出现其他变化，患者对医嘱实行情况。

第八节

椎管外软组织损伤触诊

人体皮肤、筋膜、骨骼肌起止点等椎管外软组织，均有末梢神经纤维分布，作用是感受身体内外的各种刺激，并转化为神经冲动传向脑中枢。正常软组织受到一定范围内的外力刺激时不会产生疼痛。如坐板凳时，臀部肌肉筋膜和坐骨神经均无痛觉产生；站立位时，足底筋膜无痛觉产生；仰卧位时，身体背侧无痛觉产生。当椎管外软组织损害部位发生病理改变，产生无菌性炎症和水肿，化学性物质刺激末梢神经纤维即可产生痛觉，在查体触诊时可产生不同程度的压痛感。软组织损伤一旦使身体出现疼痛反应，是人体防御系统发出的警示，提示患者及时就医，也为医生提供了诊断线索和依据。

无效医疗的原因可能是诊断错误，如患者有明显的疼痛症状而各项医学检查却未见异常时，触诊就显得尤为重要。我们可以将触诊的手，视同为帮助医生诊断的眼睛，是临床物理检查的重要工具。

触诊需要注意的是：①患者所指痛点位置精准度可能存在差异，确定损害部位应以敏感压痛点为准；②患者主诉有痛觉，但查体无压痛，可能属于继发性疼痛，应继续查找原发性致痛病因（包括盘源性）；③患者主诉的疼痛部位，触诊时压痛明显，称为"显性疼痛"；如患者主诉无痛觉，仅有紧张和不适感，查体时却有敏感压痛，可称为"隐性疼痛"。在查体中，无论损害部位为"隐性"或"显性"疼痛，均以压痛敏感为软组织损伤诊断标准。检查方法如下：

一、触诊部位与治疗方法

1. 皮下浅筋膜（推法）。
2. 肌肉深筋膜（拿法）。
3. 骨骼肌起点骨膜附着处（压揉法）。
4. 骨骼肌止点骨膜附着处（压揉法）。
5. 骨骼肌肌腱表面（压揉法）。
6. 骨关节韧带附着处（压揉法）。
7. 屈肌支持带附着处（压揉法）。
8. 伸肌支持带附着处（压揉法）。

二、压痛点与触诊反应

1. 正常组织 正常压力触诊无痛觉。

2. 损害组织 正常压力触诊有痛觉。

3. 浅层损害 轻压力触诊浅层有痛觉。

4. 深层损害 轻压力触诊浅层无痛觉；增加压力触诊深层有痛觉。

5. 显性痛点 无接触和无压力时有痛觉；触诊时疼痛加剧。

6. 隐性痛点 无接触和无压力时无痛

觉或仅有不适感；触诊时引出疼痛。

注：正常压力是指施术者的手指用同等力度接触患者体表时，正常组织无压痛反应，但损害部位却有敏感压痛。因患者年龄、性别、病情、体质等不同，痛阈值存在差异，痛觉敏感度存在差异，因而触诊力度无法量化。

三、注意事项

1. 脊柱或四肢关节出现顽固性和严重性疼痛，应及时结合影像学和实验室检查，排除强直性脊柱炎、类风湿关节炎、痛风性关节炎、骨结核、骨肿瘤等病症。

2. 患者主诉躯体疼痛，但触诊却无明显压痛，应考虑为椎管内软组织损害或其他病因。

3. 压痛点经手法治疗与康复训练基本无效，考虑为椎管内软组织损害。

4. 颈或腰部有向肢体远端放射性疼痛、麻木无力、两脚踩棉花感或大小便失禁等，均考虑为椎管内软组织损害，挤压神经根或脊髓所致，不属于手法和其他保守治疗的适应证，应及时推荐骨科就诊，以免贻误病情。

5. 压痛点治疗与康复虽然有效，但仍有残余痛持续不能缓解，应考虑为椎管内、外混合型软组织损害，应选择椎管内手术与椎管外非手术相结合的治疗方案。

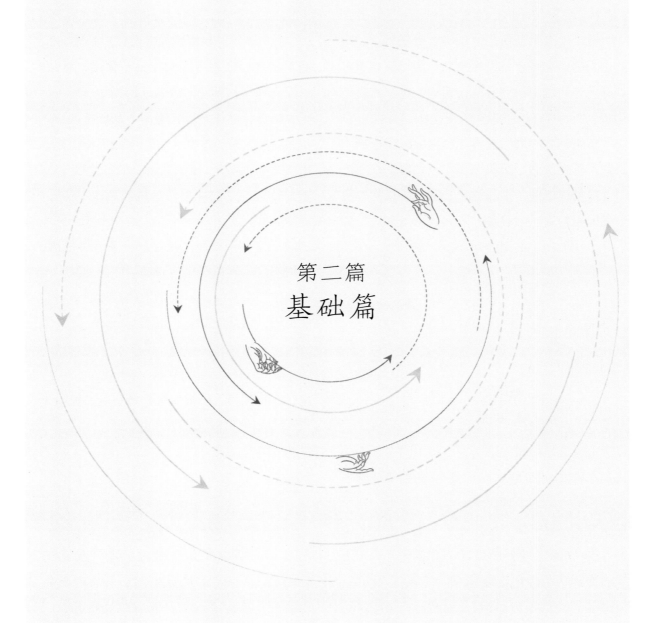

第二篇

基础篇

第二章
软组织损伤
徒手疗法

针对软组织损伤压痛点确定责任肌，并将其作为闸门和靶点，进行精准手法松解和康复训练的方法均属治疗方法，简称为疗法。软组织损伤徒手疗法主要包括压揉法、推法、拿法、抗阻训练和助力拉伸。根据中医辨证施治原则，压揉法适用于肌肉起止点松解，推法适用于浅筋膜松解，拿法适用于深筋膜松解，肌肉萎缩无力宜抗阻训练，肌肉紧张僵硬宜拉伸训练。

第一节
压揉法

一、压揉法说明

压揉法是西园寺正幸先生将中国少林拳法整复术与浪越指压法结合而创立的独特按摩手法。其特点是施术者操作时手指不发力，利用躯体力学，将身体力量传导至手指，垂直压揉患者体表组织。李建民自2003年以来，采用压揉法松解软组织损伤压痛点，临床疗效满意。作用原理：①刺激压痛点，提高感觉神经痛阈值；②物理性运动，缓解肌肉筋膜痉挛；③机械性挤压，促进筋膜间室和组织细胞水肿代谢；④通过结构梳理，使无序的紊乱组织转变为有序。

针对椎管外软组织损害引起的敏感压痛点，施术者要根据患者不同年龄、体格、肌张力、耐受力和损伤部位，分别采用指腹、鱼际、掌根、指骨背面或肘等多类型手法压揉操作。一是避免和减少按摩医生单一手法操作引起的手指疲劳和损伤；二是每个类型手法均有不同手感和针对性。钝性手法接触面积大，压强小，舒适感好，患者容易接受，适用于浅层和敏感压痛点操作；锐性手法接触面积小，压强大，适用于深层软组织损伤松解治疗。为减少图片篇幅，书中主要演示拇指指腹操作，请读者举一反三，触类旁通地灵活运用。

垂直压揉人体肌肉、筋膜、肌腱骨膜附着处，既弥补人体运动系统自身不能完成的运动，也有以指代刀、以指代针松解粘连、消除炎症和水肿的治疗作用。

提示：

1. 为减少施术者手部疲劳，压揉法也可选用按摩棒和电动按摩仪等工具操作。

2. 压揉手法重复次数没有量化的数值。书中拟定的次数限制，是为避免初学者手法不熟练引起患者皮肤筋膜肿痛。如针对损伤的责任肌诊断正确，手法松解后尚未达到止痛效果，可5~7天后重复治疗，而康复训练可每日或隔日进行1次。

3. 压揉法操作，施术者不是用指、

腕、臂、肩的力量，而是用身体发力和控制力度。但掌握该手法操作要领，需按照本书"视频2　压揉法分解练习基本功"练习"ABCD"基本功。

4. 当施术者掌握用身体控制针对施术部位的距离和力度的操作技巧时，可忽略本书要求的重复次数，按照"发现痛点不放过，发现痛点轻轻做，缓解即止"的口诀进行手法治疗。如有疑问请联系邮箱：tslf2021@163.com。

二、压揉法分类

在压揉操作中，因患者性别、年龄、体质、体重、性格、营养、心理、职业、运动量、免疫力、身体敏感度、病程病情等不同，对手法力度和刺激量需求不同，施术者可根据具体情况，选择指腹、鱼际、手掌、掌根、指间关节、肘关节等，压揉治疗患者肌肉骨膜附着处和筋膜、肌腱、韧带、腹膜、内脏筋膜等压痛点。

各类型手法作用：一是检查压痛点；二是治疗压痛点；三是预防保健；四是减少施术者手和肘部疲劳。

影响压揉部位刺激量因素：一是施加的压力；二是重复的次数；三是接触的面积；四是施术者手和肘与患者皮肤的角度；五是压揉动作速度，慢则深，快则浅。

压揉口诀：吸定皮肤向后拉，压紧筋膜（骨膜）向前推，发现痛点不放过，发现痛点轻轻做，痛点缓解或消失即停。

压揉次数：经常运动和体质较好的患者，每个压痛点重复5～15次即可缓解或消失；不经常运动和体质差的患者，压痛点未能缓解可1周后再次压揉。限制重复次数，是为了减少

和预防初学者手法不熟练，引起压痛点压揉部位疼痛加重。操作熟练者，每个压痛点压揉不超过40次为宜。

触诊是对软组织的内视和对话：筋膜、韧带、骨骼肌附着处软组织损伤病理改变后，结构可能产生异常改变，如紧张、僵硬、条索、结节、水肿等。施术者闭上眼睛，感觉眼睛延伸至手和肘，用心体验损害部位的结构变化，称为施术者对软组织的内视和对话交流。

对患者医嘱：如压揉部位出现手法刺激后引起的疼痛和不适，一般3天后可自行缓解，无须处理。

1. **单拇指压揉法**　单拇指指腹的手感舒适，适于全身各部位肌肉筋膜的压揉操作，也适于体格消瘦者和幼小儿童身体各部位的压揉。图2-1为施术者单拇指压揉患者第一骶椎棘突的棘上韧带附着处。

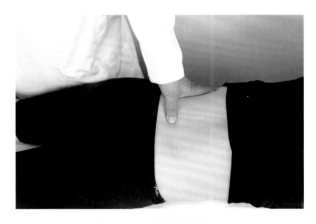

图2-1　单拇指压揉法

2. **双拇指压揉法**　双拇指指腹同时压揉的手感舒适，适于身体对称部位肌肉筋膜的压揉操作。图2-2为施术者双拇指同时压揉患者腰椎两侧椎板的腰回旋肌附着处。

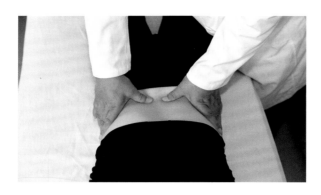

图2-2　双拇指压揉法

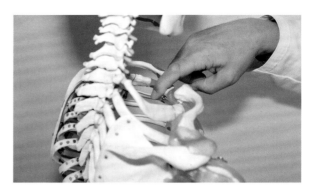

图2-4　示指压揉法

3. **双拇指重叠压揉法**　双手拇指重叠压揉渗透力强，适于中层和深层肌肉筋膜的压揉操作。图2-3为施术者双拇指重叠压揉患者腰椎椎板的腰回旋肌附着处。

5. **中指与示指重叠压揉法**　中指与示指重叠的渗透力较强，操作精准，适于骨骼间隙狭窄部位深层肌肉筋膜的压揉操作。图2-5为施术者中指与示指重叠压揉下颌支乙状切迹的翼外肌筋膜。

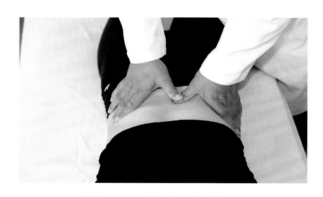

图2-3　双拇指重叠压揉法

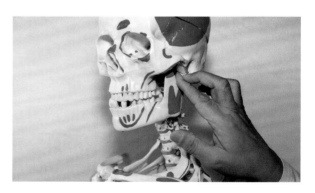

图2-5　中指与示指重叠压揉法

4. **示指压揉法**　示指指腹压揉的手感舒适，操作精准，适于骨骼间隙狭窄部位筋膜的压揉操作，也适于体格消瘦者和幼小儿童身体各部位的压揉。图2-4为施术者示指压揉胸骨后侧的胸骨舌骨肌附着处。

6. **中指压揉法**　中指指腹的手感舒适，操作精准，适于骨骼间隙狭窄的深层肌肉筋膜的压揉操作，也适于体格消瘦者和幼小儿童身体各部位的压揉。图2-6、图2-7为施术者中指压揉左侧肩胛下窝的肩胛下肌附着处。

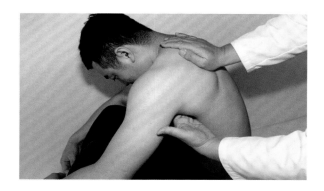

图 2-6　中指压揉法

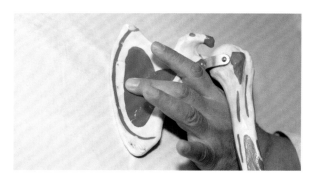

图 2-7　中指压揉法

7.　**示指与中指重叠压揉法**　示指与中指重叠的压揉渗透力较强，适于骨骼间隙狭窄深层组织的操作。图 2-8 为施术者示指与中指重叠压揉患者第三腰椎横突的腰方肌附着处。

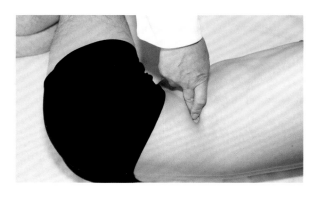

图 2-8　示指与中指重叠压揉法

8.　**第 2 ~ 5 指压揉法**　第 2 ~ 5 指指

腹压揉面积大，效率高，适于浅层较大面积筋膜的压揉操作，也适于体格消瘦者和幼小儿童各部位的压揉操作。图 2-9 为施术者第 2 ~ 5 指压揉患者胸骨的胸大肌附着处。

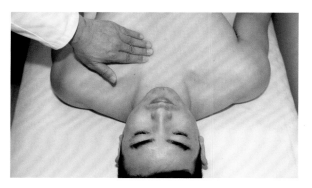

图 2-9　第 2 ~ 5 指压揉法

9.　**第 2 ~ 5 指重叠压揉法**　双手第 2 ~ 5 指重叠渗透力较强，适于较大面积深筋膜的压揉操作。图 2-10 为施术者第 2 ~ 5 指指骨重叠压揉患者肋结节主肋角的胸最长肌附着处。

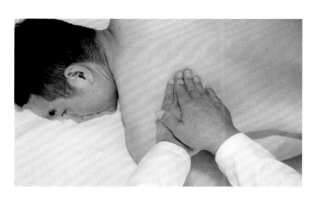

图 2-10　第 2 ~ 5 指重叠压揉法

10.　**第 2 指骨关节压揉法**　第 2 指骨关节接触面积小，渗透力强，适于深筋膜的压揉操作。图 2-11 为施术者第 2 指骨关节压揉患者骶骨椎板骶多裂肌附着处。

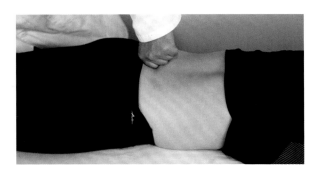

图 2-11　第 2 指骨关节压揉法

11. 第 1 指骨关节压揉法　第 1 指骨关节接触面积小，渗透力强，适于深筋膜的压揉操作。图 2-12 为施术者第 1 指骨关节压揉患者骶骨椎板骶多裂肌附着处。

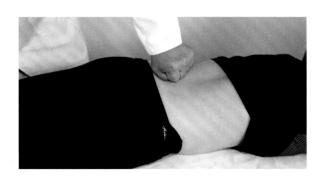

图 2-12　第 1 指骨关节的压揉法

12. 第 2~5 指骨关节压揉法　第 2~5 指骨关节面积小，渗透力强，适于深筋膜的压揉操作。图 2-13 为施术者第 2~5 指骨关节压揉患者腰椎乳突和横突的胸最长肌附着处。

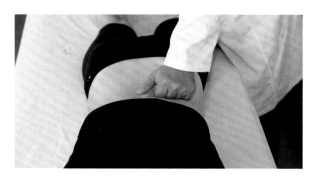

图 2-13　第 2～5 指骨关节压揉法

13. 大鱼际或掌心压揉法　大鱼际或掌心的接触面积大，舒适感好，适于大面积肌肉筋膜的压揉操作，也适于体格消瘦者和幼小儿童身体各部位的压揉。图 2-14 为施术者大鱼际压揉患者髂骨臀后线与臀前线之间的臀中肌和臀小肌筋膜。

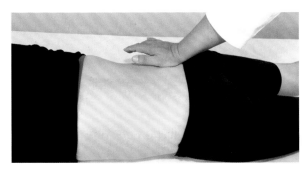

图 2-14　大鱼际压揉法

14. 小鱼际压揉法　小鱼际接触面积小，渗透力较强，适于深筋膜的压揉操作。图 2-15 为施术者小鱼际压揉患者骶骨背阔肌和竖脊肌总肌腱。

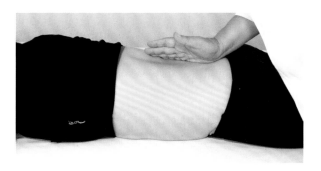

图 2-15　小鱼际压揉法

15. 掌根压揉法　掌根接触面积小，渗透力较强，适于深筋膜的压揉操作。图 2-16 为施术者掌根压揉患者腹肌筋膜和腹膜。

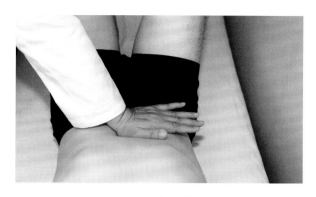

图 2-16　掌根压揉法

三、压揉法要求

1. 施术者用相同力量按压触诊患者体表组织，无压痛反应为正常组织，有压痛反应处称为**压痛点**，并根据骨性标志确定所附着的致痛责任肌或韧带。

2. 压揉时施术者手指不发力，而是利用身体的力量按压，但力度要以患者耐受为限度。压揉方向以施术者身体为参照，犹如木匠推刨子，由后向前移动按压，松解剥离损害粘连的软组织，最深可达韧带和骨骼肌骨膜附着处。

3. 触诊与治疗均要做到由轻到重、由浅入深，并密切观察患者压痛反应，以确定损害部位耐受程度和位置深浅。

4. 医生操作时切忌心不在焉或者闲聊，对患者软组织损害部位要做到心到、眼到、手到，并嘱患者用意念放松患处，以达到身心治疗和医患共同参与治疗之功效。

5. 施术者要呼吸自然，身心放松，避免粗暴的手法，以免引起患者心理紧张和抵触。

6. 施术者在触诊和压揉患者肌肉起、止点时，患者应适当屈曲相关关节，降低肌肉筋膜张力，以利于手法直达病所。

7. 初学者可能把握不准操作发力方法，请练习"ABCD"基本功，1～2周基本可以做到身体协调，手法柔和（基本功练习见"视频2　压揉法分解练习基本功"）。

8. 针对软组织损害压痛点，要求压揉至疼痛缓解或消失。如疼痛持续不缓解，可退至浅层压揉，或1周后再压揉，并配合康复训练，注意排除椎管内软组织损伤致痛病因。日常运动不足患者，可能出现疼痛难以缓解，应以康复训练为主。

9. 保健手法属于人体肌肉筋膜组织的被动运动，其力度轻柔舒适，患者易于接受。每点压揉3～10次，手法间隔1～3天或以上均可。并嘱患者经常参加各项体育运动，提高身体素质，提高免疫力，以取得防病治病的最佳效果。

10. 压揉手法的方向，平行于肌纤维和肌腱为弱刺激，垂直于肌纤维和肌腱为强刺激，弧形方向为中等刺激。

四、压揉法适应证

1. 因急性软组织损伤后遗症、慢性劳损、感受风寒等引起的肌肉、筋膜、肌腱、韧带等软组织水肿、粘连、增生、变性、痉挛、挛缩及关节活动障碍。

2. 脊椎和四肢骨骼肌失衡引起的含胸、驼背、脊椎侧弯和骨关节活动障碍。

3. 骨盆上方和下方肌肉群力学失衡引起的骨盆前倾、后倾、旋移、腰痛、臀痛、髋痛或下肢疼痛麻木无力。

4. 盆底肌紧张或松弛引起的生殖、泌尿、肛肠病症或内脏器官功能紊乱。

5. 软组织损伤引起的人体神经、循环、消化等九大系统功能紊乱和全身症状。

6. 因内脏疾病迁延不愈引起的躯体肌肉和筋膜疼痛。

7. 因运动不足引起的肌肉萎缩无力、反复损伤、顽固性疼痛、免疫力低下等。

8. 辅助治疗骨折、手术、腰穿麻醉引起的疼痛后遗症。

五、压揉法禁忌证

1. 患者空腹、饱腹、酒后，精神疾病患者。

2. 严重高血压、心脏病，孕妇。

3. 因跌伤、撞伤等意外伤害引起的新鲜骨折、肌腱断裂、软组织撕裂伤。

4. 急性和危重内科疾病患者。

5. 皮肤感染、溃疡、脓肿。

6. 恶性肿瘤、结核、严重骨质疏松。

7. 贫血、低血压、低血糖、低钾血症、血液病等。

8. 动静脉血管有血栓和斑块者。

第二节

推法

一、推法说明

推法是推拿中常用的手法，其特点是手感舒适，刺激强度小，各年龄段患者均容易接受。推法适用于治疗皮下浅筋膜组织粘连、水肿和疼痛。作用原理：一是增强毛细血管微循环，消除皮下浅筋膜无菌性炎症和水肿；二是使浅筋膜与深筋膜产生交错和摩擦，增加筋膜间隙，松解组织粘连，减小对神经、血管、淋巴组织的机械性挤压，消除浅筋膜损伤引起的肿胀、疼痛、麻痹、怕冷和不适等症。推法要求施术

者用身体的力量，均匀的速度，轻柔地横推或纵推皮下筋膜，以患者皮肤出现皱纹或毛孔增大为佳。推法操作时施术者要用心体会患者皮下筋膜组织结构的异常改变。遇疼痛部位，应推至疼痛缓解或消失。如疼痛持续不缓解，可5~7天后再次治疗。皮下筋膜出现条索、结节、摩擦音等，如无疼痛反应，可视为生理改变而无须治疗。

提示：

1. 为减少施术者手部疲劳，筋膜推法也可选用砭石、刮痧板、走罐等工具操作。

2. 推法重复次数没有量化的数值。书中拟定的次数限制，是为避免初学者手法不熟练引起患者皮肤筋膜肿痛。如针对损伤的责任肌诊断正确，手法松解后尚未达到止痛效果，可5~7天后重复治疗，而康复训练可每日或隔日进行1次。

3. 推法操作，施术者不是用指、腕、臂、肩的力量，而是用身体发力和控制力度。但掌握该手法操作要领，需按照本书"视频2 压揉法分解练习基本功"练习"ABCD"基本功。

4. 当施术者掌握用身体控制针对施术部位的距离和力度的操作技巧时，可忽略本书要求的重复次数，按照"发现痛点不放过，发现痛点轻轻做，缓解即止"的口诀进行手法治疗。如有疑问请联系邮箱：tslf2021@163.com。

二、推法分类

1. **拇指纵推法** 拇指指腹触觉灵敏，舒适感好，适于浅筋膜的精准触诊和治疗，

也适于体格消瘦者和幼小儿童身体各部位的推筋膜操作。图 2-17 为施术者拇指指腹纵推患者腰椎棘突的棘上韧带和腰背筋膜附着处。

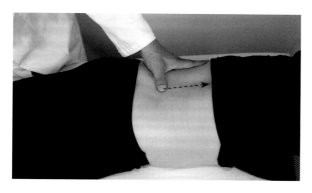

图 2-17　拇指纵推法

2. 双拇指分推法　双拇指指腹触觉灵敏，舒适感好，适于对称部位浅筋膜的推法操作。图 2-18 为施术者双拇指指腹由内向外，横推患者腰椎两侧的腰背筋膜。

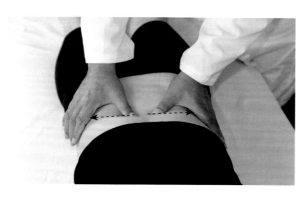

图 2-18　双拇指分推法

3. 大鱼际或掌心推法　大鱼际或掌心接触面积大，手感舒适，适于大面积浅筋膜的推法操作，也适于体格消瘦者和幼小儿童身体各部位的推筋膜操作。图 2-19 为施术者大鱼际由下向上，纵推患者左侧的腰背筋膜。

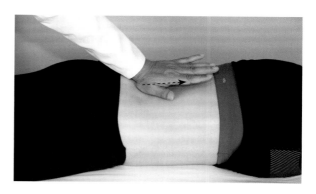

图 2-19　大鱼际推法

4. 小鱼际推法　小鱼际接触面积较大，手感舒适，适于较深筋膜的推法操作。图 2-20 为施术者小鱼际由下向上，纵推患者左侧的腰背筋膜。

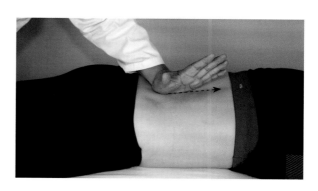

图 2-20　小鱼际推法

5. 掌根推法　掌根渗透力较强，适于筋膜耐受力较强患者的推法操作。图 2-21 为

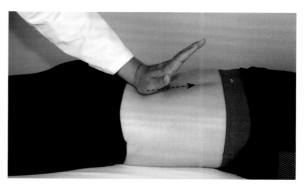

图 2-21　掌根推法

施术者小鱼际由下向上，纵推患者腰椎棘突的棘上韧带和腰背筋膜。

6. 握拳推法 握拳推渗透力很强，适于筋膜耐受力强的患者或深筋膜的推法操作。图2-22为施术者握拳，用第2~5指间关节由下向上，纵向推患者腰椎左侧的腰背筋膜。

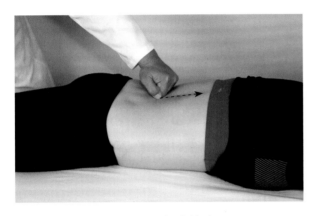

图2-22 握拳推法

7. 握拳下拉法 握拳下拉法与推法方向相反，刺激强度较小，也可称为刮法，适于筋膜耐受力较弱的患者。图2-23为施术者握拳用第2~5指间关节，由上向下刮患者腰椎左侧的腰背筋膜。

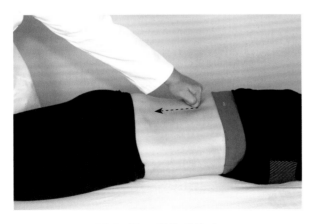

图2-23 握拳下拉法

三、推法要求

1. 通过推筋膜检查敏感痛点，以确定损害部位，有针对性进行治疗。

2. 推法主要由远及近，向心脏方向推，以助静脉和淋巴回流。

3. 推法平行肌纤维和肌腱方向刺激强度较小，垂直肌纤维和肌腱方向刺激强度较大。

4. 施术者操作时要全身放松，弓箭步，肘和腕关节保持伸展，手臂与皮肤呈15°~45°角，以指、掌、拳、肘等部位紧贴皮肤表面，利用身体力量，按患者耐受程度，由后向前推皮肤和皮下筋膜。

5. 推法发力应由轻到重，由浅入深，密切观察患者对推法的反应，以随时调整力度。

6. 施术者呼吸自然，身心放松，身体重心由后向前水平移动，避免力度忽轻忽重和僵硬拙力，以免引起患者紧张和不适。

7. 施术者应将心、眼、手集中于患者病灶部位，并语言引导患者呼吸自然，全身放松，达到医患共同参与之境。

8. 推法操作时，患者相关的骨关节应保持伸展位，使皮肤和筋膜舒展平整，以利于均匀发力和操作通畅。

9. 根据患者皮肤情况，治疗手法可推至筋膜疼痛缓解或消失，保健推法可推至皮肤表面微红或出痧。

10. 轻刺激推法间隔3天以上，较强刺激推法间隔5天以上。

11. 推法操作要求和技巧，见"视频7 推法解说与操作示范"。

四、推法适应证

1. 因风寒湿邪侵袭、疲劳过度、精神刺

激、心理压力等引起的筋膜紧张、疼痛麻痹、酸困不适。

2. 筋膜组织结构紊乱和变性，如条索、结节、增生、囊肿和水肿。

3. 急性损伤后遗症和慢性损伤引起的筋膜粘连或关节活动障碍。

4. 肌筋膜紧张挛缩引起的含胸、驼背、弓腰、脊柱侧弯等体态失衡。

5. 肌筋膜损伤引起的人体循环、神经、免疫等九大系统功能紊乱和全身症状。

6. 运动不足、先天不足、体弱多病等引起的局部或全身微循环障碍、怕冷、容易感冒、易过敏等。

五、推法禁忌证

1. 传染性皮肤病、细菌感染。

2. 患者空腹、饱腹、酒后，精神疾病患者。

3. 严重高血压、心脏病，孕妇。

4. 皮肤外伤破损、骨折未愈合。

5. 恶性肿瘤、结核、血液病、严重骨质疏松。

6. 不明原因的神志昏迷、瘫痪、呼吸困难等危重患者。

7. 严重贫血、低血糖、低血压、低钾血症或血液系统疾病等。

第三节

拿法

一、拿法说明

拿法是推拿中常用手法，适用于浅筋膜与深筋膜水肿和粘连的松解治疗。如握拿颈项部、肩背部、胸背部、腰部、腹部、四肢等。拿法目的是通过握拿和提拉皮下组织，松解筋膜张力，扩大筋膜间隙，减轻和消除对相关部位神经、血管和淋巴组织的挤压。初学可用拇指与其他四指对捏自己对侧胸大肌，由内向外握拿和牵拉，体验皮下筋膜与胸大肌筋膜间隙松解的手感。如筋膜间隙狭窄或粘连，筋膜之间无滑动感，通过重复握拿操作，施术者可逐渐体验浅筋膜与深筋膜之间分离的手感，患者的感受是疼痛减轻或消失。

拿法是施术者由深层向浅层握拿提拉的动作，是肌肉筋膜自身不能完成的物理运动，属于完美的和完整的肌肉筋膜被动运动。要求操作舒适渗透，不超过患者承受的力度。操作要领是先钝性后锐性，由轻到重，由浅入深，如行云流水。

二、拿法分类

1. 二指拿法　二指对捏拿法接触面积小，压强大，渗透性强，适于肌筋膜紧张、僵硬、粘连和疼痛麻木患者。图2-24为施术者双手二指与拇指拿患者右侧斜方肌筋膜。也可两侧肩上方同时二指拿。

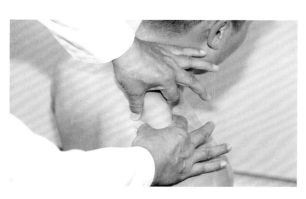

图 2-24　二指拿法

2. 三指拿法 三指拿是拇指与示指和中指对捏，接触面积稍大，手感较舒适，适于筋膜较敏感患者的拿法操作。图2-25为施术者双手三指拿患者两侧斜方肌筋膜。

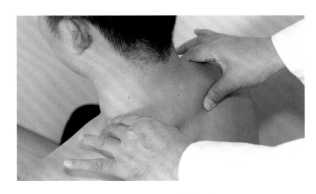

图 2-25 三指拿法

3. 握拿法 握拿是第2~5指与大鱼际对捏，接触面积大，舒适感强，适于筋膜敏感患者的握拿操作，也适于体格瘦弱和年龄幼小者。图2-26为施术者双手握拿患者两侧斜方肌筋膜。

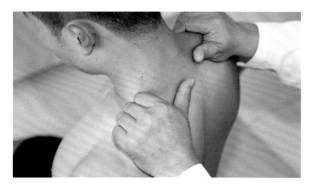

图 2-26 握拿法

三、拿法要求

1. 手指对捏时施术者尽量使用手指近端接触患者皮肤和筋膜，指甲不可接触皮肤，以免引起疼痛不适。

2. 施术者尽量握拿患者更多的肌肉和筋膜，以增加舒适感和提高效率。

3. 握拿操作要用身体力量向上提拉筋膜，但握拿力度不超过患者耐受度。

4. 拿捏时施术者手部感觉患者皮下浅层筋膜与深层筋膜出现分离和滑动感为佳。

5. 疼痛部位拿至疼痛缓解或消失即可，持续不缓解可减轻力度或间隔3天后重复进行。

6. 拿法操作见"视频8 拿法解说与操作示范"。

四、拿法适应证

1. 颈前部紧张、咳喘、呼吸不畅、咽炎、吞咽不畅、咽痛咽干、声音嘶哑。

2. 颈后部紧张、酸困不适、活动受限，头晕头痛、失眠健忘、血压异常。

3. 肩上部肌肉筋膜紧张僵硬，肩部如负千斤重担（如握拿肩井穴）。

4. 肩痛、腋下痛、胸痛、心慌、胸闷、乳腺病症。

5. 胸、腰、骶部紧张、僵硬、疼痛、酸困不适或怕凉（如捏脊）。

6. 肩、上臂、肘、前臂、腕、手疼痛麻木无力、发凉，关节活动受限。

7. 腹部脂肪增厚、胃肠功能紊乱，腹胀、腹痛、腹泻、腹凉，痛经。

8. 大腿肌肉紧张、酸困不适，蹲起受限。

9. 小腿酸胀、痉挛疼痛，深蹲受限。

五、拿法禁忌证

1. 皮肤感染、脓肿。

2. 皮肤破损未愈合。

3. 皮下不明原因肿块。

4. 恶性肿瘤。

5. 贫血、白血病、血小板减少等血液病患者，酒后，精神疾病患者。

6. 严重高血压、糖尿病、心脏病。

第四节

拉伸训练

一、拉伸说明

人体肌肉筋膜的张力与年龄、性别、遗传基因相关，也与感受风寒、运动损伤、慢性劳损、运动不足、心理压力等诸多因素相关。肌肉筋膜紧张、僵硬和挛缩，可能引起脊椎和四肢关节疼痛僵硬、水肿、活动受限，久治不愈可能引起全身系列复杂征象。

宣蛰人教授提出，人体肌肉筋膜"痛而不松，松而不痛"。生活中人们常用"水牛背""铁板腰"形容躯体组织的紧张表现。根据运动生物力学原理，将肌肉筋膜和韧带牵拉至最大长度，其张力将随时间延长而逐步下降，如专业的舞蹈和杂技演员以及业余的拉筋爱好者。因此，拉伸是将紧张变短的肌肉筋膜和肌腱韧带延长最有效的方法。国内外拉伸方法有很多，本书中主要介绍诺亚第运动康复学院苗振院长创立的助力拉伸法。助力拉伸是操作者固定患者肌肉起点之后，将另一侧附着点向肌肉收缩相反方向拉伸到阻力位，并保持30～45s，以松解因软组织损害引起的肌纤维、肌腱、筋膜、韧带的紧张变短及组织粘连，使它们恢复正常的柔韧性和生理长度，以达到松而不痛和改善恢复骨关节运动功能的重要作用。

苗振认为："通过动态评估，对紧张的肌肉筋膜和肌腱韧带有针对性地拉伸属于运动康复，未经评估的拉伸属于拉伸锻炼。"充分说明无诊断不治疗，无诊断不训练，有的放矢的重要作用。

二、拉伸分类

1. **主动拉伸** 是指令拮抗肌充分收缩使被拉伸肌肉筋膜最大限度延长。如小腿三头肌主动收缩，使踝关节最大限度跖屈，可充分拉伸胫骨前肌；胫骨前肌主动收缩，使踝关节最大限度背屈，可充分拉伸小腿三头肌。

2. **被动拉伸** 是指利用患者自身重量，使被拉伸肌肉充分延展。如侧卧位头颈向地面侧屈，可使颈部对侧肌群受到牵拉。

3. **主被动结合拉伸** 是指拮抗肌收缩并结合身体重量的拉伸，瑜伽体式中常用。

4. **器械拉伸** 是指利用医用的颈椎、腰椎、髋关节、足踝牵引带或牵引床，以及把杆、吊带和绳具等器械进行的拉伸。

5. **助力拉伸** 是指专业人员通过动态评估，确定紧张的责任肌和筋膜后，再协助患者进行的拉伸（见图2-27～图2-31）。

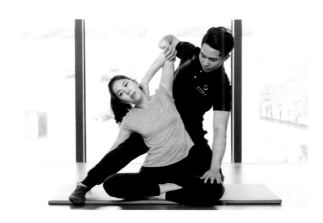

图 2-27　背阔肌拉伸

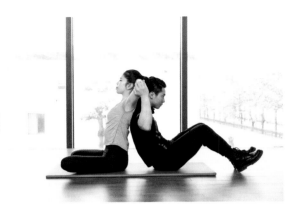

图 2-28　胸大肌拉伸

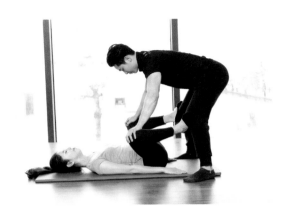

图 2-31　大腿内收肌群拉伸

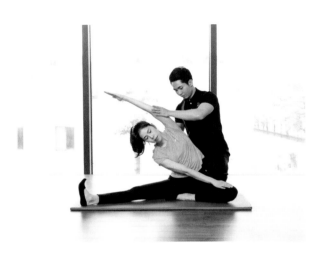

图 2-29　腰方肌拉伸

三、拉伸要求

1. 患者选择适合体位。

2. 施术者固定患者被拉伸肌肉的一端，力量以拉伸另一端时被固定位置不发生位移为准。

3. 拉伸前施术者引导患者做轻度自我延展预备活动。

4. 施术者引导患者吸气时静止不动，在患者呼气时缓速助力拉伸其紧张僵硬和疼痛的肌肉，拉伸动作要与呼吸同步，避免憋气。

5. 施术者要根据患者的年龄和体质，每个拉伸动作时长控制在 30 ~ 45s。

6. 施术者要注意观察患者表情，并询问患者强度是否耐受，施术者要利用自身身体力量，缓慢助力患者拉伸，引导患者顺势向拉伸方向延展。

7. 复合拉伸动作，在转换拉伸动作时要引导患者在原体位动作基础上进行。

8. 拉伸结束前，施术者引导患者用 30% ~ 50% 的力量与其对抗 5 ~ 10s。

9. 施术者顺势辅助患者动作还原。

10. 每个部位的拉伸动作可适当间歇，然后重复做 2 ~ 3 组。

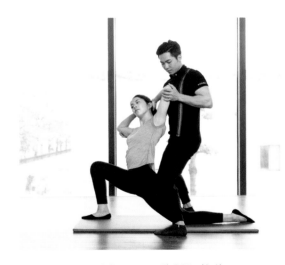

图 2-30　髂腰肌拉伸

四、拉伸适应证

1. 因急性损伤后遗症、骨折后遗症、慢性劳损、手术瘢痕、运动不足等引起的肌肉筋膜紧张和挛缩。

2. 因剧烈运动、过度疲劳、外感风寒、焦虑等诱因引起的急性肌痉挛。

3. 因生活、工作和学习中，长期姿势不正，引起肌张力失衡，表现为含胸驼背和脊柱侧弯以及相关部位疼痛和骨关节活动受限。

4. 因单臂和单侧的体育运动或工作姿势，使躯体和四肢肌肉力量失衡，引起姿势不正和身体疼痛不适。如网球、乒乓球、铅球运动员或人工单侧操作的工作者等。

五、拉伸禁忌证

1. 骨结核、骨肿瘤、新鲜骨折、骨质疏松禁止操作。

2. 脊椎或四肢关节有钢板固定而阻碍骨关节运动的谨慎操作。

3. 拉伸部位有急慢性感染病灶禁止操作。

4. 血小板减少、白血病、凝血功能障碍等血液病禁止操作。

5. 如关节或肌肉牵拉时出现剧烈疼痛，应查找原因，减轻力度或停止操作。

6. 骨关节半脱位禁止操作。

7. 特殊人群不宜操作，如孕妇、精神障碍者、饮酒过量者等。

8. 严重高血压、心脏病，如心脏手术后（支架植入术、血管搭桥术、起搏器植入术）禁止操作。

第五节
抗阻训练

一、抗阻说明

抗阻训练是指为提升肌肉对抗阻力能力的训练。一是通过阶段性抗阻训练，增加肌纤维横截面，增加肌肉重量和维度，增强其自愈能力和抗损伤能力，以达到远期疗效；二是使血管直径增加和数量增加，促进血液循环，提高肌肉质量，达到治疗和预防软组织损伤的双重作用。

每个部位的抗阻动作，应根据个人体格、体能选择器械重量和训练刺激量。相同部位的抗阻训练，可间隔 48～72h；锻炼目标以肌肉有酸胀感视为有效刺激，初期锻炼人群不建议每组都练到力竭，要根据个人身体情况，循序渐进增加训练强度。锻炼时如出现疼痛应立刻停止，防止过度训练引起运动性损伤。做动作时大脑要注意力集中，发力均匀，不提倡爆发力抗阻训练。动作还原阶段要保持离心收缩，并控制速度。呼和吸期间不要憋气，以保证体内血氧充足。

二、抗阻分类

1. **哑铃**　哑铃是一种用于增强肌肉力量和康复训练的简单器材，患者运动康复训练可选自身负荷 30%～50% 重量的哑铃。如其每次可以举起的负荷是 10kg，就应选择重量 3～5kg 的哑铃。每次 2～3 组，每组动作 8～12 次，起始和还原动作不宜过快，每组间隔时间 2～3min（见图 2-32）。

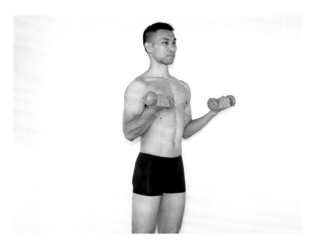

图 2-32 弯举

2. 弹力带 弹力带是一种用于增强肌肉力量和康复训练并易于携带的小型工具。不足之处是乳胶弹性阻力随伸长和缩短而增减。练习者可选用适合自己抗阻训练的弹力带和弹力绳，练习组次和方法可参考哑铃练习（见图 2-33）。

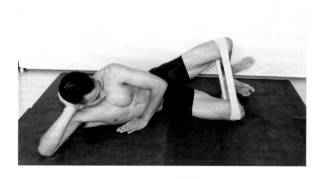

图 2-33 蚌式

3. 徒手 徒手训练是指不借助任何工具的抗阻训练方法。练习者可利用自己的体重，借助办公桌椅、地面、墙面等设计抗阻训练动作，如深蹲、跪卧撑（见图 2-34）、仰

卧起坐、小燕飞、引体向上等；也可借助自己对侧手臂进行肩、臂、肘、腕、指关节的屈曲和伸展抗阻训练，练习组次和方法可参考哑铃练习。

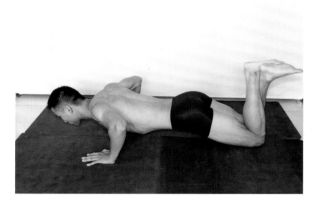

图 2-34 跪卧撑

三、抗阻要求

1. 通过评估和查体，选择损伤和薄弱无力的责任肌或肌群。

2. 选择合适的抗阻训练器械或徒手方法。

3. 选择合适的姿势（站、坐、卧）。

4. 骨骼肌收缩时吐气，还原时吸气，也可选择相反呼吸模式，8～12 次为 1 组，重复 2～3 组。

四、抗阻适应证

1. 肌肉萎缩、薄弱无力。

2. 肌肉筋膜急性损伤后遗症，肌肉筋膜慢性损伤。

3. 脊椎、骨盆、四肢骨折术后康复。

4. 高脂血症、内分泌失调、内脏功能紊乱。

5. 运动不足、体重超标、免疫力低下。

五、抗阻禁忌证

1. 严重高血压、心脏手术病史（支架植入术、血管搭桥术、起搏器植入术）患者。
2. 新鲜骨折未愈合（骨痂未形成）。
3. 肌肉筋膜撕裂伤、肌腱断裂未愈合。
4. 饥饿、虚脱、过饱、过量饮酒后。
5. 严重骨质疏松。
6. 孕（产）期。
7. 精神刺激、情绪不稳定期间。

第六节

徒手疗法与运动康复视频演示

一、压揉

视频 1
压揉法发力技巧说明

视频 2
压揉法分解练习基本功

视频 3
慢速（深层）压揉

视频 4
中速（中层）压揉

视频 5
快速（浅层）压揉

视频 6
肘部（深层）压揉

二、推法

视频 7
推法解说与操作示范

三、拿法

视频 8
拿法解说与操作示范

四、抗阻训练

视频 9
肱二头肌抗阻训练示范

视频 10
股四头肌抗阻训练示范

（注意：有膝关节骨性关节炎、半月板损伤、十字韧带断裂等结构性病理改变的患者禁忌此动作）

视频 11
竖脊肌抗阻训练示范

五、拉伸

视频 12
背阔肌拉伸训练示范

视频 13
胸大肌拉伸训练示范

视频 14
腰方肌拉伸训练示范

视频 15
髂腰肌拉伸训练示范

视频 16
大腿内收肌群拉伸训练示范

六、案例演示

视频 17
压痛点触诊与治疗演示

视频 18
颅顶肌操作演示

视频 19
咬肌操作演示

视频 20
斜角肌操作演示

视频 21
旋前圆肌压揉演示

视频 22
腰髂肋肌操作演示

扫二维码观看网络增值服务：

1. 首次观看需要激活，方法如下：①刮开带有涂层的二维码，用手机微信"扫一扫"，按界面提示输入手机号及验证码登录，或点击"微信用户一键登录"；②登录后点击"立即领取"，再点击"查看"即可观看网络增值服务。

2. 激活后再次观看的方法有两种：①手机微信扫描书中任一二维码；②关注"人卫助手"微信公众号，选择"知识服务"，进入"我的图书"，即可查看已激活的网络增值服务。

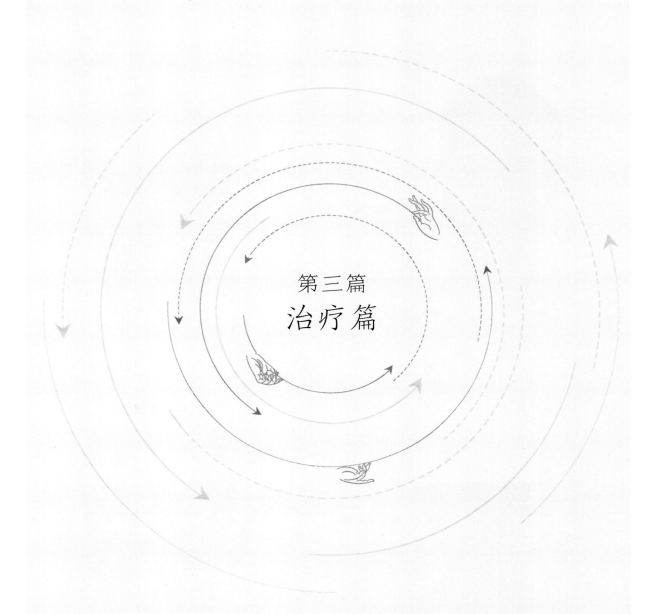

第三篇
治疗篇

第三章
头部和面部

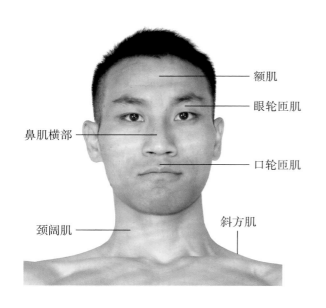

额肌

眼轮匝肌

鼻肌横部

口轮匝肌

颈阔肌

斜方肌

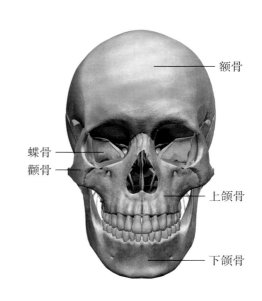

额骨

蝶骨

颧骨

上颌骨

下颌骨

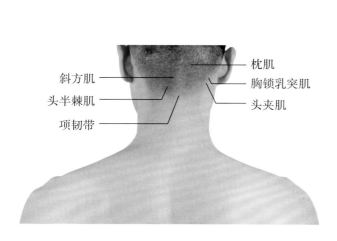

斜方肌

枕肌

头半棘肌

胸锁乳突肌

项韧带

头夹肌

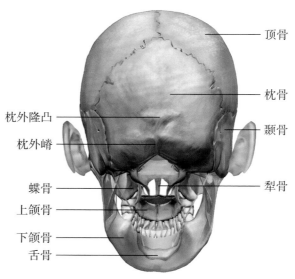

顶骨

枕骨

枕外隆凸

颞骨

枕外嵴

蝶骨

犁骨

上颌骨

下颌骨

舌骨

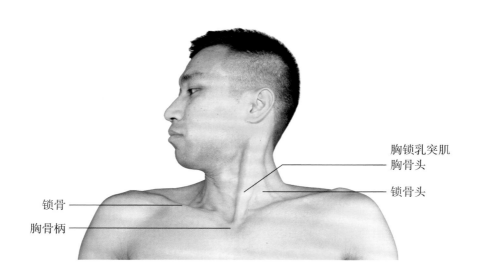

胸锁乳突肌
胸骨头

锁骨头

锁骨

胸骨柄

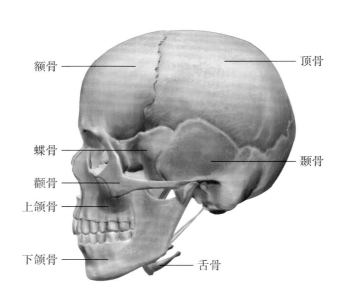

额骨

顶骨

蝶骨

颞骨

颧骨

上颌骨

下颌骨

舌骨

图总1　头面部骨骼与表浅肌肉（韧带）

001

额肌

一、概况

额肌为枕额肌的额腹，位于额部皮下，其向帽状腱膜方向收缩可上抬眉部和形成额皱纹。额肌属表情肌，因不参与骨关节运动而质地纤薄。外感风寒、不良情绪、鼻炎和眼部疾病均可影响额肌筋膜。针对额肌的手法按摩和运动训练，有利于面部抗衰老，如常做眉部表情的戏曲演员，其额肌和皮肤状态较好。

【起止点】起于帽状腱膜，止于眶上缘及眉部皮肤（浅筋膜）（见图3-1）。

【神经支配】面神经上干颞支。

【血供】眼动脉分支眶上动脉、滑车上动脉、颞浅动脉额支。

【功能】与枕肌协同收缩使头皮后移；额肌单独收缩则上提眉、眼部皮肤并使前额形成皱纹。

【需检查的其他肌肉】帽状腱膜、枕肌、眼轮匝肌、颞肌等。

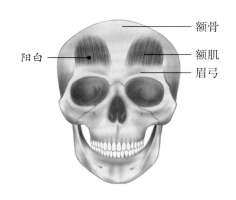

图 3-1　额肌解剖图

二、病症

前头痛、头顶痛、后头痛、偏头痛；上眼眶痛、视力下降、鼻炎；失眠、眩晕、血压异常；面瘫、三叉神经痛、面肌痉挛；痤疮、抬头纹等。

三、治疗

（一）徒手疗法

1. 压揉法

（1）动作一：施术者双拇指重叠，由上向下压揉患者两眉之间额肌附着处压痛点（见图3-2）。由眉心至发际分为3个点，每点压揉5～15次。

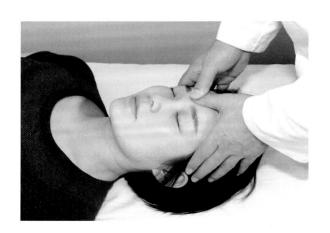

图 3-2　额肌压揉法，施术者双拇指重叠位于患者两眉之间额肌附着处

（2）动作二：施术者双拇指由上向下，同时压揉患者两眉内上方额肌附着处压痛点（见图3-3）。由眉上方排列至发际分为3个点，每点压揉5～15次。两眉内侧至眉梢可分为3条纵线，每侧共压揉9个点。

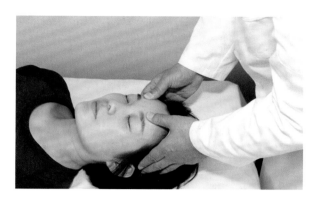

图3-3　额肌压揉法，施术者双拇指位于患者两
眉内上方额肌附着处

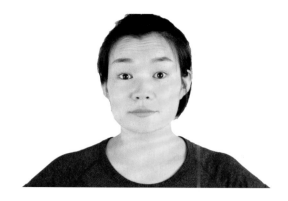

图3-5　额肌抗阻训练

2. 推法　施术者双拇指由内向外，横
推患者眉部上方额肌筋膜压痛点（见图3-4）。
由眉部至发际可分为上、中、下3条横线，
每条线推5~10次。

（三）拉伸训练

患者面部放松，轻闭双目为起始位，
呼气时轻降眉，感受额肌有充分的牵拉
感（见图3-6）。动作保持5~10s，然后还
原至起始位，重复3~5次为1组，练习
2~3组。

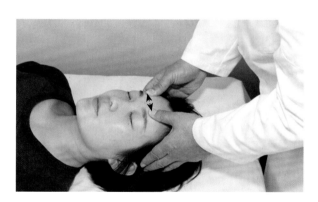

图3-4　额肌筋膜推法，施术者双拇指位于患者
两眉部上方额肌筋膜

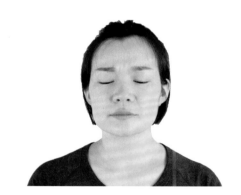

图3-6　额肌拉伸训练

（二）抗阻训练

患者面部放松为起始位，深吸气时
轻抬眉，感受额肌向帽状腱膜方向收
缩（见图3-5）。动作保持2~4s，然后还
原至起始位，重复3~5次为1组，练习
2~3组。

四、相关经穴

足太阳膀胱经、足少阳胆经、督脉的循行
与额肌相关，有曲差、五处、本神、阳白、眉
冲、神庭等穴，可用于治疗头痛、目视不明、
癫痫、眩晕、鼻衄。

002

帽状腱膜

一、概况

帽状腱膜为颅顶肌的中间部分,与前方的额肌和后方枕肌相连为一个整体,它们可用同样方法抗阻和拉伸训练。颅顶软组织可分为五层:皮肤(头皮)、浅筋膜、颅顶肌及帽状腱膜、腱膜下疏松结缔组织、颅骨外膜。感受风寒、精神刺激、内脏疾病或外伤可引起帽状腱膜鞘内无菌性炎症和水肿,而产生头晕头痛、血压异常及头面部一系列症状。

【起止点】前方与额肌连结,后方与枕肌连结(见图3-7)。

【神经支配】下颌神经耳颞支、枕大神经。

【血供】颞浅动脉。

【功能】连接额肌与枕肌,维持头面部轮廓形态,稳定及保护颅骨结构。

【需检查的其他肌肉】额肌、枕肌、斜方肌、颞肌等。

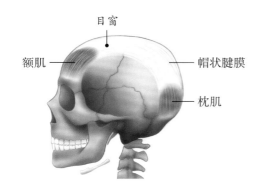

图 3-7　帽状腱膜解剖图

二、病症

头顶痛、前头痛、后头痛、偏头痛、眼眶痛;焦虑、失眠、眩晕、记忆力下降、血压异常;脱发、斑秃、少白头;头皮发紧、怕凉。

三、治疗

(一)徒手疗法

1. 压揉法

(1)动作一:施术者双拇指重叠,由后向前,纵向压揉患者颅顶骨的帽状腱膜附着处压痛点(见图3-8)。由前向后分为5~7个点,每点压揉5~15次。

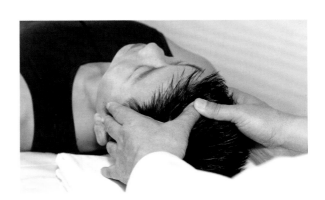

图 3-8　帽状腱膜压揉法,施术者双拇指重叠位于患者帽状腱膜正中处

(2)动作二:施术者双拇指由后向前,同时压揉患者颅顶骨的帽状腱膜正中线两侧压痛点(图3-9)。正中线两侧各分为3条线,由前向后分为5~7个点,每点压揉5~15次。

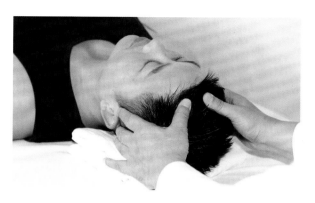

图 3-9　帽状腱膜压揉法，施术者双拇指位于患者帽状腱膜正中线两侧

2. 推法　施术者虚握拳，用第 2～5 指间关节（或刮痧板），由后向前推患者颅顶骨的帽状腱膜压痛点（见图 3-10）。帽状腱膜可分 5～7 条线，每条线推 5～10 次。注意：长发患者，按头发的梳理方向推。

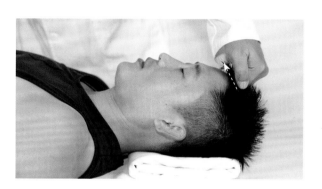

图 3-10　帽状腱膜推法，施术者虚握拳，第 2～5 指关节位于患者帽状腱膜正中线

（二）抗阻训练

患者面部放松为起始位，深吸气时轻抬眉并睁大眼睛，感受帽状腱膜向枕肌方向收缩（见图 3-11）。动作保持 2～4s，然后还原至起始位，重复 3～5 次为 1 组，练习 2～3 组。

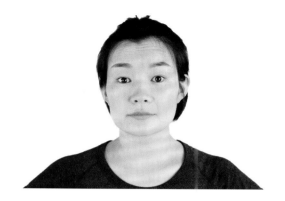

图 3-11　帽状腱膜抗阻训练

（三）拉伸训练

患者面部放松，轻闭双目为起始位，呼气时轻降眉，感受帽状腱膜有充分的牵拉感（见图 3-12）。动作保持 5～10s，然后还原至起始位，重复 3～5 次为 1 组，练习 2～3 组。

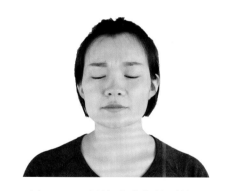

图 3-12　帽状腱膜拉伸训练

四、相关经穴

足少阳胆经的循行与帽状腱膜相关，有目窗等穴，可用于治疗头痛、眩晕、目痛、近视。

003

枕肌

一、概况

枕肌位于枕部皮下，与帽状腱膜和额肌覆盖于颅骨上面，称作颅顶肌，其损伤时患者多主诉"后头痛"。枕肌下方与斜方肌、头半棘肌、胸锁乳突肌、头夹肌共同附着于枕骨上项线。它们损伤可刺激上述肌肉附着处的末梢神经而引起患者头枕部、颅顶、前额和眼眶周围疼痛；如肌筋膜无菌性炎症和水肿刺激枕大神经、枕小神经和第三枕神经可引起放散性头痛或重症头痛；如肌筋膜挛缩挤压枕部动脉和静脉，可影响颅顶骨外部结构供血，患者表现为头部怕风、怕冷和容易感冒等。

【起止点】起于枕骨上项线，止于帽状腱膜（图3-13）。

【神经支配】面神经分支耳后神经。

【血供】枕动脉。

【功能】将头皮向后拉并上提额部和眉部。

【需检查的其他肌肉】额肌、帽状腱膜、斜方肌、头半棘肌、胸锁乳突肌、头夹肌、颞肌。

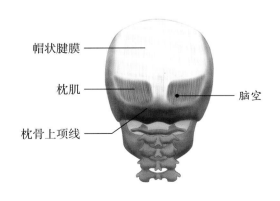

帽状腱膜

枕肌

脑空

枕骨上项线

图3-13　枕肌解剖图

二、病症

后头痛、头顶痛、前头痛、偏头痛；眩晕、失眠、记忆力下降、血压异常；脱发、斑秃、少白头；头皮发紧、怕凉，颈项部僵硬疼痛等。

三、治疗

（一）徒手疗法

1. 压揉法

（1）**动作一**：施术者双拇指重叠，由上向下，纵向压揉患者枕外隆凸至颅顶骨后侧枕肌附着处压痛点（见图3-14）。由上向下分为3~5个点，每点压揉5~15次。

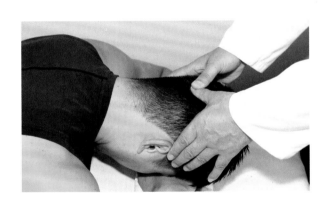

图3-14　枕肌压揉法，施术者双拇指重叠位于患者枕外隆凸枕肌附着处

（2）**动作二**：施术者双拇指指腹同时由上向下，纵向压揉患者枕骨上项线枕肌附着处压痛点（见图3-15）。枕肌正中线两侧同时各压揉3条线，每条线可分为3~5个点，每点压揉5~15次。

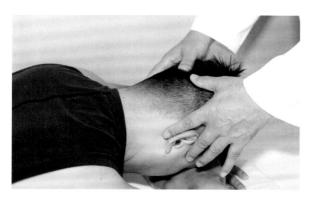

图 3-15 枕肌压揉法，施术者双拇指指腹同时压揉枕骨上项线的枕肌附着处

2. **推法** 施术者虚握拳，用第 2~5 指间关节（或刮痧板）由上向下，纵推患者枕骨枕肌筋膜压痛点（见图 3-16）。枕肌表面可分 5~7 条纵线，推 5~10 次。注意：长发患者，按头发的梳理方向推。

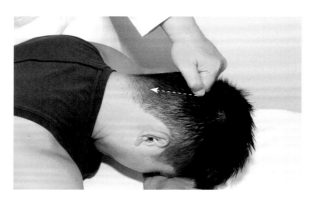

图 3-16 枕肌推法，施术者虚握拳，第 2~5 指间关节位于患者枕骨枕肌筋膜

（二）抗阻训练

患者面部放松为起始位，深吸气时轻抬眉并睁大眼睛，感受枕肌向帽状腱膜方向收缩（见图 3-17）。动作保持 2~4s，然后还原至起始位，重复 3~5 次为 1 组，练习 2~3 组。

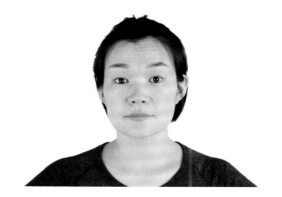

图 3-17 枕肌抗阻训练

（三）拉伸训练

患者面部放松，轻闭双目为起始位，呼气时轻降眉，感受枕肌有充分的牵拉感（见图 3-18）。动作保持 5~10s，然后还原至起始位，重复 3~5 次为 1 组，练习 2~3 组。

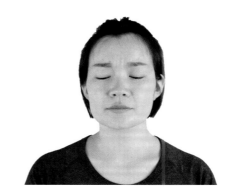

图 3-18 枕肌拉伸训练

四、相关经穴

足少阳胆经、足太阳膀胱经的循行与枕肌相关，有脑空、玉枕等穴，可用于治疗颈项强痛、头痛、目痛、鼻塞。

004

颞肌

一、概况

颞肌位于颅面部两侧，与咬肌和翼状肌同属咀嚼肌。颞下颌关节是头部唯一可活动关节，颞肌损伤可能与患者长期单侧咀嚼、感受风寒或有内科炎症等因素相关，表现为颞下颌关节炎或紊乱、偏头痛、牙痛、多种眼部病症等。颞肌肌纤维分前、中、后三个方向，辅助颞下颌关节做不同角度运动。中医学中，位于颞肌表面的太阳穴和率谷穴，主治视力下降和偏头痛等病症，对颞肌筋膜损伤的诊断和治疗有临床指导意义。

【起止点】起于颞窝与颞部筋膜，止于下颌骨冠突和下颌支前缘（图3-19）。

【神经支配】三叉神经（下颌分支）的前后颞深神经。

【血供】颞深前动脉、颞深后动脉、颧眶动脉。

【功能】咀嚼，维持颞下颌关节休息位；前部肌纤维上提下颌；后部肌纤维拉下颌骨向后。

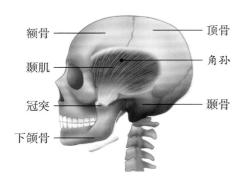

额骨　　　　　　　顶骨

颞肌　　　　　　　角孙

冠突　　　　　　　颞骨

下颌骨

图3-19　颞肌解剖图

【需检查的其他肌肉】咬肌、翼状肌、额肌、帽状腱膜、胸锁乳突肌、枕肌。

二、病症

偏头痛；颞下颌关节炎、牙痛、张口受限；视力下降、听力下降；面肌痉挛、面神经麻痹、三叉神经痛等。

三、治疗

（一）徒手疗法

1. 压揉法

（1）**动作一**：施术者双拇指重叠，由上向下，纵向压揉患者颞肌前缘至后缘颞肌和颞筋膜压痛点（见图3-20）。自颧弓上缘至颅顶骨外侧可为4条横线，每线分为5~7个点，每点压揉5~15次。

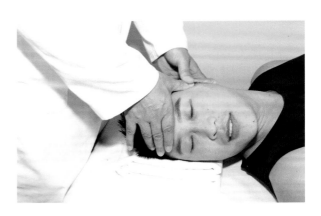

图3-20　颞肌压揉法，施术者双拇指指腹重叠，位于患者眼角的后外侧颞肌筋膜附着处

（2）**动作二**：施术者拇指指腹由前向后，横向压揉患者下颌骨冠突颞肌附着处压痛点（见图3-21）。冠突表面可分为前、中、后共3个点，每点压揉5~15次。

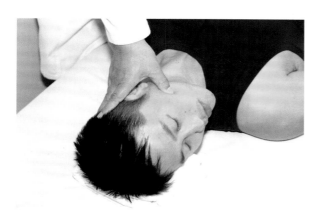

图 3-21　颞肌压揉法，施术者拇指指腹位于患者
下颌骨冠突前侧颞肌附着处

2. **推法**　施术者虚握拳，用第 2～5 指间关节（或刮痧板），由上向下推患者颞肌和颞筋膜至下颌骨冠突压痛点（见图 3-22）。由前向后分为 5 条纵线，每条线可推 5～10 次。注意：长发患者，按头发的梳理方向推。

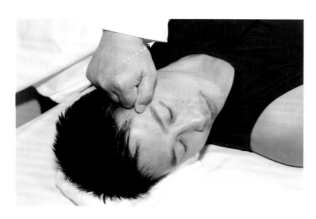

图 3-22　颞肌推法，施术者第 2～5 指间关节位
于患者颞肌筋膜

（二）抗阻训练

患者轻闭口为起始位，咬紧后槽牙，用示指感受双侧颞肌收缩（见图 3-23）。动作保持 2～4s，然后还原至起始位，重复 3～5 次为 1 组，练习 2～3 组。

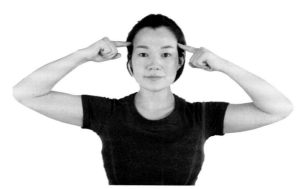

图 3-23　颞肌抗阻训练

（三）拉伸训练

患者轻闭口为起始位，下颌下降（张口），感受双侧颞肌有充分牵拉感（见图 3-24）。动作保持 5～10s，然后还原至起始位，重复 3～5 次为 1 组，练习 2～3 组。

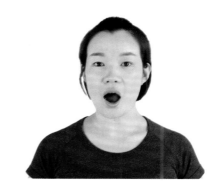

图 3-24　颞肌拉伸训练

四、相关经穴

手少阳三焦经、手太阳小肠经、足少阳胆经的循行与颞肌相关，有角孙、颔厌、上关等穴，可用于治疗目翳、齿痛、颊肿、头痛、项强、耳鸣、耳聋、口眼㖞斜、下颌关节脱位、癫狂。

咬肌

一、概况

咬肌为四块咀嚼肌中咬合力最强的肌肉。颞下颌关节是头部唯一可活动的关节，长期牙科疾病和单侧咀嚼等因素可引起咬肌损伤，表现为颞下颌关节紊乱和炎症、面部两侧肌肉不对称，也可能与面神经麻痹、面肌痉挛、三叉神经痛等病症相关。咬肌部位主要有颊车穴。

【起止点】浅层与深层分别起于颧骨颧突和颧骨的下缘及内面，止于下颌支表面和咬肌粗隆（见图3-25）。

【神经支配】三叉神经下颌神经支咬肌神经。

【血供】咬肌动脉。

【功能】向上颌骨方向上提下颌骨；咀嚼食物、辅助发声、维持颞下颌关节休息位。

【需检查的其他肌肉】颞肌、翼状肌、颧大肌、颧小肌、颊肌、口轮匝肌等。

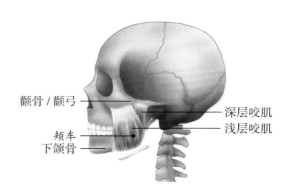

颧骨/颧弓
深层咬肌
浅层咬肌
颊车
下颌骨

图3-25　咬肌解剖图

二、病症

颞下颌关节炎、颞下颌关节功能障碍、张口受限；偏头痛、牙痛、腮腺炎；耳鸣、听力下降等。

三、治疗

（一）徒手疗法

1. 压揉法

（1）**动作一**：施术者拇指指腹由下向上，垂直压揉患者颧弓下缘咬肌附着处压痛点（见图3-26）。自鼻翼旁上颌骨、颧骨至颞骨后端，可分为5~7个点，每点压揉5~15次。

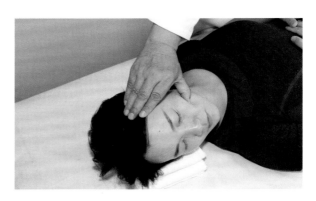

图3-26　咬肌压揉法，施术者拇指指腹位于患者颧弓下缘咬肌附着处

（2）**动作二**：施术者拇指指腹由上向下，纵向压揉患者下颌支表面咬肌附着处压痛点（见图3-27）。在下颌支前缘与后缘之间分为3条纵线，自颧弓下缘至下颌底每条线可分为3~5个点，每点压揉5~15次。

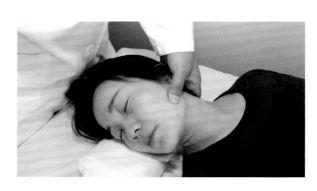

图3-27　咬肌压揉法，施术者拇指指腹位于患者下颌支表面咬肌附着处

2. 推法 施术者虚握拳，用第 2~5 指间关节由上向下，平行于肌纤维方向推咬肌筋膜压痛点（见图3-28）。咬肌前缘至后缘分为 3 条纵线，每条线推5~10次。

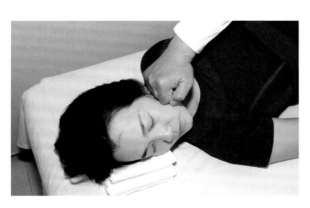

图 3-28 咬肌推法，施术者第 2 ～ 5 指间关节位于患者下颌支表面咬肌筋膜

（二）抗阻训练

患者轻闭口为起始位，咬紧后槽牙，用示指感受咬肌收缩（见图3-29）。动作保持2~4s，然后还原至起始位，重复8~12次为 1 组，练习2~3组。

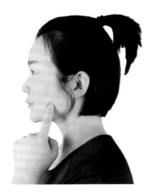

图 3-29 咬肌抗阻训练

（三）拉伸训练

患者轻闭口为起始位，下颌下降（张口），感受咬肌有充分牵拉感（见图3-30）。

动作保持5~10s，然后还原至起始位，重复3~5次为 1 组，练习2~3组。

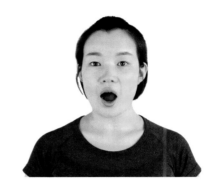

图 3-30 咬肌拉伸训练

四、相关经穴

足阳明胃经、手太阳小肠经的循行与咬肌相关，有颊车、颧髎等穴，可用于治疗口眼㖞斜、齿痛、颊肿、口噤、目赤、目黄、齿痛。

006

翼外肌

一、概况

翼外肌属四块咀嚼肌之一，作用是下颌骨前移和左右移动，并协助舌骨上肌下降下颌（张口）。翼外肌很小，因后方附着于颞下颌关节盘的前缘，其损伤与颞下颌关节炎和紊乱以及上牙痛相关。翼外肌筋膜处的下关穴主治上牙痛，对治疗非根管内牙髓病变引起的牙痛有指导意义。

【起止点】起于蝶骨大翼（颞下嵴）和翼突外侧板（外侧面），止于下颌骨髁突的翼肌凹及下颌关节囊（见图3-31）。

【神经支配】三叉神经下颌支翼外肌神经。

【血供】上颌动脉分支翼管动脉。

【功能】咀嚼、前移下颌骨、下降下颌（张口）、侧移下颌骨。

【需检查的其他肌肉】翼内肌、颞肌、咬肌、颧大肌等。

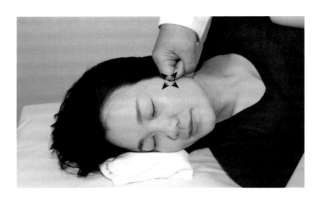

图3-32　翼外肌压揉法，施术者示指指间关节尺侧位于患者髁状颈前侧翼外肌附着处

（2）动作二：施术者双拇指重叠，由上向下，纵向压揉患者蝶骨翼外肌附着处压痛点（见图3-33）。在蝶骨大翼表面（太阳穴）由前向后分为5～7个点，每点5～15次。

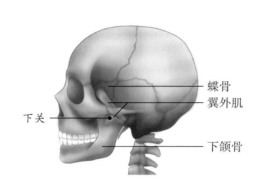

图3-31　翼外肌解剖图

二、病症

颞下颌关节炎、颞下颌关节紊乱、兜齿、牙痛；三叉神经痛、偏头痛、面神经麻痹、面肌痉挛等。

三、治疗

（一）徒手疗法

1. 压揉法

（1）动作一：施术者示指关节尺侧由前向后，横向压揉患者髁状颈前侧的翼外肌附着处压痛点（见图3-32）。由上向下分为1～3个点，每点压揉5～15次。

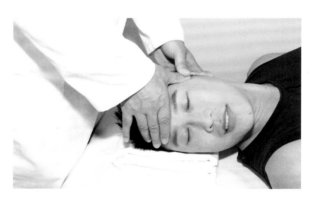

图3-33　翼外肌压揉法，施术者双拇指指腹重叠位于患者蝶骨翼外肌附着处

2. 推法

（1）动作一：施术者用示指关节尺侧，由前向后，横推患者乙状切迹上方至髁状颈翼外肌筋膜压痛点（见图3-34）。上述部位可分为3条横线，每条线推5～10次。

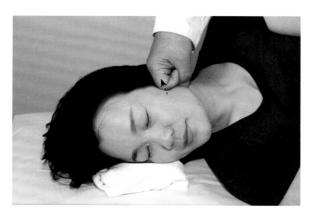

图 3-34 翼外肌推法，施术者示指关节尺侧位于
患者翼外肌筋膜

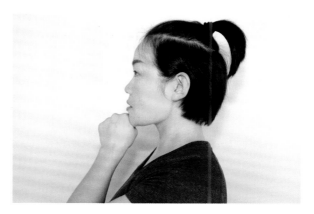

图 3-36 翼外肌抗阻训练

（2）动作二：施术者双拇指或单拇指由前向后，横推患者蝶骨翼外肌附着处压痛点（见图 3-35）。上述部位可分为 3 条横线，每条线推 5~10 次。

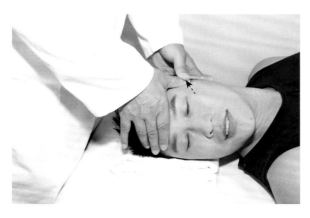

图 3-35 翼外肌推法，施术者双拇指重叠位于患者蝶骨翼外肌筋膜

（二）抗阻训练

患者轻闭口为起始位，下颌骨前移与自己手部对抗，感受双侧翼外肌收缩（见图 3-36）。动作保持 2~4s，然后还原至起始位，重复 8~12 次为 1 组，练习 2~3 组。

（三）拉伸训练

因颞下颌关节后移受限，翼外肌无须拉伸训练。

四、相关经穴

足阳明胃经的循行与翼外肌相关，有下关等穴，可用于治疗齿痛、颊肿、口眼㖞斜、下颌关节脱位、耳聋、耳鸣。

007

翼内肌

一、概况

翼内肌属四块咀嚼肌之一，两侧翼内肌交替收缩可使下颌骨左右移动，协助咬肌上抬下颌骨，协助翼外肌前移下颌骨。翼内肌位于口腔内后方，其损伤与颞下颌关节炎、智齿炎症、口腔溃疡、咽喉炎相关。为避免感染和咬伤施术者，翼内肌口腔内手法操作，可辅导患者自已用示指压揉对侧下颌支内侧面翼内肌附着处压痛点。

【起止点】起于上颌骨（上颌结节）腭骨（锥突）和翼突外侧板（内面），止于下颌角内面的翼肌粗隆（见图3-37）。

【神经支配】三叉神经下颌支翼内肌神经。

【血供】上颌动脉分支翼内动脉。

【功能】双侧收缩上提、前移下颌骨；单侧收缩左右移动下颌骨。

【需检查的其他肌肉】翼外肌、腭帆提肌、腭帆张肌。

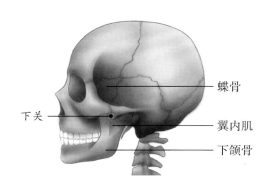

图3-37　翼内肌解剖图

二、病症

颞下颌关节水肿、弹响、活动障碍；磨牙症、牙痛、牙龈炎、口腔溃疡；三叉神经痛、周围性面瘫、面肌痉挛、偏头痛等。

三、治疗

（一）徒手疗法

1. **压揉法**　患者俯卧位，施术者拇指指腹桡侧由上向下，纵向压揉患者下颌支后侧翼肌粗隆的翼内肌附着处压痛点（见图3-38）。由上向下分为3～5个点，每点压揉

5～15次。（翼内肌上附着处被下颌支覆盖，因而省略）

注意：紧贴下颌支内侧缘骨面压揉，以避开腮腺。

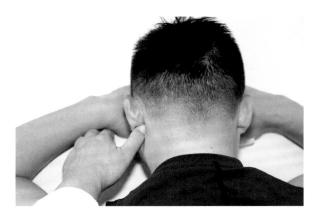

图3-38　翼内肌压揉法，施术者拇指指腹位于患者下颌支后侧翼肌粗隆的翼内肌附着处

2. **推法**　施术者拇指指腹桡侧由上向下，纵推患者翼肌粗隆翼内肌筋膜压痛点（见图3-39）。可分为1～3条线，每线推5～10次（避开腮腺或轻手法）。也可由后向前推下颌支下颌底内侧翼内肌下筋膜压痛点。

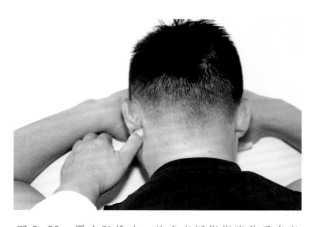

图3-39　翼内肌推法，施术者拇指指腹位于患者下颌支后缘翼内肌筋膜

（二）抗阻训练

患者轻闭口为起始位，下颌骨右侧横移与自己手部对抗，感受左侧翼内肌收缩（见图3-40）。动作保持2~4s，然后还原至起始位，重复8~12次为1组，练习2~3组。

注意：颞下颌关节紊乱患者，抗阻时需小力度和轻幅度，或选择上抬下颌（咬牙）抗阻训练。

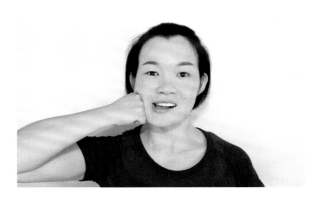

图3-40　翼内肌抗阻训练

（三）拉伸训练

患者轻闭口为起始位，下颌下降（张口），感受左侧翼内肌有充分牵拉感（见图3-41）。动作保持5~10s，然后还原至起始位，重复3~5次为1组，练习2~3组。

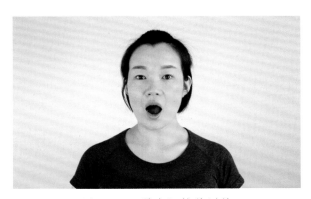

图3-41　翼内肌拉伸训练

四、相关经穴

足阳明胃经的循行与翼内肌相关，有下关等穴，可用于治疗齿痛、颊肿、口眼㖞斜、下颌关节脱位、耳聋、耳鸣。

008

颧大肌、颧小肌

一、概况

颧大肌和颧小肌均属面部表情肌，为笑肌之一。它们上方附着于颧骨下缘，与咬肌和眼轮匝肌相邻。其损伤可能引起患者下眼睑、上唇部和颜面部疼痛、麻木或痉挛，单侧肌肉筋膜紧张或松弛可引起两侧口角不对称。

【起止点】起于颧骨，止于上唇皮下组织和口角（见图3-42、图3-43）。

【神经支配】面神经分支颊神经、颧神经。

【血供】面动脉分支上唇动脉、面横动脉。

【功能】向外上方牵拉口角。

【需检查的其他肌肉】提上唇肌、笑肌、颊肌、下眼睑。

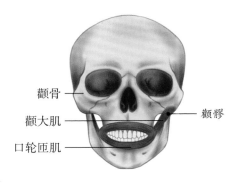

图3-42　颧大肌解剖图

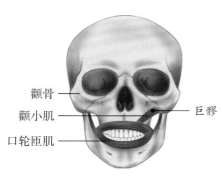

图 3-43　颧小肌解剖图

颧骨
颧小肌
口轮匝肌
巨髎

二、病症

颧骨周围痛、下眼睑肿痛、上唇痛、上牙痛、偏头痛、口腔溃疡、面神经麻痹、面肌痉挛、三叉神经痛等。

三、治疗

（一）徒手疗法

1. 压揉法

（1）**动作一**：施术者拇指指腹由下向上，垂直压揉患者颧骨下缘的颧大肌附着处压痛点（见图3-44）。由前向后分为1~3个点，每点压揉5~15次。

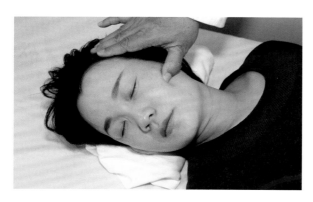

图 3-44　颧大肌压揉法，施术者拇指指腹位于患者颧骨下缘颧大肌附着处

（2）**动作二**：施术者拇指指腹由下向上，垂直压揉患者颧骨下缘颧小肌附着处压痛点（见图3-45）。由前向后分为2~3个点，每点压揉5~15次。

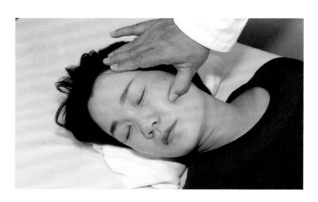

图 3-45　颧小肌压揉法，施术者拇指指腹位于患者颧骨下缘颧小肌附着处

（3）**动作三**：施术者拇指指腹压揉患者颧大肌、颧小肌上唇口轮匝肌连接处压痛点，每点压揉5~15次（见图3-46）。上唇由内向外分为3~5个点，每点压揉5~10次。

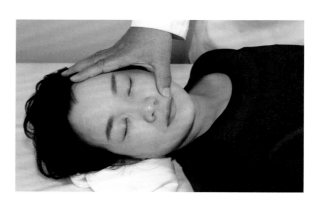

图 3-46　颧大肌和颧小肌压揉法，施术者拇指指腹位于患者上唇口轮匝肌连接处

2. 推法　施术者拇指指腹由上向下，沿患者颧骨斜推至上唇颧大肌和颧小肌筋膜

（见图 3-47）。两肌肉之间可分为 3～5 条线，每条线推 5～10 次。

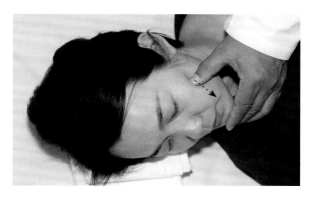

图 3-47　颧大肌、颧小肌推法，施术者拇指指腹位于患者颧大肌、颧小肌筋膜

（二）抗阻训练

患者轻闭口为起始位，双侧上唇向颧骨方向上提，感受双侧颧大肌和颧小肌收缩（见图 3-48）。动作保持 2～4s，然后还原至起始位，重复 8～12 次为 1 组，练习 2～3 组。

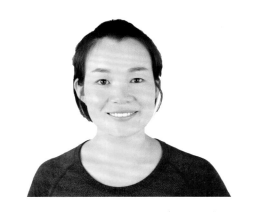

图 3-48　颧大肌、颧小肌抗阻训练

（三）拉伸训练

患者轻闭口为起始位，双侧上唇内收紧贴牙龈，感受双侧颧大肌、颧小肌有充分牵拉感（见图 3-49）。动作保持 5～10s，然后还原至起始位，重复 3～5 次为 1 组，练习 2～3 组。

注意：也可上下唇同时内收训练。

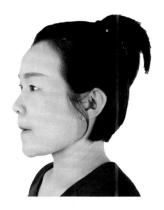

图 3-49　颧大肌、颧小肌拉伸训练

四、相关经穴

手太阳小肠经的循行与颧大肌相关，有颧髎等穴，可用于治疗口眼㖞斜、目赤、眼睑瞤动、齿痛、颊肿。

足阳明胃经的循行与颧小肌相关，有巨髎等穴，可用于治疗口眼㖞斜、目视不明、眼睑瞤动。

009
口轮匝肌

一、概况

口轮匝肌为扁环形唇肌，与周围肌肉筋膜构成面部表情肌。口轮匝肌起于上颌骨、颧骨、下颌骨，为多块面部肌肉止点。其为随意肌，收缩和伸展时可表现丰富表情，在语言、饮食、饮水和婴儿吸吮中有重要作用。口轮匝肌由面神经支配，与面瘫、面肌痉挛、三叉神经痛等病症相关。

【起止点】上颌骨附着降鼻中隔肌、提上唇鼻翼肌、提上唇肌、提口角肌；颧骨附着颧小肌、颧大肌；下颌骨附着笑肌、颊肌、降口角肌、降下唇肌、颏肌；以上肌肉环绕口裂周围，共同止于口轮匝肌（见图3-50）。

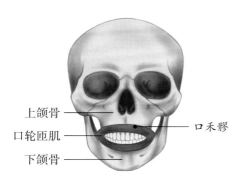

图3-50　口轮匝肌解剖图

【神经支配】面神经分支颊支。

【血供】面动脉分支上唇动脉、下唇动脉。

【功能】关闭口腔并协同发音、咀嚼、吞咽和吸吮；浅层收缩使唇突出，深层收缩使唇接近牙齿。

【需检查的其他肌肉】颞肌、咬肌、翼内肌、翼外肌、颏肌、降下唇肌。

二、病症

面部痛、唇痛、唇内黏膜溃疡、口角痉挛、面瘫、流涎、语言不清等。

三、治疗

（一）徒手疗法

1. **压揉法**　施术者拇指指腹垂直于患者皮肤和牙龈，分别横向压揉患者口轮匝肌上唇和下唇压痛点（见图3-51）。上唇和下唇分别横向分为5~7个点，每点压揉5~15次。

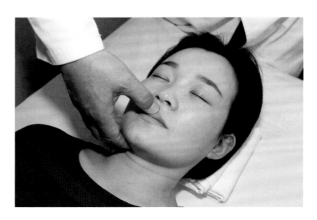

图3-51　口轮匝肌压揉法，施术者拇指指腹位于患者上唇正中处

2. **推法**　施术者拇指指腹由外向内，向心推患者口轮匝肌上唇和下唇筋膜压痛点（见图3-52）。以唇裂中点为圆心，按时针定位分12个点，向心方向每个点推5~10次。

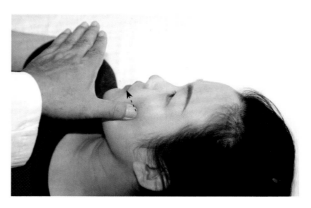

图3-52　口轮匝肌推法，施术者拇指指腹位于患者颧弓下缘的口轮匝肌筋膜

（二）抗阻训练

（1）**动作一**：患者将上下嘴唇向前突出，感受浅层口轮匝肌收缩（见图3-53）。动作保持2~4s，然后还原至起始位，重复8~12次为1组，练习2~3组。

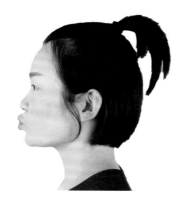

图3-53　口轮匝肌浅层抗阻训练

（2）**动作二**：患者将上下嘴唇内收并缩进口内，感受深层口轮匝肌收缩（见图3-54）。动作保持2~4s，然后还原至起始位，重复8~12次为1组，练习2~3组。

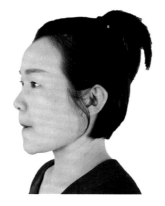

图3-54　口轮匝肌深层抗阻训练

（三）拉伸训练

浅层口轮匝肌收缩是对深层的牵拉，深层口轮匝肌收缩是对浅层的牵拉。

四、相关经穴

手阳明大肠经的循行与口轮匝肌相关，有口禾髎等穴，可用于治疗鼻塞、口眼㖞斜、口噤。

010

颊肌

一、概况

颊肌属表情肌，向两侧牵拉口角表现笑容，在发声、吸吮和吹气等动作中起重要作用。颊肌起于上颌骨和下颌骨牙槽突的外表面，其内侧黏膜组织炎症可能引起牙龈肿痛、口腔溃疡和疱疹；颊肌萎缩无力表现为面颊塌陷，严重者影响饮食、饮水、发音；颊肌紧张表现为口角向同侧偏歪、咀嚼中咬伤和发音异常。

【起止点】起于上颌骨与下颌骨牙槽外表面，止于口轮匝肌（见图3-55）。

【神经支配】三叉神经下颌支颊神经。

【血供】颈外动脉分支面动脉。

【功能】向外牵拉口角表现笑容；压紧颊部协助咀嚼、吞咽、吸吮等动作。

【需检查的其他肌肉】颧大肌、颧小肌、笑肌、提上唇肌、降口角肌、咬肌。

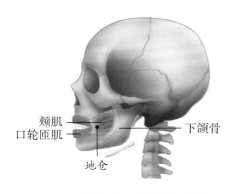

图 3-55　颊肌解剖图

二、病症

口角肿痛、口腔溃疡、牙龈肿痛、颊肌萎缩、面瘫、面肌痉挛、三叉神经痛、口角㖞斜等。

三、治疗

（一）徒手疗法

1. **压揉法**　患者闭口位；施术者拇指由后向前，分别横向压揉患者上颌骨与下颌骨牙槽外表面颊肌附着处压痛点（见图 3-56）。下颌支前缘至口角分别分为 3～5 个点，每点压揉 5～15 次。

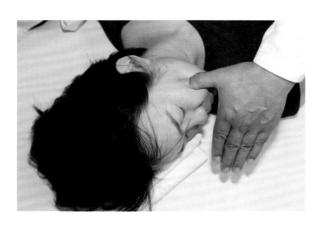

图 3-56　颊肌压揉法，施术者拇指指腹位于患者上颌骨牙槽外表面颊肌附着处

2. **推法**　患者闭口位；施术者拇指指腹由后向前，横推患者上颌骨牙槽外表面至口角颊肌筋膜压痛点（见图 3-57）。由颧弓下缘至下颌底可分为 3～5 条横线，每条线推 5～10 次。

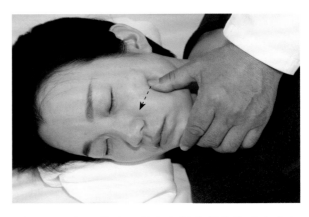

图 3-57　颊肌推法，施术者拇指指腹位于患者上颌骨牙槽外表面颊肌筋膜

（二）抗阻训练

患者轻闭口为起始位，左侧嘴角向后上方向发力，感受左侧颊肌收缩（见图 3-58）。动作保持 2～4s，然后还原至起始位，重复8～12 次为 1 组，练习 2～3 组。

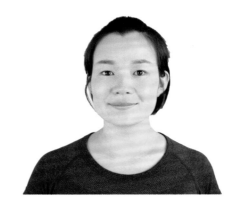

图 3-58　颊肌抗阻训练

（三）拉伸训练

患者轻闭口为起始位，双侧上下嘴唇内收部贴近牙龈，感受双侧颊肌有充分牵拉感（见图3-59）。动作保持5~10s，然后还原至起始位，重复3~5次为1组，练习2~3组。

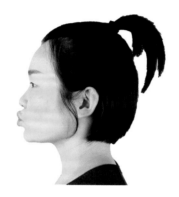

图3-59　颊肌拉伸训练

四、相关经穴

足阳明胃经的循行与颊肌相关，有地仓等穴，可用于治疗口眼㖞斜、语言謇涩、流涎。

011

上、下牙龈

一、概况

牙龈，又名齿龈，紧附于牙颈及邻近牙槽骨表面，与骨膜相连不能移动，质地坚韧而有弹性，正常为粉红色且有光泽。健康的牙龈增龄性变化比较缓慢，一般每10年退缩约0.17mm。牙龈萎缩较严重时表现为牙颈外露，容易塞牙及损害牙周组织，并发牙龈炎、牙周炎、牙齿松动，甚至影响面部容貌。手法压揉

牙龈可弥补牙龈自身无法运动的缺陷，促进其血液循环和新陈代谢，辅助治疗牙龈炎，预防牙齿骨骼缺失和松动。牙龈压揉手法在口腔外进行即可，以避免感染和咬伤施术者。

【起止点】附着于釉牙骨质界和上颌、下颌牙根骨膜。

【神经支配】颏神经牙龈支、鼻腭神经、腭大神经。

【血供】上、下牙槽动脉小分支。

【功能】包裹牙根，阻断侵蚀，稳固牙齿。

【需检查的其他肌肉】颊肌、降下唇肌、颏肌、降口角肌。

二、病症

牙龈出血、溃疡、脓肿、萎缩、坏死；牙齿松动、排列错位、食物嵌塞；口臭等。

三、治疗

压揉法　施术者拇指指腹由后向前，分别横向压揉患者牙颈及邻近牙槽骨表面的上牙龈、下牙龈附着处压痛点（见图3-60）。自患者下颌支前缘深面的牙龈至鼻中隔下方，横向分为5~7个点，每点压揉5~15次。

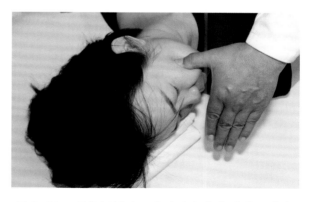

图3-60　牙龈压揉法，施术者拇指指腹位于患者下颌支前缘深面牙颈及邻近牙槽骨表面牙龈附着处

四、相关经穴

督脉的循行与上牙龈相关，有龈交等穴，可用于治疗牙龈肿痛、出血、鼻塞、癫狂。

012

降眉间肌、鼻肌、提上唇鼻翼肌

一、概况

降眉间肌、鼻肌和提上唇鼻翼肌位于鼻部，均属表情肌。鼻肌附着于鼻软骨，有横部和翼部，是下压鼻软骨的括约肌，也被称为鼻孔压肌。鼻肌不对称可使鼻中线偏歪，两侧鼻孔直径不等；鼻肌水肿影响鼻黏膜，可引起鼻塞、多涕、嗅觉下降等；上述3块肌肉与降眉肌、眼轮匝肌邻近，可能产生相互影响。

【起止点】降眉间肌起于鼻骨下部筋膜，上方止于眉间部皮肤。鼻肌起于上颌骨，止于鼻背部腱膜和鼻翼软骨。提上唇鼻翼肌起于上颌骨前突，止于鼻翼的肌性部分（见图3-61）。

【神经支配】面神经分支颊神经。

【血供】面动脉分支鼻背动脉、鼻外侧动脉、眼动脉。

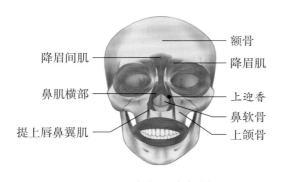

图 3-61　鼻部肌肉解剖图

【功能】下降眉毛，降低鼻软骨、内收鼻翼，上提上嘴唇。

【需检查的其他肌肉】降眉肌、眼轮匝肌、降鼻中隔肌、提上唇肌等。

二、病症

鼻塞、流涕、嗅觉降低、鼻衄（鼻出血）；眼部不适、头痛等。

三、治疗

（一）徒手疗法

1. 压揉法

（1）动作一：施术者拇指指腹由内向外，分别横向压揉患者鼻骨、鼻软骨、鼻中隔、口轮匝肌压痛点（见图3-62）。自两眉毛水平正中线起始，向下至口轮匝肌唇上正中，纵向分为5~7个点，每点压揉5~15次。

注意：受术者鼻内有假体者，慎用手法治疗。

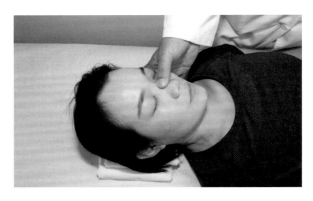

图 3-62　鼻肌压揉法，施术者拇指指腹位于患者鼻骨的鼻肌附着处

（2）动作二：施术者拇指指腹由外向内，横向压揉患者鼻骨、鼻软骨、鼻翼侧面的鼻肌附着处压痛点（见图3-63）。由上至下

分为 5 个点，每点压揉 5 ~ 15 次。

注意：受术者鼻内有假体者，慎用手法治疗。

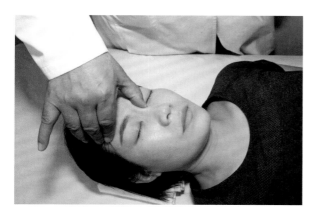

图 3-63　鼻肌压揉法，施术者单拇指指腹位于患者鼻骨侧面的降眉间肌附着处

（3）动作三：施术者拇指指腹由内向外，压揉患者鼻翼外侧鼻肌附着处压痛点（见图 3-64）。由眼眶向下至鼻翼外侧，共分为 3 个点，每点压揉 5 ~ 15 次。

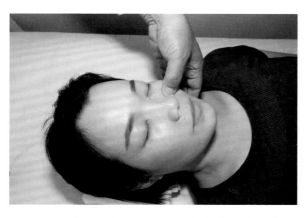

图 3-64　鼻肌压揉法，施术者拇指位于患者鼻翼外侧的鼻肌附着处（迎香穴）

2. 推法　施术者拇指指腹用舒适力度由上向下，纵推患者鼻肌筋膜鼻中线和侧

面的降眉肌和鼻肌筋膜附着处压痛点（见图 3-65）。两侧可分为 5 ~ 7 条线，每条线推 5 ~ 10 次。

注意：受术者鼻内有假体者，慎用手法治疗。

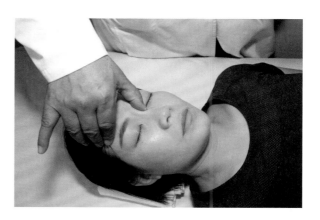

图 3-65　鼻肌筋膜推法，施术者拇指指腹位于患者鼻骨侧面的鼻肌筋膜

（二）抗阻训练

患者面部放松，轻闭双目为起始位，呼气时轻降眉，感受双侧降眉间肌收缩（见图 3-66）。动作保持 2 ~ 4s，然后还原至起始位，重复 8 ~ 12 次为 1 组，练习 2 ~ 3 组。

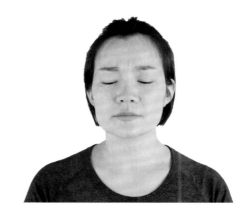

图 3-66　降眉间肌抗阻训练

（三）拉伸训练

患者面部放松为起始位，深吸气时轻抬眉，感受双侧降眉间肌有充分的牵拉感（见图3-67）。动作保持5~10s，然后还原至起始位，重复3~5次为1组，练习2~3组。

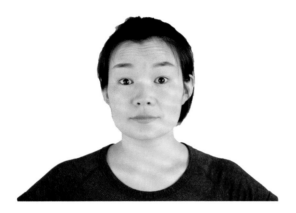

图3-67　降眉间肌拉伸训练

四、相关经穴

面部奇穴与鼻肌相关，有上迎香等穴，可用于治疗鼻渊、鼻衄。

013

眼轮匝肌

一、概况

眼轮匝肌呈环形，属面部表情肌之一，受面神经支配。其主要作用是关闭眼睑，面神经麻痹是睑裂闭合不全之主要病因；而上睑提肌受动眼神经支配，该神经损害可引起神经源性上睑下垂。针对眼轮匝肌的手法和训练，对眼科疾病有辅助治疗作用，对眼轮匝肌和动眼肌群运动功能亦有辅助提高作用（见图3-68、图3-69）。

【起止点】起于额骨、上颌骨、颧骨，止于睑外侧缝、额肌、眼睑（见图3-70）。

【神经支配】面神经分支颧神经。

【血供】眼动脉。

【功能】闭合眼睑。

【需检查的其他肌肉】额肌、降眉肌、提上唇肌、颧小肌、提上唇鼻翼肌、耳前肌、颞肌。

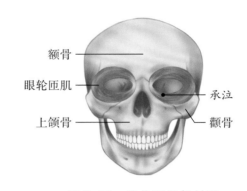

图3-68　眼轮匝肌解剖图

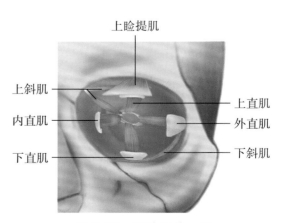

图3-69　眼外肌放大图

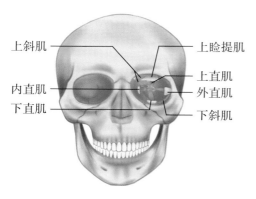

图 3-70　眼外肌解剖图

上斜肌　　　上睑提肌
内直肌　　　上直肌
下直肌　　　外直肌
　　　　　　下斜肌

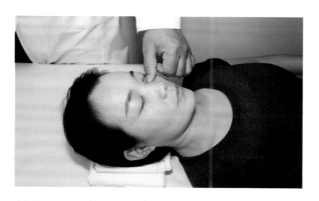

图 3-71　眼轮匝肌压揉法，施术者拇指指腹桡侧
位于患者眼眶内侧眼轮匝肌筋膜

二、病症

眼轮匝肌水肿、睑腺炎、眼肌痉挛、睑裂闭合不全、眼眶痛、三叉神经痛（眼支）；结膜炎、角膜炎、视力模糊、视力下降等。

三、治疗

（一）徒手疗法

1. 压揉法

（1）**动作一**：施术者拇指指腹桡侧离心方向，由内向外压揉患者眼眶内至眼眶外眼轮匝肌筋膜压痛点（见图 3-71）。围绕患者眼眶内侧1周，分别进行压揉，每点5~15次。

注意：施术者拇指指腹着力点在眼眶内，尽量减少对眼球的挤压和刺激。覆盖在眼睑内和眼球前面的黏膜为结膜，为防止感染，操作前须手部消毒。

（2）**动作二**：施术者拇指指腹由内向外，横向压揉患者眼眶外的眼轮匝肌附着处压痛点（见图 3-72）。围绕患者眼眶外表面1周，分别进行压揉，每点5~15次。

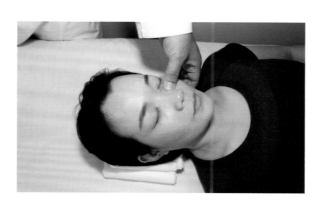

图 3-72　眼轮匝肌压揉法，施术者拇指指腹位于
患者眼眶外表面眼轮匝肌筋膜附着处

2. 推法　施术者拇指指腹由内向外，分别横推患者上、下眼眶表面的眼轮匝肌筋膜压痛点（见图 3-73）。眼眶上方和下方可各1~2条线，每条线推5~10次。

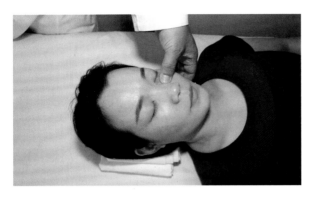

图 3-73　眼轮匝肌推法，施术者拇指指腹位于患者下眼眶表面眼轮匝肌筋膜附着处

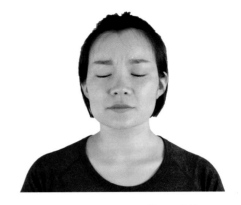

图 3-74　眼轮匝肌抗阻训练

（二）抗阻训练

患者面部放松为起始位，将双眼向下、双眉向中间方向，感受双侧眼轮匝肌收缩（见图 3-74）。动作保持 2～4s，然后还原至起始位，重复 8～12 次为 1 组，练习 2～3 组。

四、相关经穴

足阳明胃经的循行与眼外肌相关，有承泣等穴，可用于治疗目赤肿痛、迎风流泪、近视、夜盲。

第四章

颈部

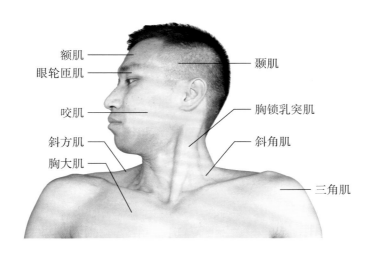

额肌 —— 颞肌

眼轮匝肌 ——

咬肌 —— 胸锁乳突肌

斜方肌 —— 斜角肌

胸大肌 ——

—— 三角肌

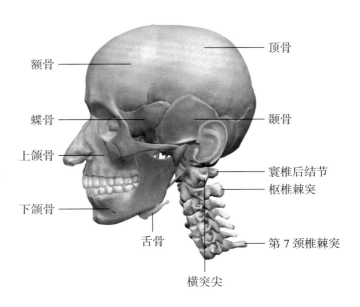

额骨 —— 顶骨

蝶骨 —— 颞骨

上颌骨 ——

—— 寰椎后结节

—— 枢椎棘突

下颌骨 ——

舌骨 —— 第 7 颈椎棘突

横突尖

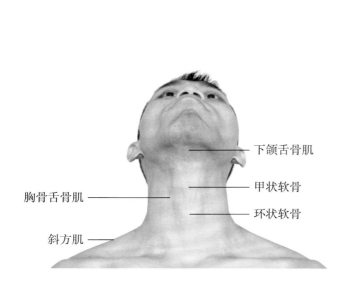

下颌舌骨肌

甲状软骨

环状软骨

胸骨舌骨肌

斜方肌

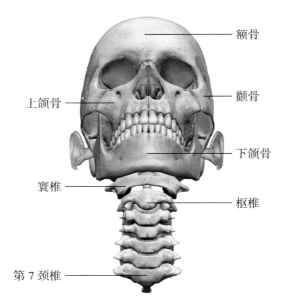

额骨

上颌骨

颧骨

下颌骨

寰椎

枢椎

第 7 颈椎

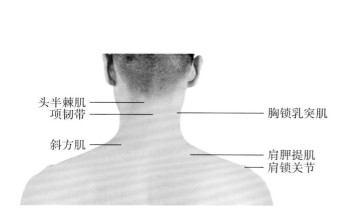

头半棘肌

项韧带

斜方肌

胸锁乳突肌

肩胛提肌

肩锁关节

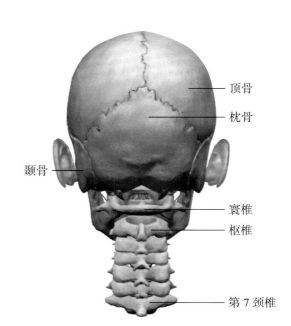

顶骨

枕骨

颞骨

寰椎

枢椎

第 7 颈椎

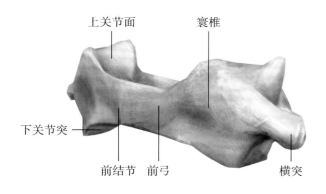

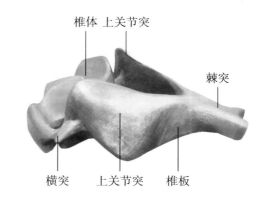

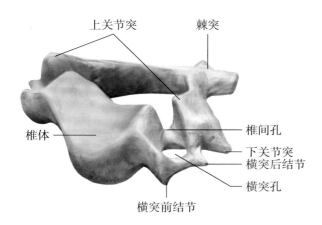

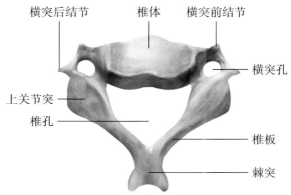

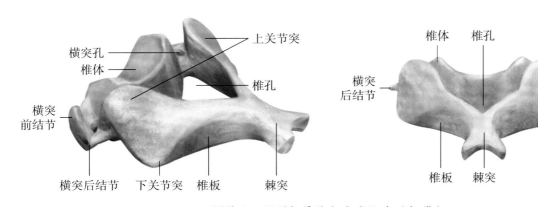

图总 2　颈项部骨骼与表浅肌肉（韧带）

014

舌骨上肌

一、概况

舌骨上肌位于下颌底内侧缘，主要包括二腹肌、下颌舌骨肌、颏舌骨肌等。它们的作用是降低下颌（张口）和辅助推挤咀嚼后食团入咽，舌骨上肌麻痹无力可影响饮食吞咽和语言功能；该肌群筋膜紧张在入眠时容易下拉下颌和上抬舌骨，使呼吸道狭窄阻塞，可能为阻塞性呼吸暂停（打鼾）病因之一。

【起止点】起于舌骨体上方，止于下颌舌骨肌线（见图4-1、图4-2）。

【神经支配】舌下神经、三叉神经、面神经。

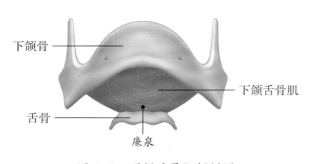

图4-1 下颌舌骨肌解剖图

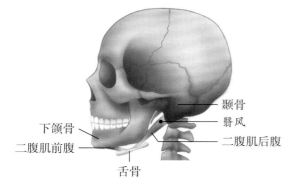

图4-2 二腹肌解剖图

【血供】下牙槽动脉、下颌舌骨肌动脉、面动脉、枕动脉。

【功能】下降下颌、上提舌骨、辅助吞咽等。

【需检查的其他肌肉】舌骨下肌、颞肌、咬肌、翼状肌、颈阔肌。

二、病症

咽痛、咽干、吞咽不利、咳喘、打鼾、扁桃体炎、声音嘶哑、下颌下淋巴结肿大等。

三、治疗

（一）徒手疗法

1. 压揉法

（1）**动作一**：施术者拇指与示指对捏患者舌骨两端，由外向内，分别轻力度压揉舌骨体两侧和上方的舌骨上肌附着处压痛点（见图4-3）。由后向前分为3个点，每点压揉5～15次。

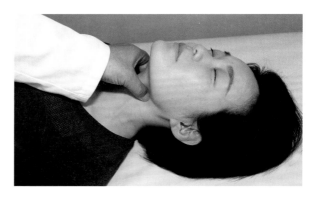

图4-3 舌骨上肌压揉法，施术者拇指与示指指腹对捏，位于患者舌骨上方的舌骨上肌附着处

（2）**动作二**：施术者拇指指腹由后向前，垂直压揉患者下颌舌骨肌线的下颌舌骨肌和二腹肌前腹附着处压痛点（见图4-4）。

自下颌骨正中线起始，由内向外至下颌角分为5~7个点，每点压揉5~15次。

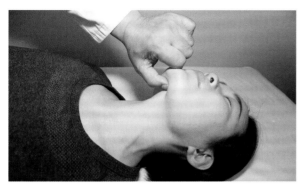

图4-4 下颌舌骨肌压揉法，施术者拇指指腹位于患者下颌舌骨肌线的下颌舌骨肌和二腹肌前腹附着处

（3）动作三：施术者拇指指腹垂直患者乳突角相邻的三个部位，分别压揉患者乳突周围二腹肌后腹附着处压痛点（见图4-5），即以乳突下角为中心，分别压揉乳突后缘、前缘和下角的3个部位，每点压揉5~15次。

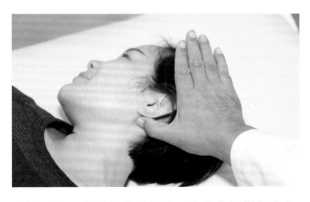

图4-5 二腹肌后腹压揉法，施术者拇指指腹位于患者乳突后缘二腹肌后腹附着处

2. 推法

（1）动作一：施术者拇指指腹由后向前，横推患者舌骨至下颌舌骨肌线的舌骨上

肌和二腹肌前腹筋膜压痛点（见图4-6）。下颌舌骨肌线正中至下颌角内侧可分为5~7条线，每条线推5~10次。

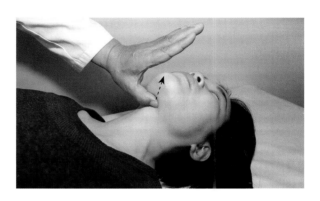

图4-6 舌骨上肌推法，施术者拇指指腹位于患者舌骨正中的下颌舌骨肌附着处

（2）动作二：施术者拇指指腹由后向前，横推患者乳突至舌骨上方的二腹肌后腹筋膜压痛点（见图4-7）。可分为1~3条线，每条线推5~10次。

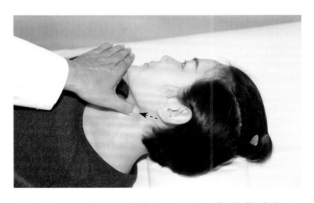

图4-7 二腹肌后腹推法，施术者拇指指腹位于患者舌骨上方的二腹肌后腹筋膜

（二）抗阻训练

患者双手握拳托下巴为起始位，将下颌下降（张口）与双手做对抗，感受舌骨上肌

收缩（见图4-8）。动作保持2~4s，然后还原至起始位，重复8~12次为1组，练习2~3组。

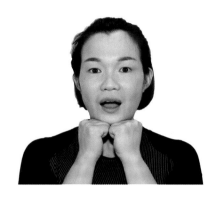

图4-8 舌骨上肌抗阻训练

（三）拉伸训练

患者仰头为起始位，下颌前移，感受舌骨上肌充分牵拉（见图4-9）。动作保持5~10s，然后还原至起始位，重复3~5次为1组，练习2~3组。

注意：有颈性眩晕和良性位置性眩晕患者谨慎操作。

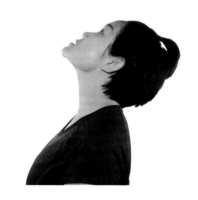

图4-9 舌骨上肌拉伸训练

四、相关经穴

任脉的循行与二腹肌相关，有廉泉等穴，可用于治疗中风失语、吞咽困难、舌缓、舌下

肿痛、流涎、咽喉肿痛。

015

舌骨下肌

一、概况

舌骨下肌位于气管和食管两侧，包括胸骨舌骨肌、肩胛舌骨肌、胸骨甲状肌、甲状舌骨肌等。它们与咽喉、甲状腺、颈总动脉、颈内静脉、颈前淋巴结、交感神经节等重要器官组织邻近，功能状态可产生相互影响。天突穴与胸骨舌骨肌相邻，手法压揉胸骨柄后缘对咽痛、咽干、吞咽不利和咳喘有快速缓解或消除症状作用。

【起止点】胸骨舌骨肌起于胸骨、锁骨和胸锁韧带，止于舌骨中段下缘；胸骨甲状肌起于胸骨后，止于甲状软骨板斜线；肩胛舌骨肌起于肩胛骨上缘，止于舌骨下缘（见图4-10~图4-12）。

【神经支配】舌骨下神经。

【血供】甲状腺上动脉。

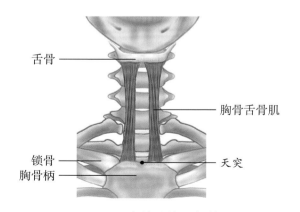

图4-10 胸骨舌骨肌解剖图

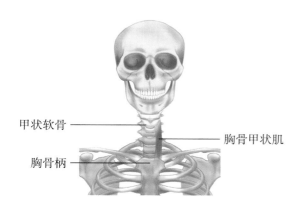

图 4-11　胸骨甲状肌解剖图

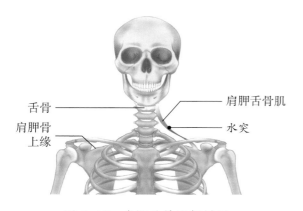

图 4-12　肩胛舌骨肌解剖图

【功能】下降舌骨和喉一起参与吞咽动作。

【需检查的其他肌肉】舌骨上肌、颈阔肌、胸锁乳突肌、胸大肌、胸锁韧带。

二、病症

咽炎、咽部异物感、吞咽不利、声音嘶哑、咳喘、打鼾、颈淋巴结肿大、内分泌失调等。

三、治疗

1. 压揉法

（1）动作一：施术者拇指与示指对捏，在患者下颌骨下缘水平触及舌骨，分别由后向前压揉患者舌骨下方的舌骨下肌附着处压痛点（见图 4-13）。根据患者舌骨体、甲状软

骨、环状软骨和气管的直径，由上至下分为 5～7 个点，每点压揉 5～15 次。

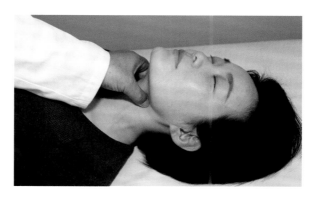

图 4-13　舌骨下肌压揉法，施术者拇指和示指指腹对捏，位于患者舌骨下方的舌骨下肌附着处

（2）动作二：患者颈部屈曲，使颈前筋膜充分放松；施术者示指指腹由下向上分别压揉患者胸骨柄后方胸骨舌骨肌附着处压痛点（见图 4-14）。胸骨柄后侧可分为 3～5 个点，每点压揉 5～15 次。

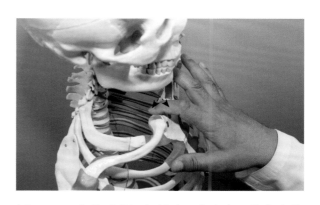

图 4-14　胸骨舌骨肌压揉法，施术者示指指腹位于患者胸骨柄后方左侧的胸骨舌骨肌附着处

2. 推法

施术者拇指指腹由上向下，纵推患者气管壁外侧胸骨舌骨肌筋膜压痛点（见图 4-15）。从气管正中线向外排列，每侧分为 3 条线，纵推 5～10 次。

注意：请勿两侧同时推，以免刺激颈动脉窦引起不适和晕厥。

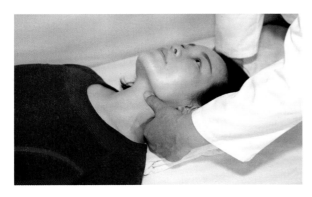

图 4-15　胸骨舌骨肌推法，施术者拇指指腹位于患者气管壁外侧胸骨舌骨肌筋膜

四、相关经穴

任脉的循行与舌骨下肌相关，有廉泉等穴，可用于治疗中风失语、吞咽困难、舌缓、流涎、舌下肿痛、咽喉肿痛。

O16

颈阔肌

一、概况

颈阔肌为皮肌，薄而宽阔，位于颈部两侧皮下，跨越下颌底、颈前和胸上部。颈阔肌属表情肌，不良情绪、心理压力、劳损、风寒、长期上呼吸道炎症可能引起其筋膜挛缩，而影响气管、食管、甲状腺、颈部动静脉、颈淋巴结和交感神经节等器官功能。民间颈前皮下揪痧是较早的筋膜疗法，可快速缓解颈前诸症。

【起止点】起于锁骨附着的胸大肌和三角肌筋膜，止于下颌骨下部和口角部皮下组织，向上延续为面部筋膜，连接帽状腱膜（见图 4-16）。

【神经支配】面神经分支颈神经。

【血供】面动脉分支颌下动脉。

【功能】下拉口角、上提胸部皮肤、皱褶颈部皮肤，辅助下降下颌。

【需检查的其他肌肉】胸锁乳突肌、胸大肌、舌骨肌、颈长肌、三角肌、斜角肌等。

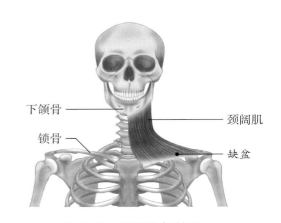

图 4-16　颈阔肌解剖图

二、病症

颈部束带感、呼吸不畅、吞咽不利、咽痛、咳喘、声音嘶哑、心慌胸闷或烦躁不安等。

三、治疗

（一）徒手疗法

1. 压揉法

（1）动作一：施术者拇指指腹由前向后，横向压揉患者下颌底冠状面颈阔肌附着处压痛点（见图 4-17）。由下颌底冠状面至下颌骨下方可分为 3 条线；由正中线至下颌角可分为 5~7 个点，每点压揉 5~15 次。

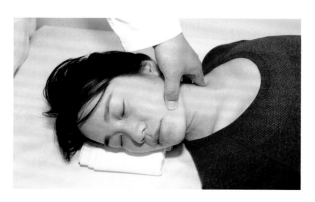

图 4-17　颈阔肌压揉法，施术者拇指指腹位于患者下颌底冠状面颈阔肌筋膜附着处

（2）**动作二**：施术者拇指指腹由内向外，横向压揉患者锁骨的颈阔肌筋膜附着处压痛点（见图 4-18）。锁骨上、中、下分为 3 条线，由正中线至锁骨肩峰端可分为 5~7 个点，每点压揉 5~15 次。

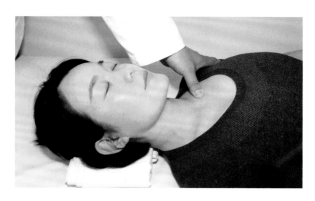

图 4-18　颈阔肌压揉法，施术者拇指指腹位于患者锁骨表面颈阔肌筋膜附着处

2. **推法**　患者背部垫枕，颈部过伸位；施术者第 2~5 指指腹由下向上，纵推患者锁骨下至下颌底冠状面颈阔肌筋膜压痛点（见图 4-19）。由颈前正中向外可分为 3~5 条线，每条线推 5~10 次。该肌筋膜也可选择由上向下方向推。

注意：请勿两侧同时操作，以免刺激颈动

脉窦引起不适或晕厥。

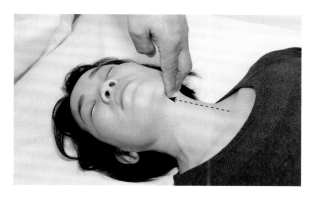

图 4-19　颈阔肌推法，施术者第 2~5 指指腹位于患者下颌底下方颈阔肌筋膜

（二）抗阻训练

患者面部放松，牙齿紧闭为起始位，将下颌下降，口角向下向后，感受双侧颈阔肌收缩（见图 4-20）。动作保持 2~4s，然后还原至起始位，重复 8~12 次为 1 组，练习 2~3 组。

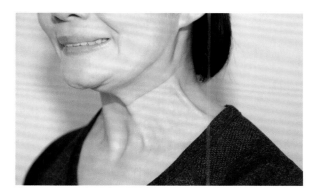

图 4-20　颈阔肌抗阻训练

（三）拉伸训练

患者仰头为起始位，下颌前移，嘟嘟嘴亲吻天花板，感受双侧颈阔肌充分牵拉（见

图 4-21）。动作保持 5～10s，然后还原至起始位，重复 3～5 次为 1 组，练习 2～3 组。

注意：有颈性眩晕和良性位置性眩晕患者谨慎操作。

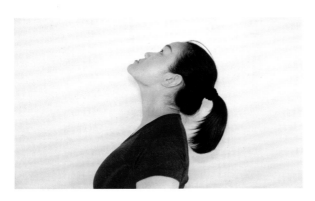

图 4-21 颈阔肌拉伸训练

四、相关经穴

足阳明胃经的循行与颈阔肌相关，有大迎、缺盆等穴，可用于治疗口眼㖞斜、面肌抽搐、口噤、颊肿、齿痛、咽喉肿痛、瘰疬、缺盆中痛。

017

胸锁乳突肌

一、概况

胸锁乳突肌是颈部强有力的屈肌，在颈部向对侧旋时清晰可见。胸锁乳突肌单侧收缩有侧屈和向对侧转头的功能；双侧收缩有屈颈、抬头使头颈前移的作用。其损伤可引起头颈活动受限，也是"落枕"病因之一。胸锁乳突肌深面和内侧有气管、食管、甲状腺、颈部动静脉、颈前淋巴结、交感神经节等器官组织，胸锁乳突肌筋膜损伤，可能引起头晕头痛、耳鸣耳聋、心慌胸闷、血压异常等诸多内科症状。

【起止点】起于胸骨柄前表面和锁骨内侧 1/3 上表面，止于颞骨乳突外表面和枕骨上项线外侧 1/3（见图 4-22、图 4-23）。

【神经支配】副神经，第 1、2 颈神经。

【血供】枕动脉、甲状腺上动脉。

【功能】稳定、屈曲、侧屈、侧旋头颈部及后伸头和上部颈椎。

【需检查的其他肌肉】颈阔肌、胸骨舌骨肌、胸大肌、头夹肌、头最长肌、二腹肌后腹、耳后肌、枕肌。

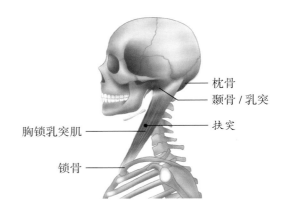

图 4-22 胸锁乳突肌解剖图（左侧观）

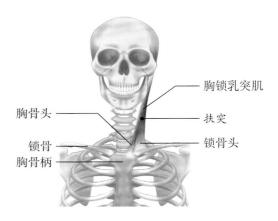

图 4-23 胸锁乳突肌解剖图（正面观）

二、病症

胸锁关节肿痛、落枕、斜颈、头颈震颤、颈部旋转受限；头晕头痛、耳鸣耳聋、听力下降、咽痛、咳喘等。

三、治疗

（一）徒手疗法

1. 压揉法

（1）**动作一**：施术者拇指指腹由内向外，横向压揉患者胸骨柄的胸锁乳突肌内侧头附着处压痛点（见图4-24）。由上至下分为3个点，每点压揉5~15次。

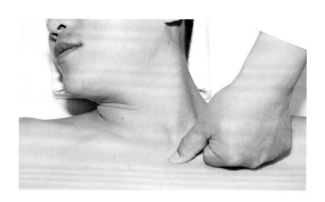

图4-24 胸锁乳突肌压揉法，施术者拇指指腹位于患者胸骨柄胸锁乳突肌内侧头附着处

（2）**动作二**：患者颈部垫枕、微屈，使颈前筋膜放松；施术者拇指指腹桡侧由内向外，横向压揉患者锁骨内1/3胸锁乳突肌外侧头附着处压痛点（见图4-25）。由内向外分为3~5个点，每点压揉5~15次。患者也可取坐姿、下颌微内收体位。

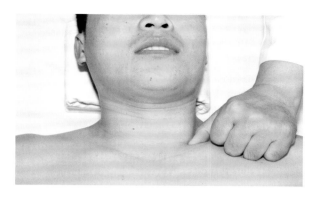

图4-25 胸锁乳突肌压揉法，施术者拇指指腹位于患者锁骨内1/3胸锁乳突肌内侧头附着处

（3）**动作三**：施术者拇指指腹由下向上，纵向压揉患者乳突和上项线胸锁乳突肌附着处压痛点（见图4-26）。乳突和上项线表面可分为9~12个点，每点压揉5~15次。

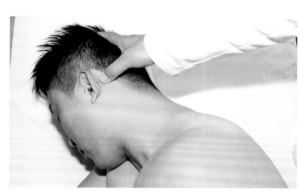

图4-26 胸锁乳突肌压揉法，施术者拇指指腹位于患者乳突和上项线胸锁乳突肌附着处

（4）**动作四**：施术者拇指指腹由后向前，横向压揉患者颞骨乳突胸锁乳突肌附着处压痛点（见图4-27）。以乳突角为中心，分为前、中、后3个点，每点压揉5~15次。

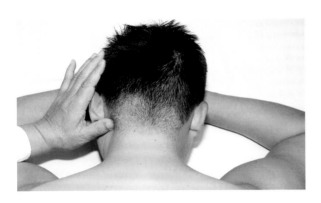

图 4-27　胸锁乳突肌压揉法，施术者拇指指腹位于患者乳突后方胸锁乳突肌附着处

2. 推法　施术者拇指指腹由上向下，分别纵推患者乳突至胸骨柄和锁骨胸锁乳突肌内侧头和外侧头筋膜压痛点（见图 4-28）。乳突至胸骨和锁骨，横向分为 3 条纵线，每条线推 5~10 次。

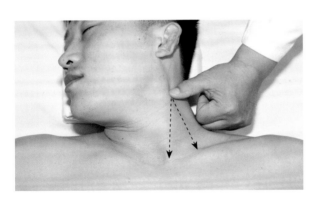

图 4-28　胸锁乳突肌推法，施术者拇指指腹位于患者胸锁乳突肌外侧头筋膜压痛点

（二）抗阻训练

患者取仰卧位，头颈部向右侧旋转，并做颈屈，将左侧耳垂拉向胸锁关节处，感受左侧胸锁乳突肌收缩（见图 4-29、图 4-30）。

动作保持 2~4s，然后还原至起始位，重复 8~12 次为 1 组，练习 2~3 组。

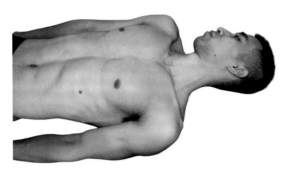

图 4-29　胸锁乳突肌抗阻训练（起始位置）

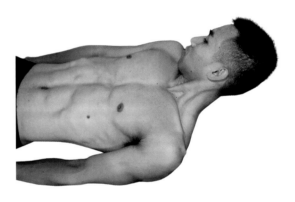

图 4-30　胸锁乳突肌抗阻训练（终止位置）

（三）拉伸训练

患者取站立位，右手放于左侧胸锁关节处，头颈部向上延展，做对侧侧屈、后伸、同侧旋转，使其左侧胸锁乳突肌有充分牵拉感（见图 4-31~图 4-33）。在伸展至最大位置时，保持 15~30s，之后缓慢还原至起始位。

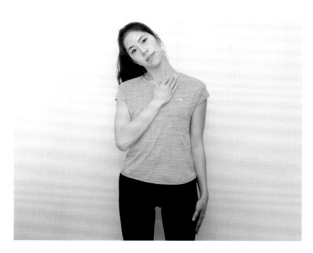

图 4-31　胸锁乳突肌拉伸训练（起始位置）

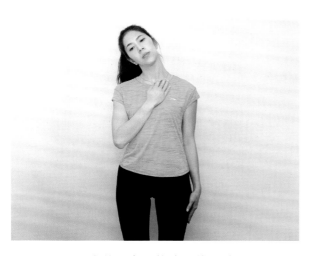

图 4-32　胸锁乳突肌拉伸训练（过程位置）

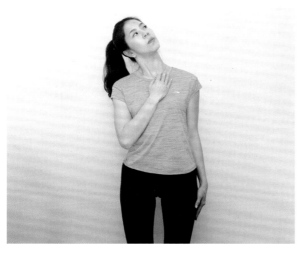

图 4-33　胸锁乳突肌拉伸训练（终止位置）

四、相关经穴

手阳明大肠经、足阳明胃经、手太阳小肠经的循行与胸锁乳突肌相关，有扶突、天鼎、人迎等穴，可用于治疗咽喉肿痛、暴喑、呃逆、瘰疬、瘿气、颈项强痛。

018

头半棘肌

一、概况

头半棘肌位于头枕部和颈胸椎两侧，是头颈部强有力的伸肌，体格消瘦者在颈后部清晰可见。由于爬行动物脊椎长期处于水平位而头半棘肌比人类发达，人体头半棘肌因相对缺乏抗阻运动而退化。手法治疗可使患者症状有所缓解，但往往疗效并不持久。因此，针对头半棘肌的强化训练比治疗更重要。头半棘肌与枕大神经、枕小神经、第三枕神经以及枕动脉、枕静脉相邻，其肌肉和筋膜损伤可引起头痛或放射性头痛以及头颈部怕冷和易感冒体质。头半棘肌附着于枕骨上项线和颈胸椎横突，其损伤应全面仔细检查和治疗压痛点，并结合头半棘肌抗阻训练。

【起止点】内侧束起于第 1~6 胸椎横突，外侧束起于第 4~7 颈椎横突后结节，共同止于枕骨上、下项线之间（项平面）（见图 4-34）。

【神经支配】脊神经后支。

【血供】椎动脉、枕动脉和颈深动脉。

【功能】后伸、侧屈、侧旋头颈部。

【需检查的其他肌肉】项韧带、斜方肌、头后小直肌、颈多裂肌、颈回旋肌、胸多裂肌、胸回旋肌、上后锯肌、颈半棘肌、胸半棘肌。

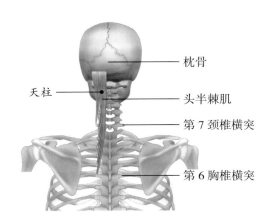

图 4-34　头半棘肌解剖图

（标注）枕骨

天柱

头半棘肌

第 7 颈椎横突

第 6 胸椎横突

二、病症

头晕头痛、低头受限、颈背部疼痛僵硬；咳喘、胸闷、心区不适等。

三、治疗

（一）徒手疗法

1. 压揉法

（1）动作一：施术者拇指指腹由内向外，横向压揉患者枕骨头半棘肌附着处压痛点（见图 4-35）。从枕骨大孔后缘至枕外隆凸上项线，由下向上分为 3~5 个点，每点压揉 5~15 次。

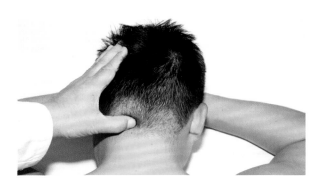

图 4-35　头半棘肌压揉法，施术者拇指指腹位于患者枕骨头半棘肌附着处

（2）动作二：施术者拇指指腹由后向前，横向压揉患者第 4~7 颈椎横突后结节头半棘肌附着处压痛点（见图 4-36）。由上向下分为 4 个点，每点压揉 5~15 次。

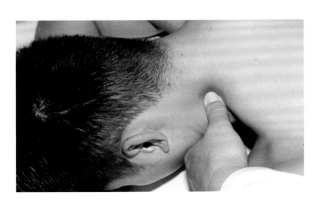

图 4-36　头半棘肌压揉法，施术者拇指指腹位于患者第 7 颈椎横突后结节头半棘肌附着处

（3）动作三：施术者用拇指指腹由上向下，纵向压揉患者第 1~6 胸椎横突上方的头半棘肌附着处压痛点（见图 4-37）。由上向下分为 6 个点，每点压揉 5~15 次。

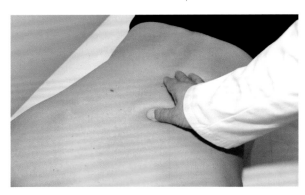

图 4-37　头半棘肌压揉法，施术者拇指指腹位于患者第 6 胸椎横突上方头半棘肌附着处

2. 推法

施术者拇指指腹由上向下，分别纵推患者枕骨至颈椎横突后结节和胸椎横突的头半棘肌筋膜压痛点（见图 4-38、图

4-39）。可扇形分为 3～5 条线，每条线推
5～15 次。

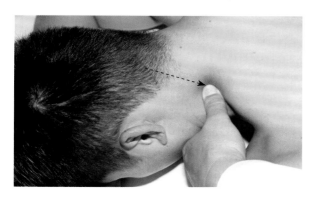

图 4-38　头半棘肌推法，施术者拇指指腹位于患者颈椎横突后结节头半棘肌附着处

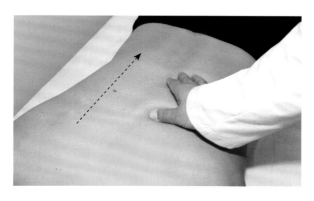

图 4-39　头半棘肌推法，施术者拇指指腹位于患者胸椎第 6 横突头半棘肌附着处

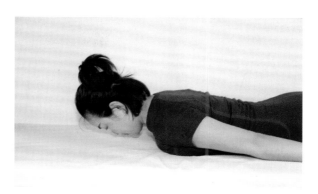

图 4-40　头半棘肌抗阻训练（起始位置）

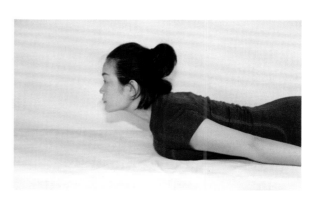

图 4-41　头半棘肌抗阻训练（终止位置）

（二）抗阻训练

患者俯卧位，头颈部中立，将头颈向后伸方向发力，感受双侧头半棘肌收缩（见图4-40、图4-41）。动作保持 2～4s，然后还原至起始位，重复 8～12 次为 1 组，练习 2～3 组。

（三）拉伸训练

患者取坐立位，双手交叉抱于后枕部并带动头颈屈曲，施术者用右手稳定患者第 6 胸椎位置，左手辅助患者手部并向下发力，使其双侧头半棘肌有充分牵拉感（见图 4-42）。在伸展至最大位置时，保持15～30s，在拉伸结束时，让患者后枕部与双手用 30% 力量做静态对抗 5s，之后缓慢还原至起始位。

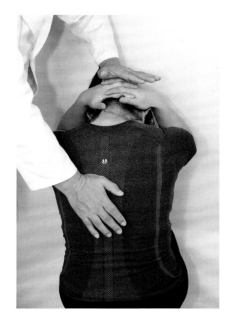

图 4-42　头半棘肌拉伸训练

四、相关经穴

足太阳膀胱经、足少阳胆经的循行与头半棘肌相关，有天柱、风府等穴，可用于治疗头痛、眩晕、目痛、癫狂痫、热病、颈项强痛、肩背痛。

019

头后小直肌

一、概况

头后小直肌是四块枕骨下肌中最小的肌肉，因寰枕关节之间没有骨性封闭，与寰枕后膜、硬脊膜和延髓距离很近，其紧张和挛缩可能引起头、颈和全身不适。头后小直肌是颈后第3层肌肉，手法松解时患者头颈部稍后仰，使浅层肌筋膜放松，施术者采用锐性手法，横向压揉枕骨大孔后缘头后小直肌上附着处压痛点

即可。

【起止点】起于寰椎后弓上缘，止于枕骨下项线的中内侧部（见图 4-43）。

【神经支配】枕下神经（第1颈神经背支）。

【功能】头后伸和稳定寰枕关节。

【需检查的其他肌肉】项韧带、斜方肌、头半棘肌、头后大直肌、头上斜肌、头下斜肌。

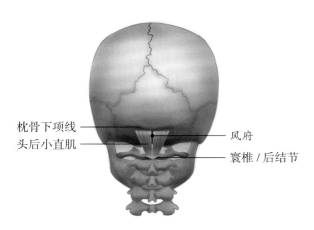

图 4-43　头后小直肌解剖图

二、病症

头晕头痛、失眠健忘、低头受限、视物不清、血压异常、疲惫乏力等。

三、治疗

（一）徒手疗法

1. 压揉法

（1）动作一：患者头颈部稍后仰，使颈后筋膜放松；施术者拇指指腹由内向外，横向压揉患者枕骨大孔头后小直肌附着处压痛点（见图 4-44）。由下向上分为 1~3 个点，每点压揉 5~15 次。

注意：头后小直肌上附着处位于头半棘肌深面。

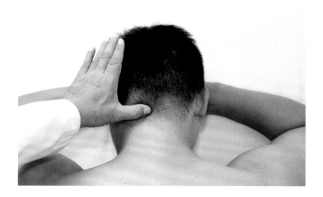

图 4-44　头后小直肌压揉法，施术者拇指指腹位于患者枕骨大孔头后小直肌附着处

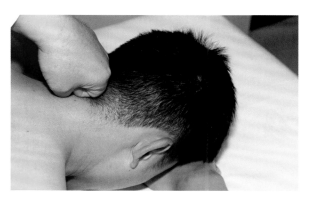

图 4-46　头后小直肌推法，施术者示指指间关节位于患者寰椎后弓头后小直肌筋膜

（2）动作二：患者头颈部稍后仰，使颈后筋膜放松；施术者示指指间关节由内向外，横向压揉患者寰椎后弓头后小直肌下附着处压痛点（见图 4-45）。由内向外分为 3 个点，每点压揉 5～15 次。

（二）抗阻训练

患者头颈部中立位，双手交叉抱于后枕部，将头向后伸发力，同时双手进行对抗，感受双侧头后小直肌收缩（见图 4-47）。动作保持 2～4s，然后还原至起始位，重复 8～12 次为 1 组，练习 2～3 组。

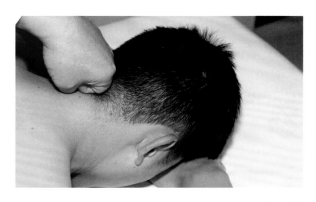

图 4-45　头后小直肌压揉法，施术者示指指间关节位于患者寰椎后弓头后小直肌附着处

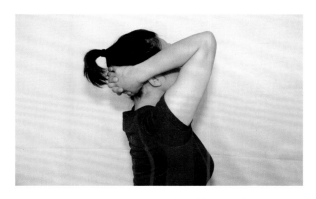

图 4-47　头后小直肌抗阻训练

（三）拉伸训练

患者头颈部中立为起始位，双手交叉抱于后枕部，延展头颈部，微收下巴并带动颈部屈曲，使其双侧头后小直肌有充分牵拉感（见图 4-48）。在伸展至最大位置时，保持 15～30s，在拉伸结束时，让患者后枕部与双

2.　推法　施术者示指指间关节由上向下，纵推患者枕骨大孔至寰椎后弓头后小直肌附着处压痛点（见图 4-46）。由内向外纵向分为 3 条线，每条线推 5～10 次。

手用 30% 力量做静态对抗 5s，之后缓慢还原至起始位。

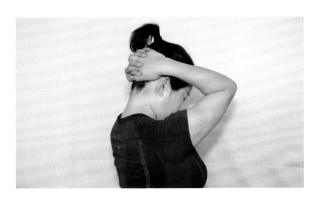

图 4-48　头后小直肌拉伸训练

四、相关经穴

督脉的循行与头后小直肌相关，有风府、哑门等穴，可用于治疗眩晕、中风、头痛、颈项强痛、半身不遂。

020
项韧带（上附着处）

一、概况

项韧带上方附着于枕骨大孔至枕外隆凸，因项韧带与枕外嵴连接处较长，并有敏感末梢神经分布，损伤可引起后头痛。项韧带作用是限制头颈部过度屈曲，在长期伏案和高枕睡眠姿势中容易造成慢性牵拉损伤。斜方肌和头夹肌均附着于项韧带，它们共同损伤可引起头晕头痛和全身乏力不适等症，应同时检查和治疗。

【起止点】上方附着于枕外隆凸和枕外嵴，下方附着于第 1 颈椎后结节和第 2 ~ 7 颈椎棘突（见图 4-49）。

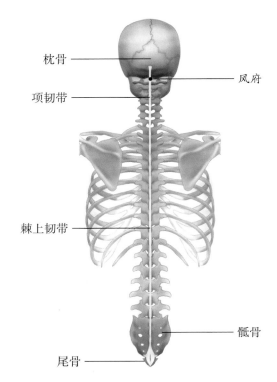

图 4-49　项韧带和棘上韧带解剖图

【功能】连接和稳定头枕与颈项部。

【需检查的其他肌肉】斜方肌、头夹肌、颈夹肌。

二、病症

后头痛、眩晕、头颈屈曲受限、全身乏力不适等。

三、治疗

1. **压揉法**　患者微仰头颈部，使颈后筋膜放松；施术者可分别用拇指指腹或示指指间关节由下向上，纵向压揉患者枕骨大孔至枕外隆凸的枕外嵴项韧带附着处压痛点（见图 4-50）。由下向上可分 3 ~ 5 点，每点压揉 5 ~ 15 次。

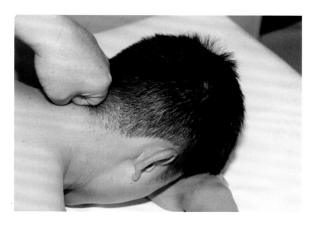

图 4-50 项韧带枕外嵴压揉法，施术者示指指间关节位于患者枕骨大孔后方枕外嵴项韧带附着处

2. 推法 施术者拇指指腹由上向下，纵推患者枕外隆凸至枕骨大孔项韧带筋膜压痛点（见图 4-51）。横向分为 1～3 条纵线，每条线推 5～10 次。

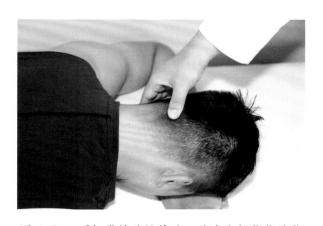

图 4-51 项韧带枕外嵴推法，施术者拇指指腹位于患者枕外隆凸的项韧带筋膜

四、相关经穴

督脉的循行与项韧带相关，有风府、哑门等穴，可用于治疗头痛、脊痛、颈项强痛、中风、半身不遂。

021

头后大直肌

一、概况

头后大直肌为枕骨下肌之一，与头上斜肌、头下斜肌构成枕下三角，深面为椎动脉入颅处，浅层有枕大神经、第三枕神经和枕小神经上行。头后大直肌损伤筋膜水肿刺激相邻神经和血管，可引起头晕头痛、眼痛、耳鸣耳聋、血压异常等系列症状。头后大直肌损伤应与其他枕骨下肌同时检查治疗。

【起止点】起于第 2 颈椎棘突，止于枕骨下项线的外侧下部（见图 4-52）。

【神经支配】枕下神经。

【血供】椎动脉、枕动脉。

【功能】稳定、后伸、侧旋头部。

【需检查的其他肌肉】斜方肌、头半棘肌、头后小直肌、头上斜肌、头下斜肌、头夹肌、胸锁乳突肌。

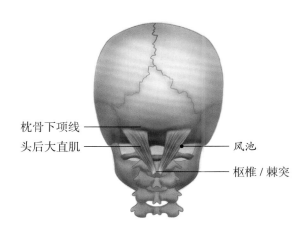

图 4-52 头后大直肌解剖图

二、病症

头晕头痛、失眠健忘、记忆力下降、视力下降、听力下降；低头受限、头颈部疼痛僵硬、血压异常等。

三、治疗

（一）徒手疗法

1. 压揉法

（1）动作一：施术者拇指指腹由内向外，横向压揉患者枕骨下项线的头后大直肌附着处压痛点（见图4-53）。由下向上分为1~3个点，每点压揉5~15次。

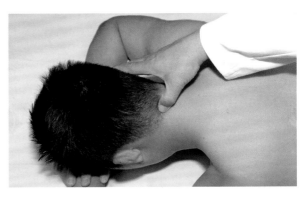

图4-54 头后大直肌压揉法，施术者拇指指腹位于患者第2颈椎棘突侧面的头后大直肌附着处

2. 推法
施术者拇指指腹由上向下，斜推患者枕骨下项线至第2颈椎棘突侧面的头后大直肌筋膜压痛点（见图4-55）。可将其分为1~3条线，每条线推5~10次。

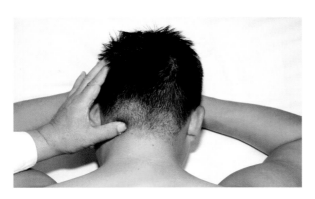

图4-53 头后大直肌压揉法，施术者拇指指腹位于患者枕骨下项线的头后大直肌上附着处

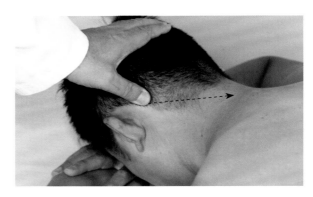

图4-55 头后大直肌推法，施术者拇指指腹位于患者枕骨下项线的头后大直肌筋膜

（2）动作二：施术者拇指指腹由外向内，横向压揉患者第2颈椎棘突侧面的头后大直肌附着处压痛点（见图4-54）。由下向上分为1~3个点，每点压揉5~15次。

（二）抗阻训练

患者头颈部中立位，双手交叉抱于后枕部，将头向后伸发力，同时双手进行对抗，感受双侧头后大直肌收缩（见图4-56）。动作保持2~4s，然后还原至起始位，重复8~12次为1组，练习2~3组。

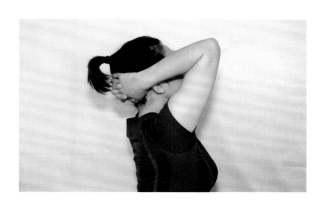

图 4-56　头后大直肌抗阻训练

（三）拉伸训练

患者头颈部中立为起始位，双手交叉抱于后枕部，延展头颈部，微收下巴并带动颈部屈曲，使其双侧头后大直肌有充分牵拉感（见图 4-57）。在伸展至最大位置时，保持 15~30s，在拉伸结束时，让患者后枕部与双手用 30% 力量做静态对抗 5s，之后缓慢还原至起始位。

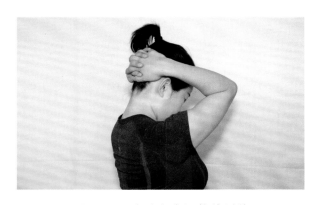

图 4-57　头后大直肌拉伸训练

四、相关经穴

足少阳胆经的循行与头后大直肌相关，有风池等穴，可用于治疗咽喉肿痛、中风、头痛、颈项强痛。

022

头上斜肌

一、概况

头上斜肌是四块枕骨下肌之一，与同侧头后大直肌和头下斜肌构成枕下三角。枕下三角深面寰椎侧块的椎动脉沟有椎动脉嵌入，向内向上绕行入颅，与对侧椎动脉构成基底动脉，供给脑部 1/3 血液营养。头上斜肌及枕骨下三角部位肌筋膜痉挛可影响脑供血，引起患者眩晕呕吐、耳鸣耳聋、血压异常等。

【起止点】起于第 1 颈椎横突尖上方，止于枕骨上项线和下项线之间的项平面（见图 4-58）。

【神经支配】枕下神经。

【血供】椎动脉、枕动脉。

【功能】稳定、后伸、侧屈头部。

【需检查的其他肌肉】头后小直肌、头后大直肌、头下斜肌、肩胛提肌、颈夹肌。

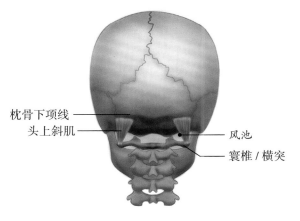

图 4-58　头上斜肌解剖学

二、病症

头晕头痛、视物不清、失眠健忘、恶心呕吐、耳鸣耳聋、听力下降、血压异常、低头受限、头颈倾斜、站立和行走不稳等。

三、治疗

（一）徒手疗法

1. 压揉法

（1）动作一：施术者拇指指腹由内向外，横向压揉患者枕骨上项线与下项线之间的头上斜肌附着处压痛点（见图4-59）。由下向上分为1~3个点，每点压揉5~15次。

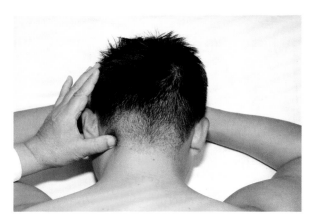

图4-59　头上斜肌压揉法，施术者拇指指腹位于患者枕骨上项线与下项线之间的头上斜肌附着处

（2）动作二：施术者示指的指间关节由上向下，纵向压揉患者第1颈椎横突上方的头上斜肌附着处压痛点（见图4-60）。由内向外分为1~3个点，每点压揉5~15次。

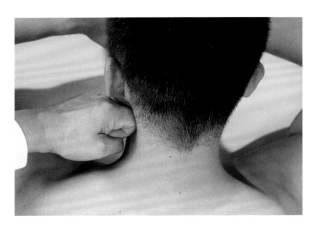

图4-60　头上斜肌压揉法，施术者拇指指腹位于患者第1颈椎横突上方的头上斜肌附着处

2. 推法

施术者拇指指腹由上向下，纵推患者枕骨上项线的下方至第1颈椎横突的头上斜肌筋膜压痛点（见图4-61）。可将其分为1~3条线，每条线推5~10次。

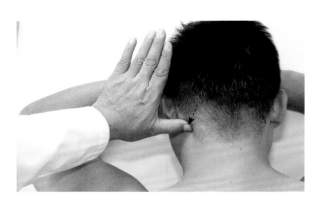

图4-61　头上斜肌推法，施术者拇指指腹位于患者第1颈椎横突的头上斜肌筋膜附着处

（二）抗阻训练

患者头颈部中立位，双手交叉抱于后枕部，将头向后伸发力，同时双手进行对抗，感受双侧头上斜肌收缩（见图4-62）。动作保持2~4s，然后还原至起始位，重复8~12次为1组，练习2~3组。

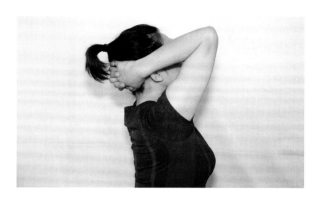

图 4-62　头上斜肌抗阻训练

（三）拉伸训练

患者头颈部中立为起始位，双手交叉抱于后枕部，延展头颈部，微收下巴并带动颈部屈曲，使其双侧头上斜肌有充分牵拉感（见图 4-63）。在伸展至最大位置时，保持 15～30s，在拉伸结束时，让患者后枕部与双手用 30% 力量做静态对抗 5s，之后缓慢还原至起始位。

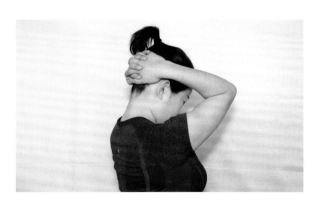

图 4-63　头上斜肌拉伸训练

四、相关经穴

足少阳胆经的循行与头上斜肌相关，有风池等穴，可用于治疗咽喉肿痛、中风、头痛、颈项肿痛。

023

头下斜肌

一、概况

头下斜肌是四块枕骨下肌之一，在第 1 颈椎横突孔下方与椎动脉相交。头下斜肌损伤和周围筋膜水肿，在寰枢关节伸展、旋转、侧屈时挤压刺激深层椎动脉，可引起一过性眩晕或意识模糊，刺激浅层的枕大神经、枕小神经和第三枕神经，可引起头痛、眼痛、上颈部外侧痛等。

【起止点】起于第 2 颈椎棘突，止于第 1 颈椎横突的下后部（见图 4-64）。

【神经支配】枕下神经。

【血供】椎动脉、枕动脉。

【功能】单侧收缩向同侧旋转和侧屈头颈部，双侧收缩伸展头颈部。

【需检查的其他肌肉】头上斜肌、头后大直肌、头后小直肌、肩胛提肌、颈夹肌。

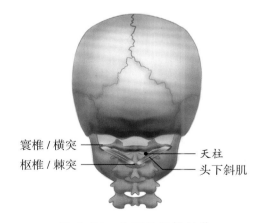

寰椎 / 横突
枢椎 / 棘突
天柱
头下斜肌

图 4-64　头下斜肌解剖学

二、病症

头晕、头痛、颈痛、失眠、健忘、听力下降、血压异常、头颈部旋转受限或歪斜等。

三、治疗

（一）徒手疗法

1. 压揉法

（1）动作一：施术者拇指指腹由下向上，垂直压揉患者第1颈椎横突尖下方的头下斜肌附着处压痛点（见图4-65）。由内向外分为1~3个点，每点压揉5~15次。

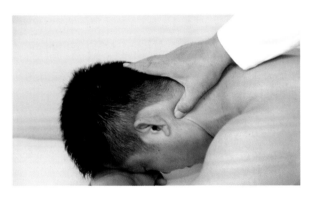

图4-65　头下斜肌压揉法，施术者拇指指腹位于患者第1颈椎横突尖下方的头下斜肌附着处

（2）动作二：施术者拇指指腹由外向内，横向压揉患者第2颈椎棘突侧面的头下斜肌附着处压痛点（见图4-66）。由上向下分为1~3个点，每点压揉5~15次。

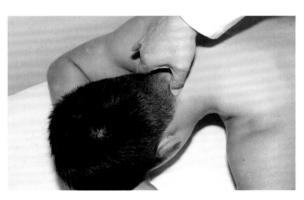

图4-66　头下斜肌压揉法，施术者拇指指腹位于患者第2颈椎棘突侧面的头下斜肌附着处

2. 推法　施术者拇指指腹由上向下，斜推患者第1颈椎横突至第2颈椎棘突的头下斜肌筋膜压痛点（见图4-67）。可将其分为1~3条线，每条线推5~10次。

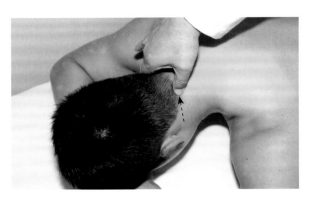

图4-67　头下斜肌推法，施术者拇指指腹位于患者第2颈椎棘突侧面的头下斜肌筋膜附着处

（二）抗阻训练

患者头颈部中立位，双手交叉抱于后枕部，将头向后伸发力，同时双手进行对抗，感受双侧头下斜肌收缩（见图4-68）。动作保持2~4s，然后还原至起始位，重复8~12次为1组，练习2~3组。

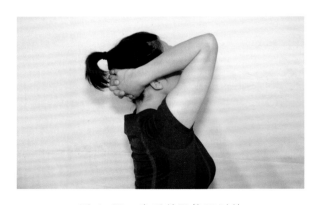

图4-68　头下斜肌抗阻训练

（三）拉伸训练

患者头颈部中立为起始位，双手交叉抱于后枕部，延展头颈部，微收下巴并带动颈部屈曲，使其双侧头下斜肌有充分牵拉感（见图4-69）。在伸展至最大位置时，保持15~30s，在拉伸结束时，让患者后枕部与双手用30%力量做静态对抗5s，之后缓慢还原至起始位。

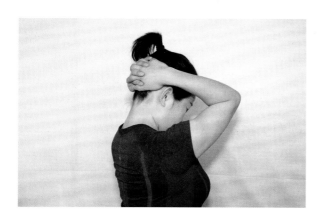

图4-69　头下斜肌拉伸训练

四、相关经穴

足太阳膀胱经的循行与头下斜肌相关，有天柱等穴，可用于治疗眩晕、中风、头痛、颈项强痛。

024
第1颈椎枕下肌群附着处

一、概况

第1颈椎也称寰椎，位于脊椎最顶端，与枕髁构成寰枕关节，与第2颈椎上关节面和齿突构成寰枢关节。大脑延髓下界与枕骨大孔平齐，下降出颅与颈髓连接进入第1颈椎椎管，第1颈神经在寰椎与枕骨之间发出，第2颈神经在寰椎与枢椎之间发出。第1颈椎单侧附着的8块肌肉，有稳定和运动相邻关节的作用，横突孔内有椎动脉向内向上绕行进入枕骨大孔。第1颈椎诸肌肉筋膜损伤可引起颈性眩晕、头颈痛等症，还可能影响延髓对内脏功能的调节，出现呼吸、循环、消化等系统的许多临床征象。因此，掌握第1颈椎周围软组织损伤压痛点的精确触诊和手法治疗技巧十分重要。

【第1颈椎附着的肌肉和韧带】头上斜肌、头下斜肌、颈夹肌、肩胛提肌、颈横突间前肌、颈横突间后肌、头前直肌、头外侧直肌。

二、病症

头晕头痛、视物不清、恶心呕吐、失眠健忘、焦虑烦躁、嗜睡、耳鸣、耳聋、听力下降、血压异常、周身乏力不适等。

三、治疗

1. 压揉法

（1）动作一：施术者拇指指腹由前向后，横向压揉患者第1颈椎横突尖表面压痛点（见图4-70）。分为1个点，压揉5~15次。然后可采用示指指间关节压揉深层肌筋膜压痛点。

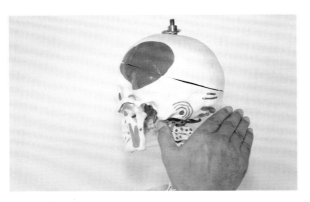

图 4-70　第 1 颈椎横突尖表面压揉法，施术者拇指指腹位于患者第 1 颈椎横突尖表面

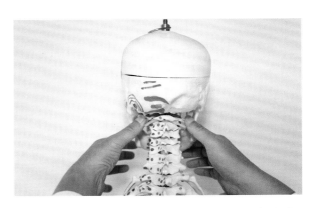

图 4-72　第 1 颈椎背面压揉法，施术者双拇指指腹位于患者第 1 颈椎横突尖后侧的肌肉筋膜附着处

施术者拇指以患者横突尖为圆心，向心方向压揉其第 1 颈椎横突尖下方的肌肉筋膜压痛点（见图 4-71）。按照钟表时针定位，共分为 12 个点，每点 5～15 次。

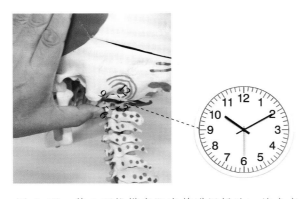

图 4-71　第 1 颈椎横突肌肉筋膜压揉法，施术者拇指指腹位于患者第 1 颈椎横突尖下方的肌肉附着处，该部位可设定为钟表 6 点位置

（2）动作二：施术者拇指指腹由内向外，横向压揉患者第 1 颈椎横突尖后侧肌肉筋膜压痛点（见图 4-72）。然后，由外向内排列，依次压揉至第 1 颈椎后结节项韧带附着处压痛点。分为 3～5 个点，每点压揉 5～15 次。第 1 颈椎横突后侧，也可两手同时操作。

2. 推法

（1）动作一：施术者单拇指指腹由前向后，横推患者第 1 颈椎横突尖表面筋膜压痛点（见图 4-73）。由上向下分为 1～3 条横线，每条线推 5～10 次。

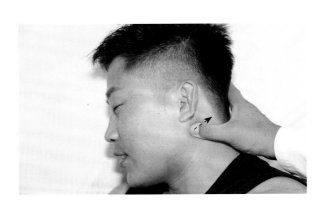

图 4-73　第 1 颈椎横突尖单拇指推法，施术者拇指指腹位于患者第 1 颈椎横突尖的肌筋膜

（2）动作二：施术者双拇指指腹由内向外，分推患者第 1 颈椎后结节至横突尖肌筋膜压痛点（见图 4-74）。可分为 1～3 条线，每条线推 5～10 次。

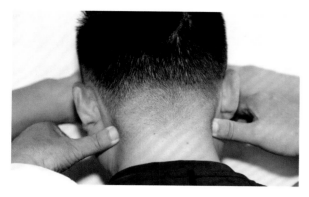

图 4-74　第 1 颈椎背面肌筋膜双拇指推法，施术者双拇指指腹位于患者第 1 颈椎背侧的肌筋膜附着处

025

项韧带（C₁后结节和C₂~C₇附着处）

一、概况

项韧带下方附着于第 1 颈椎后结节和第 2～7 颈椎棘突顶部，斜方肌与头夹肌附着于项韧带浅层。长期伏案和高枕体位持续牵拉，易造成慢性损伤并产生水肿和粘连，引起颈部后侧疼痛僵硬和颈伸受限。患者主诉"头颈不能后仰"。颈椎 X 线侧位可见生理曲度变直、反弓和项韧带钙化；上述症状久治不愈，可能引起颈椎间盘退变和突出。

【起止点】上方附着于枕外隆凸和枕外嵴，下方附着于第 1 颈椎后结节和第 2～7 颈椎棘突（见图 4-75）。

【功能】连接和稳定头枕与颈项部。

【需检查的其他肌肉】斜方肌、头夹肌、颈夹肌。

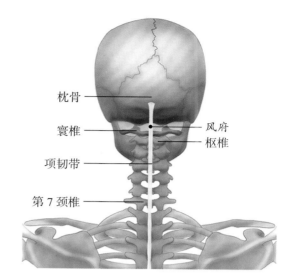

图 4-75　项韧带解剖图

枕骨
寰椎　　风府
　　　　枢椎
项韧带
第 7 颈椎

二、病症

头晕头痛、颈后侧正中痛、颈椎过伸受限、项韧带钙化、周身无力等。

三、治疗

（一）徒手疗法

1. **压揉法**　施术者示指的指间关节由内向外，横向压揉患者第 1 颈椎后结节和第 2～7 颈椎棘突的项韧带附着处压痛点（见图 4-76）。由上向下分为 7 个点，每点压揉 5～15 次。

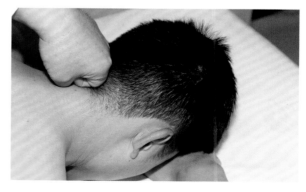

图 4-76　项韧带压揉法，施术者示指关节位于患者第 1 颈椎后结节的项韧带附着处

2. 推法　施术者拇指指腹由上向下，纵推患者第 1 颈椎后结节至第 7 颈椎棘突的项韧带筋膜压痛点（见图 4-77）。可将其分为 1 ~ 3 条线，每条线推 5 ~ 10 次。

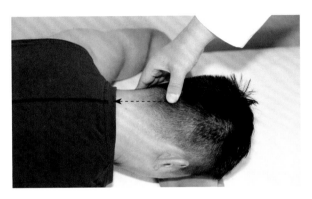

图 4-77　项韧带推法，施术者拇指指腹位于患者第 1 颈椎后结节的项韧带附着处

（二）拉伸训练

患者头颈部中立为起始位，双手交叉抱于后枕部，延展头颈部，微收下巴并带动颈部屈曲，使其项韧带有充分牵拉感（见图 4-78）。在伸展至最大位置时，保持 15 ~ 30s，在拉伸结束时，让患者后枕部与双手用 30% 力量做静态对抗 5s，之后缓慢还原至起始位。

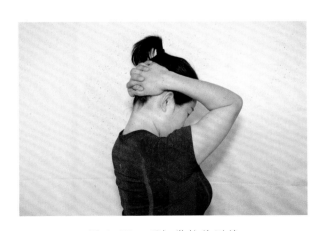

图 4-78　项韧带拉伸训练

四、相关经穴

督脉的循行与项韧带相关，有风府、哑门等穴，可用于治疗头痛、脊痛、颈项强痛、中风、半身不遂。

026

颈多裂肌

一、概况

颈多裂肌位于颈椎棘突两侧，由多个肌束组成并跨越 2 ~ 4 个关节段。颈多裂肌损伤表现为第 2 ~ 7 颈椎棘突侧面疼痛，颈椎过度伸展受限，患者下意识地内收下颌以缓解颈部疼痛和不适。X 线侧位显示颈椎生理屈度变直或反弓，颈椎椎间隙前窄后宽。颈椎前屈代偿体位如不及时调理和纠正，可能导致颈椎间盘退变或引起颈椎间盘突出症。另外，长期颈椎生理屈度变直或反弓，可使颈椎横突距离增加，横突孔内椎动脉因受牵拉变细，周围脂肪组织无菌性炎症和水肿挤压，可能引起椎基底动脉供血不足，即后脑缺血。临床表现为头晕头痛、天旋地转、不敢睁眼、眼前发黑，严重者可引起喷射性呕吐等症状。

【起止点】上方附着于第 2 ~ 7 颈椎棘突，下方附着于下 3 个关节的关节突和胸椎横突（见图 4-79）。

【神经支配】脊神经 C_4 ~ C_7 后支。

【血供】椎动脉、枕动脉。

【功能】伸展、侧旋并稳定颈椎。

【需检查的其他肌肉】斜方肌、项韧带、头夹肌、颈夹肌、颈回旋肌、头半棘肌。

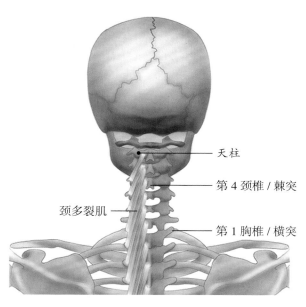

图 4-79　多裂肌解剖图

天柱
第 4 颈椎 / 棘突
颈多裂肌
第 1 胸椎 / 横突

二、病症

头晕、头痛、颈痛、肩痛、心慌胸闷、颈伸或旋转受限等。

三、治疗

（一）徒手疗法

1. 压揉法

（1）**动作一**：施术者拇指指腹由外向内，横向压揉患者第 2～7 颈椎棘突侧面的颈多裂肌附着处压痛点（见图 4-80）。由上向下分为 6 个点，每点压揉 5～15 次。

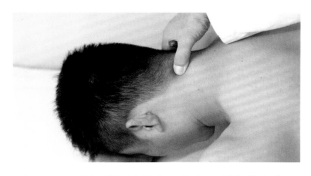

图 4-80　颈多裂肌压揉法，施术者拇指指腹位于患者第 2 颈椎棘突侧面的颈多裂肌附着处

（2）**动作二**：施术者拇指指腹由内向外，横向压揉患者第 4～7 颈椎关节突的颈多裂肌附着处压痛点（见图 4-81）。由上向下可分为 4 个点，每点压揉 5～15 次。

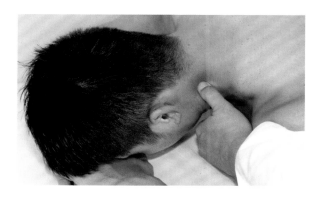

图 4-81　颈多裂肌压揉法，施术者拇指指腹位于患者第 4 颈椎关节突的颈多裂肌附着处

2. 推法

（1）**动作一**：施术者拇指指腹由上向下，纵推患者第 2～7 颈椎棘突侧面的颈多裂肌筋膜压痛点（见图 4-82）。横向分为 1～3 条纵线，每条线推 5～10 次。

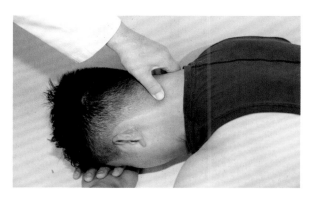

图 4-82　颈多裂肌推法，施术者拇指指腹位于患者第 2 颈椎棘突侧面的颈多裂肌附着处

（2）**动作二**：患者微仰头颈部，使颈后筋膜放松；施术者可分别用拇指指腹或示指

指间关节由下向上，纵推患者第4～7颈椎关节突的颈多裂肌筋膜压痛点（见图4-83），横向分为3条纵线，每条线推5～10次。

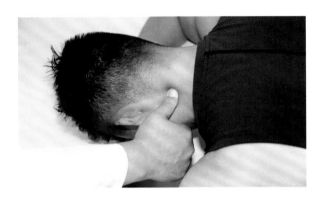

图4-83　颈多裂肌推法，施术者拇指指腹位于患者第4颈椎关节突的颈多裂肌筋膜附着处

（二）抗阻训练

患者取坐立位，头颈部中立，双手拉弹力带从枕后缠绕向前，保持头颈部与弹力带静态对抗，60～120s为1组，感受双侧颈多裂肌收缩（见图4-84），然后还原至起始位，练习2～3组。

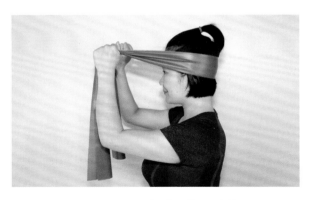

图4-84　颈多裂肌抗阻训练

（三）拉伸训练

患者取坐立位，施术者用左手固定患者后枕部，右手压住患者第7颈椎棘突位置，并向下发力，使其双侧颈多裂肌有充分牵拉感（见图4-85）。在伸展至最大位置时，保持15～30s，在拉伸结束时，让患者颈部与施术者左手用30%力量做静态对抗5s，之后缓慢还原至起始位。

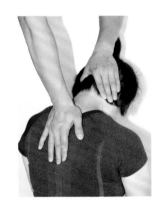

图4-85　颈多裂肌拉伸训练

四、相关经穴

督脉与颈多裂肌相关，有哑门、颈百劳等穴，可用于治疗头痛、脊痛、颈项强痛、舌缓。

027

颈回旋肌

一、概况

颈回旋肌附着于颈椎两侧椎板和关节突，跨越1～2个关节段。其损伤可引起颈部深层痛和颈椎过伸受限以及头晕头痛等症，应与颈多裂肌同时检查和治疗。

【起止点】起于颈椎关节突，止于上1～2个颈椎节段椎板（见图4-86）。

【神经支配】胸椎和腰椎神经后支。

【血供】椎动脉、肋间动脉。

【功能】伸展、侧旋和稳定颈椎关节。

【需检查的其他肌肉】项韧带、斜方肌、颈多裂肌、头半棘肌。

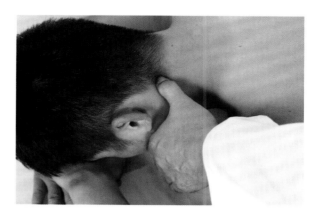

图 4-87　颈回旋肌压揉法，施术者拇指指腹位于患者第 2 颈椎椎板的颈回旋肌附着处

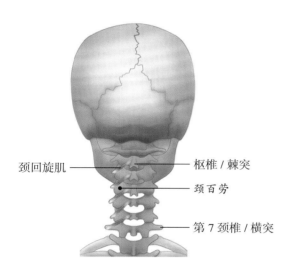

颈回旋肌 —— 　　—— 枢椎 / 棘突

—— 颈百劳

—— 第 7 颈椎 / 横突

图 4-86　颈回旋肌解剖图

（2）动作二：施术者拇指指腹由内向外压揉患者第 3~7 颈椎关节突的颈回旋肌附着处压痛点（见图 4-88）。由上向下分为 5 个点，每点压揉 5~15 次。

二、病症

头晕、头痛、颈痛、肩痛、颈部伸展或旋转受限等。

三、治疗

（一）徒手疗法

1. 压揉法

（1）动作一：施术者拇指指腹由内向外，横向压揉患者第 2~7 颈椎椎板的颈回旋肌附着处压痛点（见图 4-87）。由上向下分为 6 个点，每点压揉 5~15 次。

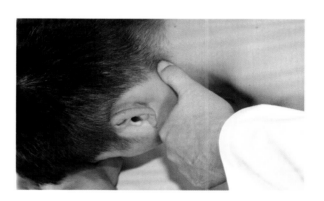

图 4-88　颈回旋肌压揉法，施术者拇指指腹位于患者第 3 颈椎关节突的颈回旋肌附着处

2. 推法

（1）动作一：施术者拇指指腹由上向下，纵推患者第 2~7 颈椎椎板的颈回旋肌筋膜压痛点（见图 4-89）。横向分为 1~3 条纵线，每条线推 5~10 次。

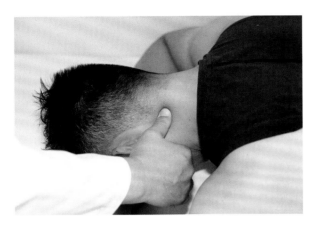

图 4-89　颈回旋肌推法，施术者拇指指腹位于患
　　　　　者颈椎椎板的颈回旋肌筋膜

（2）动作二：施术者拇指指腹由上向下，纵推患者第 3~7 颈椎关节突的颈回旋肌筋膜压痛点（见图 4-90）。横向分为 1~3 条纵线，每条线推 5~10 次。

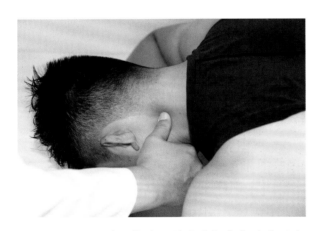

图 4-90　颈回旋肌推法，施术者拇指指腹位于患
　　　　　者第 3 关节突的颈回旋肌筋膜

（二）抗阻训练

患者取坐立位，头颈部中立，双手拉弹力带从枕后缠绕向前，保持头颈部与弹力带静态对抗，60~120s 为 1 组，感受双侧颈回旋肌收缩（见图 4-91），然后还原至起始位，练习 2~3 组。

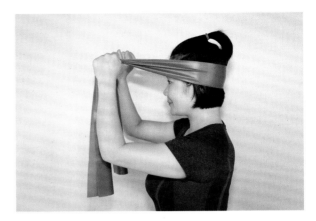

图 4-91　颈回旋肌抗阻训练

（三）拉伸训练

患者取坐立位，施术者用左手固定患者后枕部，右手压住患者第 7 颈椎棘突位置并向下发力，使其双侧颈回旋肌有充分牵拉感（见图 4-92）。在伸展至最大位置时，保持 15~30s，在拉伸结束时，让患者颈部与施术者左手用 30% 力量做静态对抗 5s，之后缓慢还原至起始位。

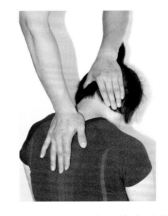

图 4-92　颈回旋肌拉伸训练

四、相关经穴

项部奇穴与颈回旋肌相关，有颈百劳等穴，可用于治疗咳嗽、颈项强痛、盗汗。

028

颈椎关节突

一、概况

颈椎关节突是颈多裂肌和颈回旋肌的共同附着处（见图 4-93）。因关节面软组织附着处有丰富敏感的末梢神经纤维分布，损害部位可引起患者颈部深层疼痛。跨越颈椎关节段的肌肉筋膜挛缩，使颈椎上下关节突间隙变窄，长期可造成颈椎关节软骨面磨损、关节囊水肿，关节周围出现骨质增生、椎间孔狭窄等病理改变。如刺激椎动脉可引起头晕、头痛、恶心呕吐等症，刺激神经根可引起颈痛、肩痛和手臂疼痛麻木等症。颈椎关节突部位手法在颈多裂肌和颈回旋肌已经介绍，在此重复是为保证读者了解颈椎周围手法操作的连续性和完整性。

【需检查的其他肌肉】斜方肌、头夹肌、头半棘肌、颈多裂肌、颈回旋肌。

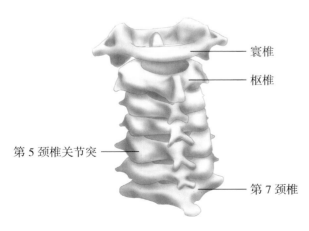

图 4-93　颈椎关节突解剖图

寰椎

枢椎

第 5 颈椎关节突

第 7 颈椎

二、病症

颈部疼痛、颈椎关节活动受限、头晕、头痛、心慌、胸闷或肩臂手部疼痛麻木等。

三、治疗

1. 压揉法　施术者拇指指腹由内向外，横向压揉患者第 2~7 颈椎关节突表面的肌筋膜压痛点（见图 4-94）。由上向下分为 6 个点，每点压揉 5~15 次。

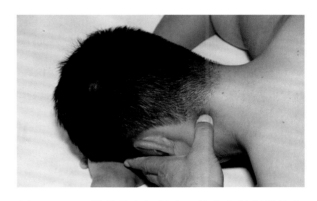

图 4-94　颈椎关节突压揉法，施术者拇指指腹位于患者第 2 颈椎关节突表面的肌筋膜附着处

2. 推法　施术者拇指指腹由上向下，纵推患者第 2~7 颈椎关节突的肌筋膜压痛点（见图 4-95）。横向分为 1~3 条纵线，每条线推 5~10 次。

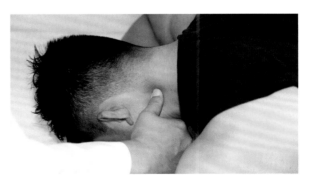

图 4-95　颈椎关节突推法，施术者拇指指腹位于患者颈椎关节突表面的肌筋膜

029

颈椎关节凹

一、概况

颈椎关节凹位于颈椎关节突侧面（见图4-96），其表面有第三枕神经、枕大神经、枕小神经和肩胛背神经及其他颈神经背支向后穿行，分别支配头、颈、背部肌肉与皮肤（见图4-97）。颈侧面肌筋膜软组织损伤刺激上述神经，可引起其支配区域的疼、麻木和不适。

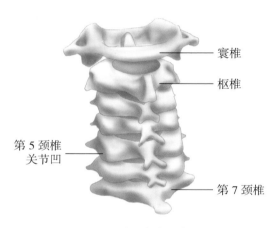

图4-96 颈椎关节凹解剖图

寰椎
枢椎
第5颈椎
关节凹
第7颈椎

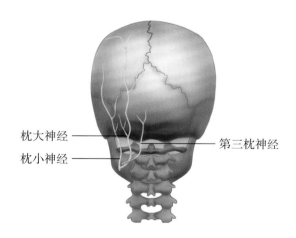

图4-97 第三枕神经、枕大神经、枕小神经解剖图

枕大神经
枕小神经
第三枕神经

二、病症

后头痛、头顶痛、颈后部僵硬疼痛、上背部疼痛麻木等。

三、治疗

1. **压揉法** 施术者拇指指腹由前向后，横向压揉患者第2~6颈椎关节凹通过的第三枕神经、肩胛背神经、颈神经背支周围的肌筋膜压痛点（见图4-98）。由上向下分为5个点，每点压揉5~15次。

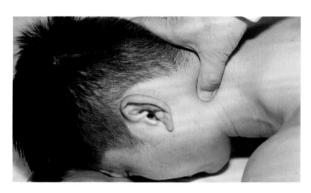

图4-98 颈椎关节凹压揉法，施术者拇指指腹位于患者第2颈椎关节突侧面的关节凹肌筋膜

2. **推法** 施术者拇指指腹由上向下，纵推患者第3~6颈椎关节凹表面筋膜压痛点（见图4-99）。由前向后分为1~3条纵线，每条线推5~10次。

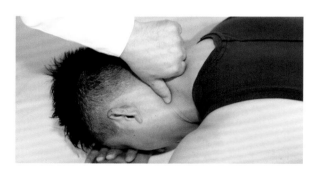

图4-99 颈椎关节凹推法，施术者拇指指腹位于患者第3颈椎关节凹表面的肌筋膜

030

中斜角肌

一、概况

中斜角肌位于颈椎外侧，作用是侧屈头颈部和辅助呼吸。头颈部姿势不正、高枕、长期单侧手提重物可能造成其慢性损伤。人们对颈部肌肉训练普遍较少，当中斜角肌与前斜角肌筋膜紧张挛缩，使前、中斜角肌之间的斜角肌间隙变窄，挤压臂丛神经可引起同侧颈肩臂手疼痛麻木无力，挤压锁骨下动脉可引起心慌胸闷、心区疼痛不适、肩臂手部发凉等症，临床称之为胸廓出口综合征（见图 4-100）。

【起止点】起于第 2～7 颈椎横突后结节，止于第 1 肋外上缘（见图 4-101）。

【神经支配】脊神经 C_6～C_8 分支。

【血供】颈深动脉。

【功能】使颈侧屈，上提第 1 肋。

【需检查的其他肌肉】肩胛提肌、上后锯肌、前斜角肌、后斜角肌、小斜角肌。

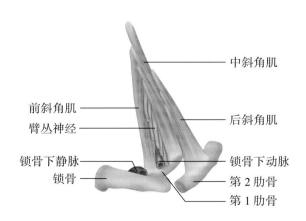

图 4-100　中斜角肌侧面观（前斜角肌与中斜角肌形成斜角肌角，间隙内有臂丛神经和锁骨下动脉通过）

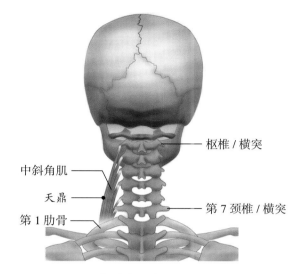

图 4-101　中斜角肌解剖图（后面观）

二、病症

颈椎侧面痛、颈椎过度伸展（仰头）受限、头颈向同侧侧弯、高低肩；肩臂手部疼痛麻木无力、发冷、发绀、发白或肌肉筋膜萎缩等。

三、治疗

（一）徒手疗法

1. 压揉法

（1）动作一：施术者拇指指腹由前向后，横向压揉患者第 2～7 颈椎横突后结节的中斜角肌附着处压痛点（见图 4-102）。由上向下共 6 个点，每点压揉 5～15 次。

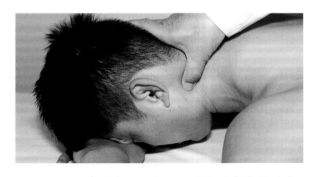

图 4-102　中斜角肌压揉法，施术者拇指指腹位于患者第 2 颈椎横突后结节的中斜角肌附着处

（2）动作二：施术者右手辅助患者颈部向对侧旋转并上抬下颌，使患者患侧中斜角肌收缩变短（见图4-103）。施术者左拇指指腹触摸到患者第1肋骨表面隆起的中斜角肌，横向压揉肋骨表面中斜角肌附着处压痛点。由外向内至第1胸椎椎板，可横向分为3~5点，每点压揉5~15次。施术者可换手用上述方法做另一侧中斜角肌手法松解。

注意：操作时如患者出现手臂放射性触电感，施术者应立刻将拇指向第7颈椎横突方向移动和靠近，以避开前外侧的臂丛神经和锁骨下动脉。

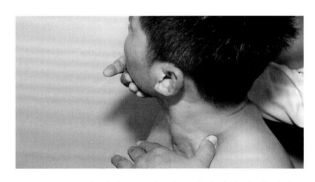

图4-103 中斜角肌压揉法，施术者拇指指腹位于患者第1肋骨表面中斜角肌附着处

2. 推法 施术者拇指指腹由上向下，纵推患者第2~7颈椎横突后结节的中斜角肌筋膜压痛点（见图4-104）。由前向后可分为1~3条纵线，每条线推5~10次。

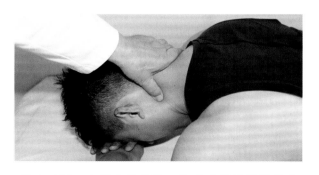

图4-104 中斜角肌推法，施术者拇指指腹位于患者第2颈椎后结节的中斜角肌筋膜

（二）抗阻训练

患者取侧卧位，将头颈部侧屈，向左侧肩峰方向发力，感受左侧中斜角肌收缩（见图4-105、图4-106）。动作保持2~4s，然后还原至起始位，重复8~12次为1组，练习2~3组。

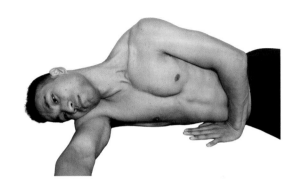

图4-105 中斜角肌抗阻训练（起始位置）

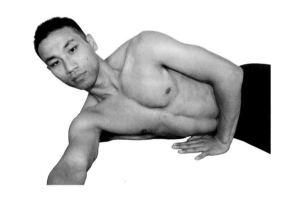

图4-106 中斜角肌抗阻训练（终止位置）

（三）拉伸训练

患者取坐立位，施术者用左侧尺骨鹰嘴轻度下压并固定患者左侧锁骨窝位置，右手放于患者颞骨部，引导患者头颈部右侧屈，然后抬头向同侧旋转，使其左侧中斜角肌有充分牵拉感（见图4-107）。在伸展至最大位置时，保持15~30s，在拉伸结束时，让患者颞骨部与施术者右手用30%力量做静态对抗5s，之后缓慢还原至起始位。

注意：施术者的手用于引导患者颈部侧屈加旋转，不要用力过大，如出现眩晕或不舒适感要及时停止。

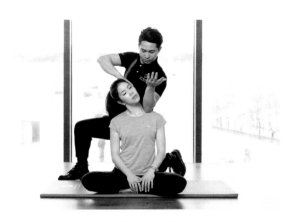

图 4-107　中斜角肌拉伸训练

四、相关经穴

手阳明大肠经的循行与中斜角肌相关，有天鼎等穴，可用于治疗咽喉肿痛、呃逆。

031

后斜角肌

一、概况

后斜角肌与中斜角肌的上附着处相邻，两者损伤可能相互影响，在横突后结节附着处手法操作基本相同。后斜角肌下附着处位于第2肋，手法操作稍有难度，可让患者颈椎进一步过度伸展，使表面肌筋膜最大限度放松，利于施术者拇指触及第2肋后斜角肌附着处。后斜角肌损伤，患者主诉肩胛上角区域深层痛，因与肩胛提肌、小菱形肌和上后锯肌附着处邻近，需精准触诊，鉴别诊断。

【起止点】上方附着于第5、6、7颈椎横突后结节，下方附着于第2肋（见图4-108）。

【神经支配】脊神经$C_6 \sim C_8$分支。

【血供】颈深动脉。

【功能】上提第2肋，侧屈颈椎。

【需检查的其他肌肉】中斜角肌、肩胛提肌、小菱形肌、上后锯肌、斜方肌等。

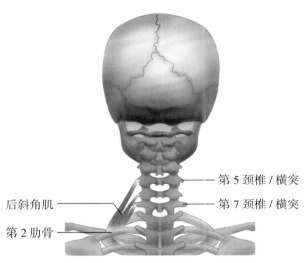

后斜角肌　　　　　　　　　　　第5颈椎／横突

　　　　　　　　　　　　　　　第7颈椎／横突

第2肋骨

图 4-108　后斜角肌解剖图（后面观）

二、病症

项背结合部疼痛、颈椎过伸受限、颈椎侧弯、高低肩或耸肩等。

三、治疗

（一）徒手疗法

1. 压揉法

（1）动作一：施术者拇指指腹由后向前，横向压揉患者第5、6、7颈椎横突后结节的后斜角肌附着处压痛点（见图4-109）。由上向下分为2~3个点，每点压揉5~15次。

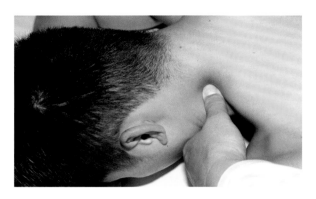

图 4-109　后斜角肌压揉法，施术者拇指指腹位于患者第 6 颈椎横突后结节的后斜角肌附着处

（2）动作二：施术者右手辅助患者颈部向对侧旋转并上抬下颌，使患者患侧第 2 肋外侧的后斜角肌附着处压痛点隆起（见图 4-110）。施术者左拇指指腹触摸到后斜角肌收缩隆起部位，平行于第 2 肋表面由后向前横向压揉。由外向内至第 2 胸椎椎板可分为 3 ~ 5 个点，每点压揉 5 ~ 15 次。施术者可换手用上述方法做另一侧后斜角肌手法松解。

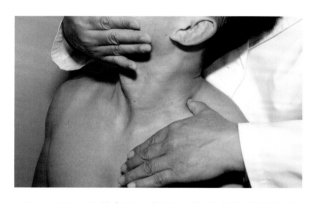

图 4-110　后斜角肌压揉法，施术者拇指指腹位于患者第 2 肋骨的后斜角肌附着处

2.　**推法**　施术者拇指指腹由上向下，纵推患者第 5 ~ 7 颈椎横突后结节的后斜角肌

筋膜压痛点（见图 4-111）。可将其分为 1 ~ 3 条线，每条线推 5 ~ 10 次。

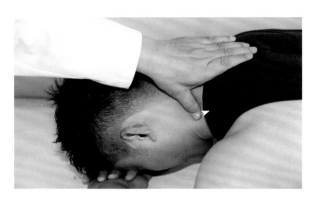

图 4-111　后斜角肌推法，施术者拇指指腹位于患者第 5 颈椎横突后结节后斜角肌筋膜

（二）抗阻训练

患者取侧卧位，将头颈部侧屈，向左侧肩峰方向发力，感受左侧后斜角肌收缩（见图 4-112、图 4-113）。动作保持 2 ~ 4s，然后还原至起始位，重复 8 ~ 12 次为 1 组，练习 2 ~ 3 组。

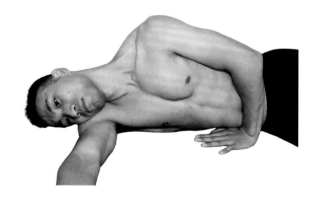

图 4-112　后斜角肌抗阻训练（起始位置）

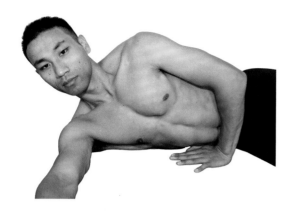

图 4-113 后斜角肌抗阻训练（终止位置）

（三）拉伸训练

患者取坐立位；施术者用左侧小臂固定患者锁骨窝区域，右手放于患者颞骨部，头颈部向上延展，引导患者头颈部右侧屈，然后低头向对侧旋转，使其左侧后斜角肌有充分牵拉感（见图 4-114）。在伸展至最大位置时，保持 15～30s，在拉伸结束时，让患者颞骨部与施术者右手用 30% 力量做静态对抗 5s，之后缓慢还原至起始位。

注意：施术者的手用于引导患者颈部侧屈加旋转，不要用力过大，如出现眩晕或不舒适感要及时停止。

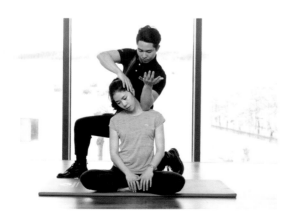

图 4-114 后斜角肌拉伸

032

前斜角肌

一、概况

前斜角肌主要作用是屈曲颈椎，长期伏案工作者可能使其逐渐缩短。临床前斜角肌与中斜角肌筋膜紧张挛缩，挤压臂丛神经可引起同侧颈肩臂手范围的疼痛麻木无力，挤压锁骨下动脉可引起心慌胸闷、心区疼痛不适、肩臂手部发凉等，即胸廓出口综合征；膈神经从前斜角肌穿过，其筋膜紧张挛缩可影响膈肌运动，患者感觉呼吸不畅，深呼吸受限。

注意：前斜角肌下方为胸膜顶部，手法和针刺均宜谨慎。

【起止点】起于第 3～6 颈椎横突前结节，止于第 1 肋骨内侧缘（见图 4-115）。

【神经支配】脊神经 C_6～C_8 分支。

【血供】颈深动脉。

【功能】颈椎前屈、侧屈，上提胸廓。

【需检查的其他肌肉】中斜角肌、后斜角肌、小斜角肌，胸骨舌骨肌、胸骨甲状肌、颈长肌。

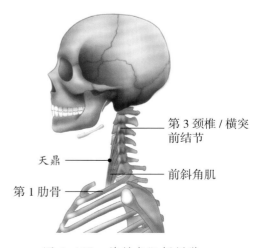

第 3 颈椎 / 横突前结节

天鼎

第 1 肋骨

前斜角肌

图 4-115 前斜角肌解剖学

二、病症

心慌、胸闷、乏力、自汗、失眠、健忘、焦虑；颈前痛、颈椎后凸、颈伸受限、高低肩或耸肩；肩臂手部疼痛麻木无力、发冷、发绀、发白或肌萎缩等。

三、治疗

（一）徒手疗法

1. 压揉法

（1）**动作一**：患者取仰卧位，颈椎垫枕稍前倾，使颈前筋膜放松；施术者拇指指腹从患者胸骨柄顶端正中起始，沿气管向上触摸到第一个骨性隆起为环状软骨，然后水平滑向患者患侧气管壁侧面，施术者拇指指甲部位轻贴患者气管壁外侧面，拇指指骨尖由浅入深压向患者第6颈椎横突前结节（见图4-116）。轻柔力度由内向外，分别压揉患者第6~3颈椎横突前结节的前斜角肌附着处压痛点。可分为4个点，每点压揉5~15次。

注意：请勿同时压揉患者两侧横突前结节前斜角肌附着处，以免刺激颈动脉窦引起不适和晕厥。

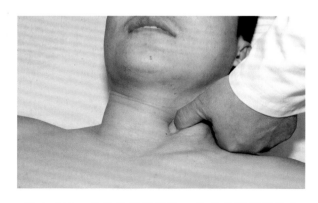

图4-116 前斜角肌压揉法，施术者拇指指骨尖位于患者第6颈椎横突前结节前斜角肌附着处

（2）**动作二**：患者取坐姿，头颈前屈位使颈前筋膜放松；施术者示指指甲表面贴近锁骨头后方，示指尖逐渐下降至第1肋骨表面，然后滑向其内侧；用示指尺侧由内向外压揉患者第1肋前斜角肌附着处压痛点（见图4-117）。患者锁骨内侧可分为2~3个点，每点压揉5~15次。

注意：压揉患者第1肋前斜角肌附着处出现放射性触电感，施术者应将示指及时向锁骨方向贴近，以避开臂丛神经和锁骨下动脉。

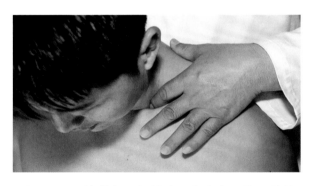

图4-117 前斜角肌压揉法，施术者示指远节尺侧位于患者第1肋骨内侧前斜角肌附着处

2. 推法
施术者拇指指腹由上向下，纵推患者第3~6横突前结节的前斜角肌筋膜压痛点（见图4-118）。可将其分为1条线，推5~10次。

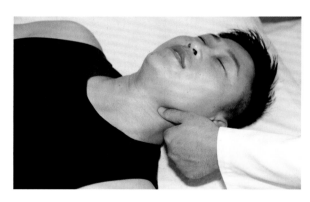

图4-118 前斜角肌推法，施术者拇指指腹位于患者第3颈椎横突前结节的前斜角肌筋膜

注意：请勿同时推两侧前斜角肌筋膜，以免刺激颈动脉窦引起不适或晕厥。

（二）抗阻训练

患者取侧卧位，将头颈部侧屈，向左侧肩峰方向发力，感受左侧前斜角肌收缩（见图4-119、图4-120）。动作保持2~4s，然后还原至起始位，重复8~12次为1组，练习2~3组。

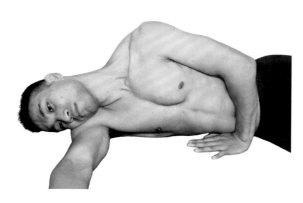

图4-119　前斜角肌抗阻训练（起始位置）

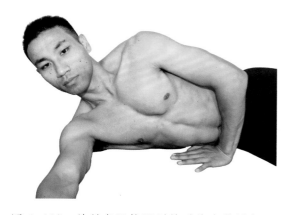

图4-120　前斜角肌抗阻训练（终止位置）

（三）拉伸训练

患者取坐立位，施术者用左侧尺骨鹰嘴轻度下压并固定患者左侧锁骨窝位置，右手放于患者颞骨部，引导患者头颈部右侧屈，然后抬头向同侧旋转，使其左侧前斜角肌有充分牵拉感（见图4-121）。在伸展至最大位置时，保持15~30s，在拉伸结束时，让患者颞骨部与施术者右手用30%力量做静态对抗5s，之后缓慢还原至起始位。

注意：施术者的手用于引导患者颈部侧屈加旋转，不要用力过大，如出现眩晕或不舒适感要及时停止。

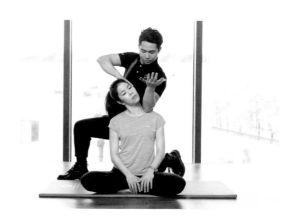

图4-121　前斜角肌拉伸训练

四、相关经穴

手阳明大肠经的循行与前斜角肌相关，有天鼎等穴，可用于治疗咽喉肿痛、呃逆。

033

小斜角肌

一、概况

小斜角肌被称为第四斜角肌，少部分人不可见。因其位于前斜角肌第6横突附着处下方和中斜角肌第1肋骨附着处内侧，三者损伤症状可能有所类似和相互影响，应同时检查和治疗。

【起止点】起于第1肋骨内缘，止于第6、7颈椎横突前侧（见图4-122）。

【功能】上提第1肋。

【需检查的其他肌肉】前斜角肌、中斜角肌。

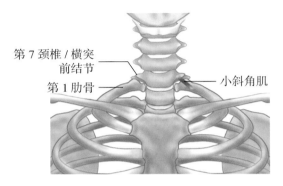

第7颈椎/横突前结节
第1肋骨
小斜角肌

图4-122　小斜角肌解剖图

二、病症

心慌、胸闷、气短；颈伸受限、颈胸结合部痛；肩臂手部疼痛、麻木无力等。

三、治疗

压揉法

（1）动作一：施术者示指指腹由下向上，垂直压揉患者第1肋骨内侧的小斜角肌附着处压痛点（见图4-123）。由下向上分为1~3个点，每点压揉5~15次。

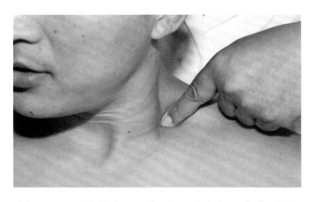

图4-123　小斜角肌压揉法，施术者示指指腹位于患者第1肋骨内侧缘的小斜角肌下附着处

注意：施术者示指桡侧贴近第7颈椎横突后结节，以避开前方的臂丛神经和锁骨下动脉。

（2）动作二：施术者示指指腹由内向外，横向压揉患者第6、7颈椎横突前结节的小斜角肌附着处压痛点（见图4-124）。由内向外分为1~3个点，每点压揉5~15次。

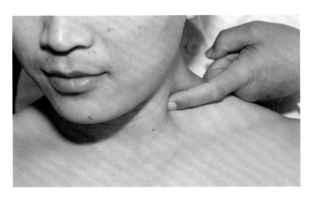

图4-124　小斜角肌压揉法，施术者示指指腹位于患者第7颈椎横突前结节的小斜角肌附着处

034

头夹肌

一、概况

头夹肌上方与胸锁乳突肌共同附着于乳突外侧面和枕骨上项线，两者损伤时均可引起头晕头痛，但头夹肌与枕下部神经邻近，其损伤引起的牵涉痛可达头顶，称为颠顶痛。头夹肌下方附着于项韧带和上段胸椎棘上韧带，损伤可引起颈胸结合部疼痛。胸锁乳突肌与头夹肌屈伸功能相反，侧屈功能相同。头颈部姿势不正、长期伏案、睡高枕等均可导致两者的慢性损伤，应同时检查和治疗。

【起止点】起于第3～7颈椎棘突至第3胸椎棘突，止于枕骨上项线外侧和颞骨乳突（见图4-125）。

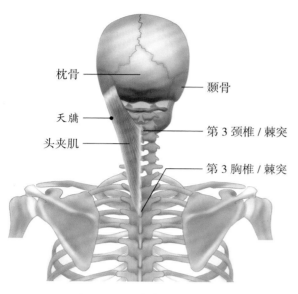

图4-125　头夹肌解剖图

【神经支配】颈中神经后支。

【血供】枕动脉、颈横动脉。

【功能】支撑稳定头部直立，后伸、侧屈和旋转头颈部。

【需检查的其他肌肉】斜方肌、胸锁乳突肌、枕肌、头最长肌。

二、病症

头晕、头痛、斜颈、颈僵、颈部屈曲和对侧旋转受限、颈胸结合部疼痛等。

三、治疗

（一）徒手疗法

1. 压揉法

（1）动作一：施术者拇指指腹由后下方向前上方，横向压揉患者乳突后下方的头夹肌上附着处压痛点（见图4-126）。由上向下分为3个点，每点压揉5～15次。

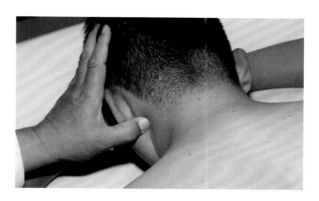

图4-126　头夹肌压揉法，施术者拇指指腹位于患者颞骨乳突后下方的头夹肌附着处

（2）动作二：施术者拇指指腹由外向内，横向压揉患者第3颈椎至第3胸椎棘突的头夹肌附着处压痛点（见图4-127）。由上向下分为8个点，每点压揉5～15次。

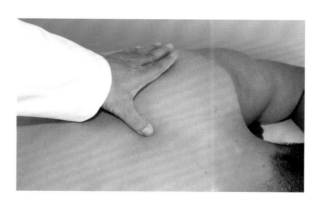

图4-127　头夹肌压揉法，施术者拇指指腹位于患者第3胸椎棘突的头夹肌附着处

2. 推法　施术者拇指指腹由上向下，分别平行头夹肌的肌纤维，向下斜推患者枕骨上项线至第3～7颈椎以及至第3胸椎棘突的头夹肌筋膜压痛点（见图4-128）。可将颈

椎和胸椎棘突的头夹肌附着处分为 8 条斜线，每条线推 5~10 次。

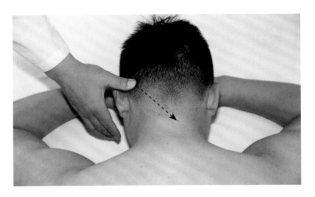

图 4-128　头夹肌推法，施术者拇指指腹位于患者枕骨上项线筋膜附着处

（二）抗阻训练

患者取俯卧位，头颈部中立位，将头颈向后伸方向发力，感受双侧头夹肌收缩（见图 4-129、图 4-130）。动作保持 2~4s，然后还原至起始位，重复 8~12 次为 1 组，练习 2~3 组。

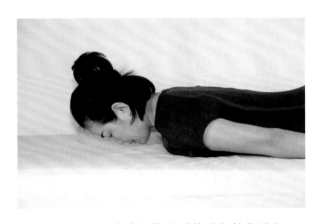

图 4-129　头夹肌抗阻训练（起始位置）

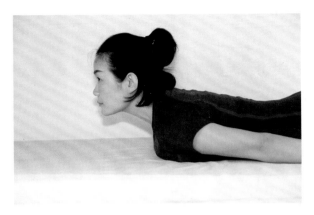

图 4-130　头夹肌抗阻训练（终止位置）

（三）拉伸训练

患者取坐立位，施术者用左侧小臂固定患者锁骨和肩峰，右手放于患者颞骨部，引导患者头颈部右侧屈，然后低头向对侧旋转，使其左侧头夹肌有充分牵拉感（见图 4-131）。在伸展至最大位置时，保持 15~30s，在拉伸结束时，让患者颞骨部与施术者右手用 30% 力量做静态对抗 5s，之后缓慢还原至起始位。

注意：施术者的手用于引导患者颈部侧屈加旋转，不要用力过大，如出现眩晕或不舒适感要及时停止。

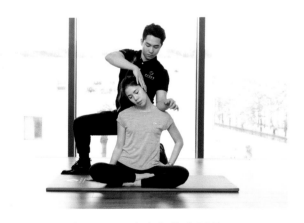

图 4-131　头夹肌拉伸训练

四、相关经穴

手少阳三焦经的循行与头夹肌相关，有天牖等穴，可用于治疗目视不明、耳聋、咽喉肿痛、头痛、颈项强痛。

035

头最长肌、颈最长肌

一、概况

头最长肌和颈最长肌位于竖脊肌顶端，上方附着于颞骨乳突，损伤主要引起头痛、颈痛、眼或耳后区域痛。下方附着于颈椎横突后结节和胸椎横突，损伤可引起颈侧面和上背部疼痛。头最长肌、颈最长肌和胸最长肌分别附着于头、颈、胸、腰骶相关部位，头最长肌和颈最长肌损伤久治不愈，需检查和治疗胸最长肌的胸腰骶部竖脊肌总腱压痛点。

【起止点】起于第2～7颈椎横突后结节及后关节突、第1～6胸椎横突，止于颞骨乳突后缘（见图4-132）。

【神经支配】脊神经后支。

【血供】枕动脉、肋间动脉。

【功能】背伸、旋转、侧屈和稳定头颈部。

【需检查的其他肌肉】颈最长肌、胸最长肌、胸锁乳突肌、头夹肌、中斜角肌。

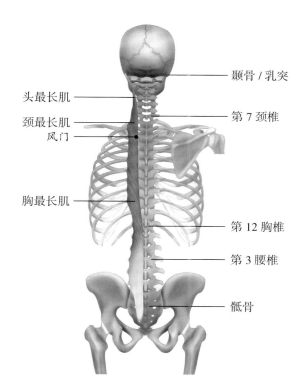

图 4-132　头最长肌、颈最长肌解剖图

二、病症

头晕、头痛、颈痛、斜颈、背部屈曲受限、肩臂痛等。

三、治疗

（一）徒手疗法

1. 压揉法

（1）动作一：施术者拇指指腹由下向上，垂直压揉患者乳突下角的头最长肌乳突下缘附着处压痛点（见图4-133）。乳突下缘和后缘可分为1～3个点，每点压揉5～15次。

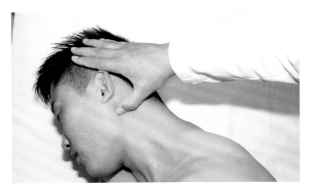

图 4-133　头最长肌压揉法，施术者拇指指腹位于患者乳突下缘头最长肌附着处

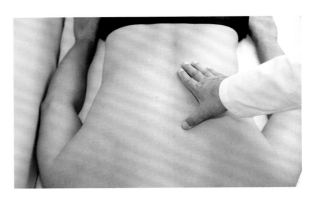

图 4-135　颈最长肌压揉法，施术者拇指指腹位于患者第 6 胸椎横突上方的颈最长肌附着处

（2）动作二：施术者拇指指腹由前向后，横向压揉患者第 2~7 颈椎横突后结节的头最长肌和颈最长肌附着处压痛点（见图 4-134）。由上向下分为 6 个点，每点压揉 5~15 次。

2. 推法

（1）动作一：施术者拇指的指腹由上向下，纵推患者乳突至第 2~7 颈椎横突后结节的头最长肌筋膜压痛点（见图 4-136）。由上向下分为 3 条线，每条线推 5~10 次。

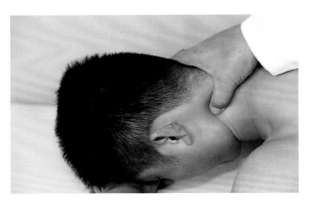

图 4-134　头最长肌压揉法，施术者拇指指腹位于患者第 3 颈椎横突后结节的头最长肌和颈最长肌附着处

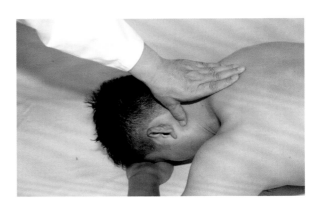

图 4-136　头最长肌推法，施术者拇指指腹位于患者乳突角头最长肌筋膜压痛点

（3）动作三：施术者拇指指腹由上向下，纵向压揉患者第 1~6 胸椎横突上方颈最长肌附着处压痛点（见图 4-135）。由上向下分为 6 个点，每点压揉 5~15 次。

（2）动作二：施术者拇指的指腹由上向下，纵推患者第 1~6 胸椎横突和肋结节肋骨角的颈最长肌处筋膜压痛点（见图 4-137）。可将其分为 3~5 条斜线，每条线推 5~10 次。

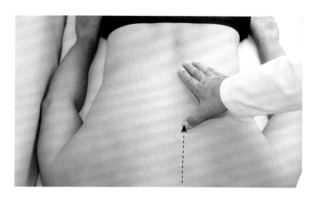

图 4-137　颈最长肌推法，施术者拇指指腹位于
患者第 6 胸椎横突的颈最长肌筋膜

（二）抗阻训练

患者取俯卧位，头颈部中立位，将头、颈、脊柱向后伸方向发力，感受双侧头最长肌和颈最长肌收缩（见图 4-138、图 4-139）。动作保持 2 ~ 4s，然后还原至起始位，重复8 ~ 12 次为 1 组，练习 2 ~ 3 组。

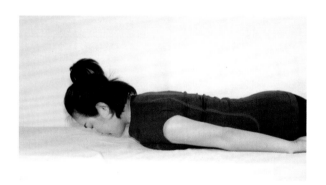

图 4-138　头最长肌、颈最长肌抗阻训练（起始位置）

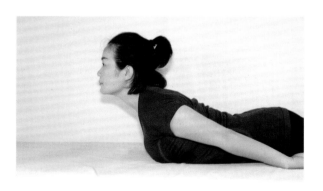

图 4-139　头最长肌、颈最长肌抗阻训练（终止位置）

（三）拉伸训练

患者取坐立位，施术者用左侧小臂固定患者锁骨和肩峰，右手放于患者颞骨部，引导患者头颈部右侧屈，然后低头向对侧旋转，使其左侧头最长肌和颈最长肌有充分牵拉感（见图 4-140）。在伸展至最大位置时，保持15 ~ 30s，在拉伸结束时，让患者颞骨部与施术者右手用 30% 力量做静态对抗 5s，之后缓慢还原至起始位。

注意：施术者的手用于引导患者颈部侧屈加旋转，不要用力过大，如出现眩晕或不舒适感要及时停止。

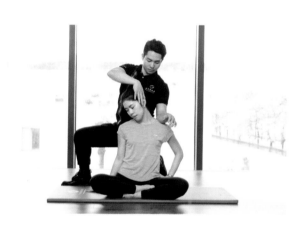

图 4-140　头最长肌、颈最长肌拉伸训练

四、相关经穴

足太阳膀胱经的循行与两者相关，有大杼、风门、肺俞、膈俞、肾俞等穴，可用于治疗肩背痛、颈项强痛、咳嗽、盗汗、胁肋痛、腰痛。

036

颈夹肌

一、概况

颈夹肌上方附着于上段颈椎横突，与枕大神经、枕小神经、第三枕神经相邻，其损伤与各种头痛相关，如损伤刺激内侧椎动脉可引起脑部症状。颈夹肌与头夹肌下部分融合，两者损伤可能相互影响，应同时检查和治疗。

【起止点】起于第3~6胸椎棘突，止于第1~2颈椎横突（见图4-141）。

【神经支配】脊神经 C_1 ~ C_6 后支。

【血供】枕动脉、颈横动脉。

【功能】伸展、侧屈、同侧旋转头颈部。

【需检查的其他肌肉】斜方肌、头夹肌、肩胛提肌。

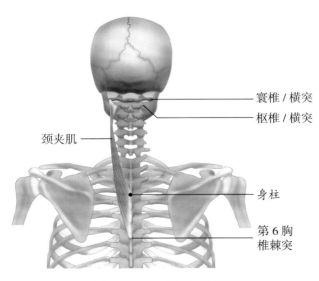

寰椎 / 横突
枢椎 / 横突
颈夹肌
身柱
第6胸椎棘突

图 4-141　颈夹肌解剖图

二、病症

头晕头痛、失眠健忘、血压异常；头颈部屈曲和对侧旋转受限、颈胸背部僵硬疼痛等。

三、治疗

（一）徒手疗法

1. 压揉法

（1）**动作一**：施术者拇指指腹由后向前，横向压揉患者第1、2颈椎横突后结节的颈夹肌附着处压痛点（见图4-142）。由上向下分为2个点，每点压揉5~15次。

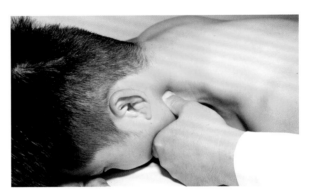

图 4-142　颈夹肌压揉法，施术者拇指指腹位于患者第1颈椎横突后结节的颈夹肌附着处

（2）**动作二**：施术者拇指指腹由外向内，横向压揉患者第3~6胸椎棘突侧面的颈夹肌附着处压痛点（见图4-143）。由上向下分为5个点，每点压揉5~15次。

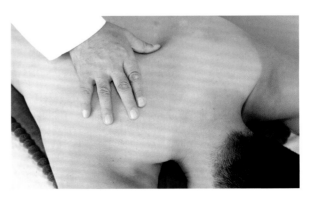

图 4-143　颈夹肌压揉法，施术者拇指指腹位于患者第6胸椎棘突侧面的颈夹肌附着处

2. 推法　施术者拇指指腹由上向下，分别斜推患者第1、2颈椎横突至第3~6胸椎棘突的颈夹肌筋膜压痛点（见图4-144、图4-145）。可分别分为3~5条斜线，每条线推5~10次。也可采用分为3条线推颈椎横突，再分为3条线推胸椎棘突的方法。

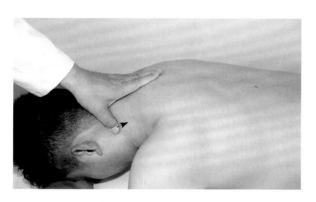

图4-144　颈夹肌推法，施术者拇指指腹位于患者第1颈椎横突的颈夹肌筋膜

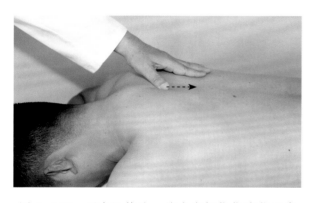

图4-145　颈夹肌推法，施术者拇指指腹位于患者第3胸椎棘突的颈夹肌筋膜

（二）抗阻训练

患者取俯卧位，头颈部中立位，将头颈向后伸方向发力，感受双侧颈夹肌收缩（见图4-146、图4-147）。动作保持2~4s，然后还原至起始位，重复8~12次为1组，练习2~3组。

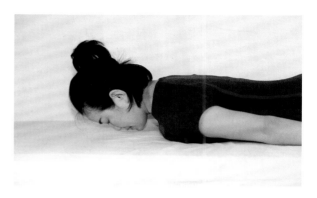

图4-146　颈夹肌抗阻训练（起始位置）

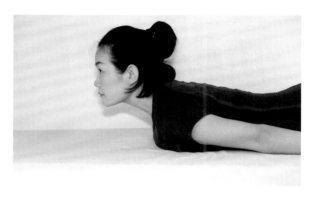

图4-147　颈夹肌抗阻训练（终止位置）

（三）拉伸训练

患者取坐立位，施术者用左侧小臂固定患者锁骨和肩峰，右手放于患者颞骨部，引导患者头颈部右侧屈，然后低头向对侧旋转，使其左侧颈夹肌有充分牵拉感（见图4-148）。在伸展至最大位置时，保持15~30s，在拉伸结束时，让患者颞骨部与施术者右手用30%力量做静态对抗5s，之后缓慢还原至起始位。

注意：施术者的手用于引导患者颈部侧屈加旋转，不要用力过大，如出现眩晕或不舒适感要及时停止。

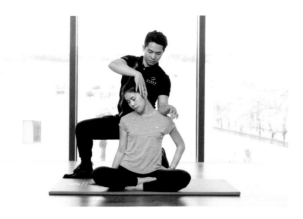

图 4-148　颈夹肌拉伸训练

四、相关经穴

督脉的循行与颈夹肌相关，有身柱等穴，可用于治疗咳嗽、气喘、身热、惊风、腰背痛。

037

颈半棘肌

一、概况

颈半棘肌与颈多裂肌上方共同附着于颈椎棘突侧面，两者损伤相互影响，症状基本一致；它们之间的区别是颈半棘肌下附着处跨越7个关节段，需要在第1～6胸椎横突仔细检查和治疗压痛点。胸神经背支在颈半棘肌前面发出，受挤压刺激可引起胸背部支配区域疼痛。

【起止点】起于第1～6胸椎横突尖端上方，止于第2～7颈椎棘突侧面（见图4-149）。

【神经支配】脊神经 C_4～C_7、T_1～T_5 分支。

【血供】颈深动脉，枕动脉，肋间动脉。

【功能】背伸、侧旋、侧屈头颈部。

【需检查的其他肌肉】项韧带、颈多裂肌、颈回旋肌，上段胸多裂肌和胸回旋肌、头半棘肌、头最长肌、胸最长肌。

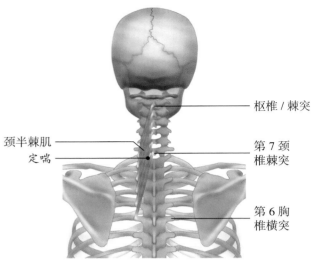

图 4-149　颈半棘肌解剖图

枢椎 / 棘突

颈半棘肌
定端

第 7 颈
椎棘突

第 6 胸
椎横突

二、病症

颈项痛、胸背部痛、颈椎侧弯；头晕、头痛、心慌、胸闷等。

三、治疗

（一）徒手疗法

1. 压揉法

（1）**动作一**：施术者拇指指腹由外向内，分别横向压揉患者第2～7颈椎棘突左侧面的颈半棘肌附着处压痛点（见图4-150）。由上向下分为6个点，每点压揉5～15次。

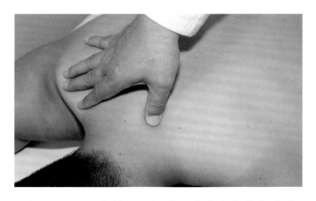

图 4-150　颈半棘肌压揉法，施术者拇指指腹位于患者第7颈椎棘突左侧面的颈半棘肌附着处

（2）**动作二**：施术者拇指指腹由上向下，分别纵向压揉患者左侧第1～6胸椎横突上方的颈半棘肌附着处压痛点（见图4-151）。由上向下分为6个点，每点压揉5～15次。

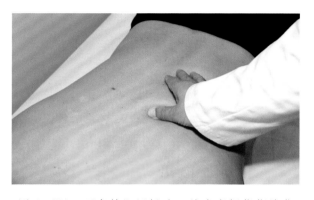

图4-151　颈半棘肌压揉法，施术者拇指指腹位于患者左侧第6胸椎横突上方的颈半棘肌附着处

2. 推法

（1）**动作一**：施术者拇指指腹由上向下，纵推患者第2～7颈椎棘突左侧面的颈半棘肌筋膜压痛点（见图4-152）。横向分为1～3条纵线，每条线推5～10次。

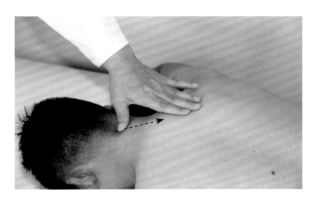

图4-152　颈半棘肌推法，施术者拇指指腹位于患者第2颈椎棘突左侧面的颈半棘肌筋膜

（2）**动作二**：施术者拇指指腹由上向下，纵推患者左侧第1～6胸椎横突的颈半棘肌筋膜压痛点（见图4-153）。横向分为1～3条纵线，每条线推5～10次。

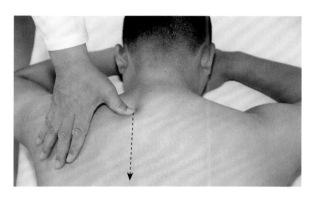

图4-153　颈半棘肌推法，施术者拇指指腹位于患者第1胸椎横突颈半棘肌筋膜

（二）抗阻训练

患者取俯卧位，头颈部中立位，将头颈向后伸方向发力，感受双侧颈半棘肌收缩（见图4-154、图4-155）。动作保持2～4s，然后还原至起始位，重复8～12次为1组，练习2～3组。

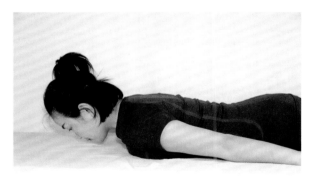

图4-154　颈半棘肌抗阻训练（起始位置）

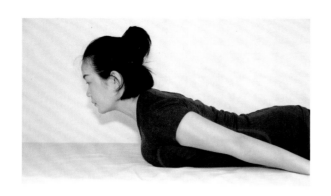

图 4-155 颈半棘肌抗阻训练（终止位置）

（三）拉伸训练

患者取坐立位，双手交叉抱于后枕部并带动头颈屈曲为起始位，施术者用右手稳定患者第6胸椎位置，左手辅助患者手部并向下发力，使其双侧颈半棘肌有充分牵拉感（见图4-156）。在伸展至最大位置时，保持15～30s，在拉伸结束时，让患者颈部与施术者左手用30%力量做静态对抗5s，之后缓慢还原至起始位。

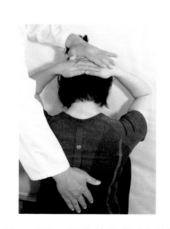

图 4-156 颈半棘肌拉伸训练

四、相关经穴

背部奇穴的循行与颈半棘肌相关，有定喘等穴，可用于治疗咳嗽、落枕、肩背痛、上肢疼痛不举。

038

颈髂肋肌

一、概况

颈髂肋肌是三部分髂肋肌中较小的肌肉，其上方附着于第4～6颈椎横突后结节，其前方椎间孔有颈神经腹支和肩胛背神经发出，该部位损伤刺激可引起颈背肩臂手部症状；颈髂肋肌下方附着于上6个肋骨，可引起肩胛骨内侧深面疼痛，其浅层有斜方肌、菱形肌、上后锯肌肌筋膜，需要鉴别诊断。颈髂肋肌顽固性痛症要着重检查胸髂肋肌和腰髂肋肌肌肉筋膜压痛点。

【起止点】下方起于第1～6肋骨上沿，上方止于第4～6颈椎横突后结节（见图4-157）。

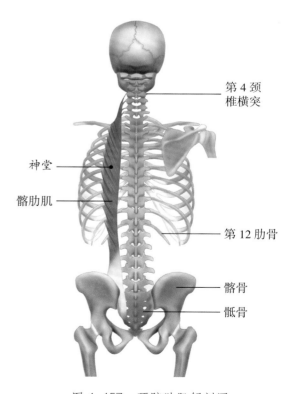

第4颈椎横突

神堂

髂肋肌

第12肋骨

髂骨

骶骨

图 4-157 颈髂肋肌解剖图

【神经支配】脊神经后支。

【血供】肋间后动脉、肋下动脉。

【功能】伸展、侧屈和侧旋颈椎。

【需检查的其他肌肉】胸髂肋肌、腰髂肋肌、颈最长肌、中斜角肌、后斜角肌、上后锯肌、肋提肌等。

二、病症

颈侧面下方疼痛、上背部疼痛；肩臂手部疼痛麻木无力、颈椎侧弯；颈椎屈曲、侧屈、旋转受限。

三、治疗

（一）徒手疗法

1. 压揉法

（1）动作一：施术者拇指指腹由前向后，横向压揉患者第4~6颈椎横突后结节的颈髂肋肌附着处压痛点（见图4-158）。由上向下分为3~5个点，每点压揉5~15次。

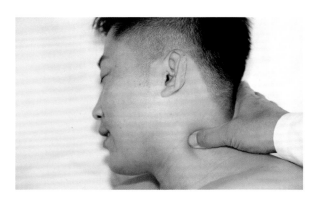

图4-158 颈髂肋肌压揉法，施术者拇指指腹位于患者第4颈椎横突后结节的颈髂肋肌附着处

（2）动作二：施术者拇指指腹由上向下，纵向压揉患者第1~6肋骨上缘的颈髂肋肌附着处压痛点（见图4-159）。由上向下分为5~7个点，每点压揉5~15次。

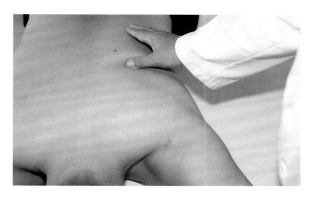

图4-159 颈髂肋肌压揉法，施术者拇指指腹位于患者第6肋骨上缘的颈髂肋肌附着处

2. 推法

（1）动作一：施术者拇指指腹由上向下，纵推患者第4~6颈椎横突后结节的颈髂肋肌筋膜压痛点（见图4-160）。可将其分为1~3条线，每条线推5~10次。

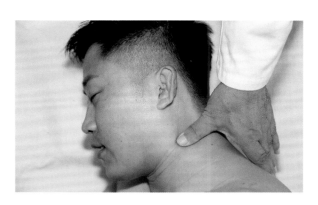

图4-160 颈髂肋肌推法，施术者拇指指腹位于患者第4颈椎横突后结节的颈髂肋肌筋膜

（2）动作二：施术者拇指指腹由上向下，纵推患者第1~6肋骨的颈髂肋肌筋膜压痛点（见图4-161）。可将其分为1~3条线，每条线推5~10次。

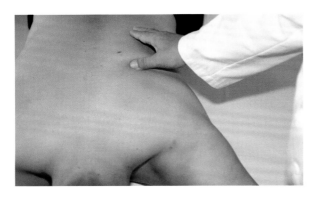

图 4-161 颈髂肋肌推法，施术者拇指指腹位于
患者第 6 肋骨的颈髂肋肌筋膜压痛点

（二）抗阻训练

患者取俯卧位，头颈部中立位，将头、颈、脊柱向后伸方向发力，感受双侧颈髂肋肌收缩（见图 4-162、图 4-163）。动作保持 2 ~ 4s，然后还原至起始位，重复 8 ~ 12 次为 1 组，练习 2 ~ 3 组。

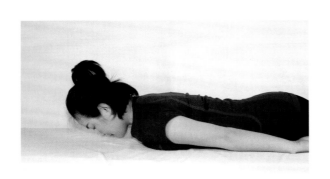

图 4-162 颈髂肋肌抗阻训练（起始位置）

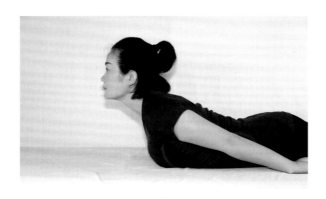

图 4-163 颈髂肋肌抗阻训练（终止位置）

（三）拉伸训练

患者取坐立位，双手抱于枕后，主动活动颈椎至屈曲、对侧侧屈和对侧旋转方向；施术者右手固定患者手部，左手固定于第 6 肋处，辅助患者颈椎向屈曲、对侧侧屈和对侧旋转方向发力，使其左侧颈髂肋肌有充分牵拉感。在伸展至最大位置时，保持 15 ~ 30s，在拉伸结束时，让患者枕部与施术者右手用 30% 力量做静态对抗 5s，之后缓慢还原至起始位（见图 4-164）。

注意：施术者的手用于引导患者颈屈加旋转，不要用力过大，如出现眩晕或不舒适感要及时停止。

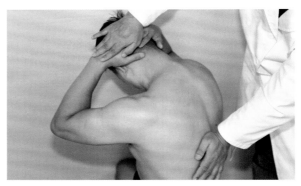

图 4-164 颈髂肋肌拉伸训练

第五章
肩部

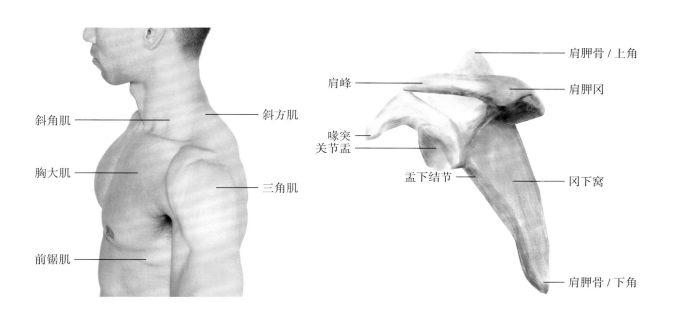

斜角肌

斜方肌

胸大肌

三角肌

前锯肌

肩胛骨 / 上角

肩峰

肩胛冈

喙突
关节盂

盂下结节

冈下窝

肩胛骨 / 下角

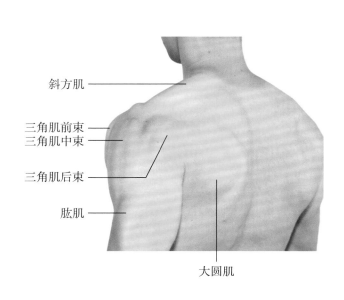

斜方肌

三角肌前束
三角肌中束

三角肌后束

肱肌

大圆肌

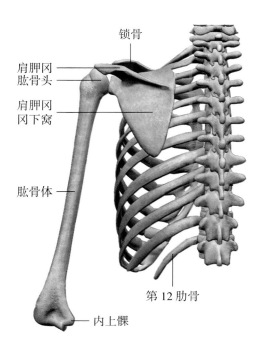

锁骨

肩胛冈
肱骨头

肩胛冈
冈下窝

肱骨体

第 12 肋骨

内上髁

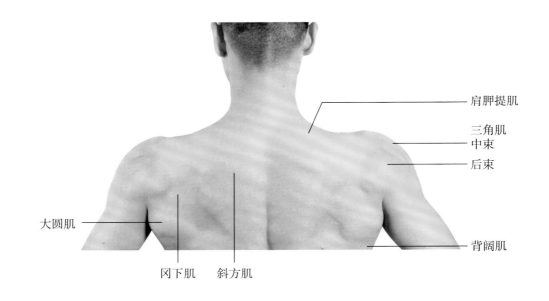

肩胛提肌

三角肌
中束

后束

背阔肌

大圆肌

冈下肌　斜方肌

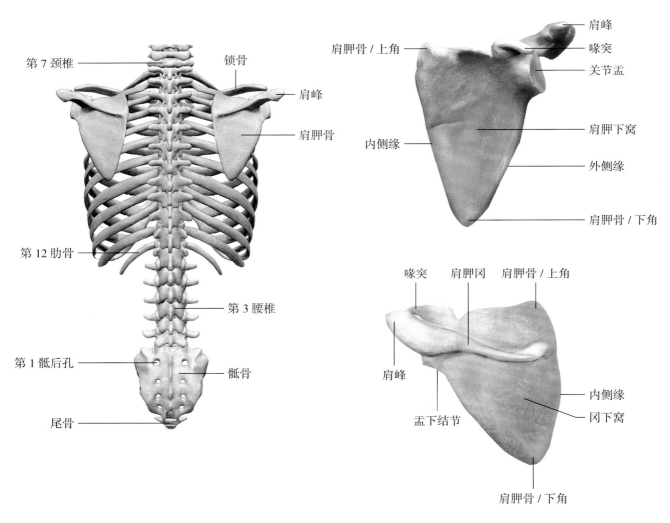

第 7 颈椎

锁骨

肩峰

肩胛骨

第 12 肋骨

第 3 腰椎

第 1 骶后孔

骶骨

尾骨

肩胛骨 / 上角

肩峰

喙突

关节盂

肩胛下窝

内侧缘

外侧缘

肩胛骨 / 下角

喙突　肩胛冈　肩胛骨 / 上角

肩峰

盂下结节

内侧缘

冈下窝

肩胛骨 / 下角

图总 3　肩部骨骼与表浅肌肉

039

斜方肌

一、概况

斜方肌位于头颈肩背部最浅层，伏案和高枕姿势中肌肉筋膜张力最高而容易损伤。斜方肌面积大，功能多，与诸多肌肉筋膜相邻，其损伤症状比较复杂，需要广泛的手法触诊和治疗以及相关功能训练。近年来科技发展，低头办公族不断扩大，斜方肌损伤患者呈上升趋势。

【起止点】上斜方肌起于枕外隆凸、枕骨上项线内侧 1/3、项韧带和第 7 颈椎棘突，止于锁骨外 1/3 上部；中斜方肌起于第 1 胸椎至第 5 胸椎的棘突，止于肩胛骨肩峰上部；下斜方肌起于第 6~12 胸椎的棘突，止于肩胛冈（见图 5-1）。

【神经支配】颈神经 C_2、C_3 和 C_4 腹侧支。

【血供】颈横动脉。

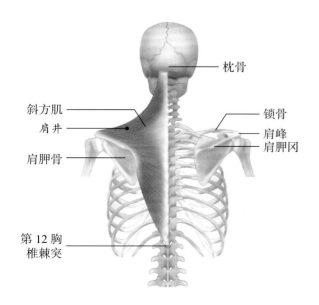

图 5-1　斜方肌解剖图

枕骨

斜方肌
肩井

锁骨

肩峰
肩胛冈

肩胛骨

第 12 胸椎棘突

【功能】

1. 上斜方肌收缩辅助抬高锁骨、肩胛骨，以及颈部的伸展和侧屈，头颈对侧旋转和肩胛骨上回旋。

2. 中斜方肌收缩辅助肩胛骨内收。

3. 下斜方肌收缩使肩胛骨降低和上回旋。

【需检查的其他肌肉】枕肌、胸锁乳突肌、项韧带、胸椎棘上韧带、头半棘肌、颈多裂肌、胸多裂肌、冈上肌、三角肌、菱形肌、肩胛提肌等。

二、病症

1. 上斜方肌损伤可引起头颈痛、颈屈受限、肩前痛后伸受限。

2. 中斜方肌损伤可引起颈胸结合部痛、肩胛冈至肩峰痛、肩胛骨外展受限。

3. 下斜方肌损伤可引起胸背痛、肩胛冈内侧痛、肩胛骨下回旋受限。

注意：斜方肌肩胛冈和锁骨附着处损伤，如影响其下方三角肌，可能引起肩关节活动障碍。

三、治疗

（一）徒手疗法

1. 压揉法

（1）动作一：施术者拇指的指腹由下向上，纵向压揉患者枕外隆凸上项线的上斜方肌附着处压痛点（见图 5-2）。上项线至枕骨大孔分为上、中、下 3 条线，每条线由左向右横向共分为 3 个点，每点压揉 5~15 次。施术者也可以双手拇指重叠或指间关节压揉。

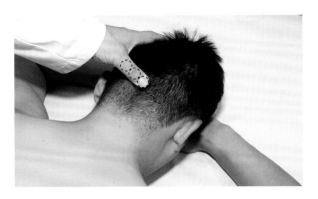

图5-2 斜方肌压揉法，施术者拇指指腹位于患者枕外隆凸上项线的上斜方肌附着处

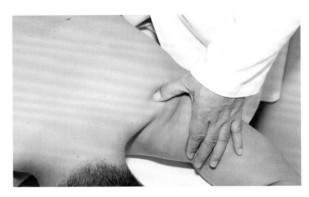

图5-4 上斜方肌压揉法，施术者拇指指腹位于患者锁骨后上方上斜方肌附着处

（2）动作二：施术者拇指的指腹由左向右，分别横向压揉患者第1颈椎后结节和第2~7颈椎棘突以及第1~12胸椎棘突的斜方肌附着处压痛点（见图5-3）。由上向下每个棘突压揉5~15次。

（4）动作四：施术者拇指的指腹由前向后，垂直压揉患者肩胛冈上缘的中斜方肌附着处压痛点（见图5-5）。肩胛冈内侧至肩峰横向分为5~7个点，每点压揉5~15次。

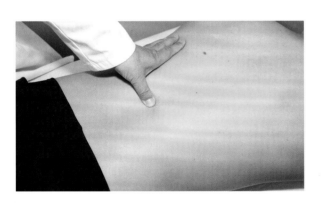

图5-3 斜方肌压揉法，施术者拇指指腹位于患者第12胸椎棘突的斜方肌附着处

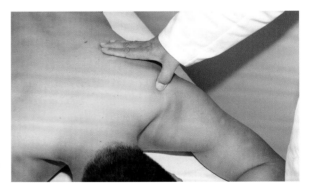

图5-5 中斜方肌压揉法，施术者拇指指腹位于患者肩胛冈上方的中斜方肌附着处

（3）动作三：施术者拇指的指腹由后向前，垂直压揉患者锁骨后上方的上斜方肌附着处压痛点（见图5-4）。锁骨附着处至肩峰分为3~5个点，每点压揉5~15次。

（5）动作五：施术者拇指指腹由下向上压揉患者肩胛冈下缘内侧的下斜方肌附着处压痛点（见图5-6）。由上向下分为3个点，每点压揉5~15次。

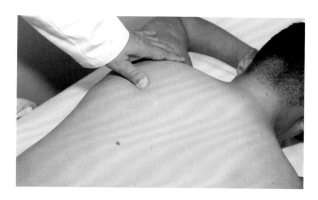

图5-6 下斜方肌压揉法，施术者拇指指腹位于患者肩胛冈下缘内侧的下斜方肌附着处

2. 枕骨刮法 施术者第2~5指间关节由上向下，纵刮患者枕外隆凸至枕骨大孔左侧的斜方肌附着处压痛点（见图5-7）。由左侧至正中心线分为3条纵线，每条线刮5~10次。

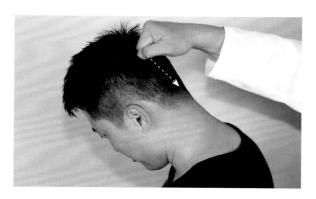

图5-7 上斜方肌刮法，施术者指间关节位于患者枕骨的上斜方肌附着处

3. 推法

（1）动作一：施术者大鱼际由上至下，纵推患者第1~7颈椎棘突和第1~12胸椎棘突的左侧斜方肌筋膜压痛点（见图5-8）。棘突左、中、右可分为3条线，每条线推5~10次。

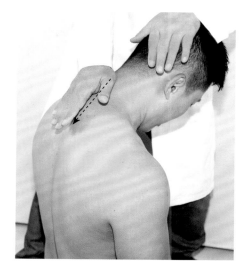

图5-8 斜方肌推法，施术者大鱼际位于患者项韧带的斜方肌筋膜附着处

（2）动作二：施术者大鱼际由上向下，纵推患者上项线至锁骨肩峰端的上斜方肌筋膜压痛点（见图5-9）。可将其分为1~3条线，每条线推5~10次。

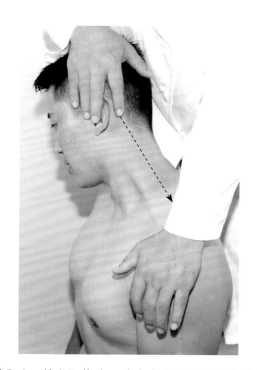

图5-9 斜方肌推法，施术者大鱼际位于患者锁骨的上斜方肌筋膜

（3）**动作三**：施术者大鱼际由内向外，横推患者肩胛冈的中斜方肌筋膜压痛点（见图5-10）。可分为1~3条线，每条线推5~10次。

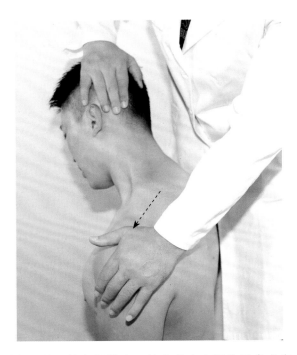

图5-10　斜方肌推法，施术者大鱼际位于患者肩胛冈的中斜方肌筋膜

4. 拿法

（1）**动作一**：施术者大鱼际与第2~5指指腹对捏，由下向上，握拿和上提患者左侧（或双侧）斜方肌筋膜压痛点（见图5-11）。握拿5~10次。握拿操作时施术者感觉患者斜方肌的肌筋膜从手中游离滑出为宜。

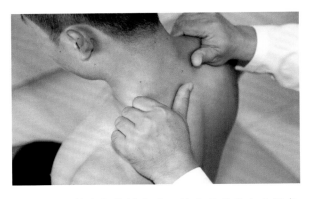

图5-11　斜方肌筋膜拿法，施术者双手大鱼际与第2~5指的指腹对捏患者斜方肌筋膜

（2）**动作二**：施术者拇指与示指和中指对掌，由下向上，拿捏提拉患者斜方肌筋膜压痛点（见图5-12）。由内向外分为3个点，每点握拿5~10次。施术者感觉患者斜方肌的肌筋膜从手中滑出为宜。

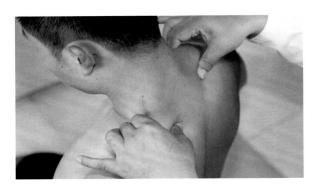

图5-12　斜方肌筋膜拿法，施术者双拇指与中指和示指指腹对捏患者斜方肌筋膜

（二）抗阻训练

患者取站立位，双手持握哑铃，耸肩向头上方向发力，感受双侧上斜方肌收缩（见图5-13、图5-14）。动作保持2~4s，然后还原至起始位，重复8~12次为1组，练习2~3组。

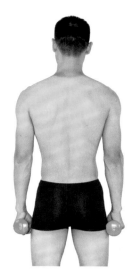

图 5-13 上斜方肌抗阻训练（起始位置）

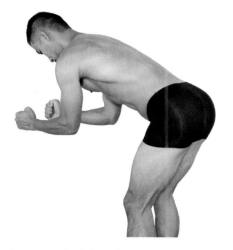

图 5-15 中斜方肌抗阻训练（起始位置）

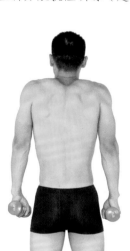

图 5-14 上斜方肌抗阻训练（终止位置）

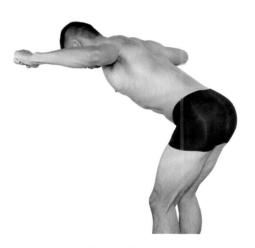

图 5-16 中斜方肌抗阻训练（终止位置）

患者取屈髋屈膝位，脊柱自然延展，颈椎中立位，双手臂屈曲 90°，掌心相对，将双手臂外展向上发力呈 W 型，肩胛骨向中间夹紧，感受双侧中斜方肌收缩（见图 5-15、图 5-16）。动作保持 2~4s，然后还原至起始位，重复 8~12 次为 1 组，练习 2~3 组。

患者取屈髋屈膝位，脊柱自然延展，颈椎中立位，双手臂垂直，掌心相对，大拇指向前，将双手臂肩屈向上发力呈 V 型，肩胛骨贴近胸廓做上回旋，感受双侧下斜方肌收缩（见图 5-17、图 5-18）。动作保持 2~4s，然后还原至起始位，重复 8~12 次为 1 组，练习 2~3 组。

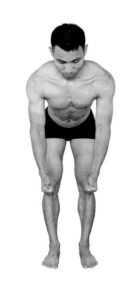

图 5-17　下斜方肌抗阻训练（起始位置）

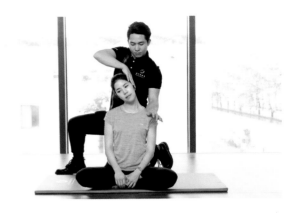

图 5-19　上斜方肌拉伸训练（起始位置：头颈对侧侧屈）

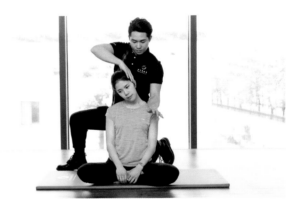

图 5-20　上斜方肌拉伸训练（过程位置：头颈屈曲）

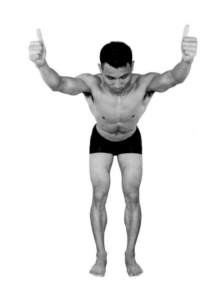

图 5-18　下斜方肌抗阻训练（终止位置）

（三）拉伸训练

患者取坐立位，施术者用左侧小臂固定患者锁骨和肩峰，右手放于患者颞骨部，引导患者头颈部向上延展并做右侧屈，然后屈曲、同侧旋转，使其左侧上斜方肌有充分牵拉感（见图 5-19～图 5-21）。在伸展至最大位置时，保持 15～30s，在拉伸结束时，让患者颞骨部与施术者右手用 30% 力量做静态对

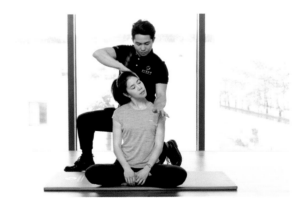

图 5-21　上斜方肌拉伸训练（终止位置：头颈同侧旋转）

抗 5s，之后缓慢还原至起始位。

注意：施术者的手用于引导患者颈部侧屈加旋转，不要用力过大，如出现眩晕或不舒适感要及时停止。

患者取坐立位，双手握拳叉腰；施术者双手握住患者双肘区域，并用身体重心将双肘向前发力，使患者双侧中斜方肌有充分牵拉感（见图5-22）。在伸展至最大位置时，保持15～30s，在拉伸结束时，让患者肘部与施术者双手用30%力量做静态对抗5s，之后缓慢还原至起始位。

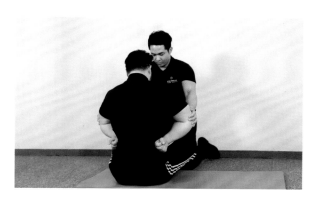

图 5-22　中斜方肌拉伸训练

注意：

在颈部锻炼时出现眩晕或不适者须停止锻炼。

四、相关经穴

足少阳胆经的循行与斜方肌相关，有肩井等穴，可用于治疗肩臂疼痛不举、头痛、眩晕、颈项强痛、肩背痛、上肢不遂。

040

三角肌

一、概况

三角肌上方可分为前、中、后三部分，其中前束和中束损伤比较多见，因为人们在生活和工作中上臂前屈和外展动作频繁。创伤、劳损、感受风寒等均可致病，如久治不愈可能引起三角肌滑囊炎，表现为三角肌区域弥漫性肿胀、疼痛和肩关节活动障碍。三角肌与其上方的斜方肌，内侧的胸大肌和深面的冈上肌、冈下肌、小圆肌等肌肉筋膜接近，它们损伤引起的顽固性肩部疼痛要全面检查上述肌肉。针对三角肌损伤的操作方法也适用于肩关节周围炎的治疗与康复。

【起止点】前、中、后三角肌上方分别起于锁骨外1/3下缘、肩峰下缘和肩胛冈下缘，下方共同止于肱骨三角肌粗隆（见图5-23、图5-24）。

【神经支配】臂丛后束的腋神经、第5～6颈神经。

【血供】腋动脉、肩胛上动脉。

【功能】前屈、后伸、外展、水平内收、旋转上臂。

【需检查的其他肌肉】斜方肌、冈上肌、冈下肌、小圆肌、大圆肌、背阔肌、锁骨下肌、胸大肌、胸小肌、喙肱肌、肱二头肌、肱三头肌等。

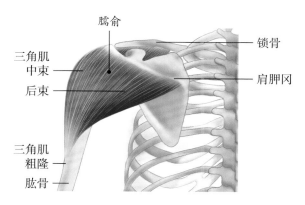

图 5-23　三角肌解剖图（背面观）

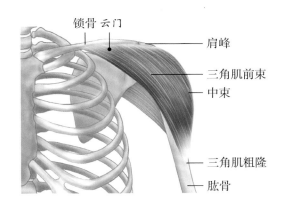

图 5-24　三角肌解剖图（前面观）

标注：锁骨　云门　肩峰　三角肌前束　中束　三角肌粗隆　肱骨

二、病症

肩前痛、肩外痛、肩后痛、肩峰下滑囊炎、上臂近端外侧痛；肩关节前屈、后伸和内收受限等。

三、治疗

（一）徒手疗法

1. 压揉法

（1）动作一：患者取坐姿，上臂垫高呈被动屈曲位；施术者拇指指腹由下向上压揉锁骨外侧下缘的前三角肌附着处压痛点（见图5-25）。由内向外至肩峰端，锁骨下缘的前三角肌可分为3~5个点，每点压揉5~15次。

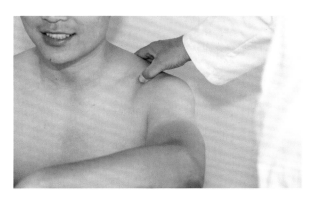

图 5-25　前三角肌压揉法，施术者拇指指腹位于患者锁骨下缘的前三角肌附着处

（2）动作二：患者取坐姿，上臂垫高呈被动外展位，使肩外侧的中三角肌筋膜充分放松；施术者拇指指腹由下向上压揉患者中三角肌肩峰下缘的中三角肌附着处压痛点（见图5-26）。肩峰部由前向后，可分为3~5个点，每点压揉5~15次。

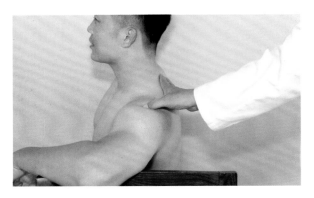

图 5-26　中三角肌压揉法，施术者拇指指腹位于患者肩峰下缘的中三角肌附着处

（3）动作三：患者取坐姿，上臂内收位；施术者拇指指腹由下向上，垂直压揉患者肩胛冈下缘的后三角肌附着处压痛点（见图5-27）。由内向外分为5~7个点，每点压揉5~15次。

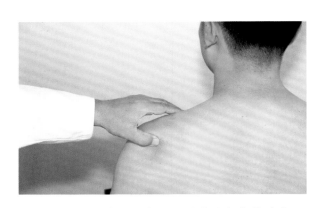

图 5-27　后三角肌压揉法，施术者拇指指腹位于患者肩胛冈下缘的后三角肌附着处

（4）动作四：患者取坐姿，上臂垫高呈被动外展位，使肩外侧中三角肌筋膜充分放松；施术者拇指指腹由前向后，横向压揉患者三角肌粗隆的三角肌附着处压痛点（见图5-28）。由前向后分为3个点，每点压揉5～15次。

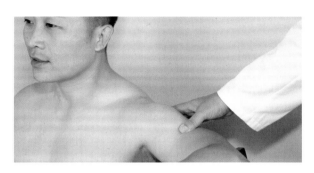

图5-28　三角肌止点压揉法，施术者拇指指腹位于患者三角肌粗隆的三角肌附着处

2. 推法　患者取上臂外展位，使肩外侧肌肉和筋膜充分放松；施术者第2～5指间关节由上向下，分别纵推患者锁骨、肩峰、肩胛冈至三角肌粗隆筋膜压痛点（见图5-29～图5-31）。由前向后分为5～7条线，每条线推5～10次。

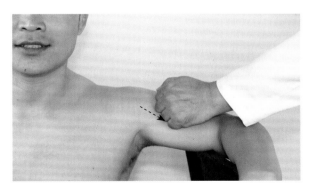

图5-29　前三角肌推法，施术者第2～5指间关节位于患者前三角肌筋膜

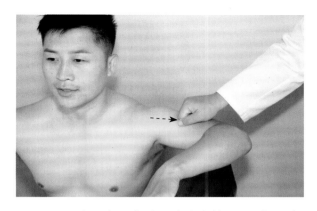

图5-30　中三角肌推法，施术者第2～5指间关节位于患者中三角肌筋膜

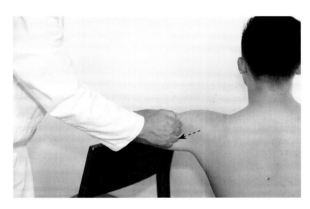

图5-31　后三角肌推法，施术者第2～5指间关节位于患者后三角肌筋膜

（二）抗阻训练

患者取站立位，双手持握哑铃，手臂垂直，掌心相对，将双手臂肩屈向上发力至水平于肩部，感受双侧前三角肌收缩（见图5-32、图5-33）。动作保持2～4s，然后还原至起始位，重复8～12次为1组，练习2～3组。

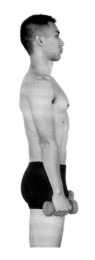

图 5-32　三角肌前束抗阻训练（起始位置）

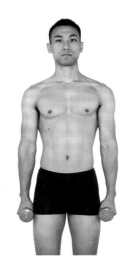

图 5-34　三角肌中束抗阻训练（起始位置）

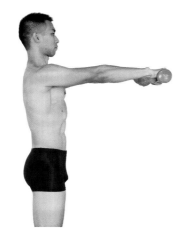

图 5-33　三角肌前束抗阻训练（终止位置）

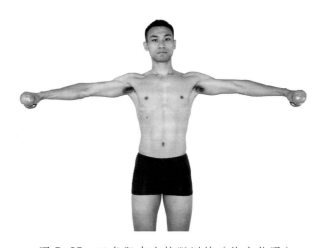

图 5-35　三角肌中束抗阻训练（终止位置）

　　患者取站立位，双手持握哑铃，手臂垂直地面，掌心相对，将双手臂肩外展向上发力至水平于肩部，感受双侧中三角肌收缩（见图5-34、图5-35）。动作保持2～4s，然后还原至起始位，重复8～12次为1组，练习2～3组。

　　患者取屈髋屈膝位，脊柱自然延展，颈椎中立位，双手持握哑铃，手臂垂直，掌心相对，将双手臂水平外展向上呈T型，感受双侧三角肌后束收缩（见图5-36、图5-37）。动作保持2～4s，然后还原至起始位，重复8～12次为1组，练习2～3组。

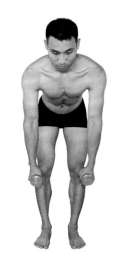

图 5-36　三角肌后束抗阻训练（起始位置）

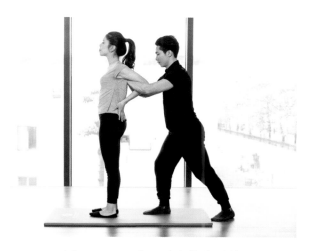

图 5-38　三角肌前束拉伸训练

关节，并用身体重心将患者肘部向水平内收方向发力，使其左侧中后三角肌有充分牵拉感（见图 5-39）。在伸展至最大位置时，保持 15～30s，在拉伸结束时，让患者肘部与施术者右手用 30% 力量做静态对抗 5s，之后缓慢还原至起始位。

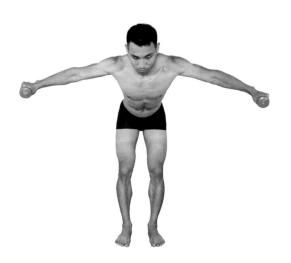

图 5-37　三角肌后束抗阻训练（终止位置）

（三）拉伸训练

患者取站立位，双手置于下背部；施术者双手通过患者肘关节压住肩胛骨后方，双臂内收将患者双肘关节向中间缓慢发力，使其三角肌前束有充分牵拉感（见图 5-38）。在伸展至最大位置时，保持 15～30s，在拉伸结束时，让患者肘部与施术者双手用 30% 力量做静态对抗 5s，之后缓慢还原至起始位。

患者取坐立位，左手放于右侧肩部；施术者左手固定患者肩峰及锁骨处，右手握住其肘

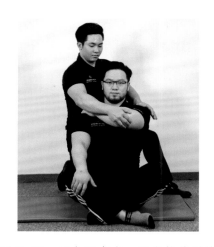

图 5-39　三角肌中束、后束拉伸训练

四、相关经穴

手太阴肺经、手阳明大肠经、手太阳小肠经的循行与三角肌相关，有云门、臂臑、肩贞等穴，可用于治疗咳嗽、气喘、心痛、胸满、肩背痛、目疾、肩臂疼痛不举、上肢不遂。

041

冈上肌

一、概况

冈上肌与小圆肌、冈下肌、肩胛下肌构成旋转套，也称肩袖，它们从不同角度稳定盂肱关节。冈上肌作用是上臂 0°～30° 原始外展，与中三角肌协同使上臂外展更充分和有力，冈上肌与中三角肌可能同时损伤，应同时检查和治疗。冈上肌在长期手提重物时容易劳损，严重外伤可造成冈上肌肌腱撕裂，根据病情选择石膏和支架外固定或手术修复。对冈上肌损伤的操作方法也适用于肩关节周围炎的治疗与康复。

【起止点】起于冈上窝，止于肱骨大结节（见图 5-40）。

【神经支配】肩胛上神经 C_5、C_6。

【血供】肩胛上动脉。

【功能】外展上臂，稳定肩关节。

【需检查的其他肌肉】冈下肌、小圆肌、肩胛下肌、中三角肌、上斜方肌、中斜方肌、肩胛提肌。

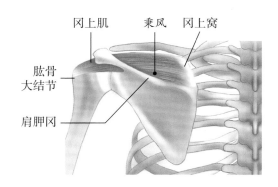

图 5-40 冈上肌解剖图

二、病症

肩上痛、肩外痛；上臂内收、外展和回旋受限。

三、治疗

（一）徒手疗法

1. 压揉法

（1）动作一：患者取俯卧位，上臂外展 90°，使肩胛骨上方肌筋膜放松；施术者拇指指腹由前向后，垂直压揉患者冈上窝的冈上肌附着处压痛点（见图 5-41）。自肩胛上角至冈上窝的外侧可分为 3～5 个点，每点压揉 5～15 次。

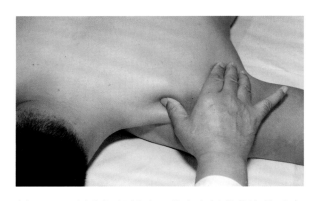

图 5-41 冈上肌压揉法，施术者拇指指腹位于患者冈上窝的冈上肌附着处

（2）动作二：患者取俯卧位，上臂内收，使肱骨大结节外露；施术者拇指指腹由前向后，横向压揉患者肱骨大结节的冈上肌肌腱附着处压痛点（见图 5-42）。由前向后分为 3 个点，每点压揉 5～15 次。

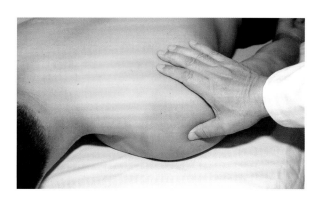

图5-42　冈上肌压揉法，施术者拇指指腹位于患者肱骨大结节冈上肌肌腱附着处

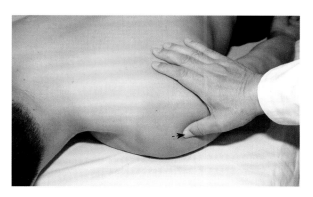

图5-44　冈上肌推法，施术者拇指指腹位于患者肱骨大结节肌筋膜

2. 推法

（1）动作一：施术者拇指指腹由内向外，横推患者冈上窝冈上肌筋膜压痛点（见图5-43）。可将其分为1~3条线，每条线推5~10次。

（二）抗阻训练

患者取站立位，双手持握哑铃，手臂垂直，掌心相对，将双手臂肩外展至30°，感受双侧冈上肌收缩（见图5-45、图5-46）。动作

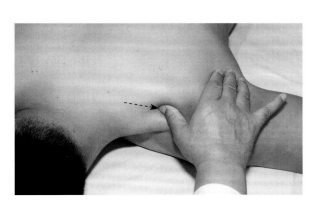

图5-43　冈上肌推法，施术者拇指指腹位于患者冈上窝的冈上肌筋膜

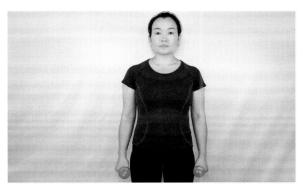

图5-45　冈上肌抗阻训练（起始位置）

（2）动作二：施术者拇指指腹由上向下，纵推患者肩峰至肱骨大结节筋膜压痛点（见图5-44）。可将其分为1~3条线，每条线推5~10次。

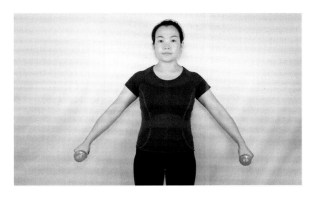

图5-46　冈上肌抗阻训练（终止位置）

保持2~4s，然后还原至起始位，重复8~12次为1组，练习2~3组。

（三）拉伸训练

患者取侧卧位，左侧上臂后伸、内旋、屈肘、前臂旋前位（反手摸背）；施术者右手下压患者肩胛骨冈上窝上方，同时左手握患者肘关节，使肩关节向体后内收方向发力，使其左侧冈上肌有充分牵拉感（见图5-47）。在伸展至最大位置时，保持15~30s，在拉伸结束时，让患者肘部与施术者左手用30%力量做静态对抗5s，之后缓慢还原至起始位。

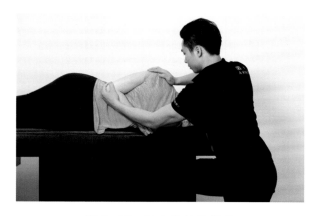

图5-47　冈上肌拉伸训练

四、相关经穴

手阳明大肠经、手太阳小肠经、手少阳三焦经的循行和冈上肌相关，有巨骨、秉风、天髎等穴，可用于治疗肩痛不举、颈项强痛。

042

冈下肌

一、概况

冈下肌为肩袖肌群之一，其损伤主要表现为肩后痛。冈下肌参与外旋上臂，与胸大肌内旋上臂功能相反。胸大肌筋膜紧张导致的上臂内旋和含胸驼背姿势，可造成对冈下肌的慢性牵拉损伤，两者应同时检查和治疗。冈下肌还参与上臂水平外展，损伤挛缩可致上臂水平内收受限，严重者手臂不能触摸对侧肩峰；"天宗穴"位于冈下肌筋膜内1/3处，具有治疗胸痛和乳腺病等作用，由此可印证传统中医"前病后治"整体观念与现代"生物力学平衡"理论之殊途同归。冈下肌损伤的操作方法也适用于肩关节周围炎的治疗与康复。

【起止点】起于冈下窝内侧1/2，向外止于肱骨大结节（见图5-48）。

【神经支配】肩胛上神经 C_5、C_6。

【血供】肩胛上动脉。

【功能】外旋上臂，内收、伸展、水平外展上臂，稳定盂肱关节。

【需检查的其他肌肉】冈上肌、小圆肌、肩胛下肌、胸大肌、后三角肌等。

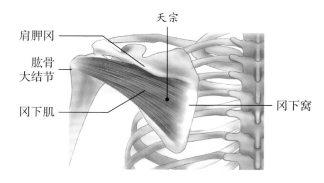

图5-48　冈下肌解剖图

二、病症

肩后痛、肩外痛；上臂内旋、水平内收和外展受限；前胸痛、乳腺小叶增生和乳腺病等。

三、治疗

（一）徒手疗法

1. 压揉法

（1）动作一：施术者拇指指腹由上向下，纵向压揉患者冈下窝的冈下肌附着处压痛点（见图5-49）。冈下窝从上向下排列可分为5~7条横线，从内向外排列可分为5~7个点，每点压揉5~15次。

注意：肩胛冈下部还有小圆肌和大圆肌附着，操作中包含了对它们的手法治疗。

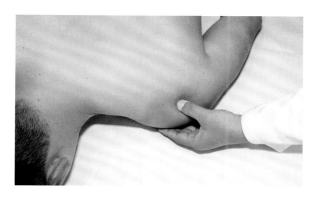

图5-50　冈下肌压揉法，施术者拇指指腹位于患者肱骨大结节的冈下肌附着处

2. 推法　施术者拇指指腹由内向外，扇形横推患者冈下窝至肱骨大结节的冈下肌筋膜压痛点（见图5-51）。由上向下分为5~7条线，每条线推5~10次。

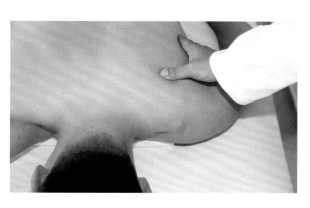

图5-49　冈下肌压揉法，施术者拇指指腹位于患者冈下窝的冈下肌附着处

（2）动作二：施术者拇指指腹由后向前，横向压揉患者肱骨大结节的冈下肌附着处压痛点（见图5-50）。由上向下分3~5个点，每点压揉5~15次。

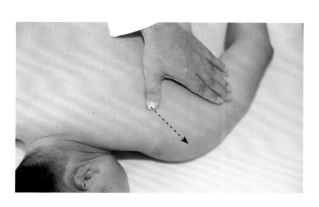

图5-51　冈下肌推法，施术者拇指指腹位于患者冈下窝的冈下肌筋膜

（二）抗阻训练

患者取站立位，屈臂90°，肘关节处夹紧毛巾，左手握弹力带，在上臂内旋位置向上臂外旋方向发力，感受左侧冈下肌收缩（见图5-52、图5-53）。动作保持2~4s，然后还原至起始位，重复8~12次为1组，练习2~3组。

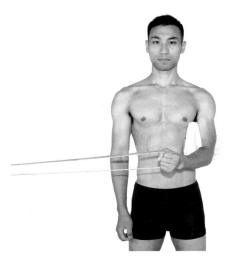

图 5-52　冈下肌抗阻训练（起始位置）

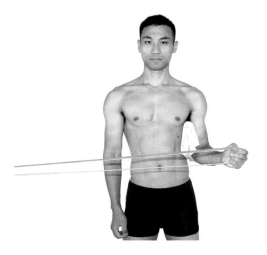

图 5-53　冈下肌抗阻训练（终止位置）

（三）拉伸训练

患者取仰卧位，左侧上臂外展并屈肘90°，肘关节位于施术者大腿前侧，肩胛骨后缩下沉稳定肩胛骨；施术者右手固定患者肩前部，左手下压患者左手背处并向上臂内旋方向缓慢发力，使其左侧冈下肌有充分牵拉感（见图5-54）。在伸展至最大位置时，保持15～30s，在拉伸结束时，让患者手背与施术

者左手用30%力量做静态对抗5s，之后缓慢还原至起始位。

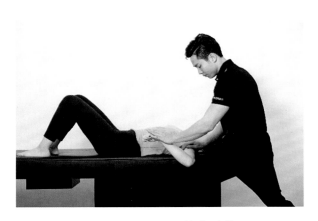

图 5-54　冈下肌拉伸训练

四、相关经穴

手太阳小肠经的循行与冈下肌相关，有臑俞、天宗等穴，可用于治疗肩臂疼痛、肩胛痛、臂肘外后廉痛、颊颌肿。

043

小圆肌

一、概况

小圆肌与冈上肌、冈下肌、肩胛下肌包绕在肱骨头周围，它们组成重要的复合体，共同维持肩关节稳定，被称为肩袖或旋转套，应同时检查和治疗。小圆肌损伤主要表现为肩胛冈外侧缘痛，并可牵涉肩后侧和上臂外侧痛。其与肱三头肌长头和大圆肌相邻，应鉴别诊断和有针对性治疗。小圆肌损伤的操作方法也适用于肩关节周围炎的治疗与康复。

【起止点】起于肩胛骨外侧缘，止于肱骨大结节（见图5-55）。

【神经支配】腋神经 C_5、C_6。

【血供】肩胛上动脉。

【功能】伸展、内收、外旋上臂，稳定盂肱关节。

【需检查的其他肌肉】后三角肌、中三角肌、肱三头肌长头、冈下肌、大圆肌、冈上肌、肩胛下肌。

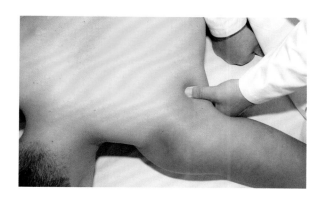

图5-56　小圆肌压揉法，施术者拇指指腹位于患者肩胛骨外侧缘的小圆肌附着处

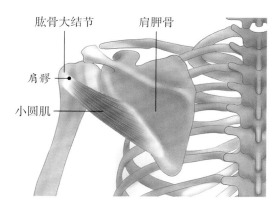

图5-55　小圆肌解剖图

（2）**动作二**：施术者拇指指腹由内向外，横向压揉患者肱骨大结节的小圆肌附着处压痛点（见图5-57）。由上向下分为3个点，每点压揉5～15次。

二、病症

肩胛骨外侧痛、肩关节后侧痛、上臂内旋或水平内收受限。

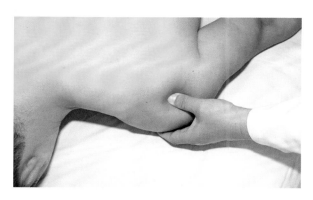

图5-57　小圆肌压揉法，施术者拇指指腹位于患者肱骨大结节的小圆肌附着处

三、治疗

（一）徒手疗法

1. 压揉法

（1）**动作一**：施术者拇指指腹由内向外，横向压揉患者肩胛骨外侧缘的小圆肌附着处压痛点（见图5-56）。由上向下分为3～5个点，每点压揉5～15次。

2. 推法　施术者拇指指腹由下向上，纵推患者肩胛骨外侧缘至肱骨大结节的小圆肌筋膜压痛点（见图5-58）。由内向外分为1～3条线，每条线推5～10次。

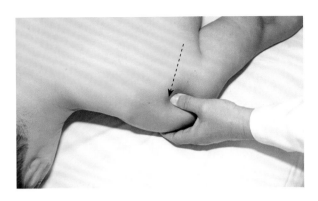

图5-58 小圆肌推法，施术者拇指指腹位于患者肱骨大结节的小圆肌筋膜

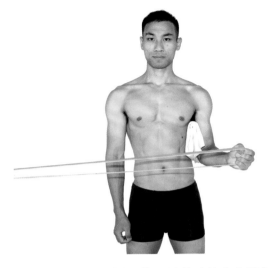

图5-60 小圆肌抗阻训练（终止位置）

（二）抗阻训练

患者取站立位，屈臂90°，肘关节处夹紧毛巾，左手握弹力带，在上臂内旋位置向上臂外旋方向发力，感受左侧小圆肌收缩（见图5-59、图5-60）。动作保持2~4s，然后还原至起始位，重复8~12次为1组，练习2~3组。

（三）拉伸训练

患者取仰卧位，左侧上臂外展并屈肘90°，肘关节位于施术者大腿前侧，肩胛骨后缩下沉稳定肩胛骨；施术者右手固定患者肩前部，左手下压患者左手背处并向上臂内旋方向缓慢发力，使其左侧小圆肌有充分牵拉感（见图5-61）。在伸展至最大位置时，保持15~30s，在拉伸结束时，让患者手背与施术者左手用30%力量做静态对抗5s，之后缓慢还原至起始位。

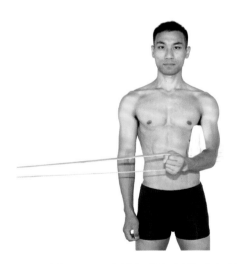

图5-59 小圆肌抗阻训练（起始位置）

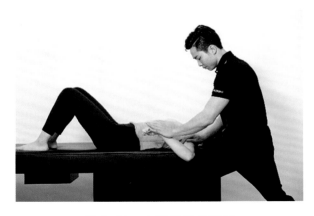

图5-61 小圆肌拉伸训练

O44

肩胛下肌

一、概况

肩胛下肌属肩袖肌群之一，是填充于肩胛下窝的三角形肌肉。肩胛下肌作用是后伸和内旋上臂，上臂突然外旋时容易损伤。肩胛下肌与大圆肌和背阔肌附着处相邻并有协同作用，它们的损伤表现均为肩前痛和肩屈受限，严重者可能影响梳头和戴帽子等动作，应同时检查、治疗和康复训练。肩胛下肌损伤的操作方法也适用于肩关节周围炎的治疗与康复。

【起止点】起于肩胛下窝，止于肱骨小结节（见图5-62）。

【神经支配】肩胛下神经 $C_5 \sim C_7$。

【血供】肩胛下动脉。

【功能】内收、内旋和稳定肱骨头，防止其向前脱位。

【需检查的其他肌肉】大圆肌、背阔肌、肱二头肌、胸大肌、前三角肌。

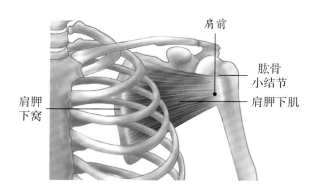

图 5-62　肩胛下肌解剖图

二、病症

肩前痛、上臂屈曲或外旋受限。

三、治疗

（一）徒手疗法

压揉法

（1）**动作一**：患者上臂外展位，施术者第2～5指置于患者肩胛下窝，第3指指腹轻触肋骨为起始位，由内向外压揉患者肩胛下窝的肩胛下肌附着处压痛点（见图5-63）。于肩胛下窝上、中、下分为5～7条横线，每条线每个点压揉5～15次。

注意：仅用第3指指腹操作，其他手指不参与压揉操作。

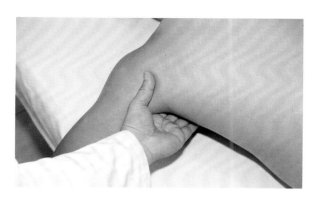

图 5-63　肩胛下肌压揉法，施术者第3指指腹位于患者肩胛下窝的肩胛下肌附着处

（2）**动作二**：施术者拇指指腹由内向外，横向压揉患者肱骨小结节的肩胛下肌附着处压痛点（见图5-64）。以肱骨小结节为中点，由上至下可分为3～5个点，每点压揉5～15次。

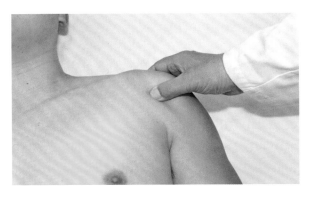

图 5-64　肩胛下肌压揉法，施术者拇指指腹位于患者肱骨小结节的肩胛下肌附着处

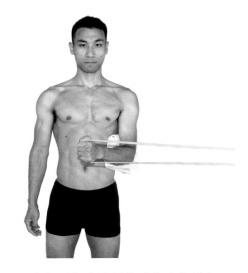

图 5-66　肩胛下肌抗阻训练（终止位置）

（二）抗阻训练

患者取站立位，屈臂 90°，肘关节处夹紧毛巾，左手握弹力带，在上臂外旋位置向上臂内旋方向发力，感受左侧肩胛下肌收缩（见图 5-65、图 5-66）。动作保持 2~4s，然后还原至起始位，重复 8~12 次为 1 组，练习2~3 组。

（三）拉伸训练

患者取仰卧位，左侧上臂外展并屈肘90°，肘关节位于施术者大腿前侧，肩胛骨后缩下沉稳定肩胛骨；施术者左手固定患者肩前部，右手下压患者左手腕处并向上臂外旋方向缓慢发力，使其左侧肩胛下肌有充分牵拉感（见图 5-67）。在伸展至最大位置时，保持 15~30s，在拉伸结束时，让患者手臂与施术者右手用 30% 力量做静态对抗 5s，之后缓慢还原至起始位。

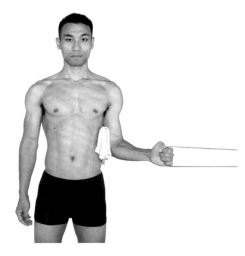

图 5-65　肩胛下肌抗阻训练（起始位置）

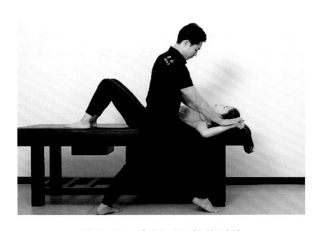

图 5-67　肩胛下肌拉伸训练

四、相关经穴

经外奇穴的循行与肩胛下肌相关，有肩前等穴，可用于治疗肩臂疼痛不举。

045

大圆肌

一、概况

大圆肌起于肩胛骨下角，止于肱骨结节间沟，损伤可引起肩前痛和肩后痛，刺激其后下方通过的桡神经可放射到肩外侧和前臂背侧痛等。大圆肌与肩后部的背阔肌、冈下肌、小圆肌，以及肩前部的肩胛下肌、背阔肌、肱二头肌长头肌腱损伤可相互影响，引起复杂和顽固的肩痛症，应整体检查和治疗。大圆肌损伤的操作方法也适用于肩关节周围炎的治疗与康复。

【起止点】起于肩胛骨下角及外侧缘下部，止于肱骨结节间沟内侧小结节嵴（见图5-68）。

【神经支配】肩胛下神经 $C_5 \sim C_7$。

【血供】肩胛下动脉。

【功能】上臂伸展、内收、内旋和水平外展；稳定肩关节。

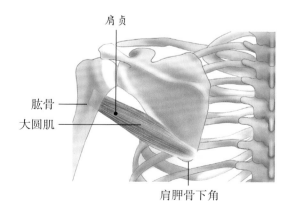

图5-68　大圆肌解剖图

【需检查的其他肌肉】背阔肌、肩胛下肌、肱二头肌、胸大肌、前三角肌。

二、病症

肩后痛，肩前痛，上臂前屈、外旋和外展受限。

三、治疗

（一）徒手疗法

压揉法

（1）**动作一**：患者取仰卧位，患侧掌心向前；施术者拇指指腹由内向外，横向压揉患者肱骨结节间沟内侧的大圆肌附着处压痛点（见图5-69）。由上向下分为3～5个点，每点压揉5～15次。

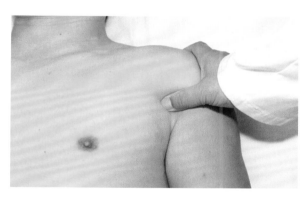

图5-69　大圆肌压揉法，施术者拇指指腹位于患者肱骨结节间沟内侧的大圆肌附着处

（2）**动作二**：患者取俯卧位；施术者拇指指腹由内向外，横向压揉患者肩胛骨下角的大圆肌附着处压痛点（见图5-70）。由内向外分为3～5个点，每点压揉5～15次。

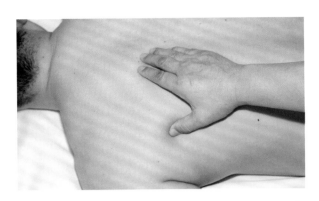

图 5-70 大圆肌压揉法，施术者拇指指腹位于患者肩胛下角的大圆肌附着处

（二）抗阻训练

患者取站立位，屈臂 90°，肘关节处夹紧毛巾，左手握弹力带，在上臂外旋位置向上臂内旋方向发力，感受左侧大圆肌收缩（见图 5-71、图 5-72）。动作保持 2 ~ 4s，然后还原至起始位，重复 8 ~ 12 次为 1 组，练习 2 ~ 3 组。

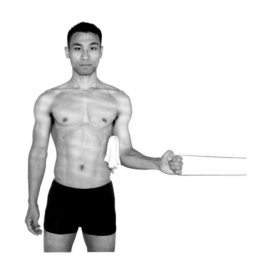

图 5-71 大圆肌抗阻训练（起始位置）

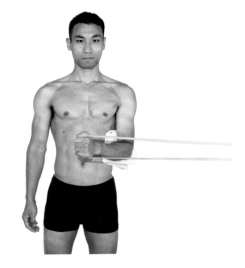

图 5-72 大圆肌抗阻训练（终止位置）

（三）拉伸训练

患者仰卧位，左侧上臂外展并屈肘 90°，肘关节位于施术者大腿前侧，肩胛骨后缩下沉稳定肩胛骨；施术者左手固定患者肩前部，右手下压患者左手腕处并向上臂外旋方向缓慢发力，使其左侧大圆肌有充分牵拉感（见图 5-73）。在伸展至最大位置时，保持 15 ~ 30s，在拉伸结束时，让患者手臂与施术者左手用 30% 力量做静态对抗 5s，之后缓慢还原至起始位。

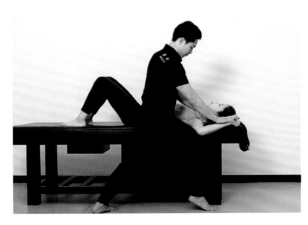

图 5-73 大圆肌拉伸训练

四、相关经穴

手少阳三焦经的循行与大圆肌相关，有肩贞等穴，可用于治疗肩臂痛、上肢不遂、四肢怠惰、头痛、颈项强痛、肩痛不举。

046

背阔肌

一、概况

背阔肌下方宽大，覆盖人体胸、腰、骶、髂等多部位，上方缩小为狭窄的纤维束，附着于肱骨结节间沟，其功能较多，损伤可引起肩前痛、上肢内侧痛、肩屈受限或躯干下背部区域症状。背阔肌在划船、单杠、吊环运动中容易损伤，一般人群在生活和工作中急、慢性损伤也可见。背阔肌损伤的操作方法也适用于肩关节周围炎的治疗与康复。

【起止点】分别起于第 7～12 胸椎棘突、第 1～5 腰椎棘突、骶骨背面、髂骨嵴内 1/3，止于肱骨结节间沟内侧缘（见图 5-74、图 5-75）。

【神经支配】胸背神经 C_6 ～ C_8。

【血供】胸背动脉。

【功能】上臂内旋、内收、后伸；肩胛骨下回旋和内收；辅助脊椎侧屈。

【需检查的其他肌肉】大圆肌、小圆肌、肱三头肌长头、肱二头肌长头、肩胛下肌、前三角肌、胸大肌等。

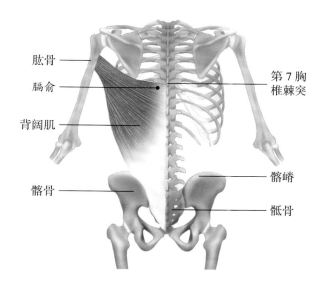

图 5-74　背阔肌解剖图（背面观）

肱骨
膈俞
背阔肌
髂骨
第 7 胸椎棘突
髂嵴
骶骨

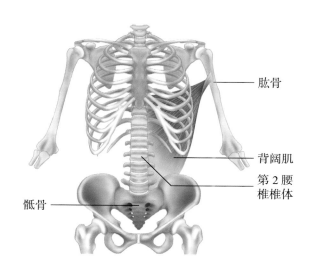

图 5-75　背阔肌解剖图（正面观）

肱骨
背阔肌
第 2 腰椎椎体
骶骨

二、病症

肩前痛；上臂前屈、外旋、外展受限；胸、腰、骶椎棘突周围和胸腰筋膜以及髂嵴内上方疼痛。

三、治疗

（一）徒手疗法

压揉法

（1）**动作一**：患者取仰卧位，掌心朝前；施术者拇指指腹由内向外，横向压揉肱骨结节间沟内侧缘的背阔肌附着处压痛点（见图 5-76）。由上向下可分为 3～5 个点，每点压揉 5～15 次。

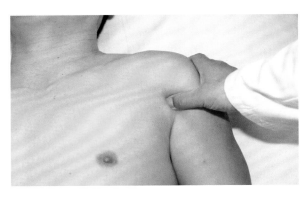

图 5-76　背阔肌压揉法，施术者拇指指腹位于患者肱骨结节间沟内侧缘的背阔肌附着处

（2）**动作二**：施术者右拇指指腹由左向右，分别横向压揉患者骶椎、腰椎和胸椎棘突的背阔肌附着处压痛点（见图 5-77）。上述每个棘突为一个点，每点压揉 5～15 次。

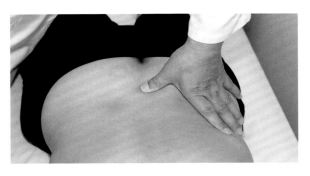

图 5-77　背阔肌压揉法，施术者拇指指腹位于患者骶椎棘突的背阔肌附着处

（3）**动作三**：施术者拇指指腹由内向外，向同侧大转子方向压揉患者髂嵴的背阔肌附着处压痛点（见图 5-78）。由上向下分为 5～7 个点，每点压揉 5～15 次。

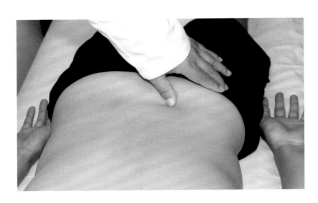

图 5-78　背阔肌压揉法，施术者拇指指腹位于患者髂嵴的背阔肌附着处

（二）抗阻训练

患者取站立位，双脚前后开立，双手水平抓握弹力带做肩伸、肩胛骨内收，感受双侧背阔肌收缩（见图 5-79、图 5-80）。动作保持 2～4s，然后还原至起始位，重复 8～12 次为 1 组，练习 2～3 组。

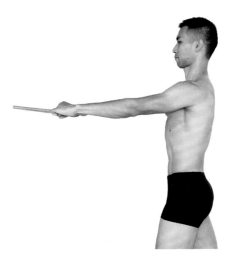

图 5-79　背阔肌抗阻训练（起始位置）

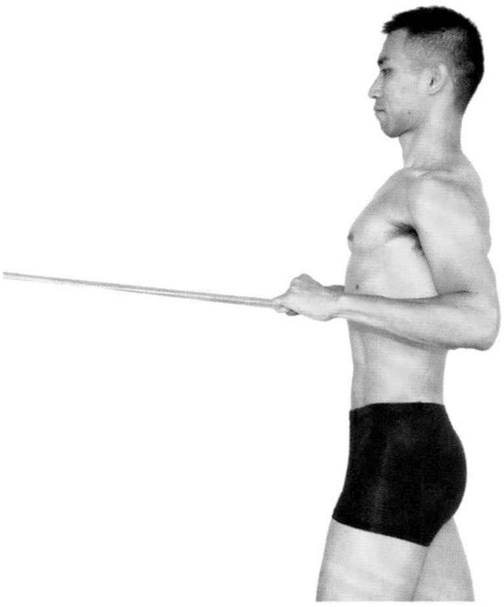

图 5-80　背阔肌抗阻训练（终止位置）

（三）拉伸训练

患者取坐立位，将右手挎在施术者大腿部稳定躯干；施术者左手固定患者腿部，右手固定肘部辅助患者身体侧屈，使其左侧背阔肌有充分牵拉感（见图 5-81）。在伸展至最大位置时，保持 15 ~ 30s，在拉伸结束时，让患者躯干与施术者右手用 30% 力量做静态对抗 5s，之后缓慢还原至起始位。

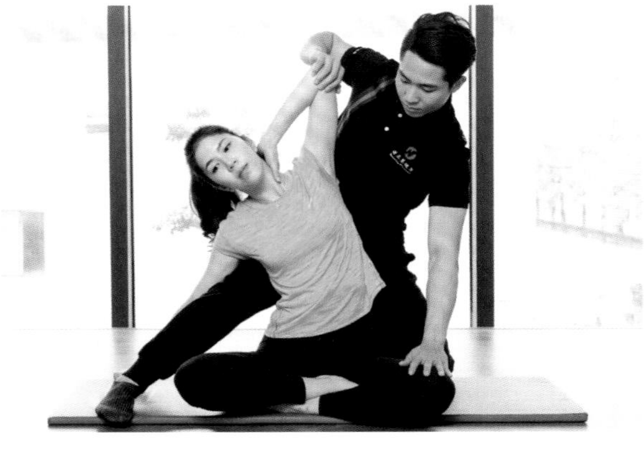

图 5-81　背阔肌拉伸训练

四、相关经穴

足太阳膀胱经的循行与背阔肌相关，有膈俞等穴，可用于治疗心痛、干呕、咽干、瘰疬、胁痛、肩臂痛。

047

肩胛提肌

一、概况

肩胛提肌损伤比较多见，患者表现为肩胛骨内上方或同侧上段颈椎侧面痛。病因可能与头颈部姿势不正、伏案工作和手提重物等因素相关。肩胛提肌上方附着处与椎动脉和颈丛邻近，周围筋膜水肿刺激血管可引起头晕、头痛、失眠健忘等症，刺激颈丛可引起耳郭皮肤感觉障碍、呼吸不畅或咽部不适等症状。

【起止点】上方附着于上 4 个颈椎横突后结节，下方附着于肩胛骨上角（见图 5-82）。

【神经支配】肩胛背神经 C_4、C_5 和颈神经 C_3、C_4。

【血供】背侧肩胛动脉。

【功能】上固定收缩上提肩胛骨和向下旋转肩胛骨，下固定收缩使头颈侧屈、伸展、同侧旋转颈部。

【需检查的其他肌肉】小菱形肌、冈上肌、中斜角肌、颈夹肌等。

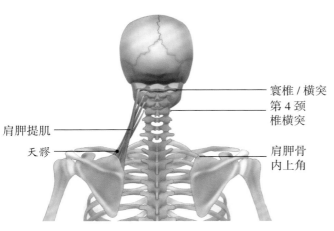

图 5-82　肩胛提肌解剖图

标注：寰椎/横突、第4颈椎横突、肩胛提肌、天髎、肩胛骨内上角

二、病症

肩内上方疼痛不适、颈侧痛、斜颈；头晕头痛、舌咽部不适、呼吸不畅、呃逆等症。

三、治疗

（一）徒手疗法

1. 压揉法

（1）**动作一**：施术者拇指指腹由前向后，横向压揉患者第1～4颈椎横突后结节的肩胛提肌附着处压痛点（见图5-83）。由上向下分为4个点，每个点压揉5～15次。

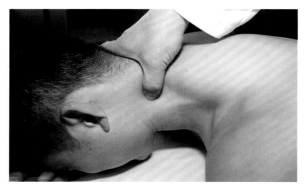

图 5-83　肩胛提肌压揉法，施术者拇指指腹位于患者第3颈椎横突后结节的肩胛提肌附着处

（2）**动作二**：施术者拇指指腹由内向外，横向压揉患者肩胛上角的肩胛提肌附着处压痛点（见图5-84）。以肩胛上角为中心，可分为3～5个点，每点压揉5～15次。

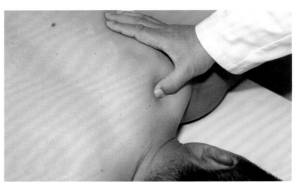

图 5-84　肩胛提肌压揉法，施术者拇指指腹位于患者肩胛上角的肩胛提肌附着处

2. 推法　施术者第2～5指间关节由上向下，纵推患者上4个颈椎横突后结节至肩胛上角的肩胛提肌筋膜压痛点（见图5-85）。可将其分为1～3条线，每条线推5～10次。

注意：因肩胛提肌上方附着于颈椎矢状面，下方附着于肩胛上角冠状面，推法操作需要转换角度，也可两个面分开操作。

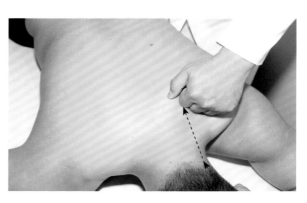

图 5-85　肩胛提肌推法，施术者第2～5指间关节位于患者肩胛上角的肩胛提肌筋膜

（二）抗阻训练

患者取站立位，双手持握哑铃，耸肩向头上方向发力，感受双侧肩胛提肌收缩（见图5-86、图5-87）。动作保持2~4s，然后还原至起始位，重复8~12次为1组，练习2~3组。

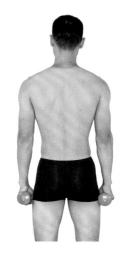

图5-86　肩胛提肌抗阻训练（起始位置）

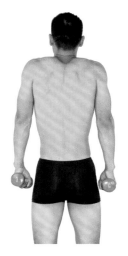

图5-87　肩胛提肌抗阻训练（终止位置）

（三）拉伸训练

患者取坐立位；施术者用左侧小臂固定患者左侧肩胛冈位置，右手放于患者颞骨部，引导患者头颈部先延展再侧屈，然后低头、对侧旋转，使其左侧肩胛提肌有充分牵拉感（见图5-88~图5-90）。在伸展至最大位置时，保持15~30s，在拉伸结束时，让患者颞骨部与施术者右手用30%力量做静态对抗5s，之后缓慢还原至起始位。

注意：施术者的手用于引导患者颈部侧屈加旋转，不要用力过大，如出现眩晕或不舒适感要及时停止。

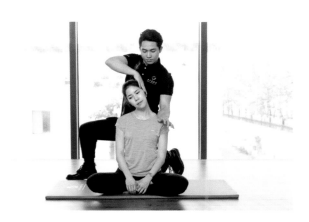

图5-88　肩胛提肌拉伸训练（起始位置：头颈对侧侧屈）

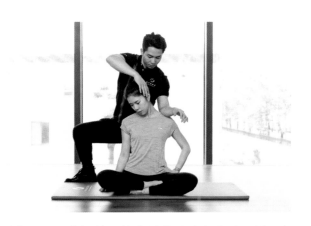

图5-89　肩胛提肌拉伸训练（过程位置：屈颈）

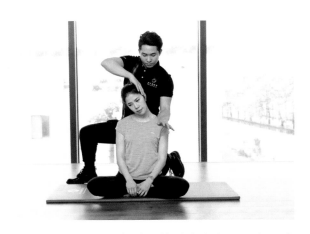

图 5-90　肩胛提肌拉伸训练（终止位置：头颈对侧旋转）

四、相关经穴

手少阳三焦经的循行与肩胛提肌相关，有天髎等穴，可用于治疗颈项强痛、肩臂痛。

048

菱形肌

一、概况

菱形肌位于斜方肌深面，分为小菱形肌和大菱形肌，其损伤为肩背部疼痛病因之一。肩胛骨内侧缘损伤比较多见，应与深面的上后锯肌、竖脊肌损伤鉴别诊断。菱形肌筋膜紧张牵拉胸前筋膜可能引起胸前痛和乳腺病症，也可影响心肺功能。菱形肌与前锯肌拮抗并影响胸背部体态。如菱形肌双侧松弛无力表现为含胸驼背，前锯肌松弛麻痹表现为翼状肩胛。

【起止点】小菱形肌起于第 6 ~ 7 颈椎棘突，大菱形肌起于第 1 ~ 4 胸椎的棘突，共同止于肩胛骨内缘（见图 5-91、图 5-92）。

【神经支配】肩胛背神经 C_4 ~ C_5。

【血供】背侧肩胛动脉。

【功能】大菱形肌内收肩胛骨，小菱形肌内收和小幅上提肩胛骨；大、小菱形肌双侧收缩协助胸椎伸展。

【需检查的其他肌肉】斜方肌、肩胛提肌、上后锯肌、冈下肌。

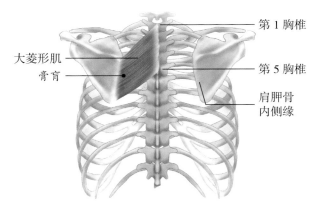

图 5-91　大菱形肌解剖图

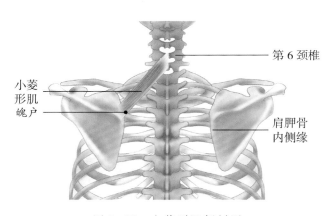

图 5-92　小菱形肌解剖图

二、病症

菱形肌在颈、胸椎附着处疼痛，肩胛骨内侧缘痛；紧张挛缩表现为肩胛骨外展受限，萎缩无力表现为含胸驼背。

三、治疗

（一）徒手疗法

1. 压揉法

（1）动作一：患者取俯卧位，肩前垫枕，上臂后伸和内旋，前臂屈曲（即反手摸背），使肩胛骨内侧缘胸壁的间隙增宽；施术者拇指指腹由前向后，横向压揉患者左侧肩胛骨内侧缘的菱形肌附着处压痛点（见图5-93）。由上向下分为5~7个点，每点压揉5~15次。

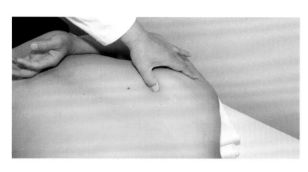

图5-93　菱形肌压揉法，施术者拇指指腹位于患者左侧肩胛骨内侧缘的大菱形肌附着处

（2）动作二：施术者拇指指腹由外向内，分别横向压揉患者第6、7颈椎棘突和第1~4胸椎棘突左侧的菱形肌附着处压痛点（见图5-94）。由上向下分为5~7个点，每点压揉5~15次。

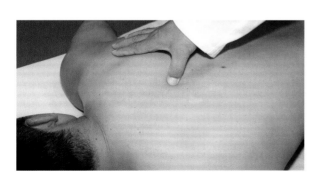

图5-94　菱形肌压揉法，施术者拇指指腹位于患者第4胸椎棘突左侧的大菱形肌附着处

2. 推法　施术者第2~5指间关节由内向外，顺肌纤维方向斜推患者第6、7颈椎和第1~4胸椎棘突至肩胛骨内侧缘的菱形肌筋膜压痛点（见图5-95）。由上向下可分为3~5条斜线，每条线推5~10次。

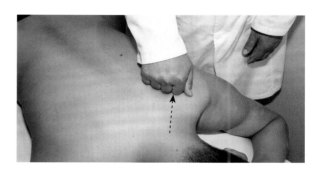

图5-95　菱形肌推法，施术者第2~5指间关节位于患者肩胛骨内侧缘的菱形肌筋膜

（二）抗阻训练

患者取屈髋屈膝位，脊柱自然延展，颈椎中立位，双手臂屈曲90°，掌心相对，将双手臂外展，肩胛骨回缩向上发力呈W型，感受双侧菱形肌收缩（见图5-96、图5-97）。动作保持2~4s，然后还原至起始位，重复8~12次为1组，练习2~3组。

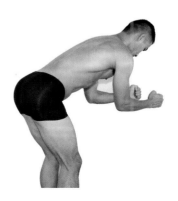

图5-96　菱形肌抗阻训练（起始位置）

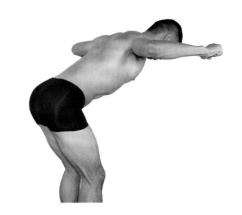

图 5-97 菱形肌抗阻训练（终止位置）

（三）拉伸训练

患者取坐立位，双手握拳叉腰；施术者双手握住患者双肘区域，并用身体重心将双肘向前发力，使患者双侧菱形肌有充分牵拉感（见图5-98）。在伸展至最大位置时，保持15～30s，在拉伸结束时，让患者肘部与施术者双手用30%力量做静态对抗5s，之后缓慢还原至起始位。

注意：此拉伸动作对肩关节有一定压力，建议适度拉伸。

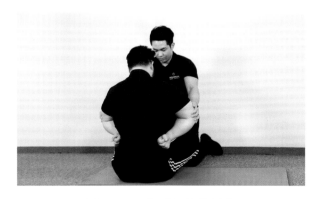

图 5-98 菱形肌拉伸训练

四、相关经穴

足太阳膀胱经的循行与大菱形肌相关，有膏肓、魂门等穴，可用于治疗肩背痛、颈项强痛、咳嗽、盗汗、胁肋痛。足太阳膀胱经的循行与小菱形肌相关，有魄户等穴，可用于治疗咳嗽、气喘、颈项强痛、胸肩背痛。

049
前锯肌

一、概况

前锯肌是胸侧面较大的薄肌，与菱形肌拮抗。前锯肌持续紧张牵拉，可引起背部筋膜紧张和疼痛；前锯肌麻痹松弛可引起翼状肩胛。前锯肌属胸部肌肉，其损伤既可影响邻近胸大肌、胸小肌和腹外斜肌及乳腺组织，也可影响胸腔内脏功能。根据中医"前病及后，后病及前；内病及外，外病及内"与"前病后治，后病前治；内病外治，外病内治"的阴阳学说和整体观念，可指导前锯肌与菱形肌以及其他拮抗肌损伤的诊断、治疗与康复训练。前锯肌受胸长神经支配，其损伤可致顽固性腋下至胸肋侧面痛。

【起止点】起于第1～8或第9肋骨表面，止于肩胛骨内侧缘及下角（见图5-99）。

【神经支配】胸长神经 C_5 ～ C_8。

【血供】胸外侧动脉和胸背动脉。

【功能】外展、上旋、下降肩胛骨；协助深吸气。

【需检查的其他肌肉】菱形肌、胸小肌、胸大肌、肋间肌。

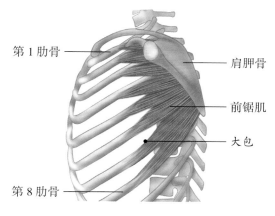

图 5-99　前锯肌解剖图

第1肋骨　肩胛骨　前锯肌　大包　第8肋骨

二、病症

肩胛骨内侧深层痛、腋下和肋骨侧面痛、翼状肩胛；乳腺病、咳喘、心区或肝区不适等。

三、治疗

（一）徒手疗法

1. 压揉法

（1）动作一：患者取侧卧位，上臂前屈至水平位；施术者拇指指腹重叠，分别压揉患者上8或9个肋骨表面的前锯肌附着处压痛点（见图5-100）。每根肋骨表面从患者胸大肌下方的腋前线起始，至肩胛骨外侧缘终止。由前向后分为5~7个点，每点5~15次。

（2）动作二：患者取俯卧位，肩前垫15~20cm高硬枕，上臂取内旋后伸屈肘位（反手摸背），使患者肩胛骨内侧缘与胸壁间隙尽量增宽；施术者拇指桡侧由下向上，纵向压揉患者肩胛骨前内侧的前锯肌附着处压痛点（见图5-101）。自肩胛骨上角至下角可分为5~7个点，每点压揉5~15次。

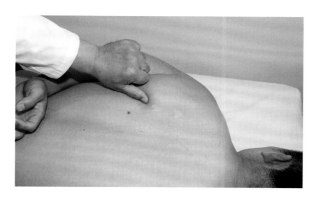

图 5-101　前锯肌压揉法，施术者拇指指腹位于患者肩胛骨前内侧的前锯肌附着处

2. 推法
施术者拇指指腹由前向后，分别横推患者腋前线至肩胛骨外侧缘肋骨表面的前锯肌筋膜压痛点（见图5-102）。前8或9个肋骨可分为9~12条横线，每条线推5~10次。

注意：胸大肌直下的位置为腋前线。

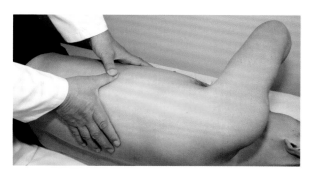

图 5-100　前锯肌压揉法，施术者拇指指腹位于患者第9肋骨表面的前锯肌附着处

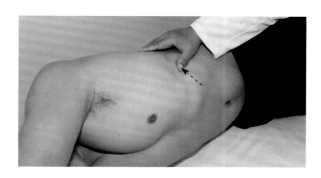

图 5-102　前锯肌推法，施术者拇指指腹位于患者第8肋骨表面的前锯肌筋膜

（二）抗阻训练

患者取站立位，双手抓握弹力带，水平于肩部，掌心相对，对抗弹力带阻力，将肩胛骨前移，同时胸椎向后顶，感受双侧前锯肌收缩（见图5-103、图5-104）。动作保持2~4s，然后还原至起始位，重复8~12次为1组，练习2~3组。

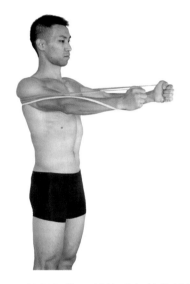

图 5-103　前锯肌抗阻训练（起始位置）

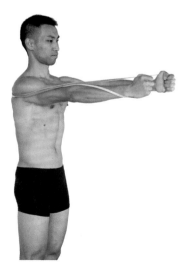

图 5-104　前锯肌抗阻训练（终止位置）

（三）拉伸训练

患者取坐立位，双手抱头；施术者与患者背靠背，双手握患者肘关节处，用上段胸椎部固定患者的肩胛位置做含胸状，将患者盂肱关节向外向上延展方向发力，使其双侧前锯肌有充分牵拉感（见图5-105）。在伸展至最大位置时，保持15~30s，在拉伸结束时，让患者肘部与施术者双手用30%力量做静态对抗5s，之后缓慢还原至起始位。

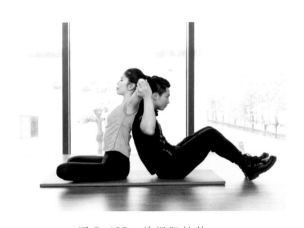

图 5-105　前锯肌拉伸

四、相关经穴

足太阴脾经、足少阳胆经的循行与前锯肌相关，有大包、渊腋等穴，可用于治疗胁痛、全身疼痛、四肢倦怠、胸胁胀痛、腋下肿、上肢痹痛。

第六章
臂和手

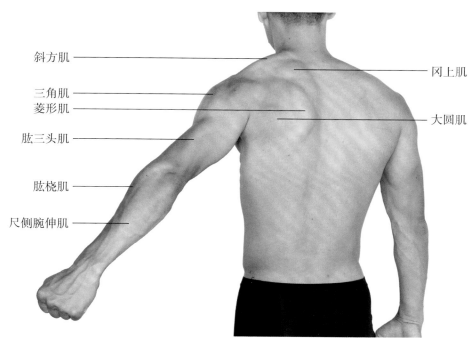

斜方肌

三角肌
菱形肌

肱三头肌

肱桡肌

尺侧腕伸肌

冈上肌

大圆肌

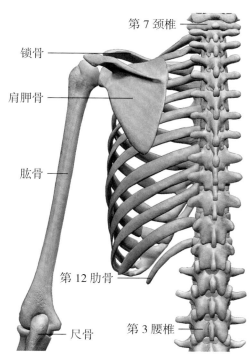

第 7 颈椎

锁骨

肩胛骨

肱骨

第 12 肋骨

尺骨

第 3 腰椎

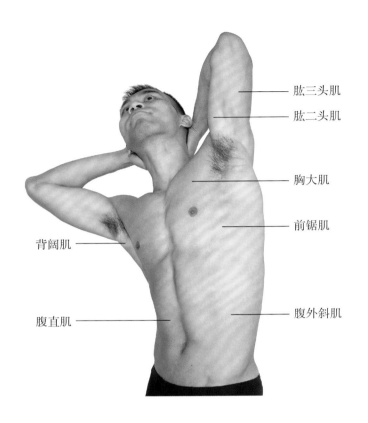

肱三头肌

肱二头肌

胸大肌

前锯肌

背阔肌

腹直肌

腹外斜肌

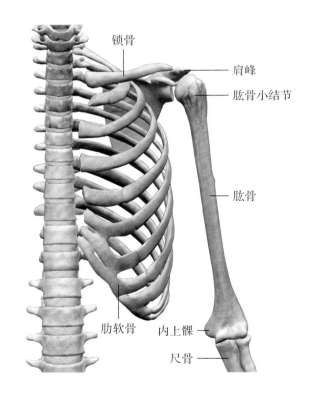

锁骨

肩峰

肱骨小结节

肱骨

肋软骨

内上髁

尺骨

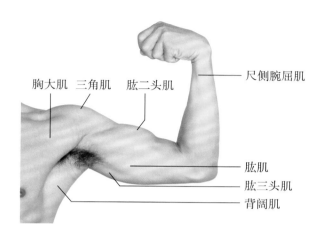

胸大肌　三角肌　肱二头肌

尺侧腕屈肌

肱肌
肱三头肌
背阔肌

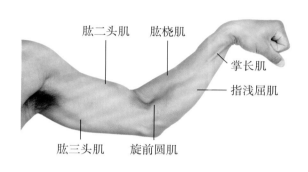

肱二头肌　肱桡肌

掌长肌

指浅屈肌

肱三头肌　旋前圆肌

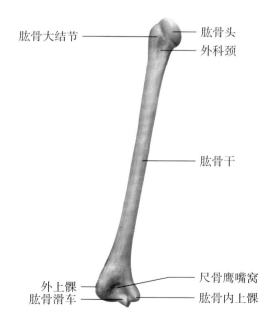

肱骨大结节

肱骨头
外科颈

肱骨干

外上髁
肱骨滑车

尺骨鹰嘴窝
肱骨内上髁

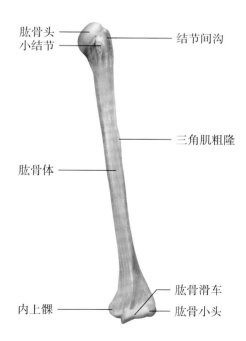

肱骨头
小结节

结节间沟

三角肌粗隆

肱骨体

内上髁

肱骨滑车
肱骨小头

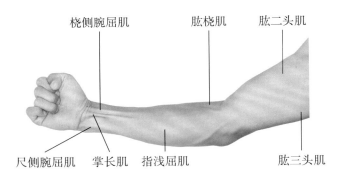

桡侧腕屈肌　　肱桡肌　　肱二头肌

尺侧腕屈肌　掌长肌　指浅屈肌　　肱三头肌

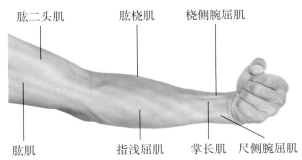

肱二头肌　　肱桡肌　　桡侧腕屈肌

肱肌　　指浅屈肌　掌长肌　尺侧腕屈肌

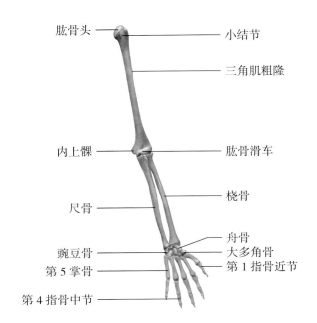

肱骨头　　小结节

三角肌粗隆

内上髁　　肱骨滑车

桡骨

尺骨

舟骨

豌豆骨　大多角骨

第 5 掌骨　第 1 指骨近节

第 4 指骨中节

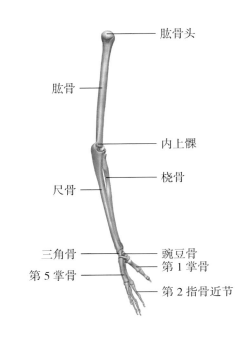

肱骨头

肱骨

内上髁

尺骨　　桡骨

三角骨　豌豆骨

第 5 掌骨　第 1 掌骨

第 2 指骨近节

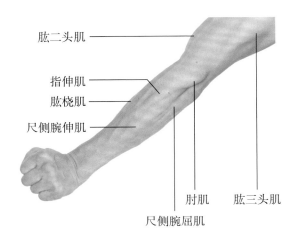

肱二头肌

指伸肌

肱桡肌

尺侧腕伸肌

尺侧腕屈肌

肘肌　　肱三头肌

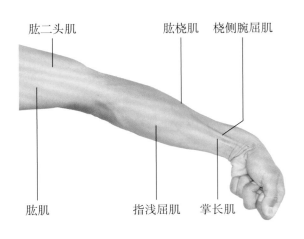

肱二头肌　　肱桡肌　　桡侧腕屈肌

肱肌　　指浅屈肌　掌长肌

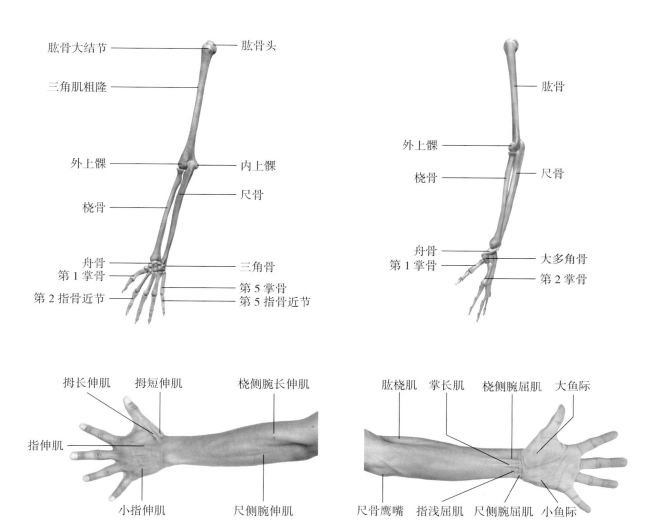

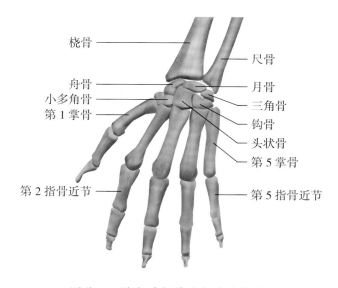

图总 4　臂和手部骨骼与表浅肌肉

050

肱三头肌

一、概况

肱三头肌主要作用是伸展前臂，包括肩和肘的后伸。长期繁重伸肘职业者损伤多见。临床表现为上臂后侧痛和屈肘受限；肱三头肌长头附着于肩胛骨盂下粗隆，其损伤可引起肩后痛，即肩胛骨后外侧痛，应与邻近小圆肌损伤共同检查和治疗。肱三头肌远端损伤，表现为尺骨鹰嘴肿痛，刺激尺神经沟内的尺神经可引起肘管综合征。肱三头肌与肱二头肌功能相反，根据中医的阴阳学说、整体观念和现代生物力学平衡理论，两者损伤可相互影响，应同时检查治疗。

【起止点】肱三头肌长头起于盂下粗隆；内侧头和外侧头起于肱骨体背面，止于尺骨鹰嘴（见图6-1）。

【神经支配】桡神经 $C_5 \sim C_8$。

【血供】肱深动脉。

【功能】长头内收、伸展上臂和前臂；内侧头与外侧头伸展前臂。

【需检查的其他肌肉】肱肌、肱二头肌、小圆肌等。

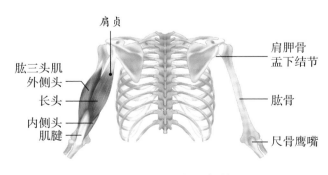

图6-1 肱三头肌解剖图

二、病症

肩后痛、上臂后侧痛、肘关节肿痛；肘屈、肩屈、肩外展受限；手臂疼痛麻木无力等。

三、治疗

（一）徒手疗法

1. 压揉法

（1）动作一：患者取俯卧位，上臂外展90°；施术者拇指指腹由内向外，横向压揉患者肩胛骨盂下粗隆的肱三头肌长头附着处压痛点（见图6-2）。由上向下分为1~3个点，每点压揉5~15次。

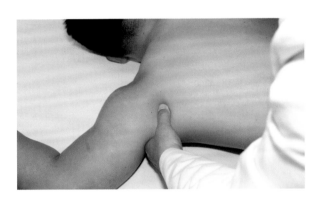

图6-2 肱三头肌压揉法，施术者拇指指腹位于患者肩胛骨盂下粗隆的肱三头肌长头附着处

（2）动作二：患者取俯卧位，上臂外展至30°~45°，掌心朝前；施术者单拇指指腹或双拇指重叠由下向上，纵向压揉肱骨体后侧肱三头肌内、外侧头附着处压痛点（见图6-3）。由近端向远端分为内、中、外三条纵线，每条线分为7~9个点，每点压揉5~15次。

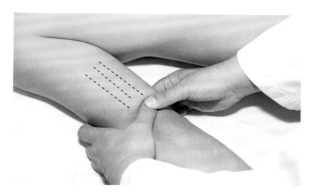

图 6-3 肱三头肌压揉法，施术者双拇指指腹重
叠位于患者肱骨体后侧远端的肱三头肌肌腱

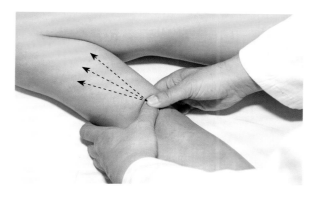

图 6-5 肱三头肌推法，施术者拇指指腹位于患
者肱骨体后侧远端的肱三头肌肌腱

（3）**动作三**：患者取俯卧位，上臂外展
至30°～40°，掌心向前；施术者拇指指腹由
远及近，向心方向压揉患者尺骨鹰嘴的肱三
头肌腱附着处压痛点（见图6-4）。根据钟表
时针定位分为12个点，中心为1个点，每点
压揉5～15次。

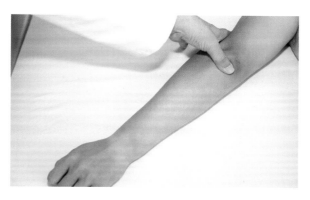

图 6-4 肱三头肌压揉法，施术者拇指指腹位于
患者尺骨鹰嘴的肱三头肌肌腱附着处

2. 推法 施术者拇指指腹由远端向近
端，纵推患者尺骨鹰嘴至肱骨体后表面的肱
三头肌筋膜压痛点（见图6-5）。由内向外可
分为3条线，每条线推5～10次。

（二）抗阻训练

患者取屈髋屈膝位，脊柱自然延展，颈
椎中立位，双手持握哑铃，手臂屈曲90°，
肘伸向上发力，感受双侧肱三头肌收缩（见
图6-6、图6-7）。动作保持2～4s，然后还原
至起始位，重复8～12次为1组，练习2～
3组。

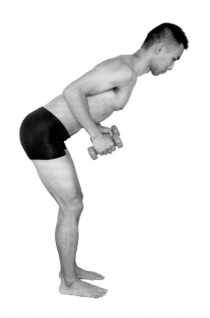

图 6-6 肱三头肌抗阻训练（起始位置）

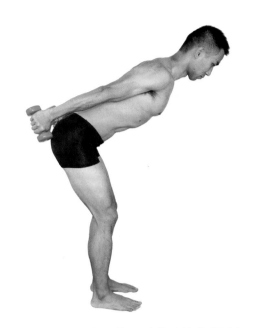

图6-7 肱三头肌抗阻训练（终止位置）

（三）拉伸训练

患者取坐立位，将右手挎在施术者大腿稳定躯干；施术者右手抓握患者左手手腕，左手包住患者左侧肘关节，做肩屈肘屈肩内旋，使其左侧肱三头肌有充分牵拉感（见图6-8）。在伸展至最大位置时，保持15～30s，在拉伸结束时，让患者肘部与施术者左手用30%力量做静态对抗5s，之后缓慢还原至起始位。

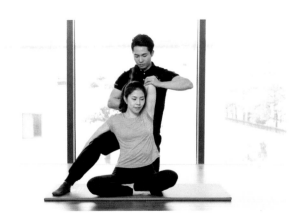

图6-8 肱三头肌拉伸训练

四、相关经穴

手太阳小肠经的循行与肱三头肌相关，有肩贞等穴，可用于治疗瘰疬、肩臂痛、上肢不遂。

051
肘肌

一、概况

肘肌位于肘关节后侧浅层，作用是辅助肱三头肌伸展前臂，可视为肱三头肌的延续。肘肌近端附着于肱骨外上髁后侧，与尺侧腕伸肌、旋后肌、小指伸肌相邻，它们损伤均可引起肱骨外上髁区域肿胀疼痛和不适，与肱骨外上髁炎相关。

【起止点】起于肱骨外上髁后侧，止于尺骨鹰嘴及尺骨近端背面（见图6-9）。

【神经支配】桡神经 $C_7 \sim C_8$。

【血供】肱深动脉和骨间返动脉。

【功能】伸展前臂。

【需检查的其他肌肉】肱三头肌、尺侧腕伸肌、尺侧腕屈肌、旋后肌等。

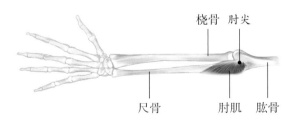

图6-9 肘肌解剖图

二、病症

肘后肿胀疼痛、屈肘受限；肱骨外上髁炎等。

三、治疗

（一）徒手疗法

1. 压揉法

（1）动作一：患者取俯卧位，掌心朝前；施术者拇指指腹由下向上，纵向压揉患者肱骨外上髁后侧的肘肌附着处压痛点（见图6-10）。由近端向远端分为3个点，每点压揉5~15次。

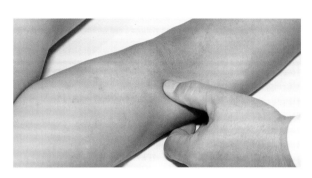

图6-10　肘肌压揉法，施术者拇指指腹位于患者肱骨外上髁后侧的肘肌附着处

（2）动作二：患者取俯卧位，掌心朝前；施术者拇指指腹由桡侧向尺侧，横向压揉患者尺骨鹰嘴和尺骨体近端背面的肘肌附着处压痛点（见图6-11）。由远端向近端分为3~5个点，每点压揉5~15次。

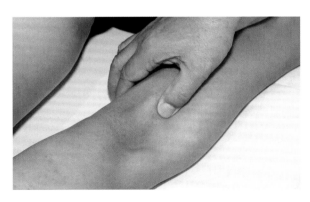

图6-11　肘肌压揉法，施术者拇指的指腹位于患者尺骨近端后侧的肘肌附着处

2. 推法　施术者拇指指腹由下向上，纵推患者尺骨体近端后侧至肱骨外上髁后侧的肘肌筋膜压痛点（见图6-12）。由桡侧向尺侧分为3条纵线，每条线推5~10次。

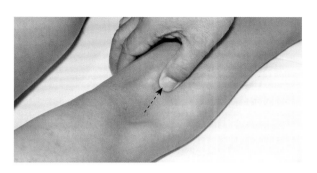

图6-12　肘肌推法，施术者拇指指腹位于患者肱骨外上髁后侧的肘肌筋膜

（二）抗阻训练

患者取屈髋屈膝位，脊柱自然延展，颈椎中立位，双手持握哑铃，手臂屈曲90°，肘伸向上发力，感受双侧肘肌收缩（见图6-13、图6-14）。动作保持2~4s，然后还原至起始位，重复8~12次为1组，练习2~3组。

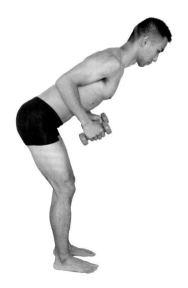

图6-13　肘肌抗阻训练（起始位置）

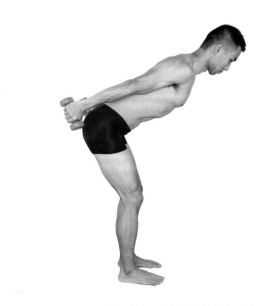

图 6-14　肘肌抗阻训练（终止位置）

（三）拉伸训练

患者取仰卧位，自然屈臂；施术者双手分别稳定患者左侧肘部与手腕，并用身体重心向将手臂向下发力，使其左侧肘肌有充分牵拉感（见图 6-15）。在伸展至最大位置时，保持 15～30s，在拉伸结束时，让患者手臂与施术者左手用 30% 力量做静态对抗 5s，之后缓慢还原至起始位。

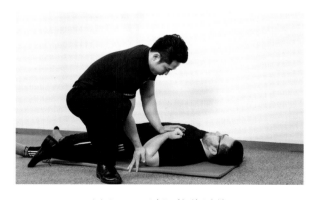

图 6-15　肘肌拉伸训练

四、相关经穴

上肢部奇穴的循行与肘肌相关，有肘尖等穴，可用于治疗肘臂酸痛、痈疽、瘰疬。

052

肱二头肌

一、概况

肱二头肌主要作用是屈曲前臂，因人们在生活和工作中肘关节屈曲比较频繁而易损伤，重体力劳动者发病率较高。肱二头肌上附着处损伤是肩前痛病因之一，肱二头肌长头肌腱腱鞘炎较多见，应与内侧相邻的肩胛下肌损伤鉴别；短头附着于肩胛骨喙突，其周围肿痛应与相邻的喙肱肌、胸小肌损伤鉴别。肱二头肌下附着处损伤表现为肘前痛，应与相邻的旋前圆肌和指浅屈肌损伤鉴别。肱二头肌与肱肌协同屈曲肘关节，两者损伤相互影响，应同时检查和治疗；肱二头肌和肱肌与肱三头肌有相反功能，它们的损伤久治不愈，应根据中医阴阳学说和生物力学平衡理论，对它们进行整体诊断、治疗与康复训练。

【起止点】长头起于肩胛骨盂上结节，短头起于肩胛骨喙突，共同止于桡骨粗隆和覆盖于屈肌总腱上的肱二头肌腱膜（见图 6-16）。

【神经支配】肌皮神经 $C_5 \sim C_7$。

【血供】肱动脉。

【功能】屈曲、外展（长头）、内收（短头）和前臂旋后。

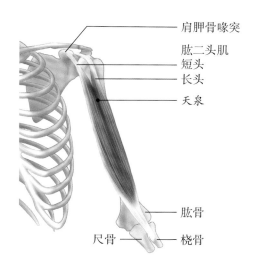

图 6-16　肱二头肌解剖图

标注：肩胛骨喙突、肱二头肌、短头、长头、天泉、肱骨、尺骨、桡骨

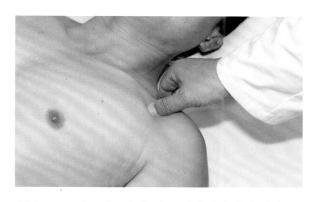

图 6-17　肱二头肌压揉法，施术者拇指指腹位于患者肩胛骨喙突下方的肱二头肌短头附着处

【需检查的其他肌肉】肱肌、旋后肌、肱桡肌、前三角肌、肩胛下肌、大圆肌、背阔肌、胸大肌、胸小肌。

二、病症

肩前痛、上臂前侧痛、肘前侧痛；肩关节过度伸展受限、肘关节伸展受限、前臂旋前受限。

三、治疗

（一）徒手疗法

1. 压揉法

（1）**动作一**：施术者拇指指腹由下向上，垂直压揉患者肩胛骨喙突下方的肱二头肌短头附着处压痛点（见图 6-17）。由远端向近端分为 3 个点，每点压揉 5~15 次。喙突周围肿痛按钟表时针定位分为 12 个点，中心 1 个点，每点压揉 5~15 次。

（2）**动作二**：患者取仰卧位，掌心朝前；施术者拇指指腹由内向外，分别横向压揉患者肱骨小结节和大结节的肱横韧带附着处以及结节间沟肱二头肌长头肌腱鞘膜压痛点（见图 6-18）。肱骨小结节、大结节、结节间沟由上向下分为 3 条纵线，每条线分为 3~5 个点，每点 5~15 次。

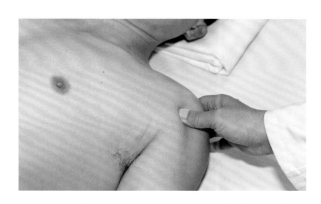

图 6-18　肱二头肌压揉法，施术者拇指指腹位于患者肱骨结节间沟肱二头肌长头肌腱鞘膜

（3）**动作三**：患者取仰卧位，屈肘约 90°；施术者拇指指腹由尺侧向桡侧，横向压揉患者桡骨粗隆的肱二头肌附着处压痛点（见图 6-19）。由远端向近端分为 3 个点，每点压揉 5~15 次。

注意：压揉桡骨粗隆附着点时，也可辅导患者配合前臂旋转，以扩大手法松解面积。

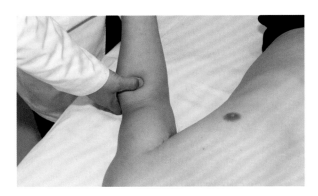

图 6-19　肱二头肌压揉法，施术者拇指指腹位于患者桡骨粗隆的肱二头肌肌腱附着处

2. **推法**　患者取仰卧伸肘位，掌心向前；施术者拇指指腹由远及近，分别纵推患者桡骨粗隆至肩胛骨喙突和结节间沟上方的肱二头肌筋膜压痛点（见图6-20）。可将其分为2~3条线，每条线推5~10次。

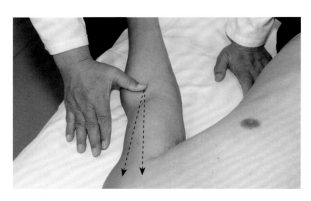

图 6-20　肱二头肌推法，施术者拇指指腹位于患者桡骨粗隆的肱二头肌筋膜

（二）抗阻训练

患者取站立位，双手持握哑铃，掌心向前，肘关节贴紧肋骨，屈肘向上发力，感受双侧肱二头肌收缩（见图6-21、图6-22）。动作保持2~4s，然后还原至起始位，重复8~12次为1组，练习2~3组。

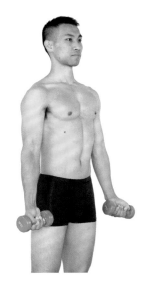

图 6-21　肱二头肌抗阻训练（起始位置）

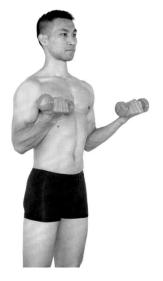

图 6-22　肱二头肌抗阻训练（终止位置）

（三）拉伸训练

患者取坐立位，左侧肩后伸、肘伸、前臂旋前；施术者右手固定患者左侧肩后部，

左手握患者左手腕处向后、向上发力，使其左侧肱二头肌有充分牵拉感（见图6-23）。在伸展至最大位置时，保持15~30s，在拉伸结束时，让患者手臂与施术者左手用30%力量做静态对抗5s，之后缓慢还原至起始位。

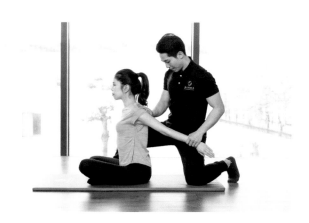

图6-23 肱二头肌拉伸训练

四、相关经穴

手厥阴心包经的循行与肱二头肌相关，有天泉等穴，可用于治疗心痛、咳嗽、胸胁胀痛、臂痛。

▌053

肱肌

一、概况

肱肌起于肱骨体前表面，其近端损伤表现为上臂前侧深层痛，应与肱二头肌筋膜疼痛鉴别。肱肌远端附着于尺骨冠突，与旋前圆肌和肱二头肌腱膜邻近，它们损伤应加以鉴别。肱肌与肱二头肌协同肘关节屈曲，肘关节屈肘载

荷较重的体力劳动者均容易损伤，表现为肘关节前侧和内侧周围肿胀疼痛，两者应同时检查治疗。对肘关节伸展和屈曲严重障碍者应做影像检查，以排除肘关节脱位、骨折、融合等骨性改变。

【起止点】起于肱骨前表面，止于尺骨冠突（见图6-24）。

【神经支配】肌皮神经 C_5 ~ C_7。

【血供】桡侧返动脉。

【功能】屈曲肘关节。

【需检查的其他肌肉】肱二头肌、旋前圆肌、指浅屈肌、桡侧腕屈肌。

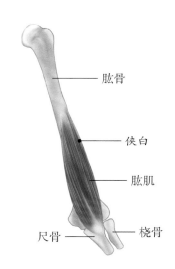

图6-24 肱肌解剖学

二、病症

上臂前侧深层痛、肘前痛、肘关节伸展受限。

三、治疗

（一）徒手疗法

1. 压揉法

（1）动作一： 施术者拇指指腹由桡侧向

尺侧，横向压揉患者肱骨体前表面内侧的肱肌附着处压痛点（见图6-25）。由远端向近端分为3~5个点，每点压揉5~15次。然后再用对侧手由尺侧向桡侧，用上述方法横向压揉肱骨体前表面外侧肱肌附着处压痛点（见图6-26）。

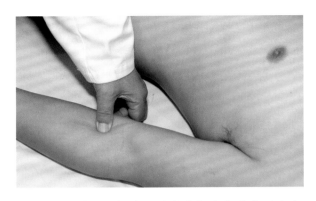

图6-27　肱肌压揉法，施术者拇指指腹位于患者尺骨冠突的肱肌附着处

2. **推法**　患者取仰卧屈肘位；施术者拇指指腹由下向上，分别进入患者肱二头肌与肱肌的内侧和外侧间隙，纵推肱骨远端至近端的肱肌筋膜压痛点（见图6-28）。内侧和外侧各分1条线，每条线推5~10次。

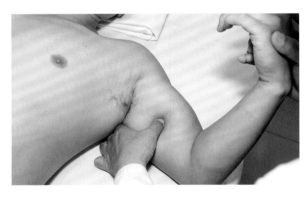

图6-25　肱肌压揉法，施术者拇指指腹位于患者肱骨体前表面内侧的肱肌附着处

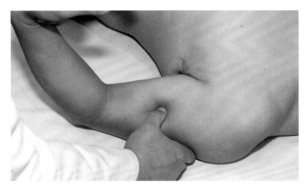

图6-26　肱肌压揉法，施术者拇指指腹位于患者肱骨体前表面外侧的肱肌附着处

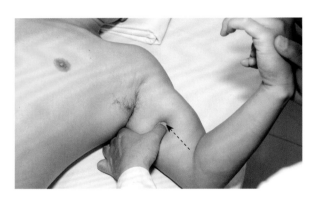

图6-28　肱肌推法，施术者拇指指腹位于患者肱骨前表面内侧的肱肌筋膜

（2）动作二：施术者拇指指腹由桡侧向尺侧，横向压揉患者尺骨冠突表面的肱肌附着处压痛点（见图6-27）。由远端向近端分为3个点，每点压揉5~15次。

（二）抗阻训练

患者取站立位，双手持握哑铃，掌心向前，肘关节贴紧肋骨，屈肘向上发力，感受双侧肱肌收缩（见图6-29、图6-30）。动作保持2~4s，然后还原至起始位，重复8~12次为1组，练习2~3组。

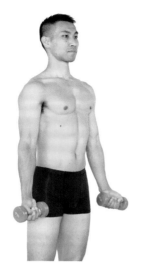

图 6-29　肱肌抗阻训练（起始位置）

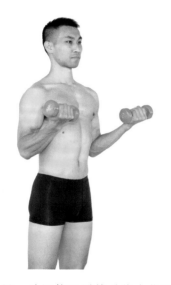

图 6-30　肱肌抗阻训练（终止位置）

（三）拉伸训练

患者取坐立位，左侧肩后伸、肘伸；施术者右手固定患者左侧肩后部，左手握患者左手腕处向上发力，使其左侧肱肌有充分牵拉感（见图 6-31）。在伸展至最大位置时，保持 15 ~ 30s，在拉伸结束时，让患者手臂与施术者左手用 30% 力量做静态对抗 5s，之后缓慢还原至起始位。

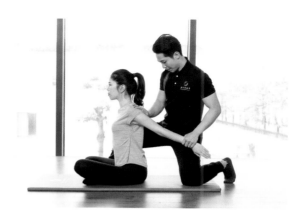

图 6-31　肱肌拉伸训练

四、相关经穴

手太阴肺经的循行与肱肌相关，有天府、侠白等穴，可用于治疗鼻衄、咳嗽、气喘、瘿气、臂痛。

054

喙肱肌

一、概况

喙肱肌从肱骨内侧稳定肩关节，并与肱二头肌短头筋膜相连，它们损伤均可引起肩前痛和上臂内侧痛。上臂内侧有肱动脉、肱静脉、贵要静脉、正中神经、尺神经通过，手法压揉宜轻柔。

【起止点】起于肩胛骨喙突，止于肱骨体中 1/3 内侧面（见图 6-32）。

【神经支配】肌皮神经 C_5 ~ C_7。

【血供】臂动脉。

【功能】内收、屈曲上臂，辅助稳定盂肱关节。

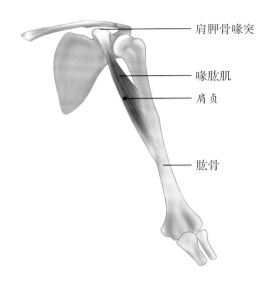

图 6-32 喙肱肌解剖图

肩胛骨喙突
喙肱肌
肩贞
肱骨

【需检查的其他肌肉】前三角肌、胸小肌、肱二头肌短头、肱三头肌内侧头。

二、病症

肩前侧痛、上臂内侧痛；上臂外展、后伸受限，肩关节习惯性脱位等。

三、治疗

（一）徒手疗法

1. 压揉法

（1）动作一：施术者拇指指腹由下向上，垂直压揉患者肩胛骨喙突下方的喙肱肌附着处压痛点（见图6-33）。由外向内横向分为3个点，每点5~15次。喙突周围肿痛者按钟表时针定位分为12个点，中心为1个点，每点压揉5~15次。

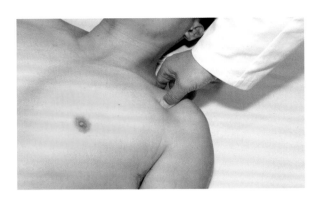

图 6-33 喙肱肌压揉法，施术者拇指指腹位于患者肩胛骨喙突下方的喙肱肌附着处

（2）动作二：施术者拇指指腹由前向后，横向压揉患者肱骨内侧的喙肱肌附着处压痛点（见图6-34）。由远端向近端分为3~5个点，每点压揉5~15次。

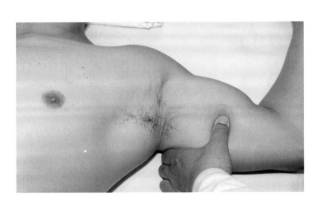

图 6-34 喙肱肌压揉法，施术者拇指指腹位于患者肱骨体内侧的喙肱肌附着处

2. 推法 施术者拇指指腹由下向上，纵推患者肱骨内侧至喙突下方的喙肱肌筋膜压痛点（见图6-35）。可将其分为3条线，每条线推5~10次。

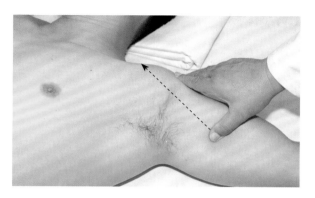

图 6-35 喙肱肌推法，施术者拇指指腹位于患者
肱骨内侧肱肌筋膜

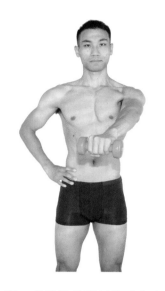

图 6-37 喙肱肌抗阻训练（终止位置）

（二）抗阻训练

患者取站立位，左手持握哑铃，拳眼向前，向肩屈、肩内收方向发力，感受左侧喙肱肌收缩（见图 6-36、图 6-37）。动作保持 2~4s，然后还原至起始位，重复 8~12 次为 1 组，练习 2~3 组。

（三）拉伸训练

患者取坐立位，左侧肩后伸、肘伸；施术者右手固定患者左侧肩后部，左手握患者左手腕处向上发力，使其左侧喙肱肌有充分牵拉感（见图 6-38）。在伸展至最大位置时，保持 15~30s，在拉伸结束时，让患者手臂与施术者左手用 30% 力量做静态对抗 5s，之后缓慢还原至起始位。

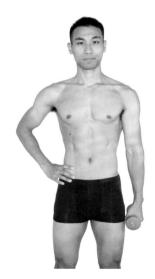

图 6-36 喙肱肌抗阻训练（起始位置）

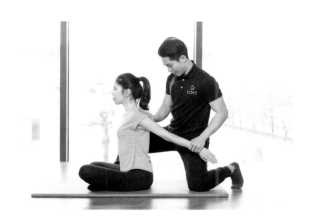

图 6-38 喙肱肌拉伸训练

四、相关经穴

手太阳小肠经的循行与喙肱肌相关，有肩贞等穴，可用于治疗肩臂疼痛、上肢不遂。

055

旋后肌

一、概况

旋后肌损伤多见于手臂频繁旋转操作职业，其起于肱骨外上髁、尺骨和桡侧副韧带以及环状韧带，止于桡骨背面和外侧面等多个部位。旋后肌损伤为肱骨外上髁炎病因之一，需对其肌肉韧带附着处和筋膜全面检查和治疗。旋后肌与旋前圆肌功能相反，旋后肌充分收缩对旋前圆肌有拉伸作用，旋前圆肌充分收缩对旋后肌有拉伸作用。

【起止点】起于肱骨外上髁、尺骨旋后肌嵴，止于桡骨背面和前外侧（见图6-39）。

【神经支配】桡神经 $C_5 \sim C_7$。

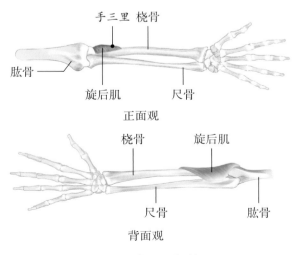

正面观

背面观

图6-39　旋后肌解剖图

【血供】桡侧返动脉。

【功能】旋后前臂。

【需检查的其他肌肉】桡侧腕长伸肌、桡侧腕短伸肌、指伸肌、指浅屈肌、肱二头肌等。

二、病症

肱骨外上髁炎、肘关节周围痛、尺骨后侧和桡骨后外痛、前臂旋前受限等。

三、治疗

（一）徒手疗法

1. 压揉法

（1）动作一：患者取俯卧位，上臂外展和屈肘90°；施术者拇指指腹由前向后，横向压揉患者肱骨外上髁的旋后肌附着处压痛点（见图6-40）。由近端向远端分为3个点，每点压揉5~15次。

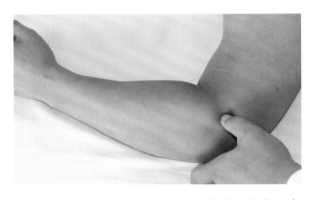

图6-40　旋后肌压揉法，施术者拇指指腹位于患者肱骨外上髁的旋后肌附着处

（2）动作二：施术者拇指指腹由桡侧向尺侧，分别横向压揉患者尺桡骨粗隆前外侧的旋后肌附着处压痛点（见图6-41）。由近端向远端分为3~5个点，每点压揉5~15次。

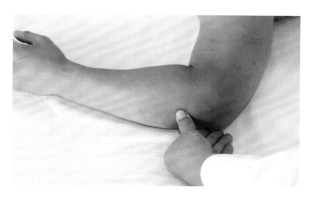

图6-41 旋后肌压揉法，施术者拇指指腹位于患者尺骨旋后肌嵴旋后肌附着处

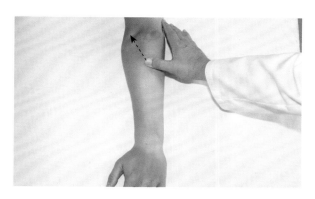

图6-43 旋后肌推法，施术者拇指指腹位于患者尺骨旋后肌嵴的旋后肌筋膜

（3）动作三：施术者拇指指腹由前向后，分别横向压揉患者桡骨前外侧和背侧旋后肌附着处压痛点（见图6-42）。由近端向远端分为3~5个点，每点压揉5~15次。

（2）动作二：患者取仰卧伸肘位；施术者拇指指腹由远及近，分别纵推患者桡骨前外侧和背侧旋后肌筋膜压痛点（见图6-44）。由尺侧向桡侧分为3条线，每条线推5~10次。桡骨背侧推法可取俯卧位。

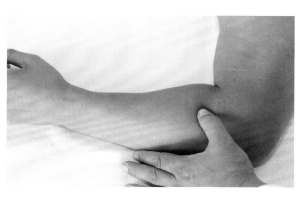

图6-42 旋后肌压揉法，施术者拇指指腹位于患者桡骨粗隆前外侧旋后肌附着处

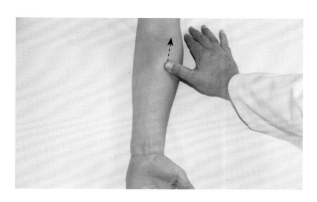

图6-44 旋后肌推法，施术者拇指指腹位于患者桡骨前外侧的旋后肌筋膜

2. 推法

（1）动作一：患者取俯卧伸肘位；施术者拇指指腹由远及近，纵推患者尺骨旋后肌嵴至肱骨外上髁筋膜压痛点（见图6-43）。由尺侧向桡侧分为3条线，每条线推5~10次。

（二）抗阻训练

患者屈臂90°，左手抓握哑铃一端，拳眼向上，将哑铃向前臂旋后方向发力，感受左侧旋后肌收缩（见图6-45、图6-46）。动作保持2~4s，然后还原至起始位，重复8~12次为1组，练习2~3组。

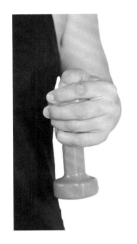

图 6-45 旋后肌抗阻训练（起始位置）

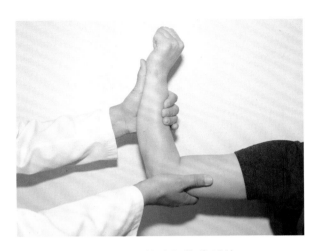

图 6-47 旋后肌拉伸训练

四、相关经穴

手阳明大肠经的循行与旋后肌相关，有下廉、上廉、手三里等穴，可用于治疗眩晕、目痛、肘臂肿痛、挛急、肩臂酸痛、麻木、不遂、肩背痛、腰痛。

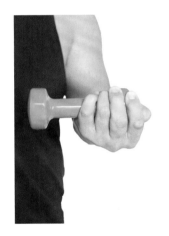

图 6-46 旋后肌抗阻训练（终止位置）

056

旋前圆肌

一、概况

旋前圆肌与旋后肌功能相反，两者损伤病因基本相同，多见于手臂旋转操作较重的职业者。其近端起于肱骨内上髁和尺骨冠突，损伤与肱骨内上髁炎相关。正中神经从旋前圆肌穿出，其受压损伤可引起旋前圆肌综合征，与腕管综合征临床表现相似，应同时检查治疗。

（三）拉伸训练

患者上臂外展屈肘 90°；施术者右手固定患者肱骨外上髁旋后肌起点，左手第 2~5 指抓握患者桡骨旋后肌止点，助力前臂旋前，使其左侧旋后肌有充分牵拉感（见图 6-47）。在伸展至最大位置时，保持 15~30s，在拉伸结束时，让患者手臂与施术者左手用 30% 力量做静态对抗 5s，之后缓慢还原至起始位。

【起止点】起于肱骨内上髁和尺骨冠突内侧面，止于桡骨外侧面（见图 6-48）。

【神经支配】正中神经 C_6~C_7。

【血供】尺动脉、桡动脉。

【功能】旋前、屈曲前臂。

【需检查的其他肌肉】桡侧腕屈肌、肱肌、旋后肌、肱二头肌。

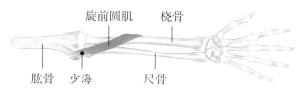

图 6-48 旋前圆肌解剖图

二、病症

肘关节内侧痛（肱骨内上髁炎），前臂旋后、伸展受限；前臂前面或手部三个半手指麻木无力、屈伸受限或鱼际肌肉萎缩等。

三、治疗

（一）徒手疗法

1. 压揉法

（1）**动作一**：患者取仰卧伸肘位；施术者拇指指腹由尺侧向桡侧，横向压揉患者肱骨内上髁的旋前圆肌附着处压痛点（见图6-49）。广泛肿痛患者可按照钟表时针定位分为12个点，中心为1个点，每点压揉5～15次。

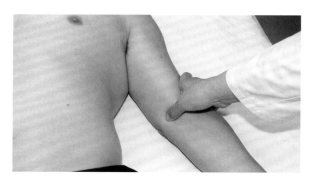

图 6-49 旋前圆肌压揉法，施术者拇指指腹位于患者肱骨内上髁的旋前圆肌附着处

（2）**动作二**：患者取仰卧伸肘位；施术者拇指指腹由桡侧向尺侧，横向压揉患者尺骨冠突的旋前圆肌附着处压痛点（见图6-50）。广泛肿痛患者可按照钟表时针定位分为12个点，中心为1个点，每点压揉5～15次。

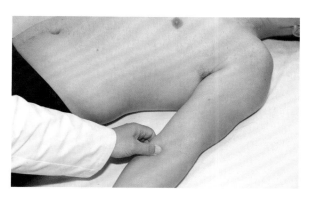

图 6-50 旋前圆肌压揉法，施术者拇指指腹位于患者尺骨冠突旋前圆肌附着处

（3）**动作三**：患者取仰卧伸肘位；施术者拇指指腹由尺侧向桡侧，分别横向压揉患者桡骨前侧和外侧的旋前圆肌附着处压痛点（见图6-51）。由尺侧向桡侧横向分为1～3条线，每条线分为3～5个点，每点压揉5～15次。

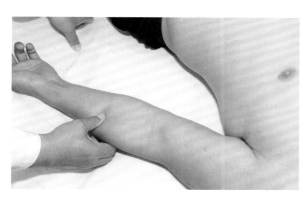

图 6-51 旋前圆肌压揉法，施术者拇指指腹位于患者桡骨前侧的旋前圆肌附着处

2. 推法 患者取仰卧伸肘位；施术者拇指指腹由下向上，分别斜推患者桡骨至尺骨冠突和肱骨内上髁前侧旋前圆肌筋膜（见图6-52）。由桡侧向尺侧分为1~3条线，每条线推5~10次。

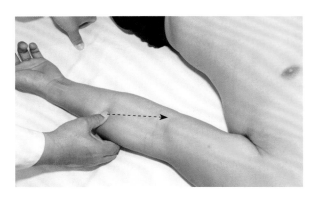

图6-52　旋前圆肌推法，施术者拇指指腹位于患者桡骨前侧的旋前圆肌筋膜

（二）抗阻训练

患者屈臂90°，左手抓握哑铃一端，拳眼向上，将哑铃向前臂旋前方向发力，感受左侧旋前圆肌收缩（见图6-53、图6-54）。动作保持2~4s，然后还原至起始位，重复8~12次为1组，练习2~3组。

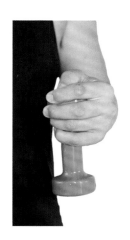

图6-53　旋前圆肌抗阻训练（起始位置）

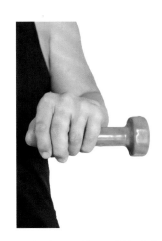

图6-54　旋前圆肌抗阻训练（终止位置）

（三）拉伸训练

患者上臂外展屈肘90°；施术者左手固定患者肱骨内上髁，右手抓握患者前臂中段，助力前臂旋后，使其左侧旋前圆肌有充分牵拉感（见图6-55）。在伸展至最大位置时，保持15~30s，在拉伸结束时，让患者手臂与施术者左手用30%力量做静态对抗5s，之后缓慢还原至起始位。

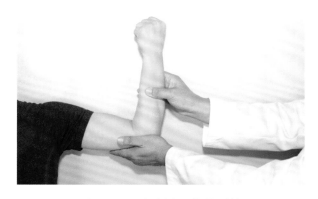

图6-55　旋前圆肌拉伸训练

四、相关经穴

手少阴心经的循行与旋前圆肌相关，有少海等穴，可用于治疗心痛、呕吐、瘰疬、胁痛、腋痛、肘臂挛痛。

057
旋前方肌

一、概况

旋前方肌功能是使手部旋前，损伤多见于手部频繁旋转职业者。旋前方肌与旋前圆肌协同手臂旋前，两者损伤可能相互影响，应同时检查治疗。正中神经、尺神经和桡尺动静脉位于旋前方肌前表面，手法力度不宜过重。

【起止点】起于尺骨远端前表面，止于桡骨远端前表面（见图6-56）。

【神经支配】正中神经骨间支 $C_8 \sim T_1$。

【血供】骨间浅动脉。

【功能】手和前臂旋前。

【需检查的其他肌肉】旋前圆肌、旋后肌、腕屈肌支持带、指浅屈肌、指深屈肌、拇长屈肌、桡侧腕屈肌、尺侧腕屈肌、肱桡肌、肱二头肌。

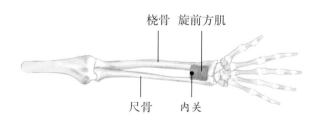

桡骨　旋前方肌

尺骨　内关

图 6-56　旋前方肌解剖图

二、病症

桡骨和尺骨前侧远端痛、前臂旋后受限。

三、治疗

（一）徒手疗法

1. 压揉法

（1）**动作一**：施术者拇指指腹由桡侧向尺侧，横向压揉患者尺骨远端前表面的旋前方肌附着处压痛点（见图6-57）。由远端向近端分为3个点，每点压揉5~15次。

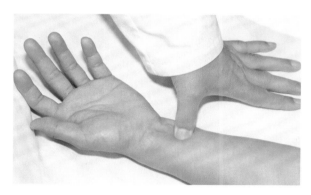

图 6-57　旋前方肌压揉法，施术者拇指指腹位于患者尺骨远端前表面的旋前方肌附着处

（2）**动作二**：施术者拇指指腹由尺侧向桡侧，横向压揉患者桡骨前表面的旋前方肌附着处压痛点（见图6-58）。由远端向近端分为3个点，每点压揉5~15次。

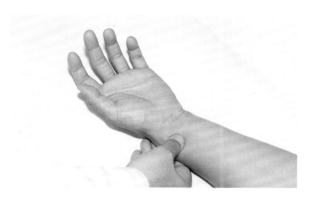

图 6-58　旋前方肌压揉法，施术者拇指指腹位于患者桡骨前表面的旋前方肌附着处

2. 推法 施术者拇指指腹由远及近，分别纵推患者桡骨和尺骨远端前表面的旋前方肌筋膜压痛点（见图6-59）。由桡侧向尺侧分为3~5条线，每条线推5~10次。

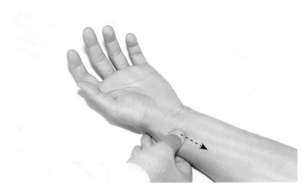

图6-59 旋前方肌推法，施术者拇指指腹位于患者桡骨前表面的旋前方肌筋膜

（二）抗阻训练

患者屈臂90°，左手抓握哑铃上端，拳眼向上，将哑铃下端向旋前方向发力，感受左侧旋前方肌收缩（见图6-60、图6-61）。动作保持2~4s，然后还原至起始位，重复8~12次为1组，练习2~3组。

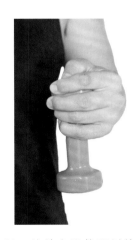

图6-60 旋前方肌抗阻训练（起始位置）

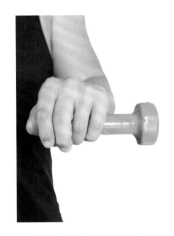

图6-61 旋前方肌抗阻训练（终止位置）

（三）拉伸训练

患者左侧上臂外展屈肘90°；施术者左手固定患者前臂中段，右手抓握患者手腕处，助力前臂旋后，使其左侧旋前方肌有充分牵拉感（见图6-62）。在伸展至最大位置时，保持15~30s，在拉伸结束时，让患者手腕处与施术者右手用30%力量做静态对抗5s，之后缓慢还原至起始位。

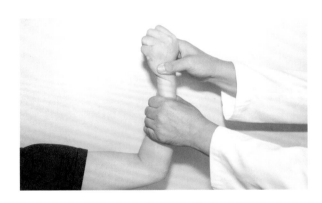

图6-62 旋前方肌拉伸训练

四、相关经穴

手厥阴心包经的循行与指深屈肌相关，有内关等穴，可用于治疗心痛、肘臂挛痛、胃痛。

058

肱桡肌

一、概述

肱桡肌是唯一附着于肱骨外侧的屈肘肌，因为其他具有屈肘功能的肌肉均附着于肱骨内上髁，位于外侧的肱桡肌相对薄弱而容易损伤。如长期抱孩子损伤俗称"妈妈肌"，表现为肘关节外上方至桡骨茎突区域疼痛。肱骨外上髁是诸伸肘肌肌腱的附着处，肱桡肌损伤应与"肱骨外上髁炎"鉴别。肱桡肌远端附着于桡骨茎突，其损伤应与桡骨茎突狭窄性腱鞘炎鉴别。

【起止点】起于肱骨髁上嵴外侧，止于桡骨茎突基底部前侧（见图6-63）。

【神经支配】桡神经 $C_5 \sim C_6$。

【血供】桡侧返动脉。

【功能】屈肘，使前臂旋前或旋后动作复位。

【需检查的其他肌肉】肱肌、桡侧腕长伸肌、拇短伸肌、拇长展肌。

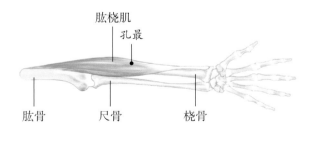

肱桡肌
孔最
肱骨　尺骨　桡骨

图 6-63　肱桡肌解剖图

二、病症

上臂远端外侧痛、桡骨茎突周围痛、前臂伸展受限等。

三、治疗

（一）徒手疗法

1. 压揉法

（1）动作一：患者取屈肘位，使肱桡肌筋膜充分放松；施术者拇指指腹由前向后，横向压揉患者肱骨髁上嵴的肱桡肌附着处压痛点（见图6-64）。由近端向远端分为3个点，每点压揉5~15次。

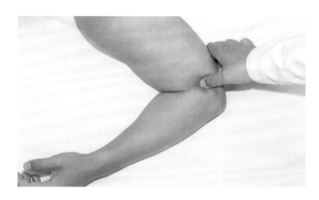

图 6-64　肱桡肌压揉法，施术者拇指指腹位于患者肱骨髁上嵴的肱桡肌附着处

（2）动作二：施术者拇指指腹由前向后，横向压揉患者桡骨茎突的肱桡肌附着处压痛点（见图6-65）。由远端向近端分为3个点，每点压揉5~15次。

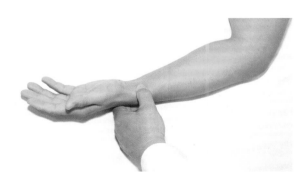

图 6-65　肱桡肌压揉法，施术者拇指指腹位于患者桡骨茎突的肱桡肌附着处

2. **推法** 患者取上臂伸展位；施术者拇指指腹由远及近，纵推患者桡骨茎突至肱骨髁上嵴的肱桡肌筋膜压痛点（见图6-66）。由前向后可分为1~3条线，每条线推5~10次。

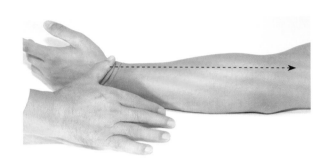

图6-66 肱桡肌推法，施术者拇指指腹位于患者桡骨茎突的肱桡肌筋膜

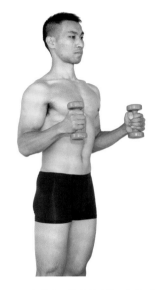

图6-68 肱桡肌抗阻训练（终止位置）

（二）抗阻训练

患者取站立位，双手持握哑铃，拳眼向前，肘关节贴紧肋骨，屈肘向上发力，感受双侧肱桡肌收缩（见图6-67、图6-68）。动作保持2~4s，然后还原至起始位，重复8~12次为1组，练习2~3组。

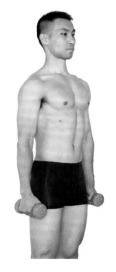

图6-67 肱桡肌抗阻训练（起始位置）

（三）拉伸训练

患者取坐立位，左侧肩后伸、肘伸；施术者右手固定患者左侧肩后部，左手握患者左手腕处向上发力，使其左侧肱桡肌有充分牵拉感（见图6-69）。在伸展至最大位置时，保持15~30s，在拉伸结束时，让患者手臂与施术者左手用30%力量做静态对抗5s，之后缓慢还原至起始位。

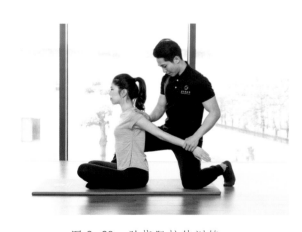

图6-69 肱桡肌拉伸训练

四、相关经穴

手太阴肺经的循行与肱桡肌相关，有孔最等穴，可用于治疗热病无汗、肘臂疼痛。

059

桡侧腕长伸肌

一、概况

桡侧腕长伸肌跨越肘和腕关节，在伸肘状态下突然快速屈腕时容易拉伤，如篮球、排球、羽毛球的扣球动作；在生活和工作中，长期频繁的伸腕活动可能引起劳损。桡侧腕长伸肌起于肱骨髁上嵴外侧，其损伤表现为上臂远端后外侧痛，应与肱骨外上髁炎鉴别。

【起止点】起于肱骨髁上嵴下1/3，止于第2掌骨近端背面（见图6-70）。

【神经支配】桡神经$C_5 \sim C_7$。

【血供】桡动脉。

【功能】伸展和外展腕关节。

【需检查的其他肌肉】肱桡肌、桡侧腕短伸肌、指伸肌、肘肌。

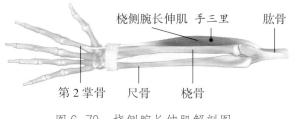

图6-70　桡侧腕长伸肌解剖图

二、病症

上臂和前臂的外侧痛、桡侧腕长伸肌腱鞘炎或囊肿；腕关节屈曲或向尺侧偏（内收）受限等。

三、治疗

（一）徒手疗法

1. 压揉法

（1）动作一：施术者拇指指腹由后向前，横向压揉患者肱骨髁上嵴后外侧的桡侧腕长伸肌附着处压痛点（见图6-71）。由上向下分为3个点，每点压揉5~15次。

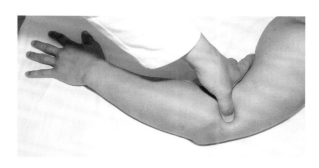

图6-71　桡侧腕长伸肌压揉法，施术者拇指指腹位于患者肱骨髁上嵴后外侧的桡侧腕长伸肌附着处

（2）动作二：施术者拇指指腹由桡侧向尺侧，横向压揉患者第2掌骨近端背侧的桡侧腕长伸肌附着处压痛点（见图6-72）。由上向下分为3个点，每点压揉5~15次。

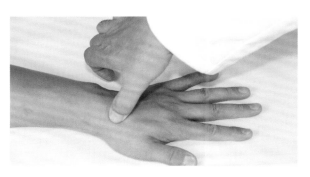

图6-72　桡侧腕长伸肌压揉法，施术者拇指指腹位于患者第2掌骨近端背侧的桡侧腕长伸肌附着处

2. **推法** 患者取上臂伸展；施术者拇指指腹由远及近，纵推患者第2掌骨近端至肱骨髁上嵴后外侧桡侧腕长伸肌筋膜（见图6-73）。可将其分为1~3条线，每条线推5~10次。

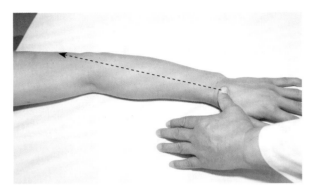

图6-73 桡侧腕长伸肌推法，施术者拇指指腹位于患者第2掌骨近端的桡侧腕长伸肌筋膜

（二）抗阻训练

患者左手持握哑铃，手腕中立位，伸腕向桡侧偏方向发力，感受左侧桡侧腕长伸肌收缩（见图6-74、图6-75）。动作保持2~4s，然后还原至起始位，重复8~12次为1组，练习2~3组。

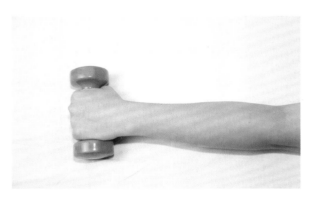

图6-74 桡侧腕长伸肌抗阻训练（起始位置）

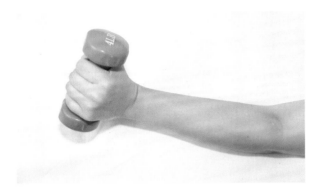

图6-75 桡侧腕长伸肌抗阻训练（终止位置）

（三）拉伸训练

患者取站立位，左手臂握拳自然伸出；施术者右臂固定患者手臂，左手抓握患者第2掌骨处，向尺侧偏方向发力，使其桡侧腕长伸肌有充分牵拉感（见图6-76）。在伸展至最大位置时，保持15~30s，在拉伸结束时，让患者手部与施术者左手用30%力量做静态对抗5s，之后缓慢还原至起始位。

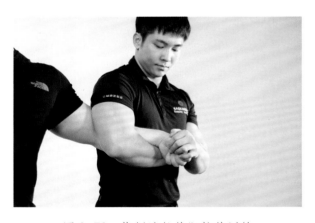

图6-76 桡侧腕长伸肌拉伸训练

四、相关经穴

手阳明大肠经的循行与桡侧腕长伸肌相关，有手三里等穴，可用于治疗齿痛、肘臂疼痛、肩背痛、腰痛。

060

桡侧腕短伸肌

一、概况

桡侧腕短伸肌附着于肱骨外上髁，其损伤为肱骨外上髁炎病因之一。长期频繁腕部伸展活动可能引起劳损，临床表现为肘外侧或腕背侧疼痛及腱鞘囊肿。应与桡侧腕长伸肌同时检查和治疗。

【起止点】起于肱骨外上髁，止于第3掌骨近端背面（见图6-77）。

【神经支配】桡神经 $C_5 \sim C_7$。

【血供】桡动脉。

【功能】伸展和外展腕关节。

【需检查的其他肌肉】桡侧腕长伸肌、旋后肌、指伸肌。

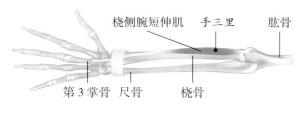

图 6-77　桡侧腕短伸肌解剖图

二、病症

肱骨外上髁炎；前臂、腕背部、第3掌骨背面痛，桡侧腕短伸肌腱鞘炎或囊肿；腕关节屈曲或向尺侧偏（内收）受限。

三、治疗

（一）徒手疗法

1. 压揉法

（1）动作一：患者取俯卧位；施术者拇

指指腹由后向前，横向压揉患者肱骨外上髁的桡侧腕短伸肌附着处压痛点（见图6-78）。由近端向远端分为3个点，每点压揉5~15次。肱骨外上髁炎可按照钟表时针定位分为12个点，中心为1个点，向心方向压揉。

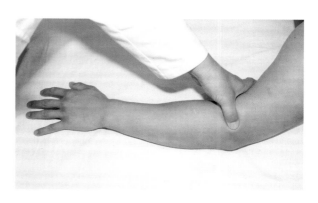

图 6-78　桡侧腕短伸肌压揉法，施术者拇指指腹位于患者肱骨外上髁的桡侧腕短伸肌附着处

（2）动作二：患者取俯卧位；施术者拇指指腹由桡侧向尺侧，横向压揉患者第3掌骨近端背面的桡侧腕短伸肌附着处压痛点（见图6-79）。由远端向近端分为1~3个点，每点压揉5~15次。

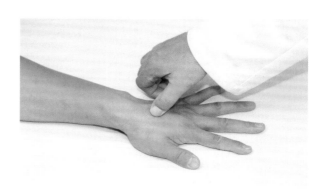

图 6-79　桡侧腕短伸肌压揉法，施术者拇指指腹位于患者第3掌骨近端背面的桡侧腕短伸肌附着处

2. 推法　患者取俯卧位；施术者拇指指

腹由远及近，纵推患者第3掌骨近端至肱骨外上髁的桡侧腕短伸肌筋膜压痛点（见图6-80）。由桡侧向尺侧分为1~3条线，每条线推5~10次。

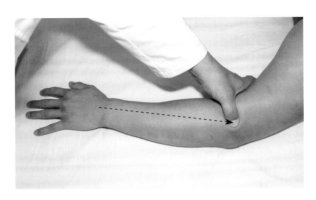

图6-80　桡侧腕短伸肌推法，施术者拇指指腹位于患者肱骨外上髁的桡侧腕短伸肌筋膜

（二）抗阻训练

患者左手持握哑铃，掌心向下，手腕中立位，伸腕向桡侧偏方向发力，感受左侧桡侧腕短伸肌收缩（见图6-81、图6-82）。动作保持2~4s，然后还原至起始位，重复8~12次为1组，练习2~3组。

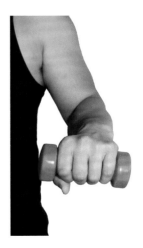

图6-81　桡侧腕短伸肌抗阻训练（起始位置）

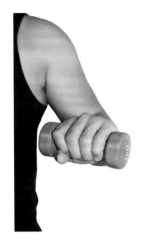

图6-82　桡侧腕短伸肌抗阻训练（终止位置）

（三）拉伸训练

患者取站立位，左手臂握拳自然伸出；施术者右臂固定患者手臂，左手抓握患者第3掌骨处，向尺侧偏方向发力，使其桡侧腕短伸肌有充分牵拉感（见图6-83）。在伸展至最大位置时，保持15~30s，在拉伸结束时，让患者手部与施术者左手用30%力量做静态对抗5s，之后缓慢还原至起始位。

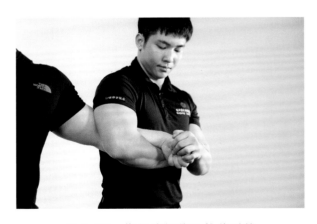

图6-83　桡侧腕短伸肌拉伸训练

四、相关经穴

手阳明大肠经的循行与桡侧腕短伸肌相关，

有手三里等穴，可用于治疗齿痛、肘臂疼痛、肩背痛、腰痛。

061

尺侧腕伸肌

一、概况

尺侧腕伸肌起于肱骨外上髁，损伤为肱骨外上髁炎病因之一。尺侧腕伸肌附着于肱骨、尺骨和掌骨，长期频繁伸腕活动可能引起劳损，其损伤可引起多部位疼痛，并可表现为腕背部尺侧至第5掌骨背侧痛及尺侧腕伸肌腱鞘炎等，故应多部位检查和治疗。

【起止点】起于肱骨外上髁和尺骨近端背面，止于第5掌骨近端（见图6-84）。

【神经支配】桡神经C_6~C_8。

【血供】尺动脉。

【功能】伸展和内收腕关节。

【需检查的其他肌肉】肘肌、旋后肌、小指伸肌等。

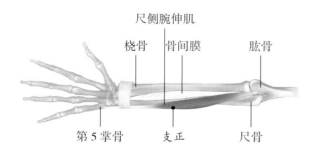

图6-84 尺侧腕伸肌解剖图

二、病症

肱骨外上髁、尺骨、腕部和第5掌骨背侧痛；尺侧腕屈肌腱鞘炎及腱鞘囊肿；腕关节屈曲或向桡侧偏（外展）受限。

三、治疗

（一）徒手疗法

1. 压揉法

（1）动作一：施术者拇指指腹由远及近，分别纵向压揉患者肱骨外上髁和尺骨背侧的尺侧腕伸肌附着处压痛点（见图6-85）。由近端向远端分为5~7个点，每点压揉5~15次。肱骨外上髁肿痛患者可按照钟表时针定位分为12个点，中心为1个点，向心方向每点压揉5~15次。

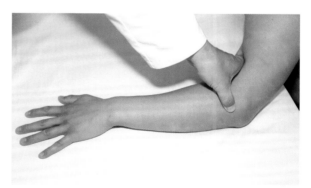

图6-85 尺侧腕伸肌压揉法，施术者拇指指腹位于患者肱骨外上髁的尺侧腕伸肌附着处

（2）动作二：施术者拇指指腹由尺侧向桡侧，横向压揉患者第5掌骨近端的尺侧腕伸肌附着处压痛点（见图6-86）。由远端向近端分为3个点，每点压揉5~15次。

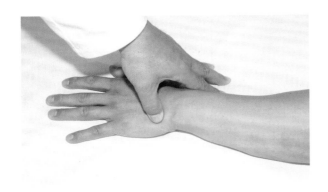

图 6-86　尺侧腕伸肌压揉法，施术者拇指指腹位于患者第 5 掌骨近端的尺侧腕伸肌附着处

2. **推法**　施术者拇指指腹由远及近，纵推患者第 5 掌骨基底部至尺骨背面和肱骨外上髁的筋膜压痛点（见图 6-87）。可将其分为 1～3 条线，每条线推 5～10 次。

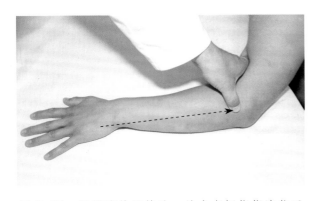

图 6-87　尺侧腕伸肌推法，施术者拇指指腹位于患者肱骨外上髁尺侧腕伸肌筋膜

（二）抗阻训练

患者左手持握哑铃，掌心向下，手腕中立位，伸腕向尺侧偏方向发力，感受左侧尺侧腕伸肌收缩（见图 6-88、图 6-89）。动作保持 2～4s，然后还原至起始位，重复 8～12 次为 1 组，练习 2～3 组。

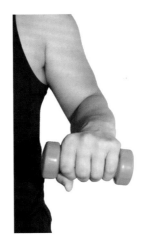

图 6-88　尺侧腕伸肌抗阻训练（起始位置）

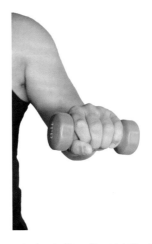

图 6-89　尺侧腕伸肌抗阻训练（终止位置）

（三）拉伸训练

患者取仰卧位，左侧手臂屈肘 90°；施术者双手分别固定患者手腕与手背，并用身体重心将手背向腕屈方向发力，使其尺侧腕伸肌有充分牵拉感（见图 6-90）。在伸展至最大位置时，保持 15～30s，在拉伸结束时，让患者手背与施术者左手用 30% 力量做静态对抗 5s，之后缓慢还原至起始位。

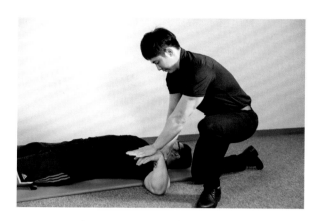

图 6-90　尺侧腕伸肌拉伸训练

四、相关经穴

手太阳小肠经的循行与尺侧腕伸肌相关，有支正等穴，可用于治疗心痛、热病、颈项强痛、肘臂酸痛。

062

指伸肌

一、概述

指伸肌起于肱骨外上髁总腱，其损伤为肱骨外上髁炎病因之一。损伤病因多见于反复过度指伸和腕伸活动引起的肌腱和筋膜劳损，也见于反复过度指屈腕屈活动引起的肌腱和筋膜牵拉损伤，或见于肘部和手臂外伤后遗症。临床表现为肘外侧和前臂、腕背部及手指范围疼痛和屈肘、屈腕、屈指受限。针对指伸肌的手法也适用于类风湿关节炎和痛风性关节炎的辅助治疗。

【起止点】起于肱骨外上髁，止于第 2～5 指中节和远节指骨背面（见图 6-91）。

【神经支配】桡神经 C_6～C_8。

【血供】骨间后动脉。

【功能】伸展腕关节和第 2～5 手指。

【需检查的其他肌肉】小指伸肌、尺侧腕伸肌、旋后肌、桡侧腕伸肌等。

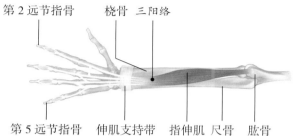

图 6-91　指伸肌解剖图

二、病症

肱骨外上髁炎；前臂、腕背部肿痛，第 2～5 指关节背面肿胀疼痛以及腕和屈指受限；指伸肌腱鞘炎和囊肿等。

三、治疗

（一）徒手疗法

1. 压揉法

（1）动作一：患者取屈肘位；施术者拇指指腹由尺侧向桡侧，横向压揉患者肱骨外上髁的指伸肌筋膜压痛点（见图 6-92）。由上

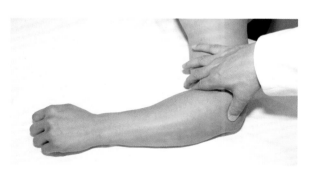

图 6-92　指伸肌压揉法；施术者拇指指腹位于患者肱骨外上髁的指伸肌附着处

向下分为1~3个点，每点压揉5~15次。肱骨外上髁炎按照钟表时针定位分为12个点，中心为1个点，向心方向压揉。

（2）动作二：施术者右拇指指腹由尺侧向桡侧，分别横向压揉患者第2~5指远节的指骨指伸肌附着处压痛点（见图6-93）。内侧4个手指至掌背侧分别分为5~7个点，每点压揉5~15次。

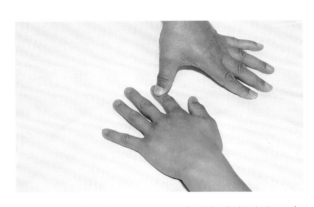

图6-93　指伸肌压揉法，施术者拇指指腹位于患者第2指远节的指伸肌附着处

2. 推法　施术者拇指指腹由远及近，分别纵推患者第2~5指远节指骨至尺骨和桡骨背面及肱骨外上髁的指伸肌筋膜压痛点（见图6-94）。可将其分为4条线，每条线纵推5~10次。

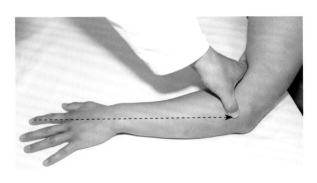

图6-94　指伸肌推法，施术者拇指指腹位于患者肱骨外上髁指伸肌筋膜

（二）抗阻训练

患者用手指屈伸训练器于第2、3、4、5指指背处屈指做对抗，并向指伸、腕伸方向发力，感受左侧指伸肌收缩（见图6-95、图6-96）。动作保持2~4s，然后还原至起始位，重复8~12次为1组，练习2~3组。

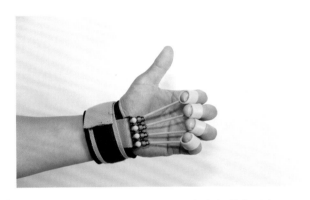

图6-95　指伸肌抗阻训练（起始位置）

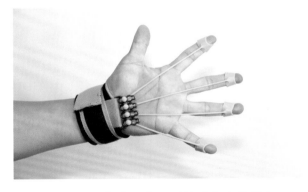

图6-96　指伸肌抗阻训练（终止位置）

（三）拉伸训练

患者主动左侧屈臂、屈腕、屈指；施术者双手分别固定患者肘部与手指处，并向腕屈、指屈方向发力，使其左侧指伸肌有充分牵拉感（见图6-97）。在伸展至最大位置时，保持15~30s，在拉伸结束时，让患者手背

与施术者左手用 30% 力量做静态对抗 5s，之后缓慢还原至起始位。

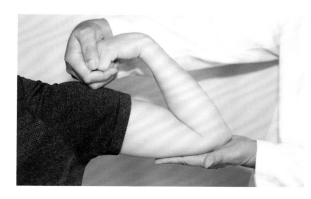

图 6-97　指伸肌拉伸训练

四、相关经穴

手少阳三焦经的循行与指伸肌相关，有三阳络等穴，可用于治疗耳聋、暴喑、齿痛、腰胁痛、上肢痹痛。

063

小指伸肌

一、概况

小指伸肌起于肱骨外上髁总腱，其损伤为肱骨外上髁炎病因之一。小指伸肌细长薄弱，容易受到外力损伤。其作用是伸展小指和腕部，长期腕和小指屈伸活动可能劳损。针对小指伸肌的手法适用于痛风性关节炎或类风湿关节炎的辅助治疗。

【起止点】起于肱骨外上髁，止于第 5 指远节指骨底背侧（见图 6-98）。

【神经支配】桡神经 $C_6 \sim C_8$。

【血供】骨间后动脉。

【功能】伸展第 5 指和腕关节。

【需检查的其他肌肉】尺侧腕伸肌、指伸肌、肘肌、小指展肌等。

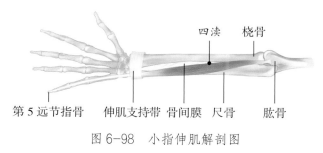

图 6-98　小指伸肌解剖图

二、病症

肱骨外上髁炎；前臂、腕和小指背侧疼痛或肿胀；小指和腕屈曲受限。

三、治疗

（一）徒手疗法

1. 压揉法

（1）动作一：施术者拇指指腹由尺侧向桡侧，横向压揉患者肱骨外上髁的小指伸肌附着处压痛点（见图 6-99）。由近端向远端分为 3 个点，每点压揉 5 ~ 15 次。肱骨外上髁肿痛患者按照钟表时针定位分为 12 个点，中心为 1 个点，向心方向压揉。

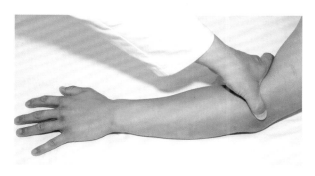

图 6-99　小指伸肌压揉法，施术者拇指指腹位于患者肱骨外上髁的小指伸肌附着处

（2）动作二：施术者拇指指腹由桡侧向尺侧，横向压揉患者小指远节指骨背侧的小指伸肌附着处压痛点（见图6-100）。由远端向近端分为3~5个点，每点压揉5~15次。

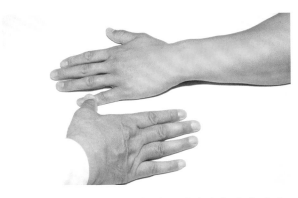

图6-100　小指伸肌压揉法，施术者拇指指腹位于患者小指指骨远节小指伸肌附着处

2. 推法　施术者拇指指腹由远及近，纵推患者小指远节指骨背侧至肱骨外上髁的小指伸肌筋膜（见图6-101）。由尺侧向桡侧分为1~3条纵线，每条线推5~10次。

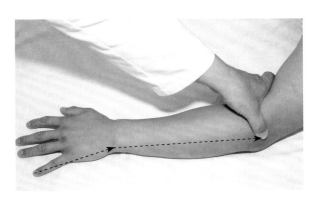

图6-101　小指伸肌推法，施术者拇指指腹位于患者肱骨外上髁小指伸肌筋膜

（二）抗阻训练

患者用手指屈伸训练器于第5指指背处屈指做对抗，并向指伸、腕伸方向发力，感受左侧小指伸肌收缩（见图6-102、图6-103）。动作保持2~4s，然后还原至起始位，重复8~12次为1组，练习2~3组。

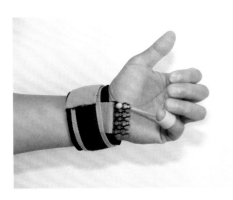

图6-102　小指伸肌抗阻训练（起始位置）

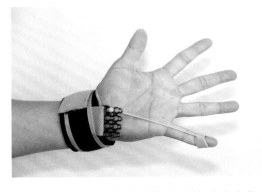

图6-103　小指伸肌抗阻训练（终止位置）

（三）拉伸训练

患者左侧上臂屈肘；施术者左手固定患者手腕处，右手抓握患者小指，助力手腕屈和小指屈方向发力，使其左侧小指伸肌有充分牵拉感（见图6-104）。在伸展至最大位置时，保持15~30s，在拉伸结束时，让患者手指与施术者右手用30%力量做静态对抗5s，之后缓慢还原至起始位。

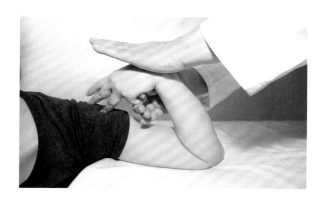

图 6-104　小指伸肌拉伸训练

四、相关经穴

手少阳三焦经的循行与小指伸肌相关，有四渎等穴，可用于治疗耳聋、齿痛、手臂疼痛。

064

示指伸肌

一、概况

示指，即食指，在手部精细活动中起重要作用，与其他手指同样均可能在键盘打字和手工操作活动中劳损，在篮球、排球、足球等球类运动中碰撞损伤也比较多见。示指伸肌损伤可引起前臂远端至腕部和示指背侧肿痛和屈曲受限，严重者可能影响持笔、餐具以及穿衣系纽扣等动作。针对示指伸肌的手法可用于痛风性关节炎和类风湿关节炎的辅助治疗。

【起止点】起于尺骨背侧和骨间膜，止于第 2 指远节指骨底（见图 6-105）。

【神经支配】桡神经 $C_6 \sim C_8$。

【血供】骨间后动脉。

【功能】伸展腕关节和第 2 指。

【需检查的其他肌肉】指伸肌、拇长伸肌、腕伸肌支持带。

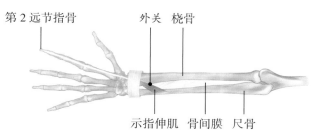

图 6-105　示指伸肌解剖图

二、病症

前臂远端、腕部和示指背面疼痛和屈曲受限；腕和示指关节伸展无力；腕背部和示指腱鞘炎或腱鞘囊肿等。

三、治疗

（一）徒手疗法

1. 压揉法

（1）动作一：施术者拇指指腹由桡侧向尺侧，分别横向压揉患者骨间膜和尺骨背侧的示指伸肌附着处压痛点（见图 6-106）。由近端向远端分为 3~5 个点，每点压揉 5~15 次。

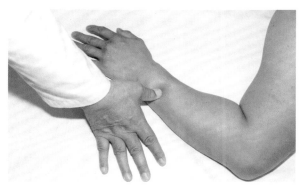

图 6-106　示指伸肌压揉法，施术者拇指指腹位于患者尺骨背侧的示指伸肌附着处

（2）动作二：施术者拇指指腹由尺侧向桡侧，横向压揉患者示指远节指骨的示指伸肌附着处压痛点（见图6-107）。由远端向近端分为3~5个点，每点压揉5~15次。

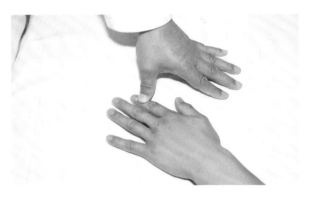

图6-107　示指伸肌压揉法，施术者拇指指腹位于患者示指远节的示指伸肌附着处

2. 推法　施术者拇指指腹由远及近，纵推患者示指远节指骨背面至尺骨背侧和骨间膜的示指伸肌筋膜压痛点（见图6-108）。由桡侧向尺侧分为1~3条线，每条线推5~10次。

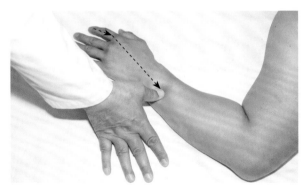

图6-108　示指伸肌推法，施术者拇指指腹位于患者尺骨背侧的示指伸肌筋膜

（二）抗阻训练

患者用手指屈伸训练器于示指指背处屈

指做对抗，并向示指伸、腕伸方向发力，感受左侧示指伸肌收缩（见图6-109、图6-110）。动作保持2~4s，然后还原至起始位，重复8~12次为1组，练习2~3组。

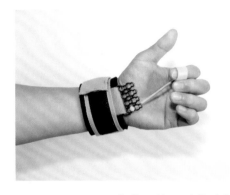

图6-109　示指伸肌抗阻训练（起始位置）

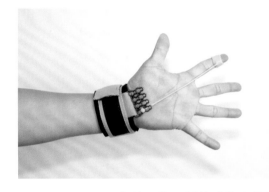

图6-110　示指伸肌抗阻训练（终止位置）

（三）拉伸训练

患者上臂屈肘；施术者左手固定患者手臂远端，右手抓握患者示指，助力手腕屈和示指屈方向发力，使其示指伸肌有充分牵拉感（见图6-111）。在伸展至最大位置时，保持15~30s，在拉伸结束时，让患者手指与施术者右手用30%力量做静态对抗5s，之后缓慢还原至起始位。

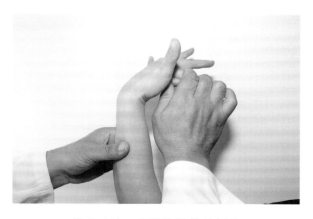

图6-111　示指伸肌拉伸训练

四、相关经穴

手少阳三焦经的循行与示指伸肌相关，有外关等穴，可用于治疗胸胁痛、上肢痿痹、耳鸣、热病。

065

拇短伸肌

一、概况

拇短伸肌与拇长伸肌在充分伸展和外展时可在手背外侧形成鼻烟窝结构，中医称为"阳溪穴"，其功效与"合谷穴"接近，主治头面五官部疾病。拇短伸肌和拇长展肌损伤均为桡骨茎突狭窄性腱鞘炎的病因，在拇指和腕关节过度或频繁活动中容易损伤，发病率女性多于男性，被称为"妈妈手"，表现为桡骨茎突周围肿痛，拇指伸屈受限，腕关节内收受限。如"握拳尺侧偏实验"引出疼痛提示为阳性。严重的桡骨茎突腱鞘狭窄和粘连需手术治疗，一般预后良好，急性期过后需做拇指屈曲和腕关节内收的牵拉的康复训练。针对拇短伸肌的手

法可用于痛风性关节炎和类风湿关节炎的辅助治疗。

【起止点】起于桡骨远端背面和骨间膜，止于拇指近节指骨基底部（见图6-112）。

【神经支配】桡神经$C_7 \sim T_1$。

【血供】骨间后动脉。

【功能】伸拇指，外展腕关节。

【需检查的其他肌肉】拇长展肌、拇长伸肌、腕伸肌支持带。

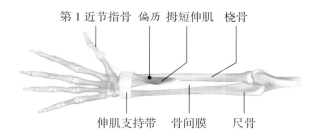

图6-112　拇短伸肌解剖学

二、病症

前臂背面深层痛，桡骨茎突部肿痛，腕关节尺侧屈受限，拇指背侧疼痛、伸屈受限等。

三、治疗

（一）徒手疗法

1. 压揉法

（1）**动作一**：施术者拇指指腹由尺侧向桡侧，分别横向压揉患者骨间膜和桡骨背面的拇短伸肌附着处压痛点（见图6-113）。由近端向远端分为3~5个点，每点压揉5~15次。

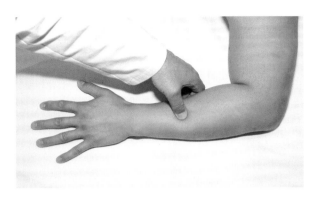

图6-113　拇短伸肌压揉法，施术者拇指指腹位
于患者骨间膜的拇短伸肌附着处

（2）**动作二**：施术者拇指指腹由尺侧向桡侧，横向压揉患者拇指近节指骨基底部的拇短伸肌附着处压痛点（见图6-114）。由远端向近端分为3～5个点，每点压揉5～15次。桡骨茎突狭窄性腱鞘炎可按照钟表时针定位分为12个点，中心为1个点，向心方向压揉。

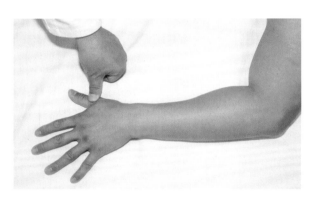

图6-114　拇短伸肌压揉法，施术者拇指指腹位
于患者拇指近节指骨基底部拇短伸肌附着处

2.　**推法**　施术者拇指指腹由远及近，分别纵推患者桡骨背侧和骨间膜拇短伸肌筋膜压痛点（见图6-115）。可将其分为3条线，每条线推5～10次。

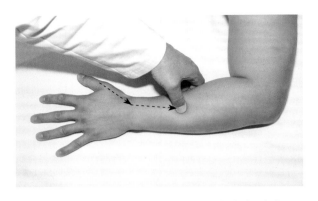

图6-115　拇短伸肌推法，施术者拇指指腹位于
患者尺骨后侧和骨间膜的拇短伸肌筋膜

（二）抗阻训练

患者用手指屈伸训练器于左手拇指桡侧做对抗，并向拇指伸展方向发力，过程中手指屈伸训练器阻力方向始终与拇指保持垂直，感受左侧拇短伸肌收缩（见图6-116、图6-117）。动作保持2～4s，然后还原至起始

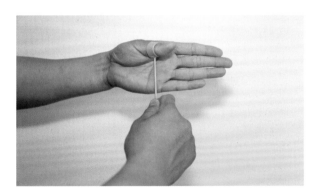

图6-116　拇短伸肌抗阻训练（起始位置）

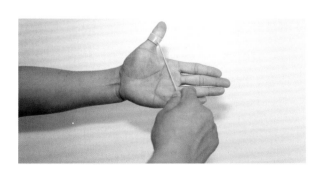

图6-117　拇短伸肌抗阻训练（终止位置）

位，重复 8 ~ 12 次为 1 组，练习 2 ~ 3 组。

（三）拉伸训练

患者上臂屈肘 90°；施术者右手固定患者尺骨中段，左手抓握患者拇指，助力手腕屈和拇指屈方向发力，使其左侧拇短伸肌有充分牵拉感（见图 6-118）。在伸展至最大位置时，保持 15 ~ 30s，在拉伸结束时，让患者拇指与施术者左手用 30% 力量做静态对抗 5s，之后缓慢还原至起始位。

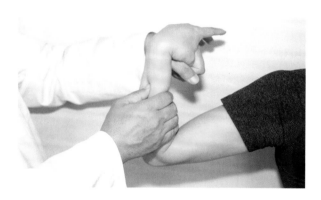

图 6-118　拇短伸肌拉伸训练

四、相关经穴

手阳明大肠经的循行与拇短伸肌相关，有偏历等穴，可用于治疗咽喉肿痛、耳聋、手臂酸痛无力。

066
拇长展肌

一、概况

拇长展肌和拇短伸肌损伤均属桡骨茎突狭窄性腱鞘炎的病因（参考上节），在拇指和腕关节过度或频繁活动中容易损伤，发病率女性多于男性，被称为"妈妈手"，表现为桡骨茎突周围肿痛，拇指伸屈受限，腕关节内收受限。如"握拳尺侧偏实验"引出疼痛提示为阳性。严重的桡骨茎突腱鞘狭窄和粘连需手术治疗，一般预后良好，急性期过后需做拇指屈曲和腕关节内收的牵拉的康复训练。拇长展肌起于尺骨近端背侧和骨间膜，虽属前臂后侧深层肌，在拇指外展过程中容易触及，利于触诊和手法治疗。针对拇长展肌的手法可用于痛风性关节炎和类风湿关节炎的辅助治疗。

【起止点】起于尺骨、桡骨和骨间膜，止于第 1 掌骨基底部（见图 6-119）。

【神经支配】桡神经 $C_6 \sim C_8$。

【血供】骨间后动脉。

【功能】外展拇指和腕关节。

【需检查的其他肌肉】拇短伸肌、拇长伸肌、肱桡肌、腕伸肌支持带。

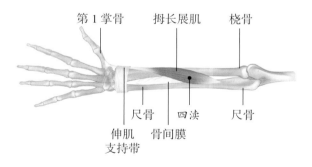

图 6-119　拇长展肌解剖图

二、病症

前臂背侧深层痛、桡骨茎突部肿痛；拇对掌受限、腕关节向尺侧偏受限。

三、治疗

（一）徒手疗法

1. 压揉法

（1）动作一：施术者拇指指腹由桡侧向尺侧，横向压揉患者尺骨背侧的拇长展肌附着处压痛点（见图6-120）。由近端向远端分为3~5个点，每点压揉5~15次。

（3）动作三：施术者拇指指腹由前向后，横向压揉患者第1掌骨近端外侧的拇长展肌附着处压痛点（见图6-122）。由远端向近端分为3个点，每点压揉5~15次。桡骨茎突狭窄性腱鞘炎可按照钟表时针定位分为12个点，中心为1个点，向心方向压揉桡骨茎突压痛点，每点压揉5~15次。

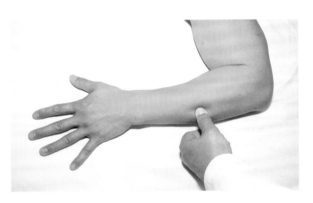

图6-120 拇长展肌压揉法，施术者拇指指腹位于患者尺骨背侧的拇长展肌附着处

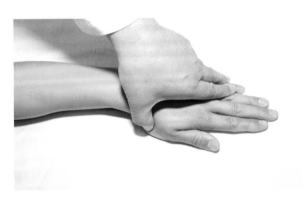

图6-122 拇长展肌压揉法，施术者拇指指腹位于患者第1掌骨近端外侧拇长展肌附着处

（2）动作二：施术者拇指指腹由尺侧向桡侧，分别横向压揉患者骨间膜和桡骨背面拇长展肌附着处压痛点（见图6-121）。由近端向远端分为3~5个点，每点压揉5~15次。

2. 推法
施术者拇指指腹由远及近，分别纵推患者第1掌骨近端至桡骨和尺骨背面及骨间膜筋膜压痛点（见图6-123）。可将其分为3~5条线，每条线推5~10次。

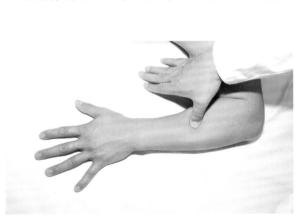

图6-121 拇长展肌压揉法，施术者拇指指腹位于患者骨间膜和桡骨的拇长展肌附着处

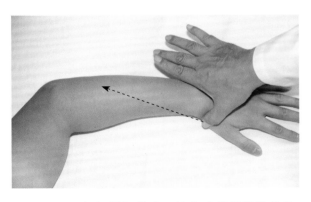

图6-123 拇长展肌推法，施术者拇指指腹位于患者第1掌骨近端的拇长展肌筋膜

（二）抗阻训练

患者用弹力带于左手拇指桡侧做对抗，并向大拇指外展方向发力，过程中弹力带阻力方向始终与拇指保持垂直，感受左侧拇长展肌收缩（见图6-124、图6-125）。动作保持2~4s，然后还原至起始位，重复8~12次为1组，练习2~3组。

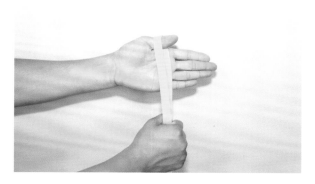

图6-124 拇长展肌抗阻训练（起始位置）

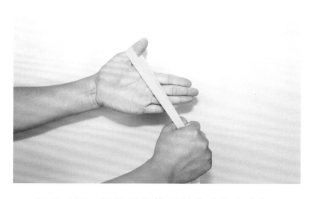

图6-125 拇长展肌抗阻训练（终止位置）

（三）拉伸训练

患者取站立位，左手臂握拳自然伸出；施术者右臂固定患者手臂，左手抓握患者第1掌骨处，向尺侧偏方向发力，使其左侧拇长展肌有充分牵拉感（见图6-126）。在伸展至最大位置时，保持15~30s，在拉伸结束时，让患者手部与施术者左手用30%力量做静态对抗5s，之后缓慢还原至起始位。

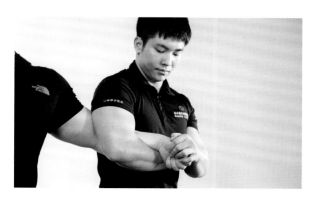

图6-126 拇长展肌拉伸训练

四、相关经穴

手少阳三焦经的循行与拇长展肌相关，有四渎等穴，可用于治疗耳聋、手臂疼痛。

067

拇长伸肌

一、概况

拇长伸肌近端起于尺骨体后侧和骨间膜，其损伤表现为前臂后侧深层痛和拇长伸肌腱鞘炎或囊肿。拇长伸肌与拇长展肌和示指伸肌相邻，它们损伤可相互影响，应同时检查和治疗。针对拇长伸肌的手法亦可用于痛风性关节炎和类风湿关节炎的辅助治疗。

【起止点】起于尺骨体下1/3背侧和背侧骨间膜，止于拇指远节指骨基底部（见图6-127）。

【神经支配】桡神经 C_6 ~ C_8。

【血供】骨间后动脉。

【功能】伸拇指，外展腕关节。

【需检查的其他肌肉】拇短伸肌、指伸肌、拇短屈肌、拇长展肌等。

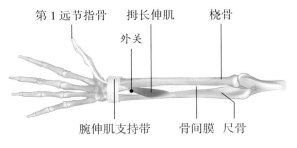

图 6-127　拇长伸肌解剖图

二、病症

前臂内侧深层痛、腕和拇指背侧痛；拇指屈曲受限、腕关节向尺侧内收受限。

三、治疗

（一）徒手疗法

1. 压揉法

（1）动作一：施术者拇指指腹由桡侧向尺侧，横向压揉患者前臂背侧骨间膜和尺骨背侧的拇长伸肌附着处压痛点（见图6-128）。由远端向近端分为3~5个点，每点压揉5~15次。

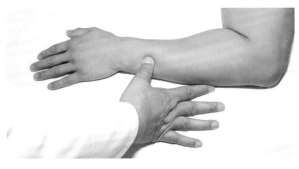

图 6-128　拇长伸肌压揉法，施术者拇指指腹位于患者尺骨背侧和骨间膜的拇长伸肌附着处

（2）动作二：施术者拇指指腹由尺侧向桡侧，横向压揉患者拇指远节指骨基底部拇长伸肌附着处压痛点（见图6-129）。由远端向近端分为3~5个点，每点压揉5~15次。

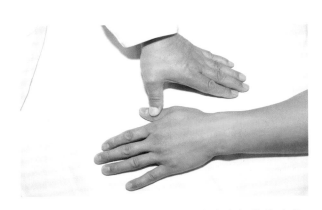

图 6-129　拇长伸肌压揉法，施术者拇指指腹位于患者拇指远节指骨基底部拇长伸肌附着处

2. 推法　施术者拇指指腹由远及近，纵推患者拇指远节至前臂骨间膜背侧和尺骨背侧拇长伸肌筋膜压痛点（见图6-130）。可将其分为3~5条线，每条线推5~10次。

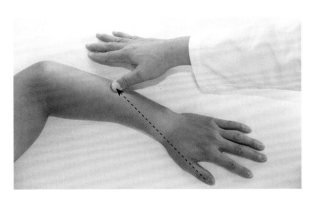

图 6-130　拇长伸肌推法，施术者拇指指腹位于患者尺骨背侧拇长伸肌筋膜

（二）抗阻训练

患者用弹力带于左手大拇指桡侧做对抗，

并向拇指伸展方向发力，过程中弹力带阻力方向始终与拇指保持垂直，感受左侧拇长伸肌收缩（见图6-131、图6-132）。动作保持2～4s，然后还原至起始位，重复8～12次为1组，练习2～3组。

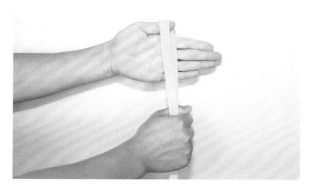

图6-131 拇长伸肌抗阻训练（起始位置）

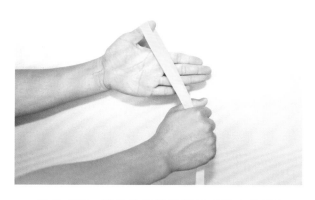

图6-132 拇长伸肌抗阻训练（终止位置）

（三）拉伸训练

患者上臂屈肘90°；施术者右手固定患者尺骨中段，左手抓握患者拇指，助力手腕屈和拇指屈方向发力，使其左侧拇长伸肌有充分牵拉感（见图6-133）。在伸展至最大位置时，保持15～30s，在拉伸结束时，让患者拇指与施术者左手用30%力量做静态对抗5s，之后缓慢还原至起始位。

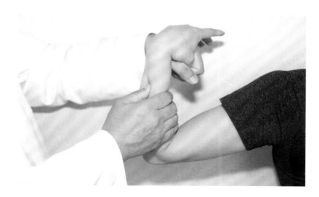

图6-133 拇长伸肌拉伸训练

四、相关经穴

手少阳三焦经的循行与拇长伸肌相关，有外关等穴，可用于治疗胸胁痛、上肢痿痹、耳鸣、热病。

068

腕伸肌支持带

一、概况

腕伸肌支持带位于腕背侧，深面有诸伸肌肌腱和腱鞘通过，因长期频繁腕、指活动摩擦损伤并产生无菌性炎症，造成肌腱鞘膜分泌过量滑液和吸收回流障碍，可引起腕背侧腱鞘炎或囊肿。针对顽固性腕背部肿胀疼痛患者，应对腕伸肌支持带、伸肌腱腱鞘和诸伸肌起止点及筋膜压痛点全面检查和治疗。

【起止点】外侧附着于桡骨茎突远端骨膜，内侧附着于尺骨茎突远端背侧面（见图6-134）。

【功能】固定腕背部伸肌腱。

【需检查的其他肌肉】拇短伸肌、拇长展肌及腕部其他肌肉肌腱。

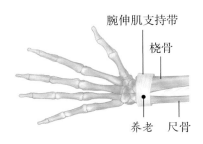

图 6-134　腕伸肌支持带解剖图

二、病症

腕背侧腱鞘炎和腱鞘囊肿、桡骨茎突狭窄性腱鞘炎、腕和指屈曲或伸展受限。

三、治疗

1. 压揉法

（1）动作一：施术者拇指指腹由桡侧向尺侧，横向压揉患者尺骨茎突掌侧的腕伸肌支持带附着处压痛点（见图6-135）。由远端向近端分为3个点，每点压揉5～15次。

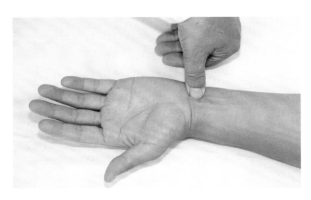

图 6-135　腕伸肌支持带压揉法，施术者拇指指腹位于患者尺骨茎突远端掌侧的腕伸肌支持带附着处

（2）动作二：施术者拇指指腹由前及后，横向压揉患者桡骨远端前表面的腕伸肌支持带附着处压痛点（见图6-136）。由远端向近端分为3个点，每点压揉5～15次。桡骨茎突狭窄性腱鞘炎患者，在桡骨茎突按照

钟表时针定位分为12个点，中心为1个点，向心方向压揉。

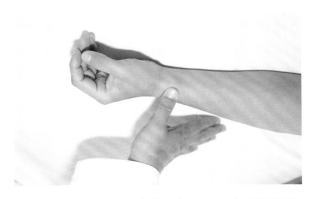

图 6-136　腕伸肌支持带压揉法，施术者拇指指腹位于患者桡骨茎突腕伸肌支持带附着处

2. 推法

施术者拇指指腹由桡侧向尺侧，横推患者桡骨至尺骨的腕伸肌支持带筋膜压痛点（见图6-137）。由远及近分为3条横线，每条线纵推5～10次。

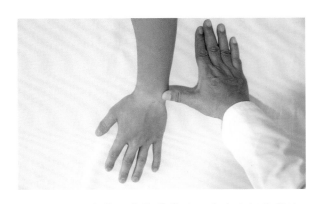

图 6-137　腕伸肌支持带推法，施术者拇指指腹位于患者尺骨茎突的腕伸肌支持带筋膜

四、相关经穴

手太阳小肠经的循行与伸肌支持带相关，有养老等穴，可用于治疗目视不明、肩臂疼痛不举。

069

掌长肌

一、概况

掌长肌近端起于屈肌总腱，其损伤为肱骨内上髁炎病因之一。其远端的长腱止于宽而扁的肌腱，称掌腱膜。掌腱膜挛缩病因尚不清楚，临床表现为手指呈屈曲畸形，即爪形手和功能障碍。轻度者可通过手法松解和拉伸训练进行保守治疗，重症者可行手术治疗。

【起止点】起于肱骨内上髁，止于掌腱膜（见图6-138）。

【神经支配】正中神经 $C_7 \sim T_1$。

【血供】尺动脉。

【功能】拉紧掌腱膜在腕部屈曲手、屈曲前臂。

【需检查的其他肌肉】桡侧腕屈肌、旋前圆肌、尺侧腕屈肌、指浅屈肌、指深屈肌等。

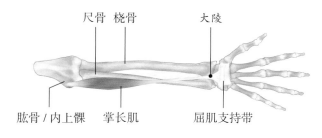

图6-138　掌长肌解剖图

二、病症

肱骨内上髁周围疼痛，前臂、腕和掌前侧痛；腕和指伸展受限。

三、治疗

（一）徒手疗法

1. 压揉法

（1）动作一：施术者拇指指腹由后向前，横向压揉患者肱骨内上髁的掌长肌附着处压痛点（见图6-139）。由近端向远端分为1～3个点，每点压揉5～15次。肱骨内上髁炎的患者按钟表时针定位分为12个点，中心为1个点，向心方向压揉。

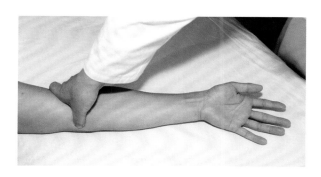

图6-139　掌长肌压揉法，施术者拇指指腹位于患者肱骨内上髁的掌长肌附着处

（2）动作二：施术者拇指指腹由远及近，分别纵向压揉患者腕横韧带至第2～5掌骨掌腱膜压痛点（见图6-140）。由近端向远端分为4条线，每条线分为3～5个点，每点

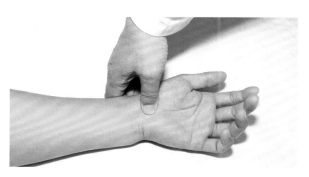

图6-140　掌长肌压揉法，施术者拇指指腹位于患者腕横韧带水平处的掌腱膜表面

压揉5~15次。

2. **推法** 施术者拇指指腹由远及近，纵推患者掌腱膜至肱骨内上髁的掌长肌筋膜压痛点（见图6-141）。由桡侧向尺侧分为4条纵线，每条线推5~10次。

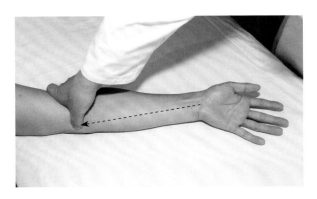

图6-141 掌长肌推法，施术者拇指指腹位于患者肱骨内上髁的掌长肌筋膜

（二）抗阻训练

患者屈臂90°，左手持握哑铃，掌心向上，将哑铃向屈腕方向发力，感受左侧掌长肌收缩（见图6-142、图6-143）。动作保持2~4s，然后还原至起始位，重复8~12次为1组，练习2~3组。

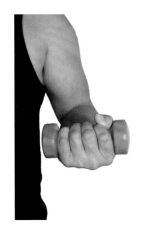

图6-142 掌长肌抗阻训练（起始位置）

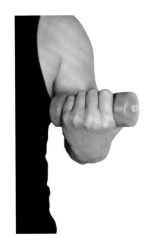

图6-143 掌长肌抗阻训练（终止位置）

（三）拉伸训练

患者左手臂伸直，主动腕伸；施术者左手固定患者肱骨内上髁，右手抓握患者第2~5指，助力手腕伸和手指伸方向发力，使其左侧掌长肌有充分牵拉感（见图6-144）。在伸展至最大位置时，保持15~30s，在拉伸结束时，让患者手指与施术者右手用30%力量做静态对抗5s，之后缓慢还原至起始位。

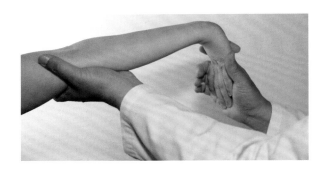

图6-144 掌长肌拉伸训练

四、相关经穴

手厥阴心包经的循行与掌长肌相关，有大陵等穴，可用于治疗心痛、心悸、胸胁痛、手臂痛。

070

桡侧腕屈肌

一、概况

桡侧腕屈肌起于肱骨内上髁，其损伤为肱骨内上髁炎病因之一。肘关节内侧肌腱和鞘膜的慢性炎症和水肿刺激尺神经可并发肘管综合征；桡侧腕屈肌远端肌腱在腕管内通过，并朝第2、3掌骨近端走行，与内侧的正中神经邻近，其肌腱和鞘膜慢性炎症和水肿可能引起腕管综合征。桡侧腕屈肌主要功能是屈腕，可能在过度和频繁屈腕活动中劳损。临床还应与尺侧腕屈肌和肱骨内上髁共同附着的其他屈肌共同检查和治疗。

【起止点】起于肱骨内上髁，止于第2、3掌骨基底部（见图6-145）。

【神经支配】正中神经 $C_7 \sim T_1$。

【血供】尺动脉。

【功能】肘和腕关节屈曲、手腕部向尺侧偏、前臂旋前。

【需检查的其他肌肉】旋前圆肌、掌长肌、尺侧腕屈肌、指浅屈肌、指深屈肌。

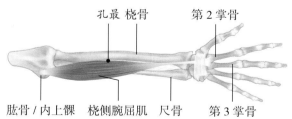

图 6-145　桡侧腕屈肌解剖图

二、病症

肘内侧肿痛、前臂前侧和腕前痛；肘和腕伸展受限、手腕部向桡侧偏受限；桡侧3个半手指疼痛、麻木、无力等。

三、治疗

（一）徒手疗法

1. 压揉法

（1）**动作一**：施术者拇指指腹由尺侧向桡侧，横向压揉患者肱骨内上髁的桡侧腕屈肌附着处压痛点（见图6-146）。由近端向远端分为3个点，每点压揉5~15次。肱骨内上髁炎按钟表时针定位分为12个点，中心为1个点，每点压揉5~15次。

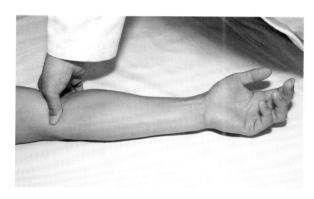

图 6-146　桡侧腕屈肌压揉法，施术者拇指指腹位于患者肱骨内上髁的桡侧腕屈肌附着处

（2）**动作二**：施术者拇指指腹由尺侧向桡侧，横向压揉患者第2、3掌骨基底部的桡侧腕屈肌附着处压痛点（见图6-147）。由远端向近端分为3个点，每点压揉5~15次。

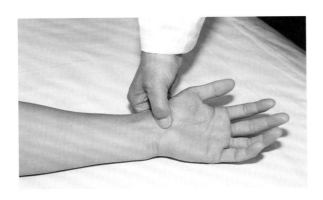

图 6-147　桡侧腕屈肌压揉法，施术者拇指指腹位于患者第 2、3 掌骨基底部的桡侧腕屈肌附着处

2. 推法　施术者拇指指腹由远及近，纵推患者第 2、3 掌骨基底部至肱骨内上髁的桡侧腕屈肌筋膜压痛点（见图 6-148）。由桡侧向尺侧分为 1~3 条线，每条线推 5~10 次。

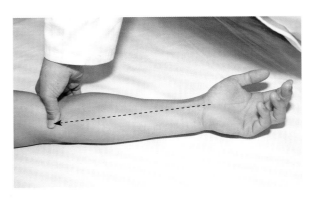

图 6-148　桡侧腕屈肌推法，施术者拇指指腹位于患者肱骨内上髁的桡侧腕屈肌筋膜

（二）抗阻训练

患者屈臂 90°，左手持握哑铃，掌心向上，将哑铃向屈腕桡侧偏方向发力，感受左侧桡侧腕屈肌收缩（见图 6-149、图 6-150）。动作保持 2~4s，然后还原至起始位，重复 8~12 次为 1 组，练习 2~3 组。

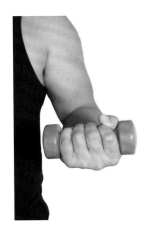

图 6-149　桡侧腕屈肌抗阻训练（起始位置）

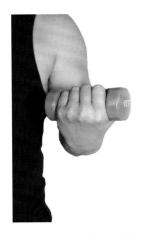

图 6-150　桡侧腕屈肌抗阻训练（终止位置）

（三）拉伸训练

患者左手臂伸直；施术者左手固定患者肱骨内上髁，右手抓握患者第 2、3 指，助力手腕伸和手指伸方向发力，使其左侧桡侧腕屈肌有充分牵拉感（见图 6-151）。在伸展至最大位置时，保持 15~30s，在拉伸结束时，让患者手指与施术者双手用 30% 力量做静态对抗 5s，之后缓慢还原至起始位。

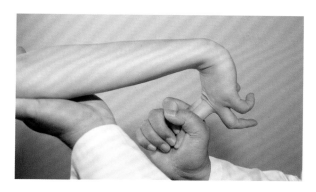

图 6-151　桡侧腕屈肌拉伸

四、相关经穴

手太阴肺经的循行与桡侧腕屈肌相关，有孔最等穴，可用于治疗咳嗽、气喘、咯血、咽喉肿痛、热病无汗、肘臂疼痛。

071

尺侧腕屈肌

一、概况

尺侧腕屈肌近端起于肱骨内上髁和尺骨鹰嘴内侧两个附着处，其损伤可引起肘关节内侧较大范围肿痛，为肱骨内上髁炎病因之一，肘关节内侧肌腱和鞘膜的慢性炎症和水肿刺激尺神经可并发肘管综合征。尺侧腕屈肌主要功能是尺侧屈腕，可能在过度和频繁屈腕活动中劳损，临床还应与桡侧腕屈肌和肱骨内上髁共同附着的其他屈肌共同检查和治疗。

【起止点】起于肱骨内上髁、尺骨鹰嘴内侧面及尺骨后缘上 2/3，止于豌豆骨、钩骨、第 5 掌骨基底部（见图 6-152）。

【神经支配】尺神经 $C_7 \sim T_1$。

【血供】尺动脉。

【功能】腕关节屈曲、腕部内收，辅助屈肘。

【需检查的其他肌肉】指浅屈肌、指深屈肌、桡侧腕屈肌、掌长肌、旋前圆肌等。

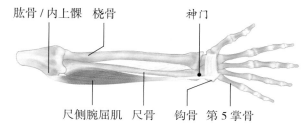

图 6-152　尺侧腕屈肌解剖图

二、病症

肘、前臂、腕内侧疼痛，第 4、5 指疼痛麻木无力，小鱼际萎缩；腕关节伸展或向桡侧偏受限等。

三、治疗

（一）徒手疗法

1. 压揉法

（1）动作一：患者俯卧位，掌心向前；施术者拇指指腹由前向后，横向压揉患者肱骨内上髁的尺侧腕屈肌附着处压痛点（见图 6-153）。由近端向远端分为 3 个点，每点压揉 5 ~ 15 次。肱骨内上髁炎按钟表时针定位分为 12 个点，中心 1 个点，向心方向压揉。

注意：压揉时第 4、5 指出现触电麻感要避开尺神经沟内的尺神经。

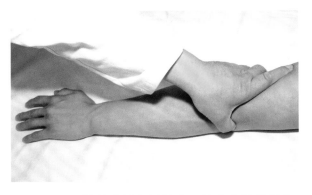

图 6-153　尺侧腕屈肌压揉法，施术者拇指指腹位于患者肱骨内上髁的尺侧腕屈肌附着处

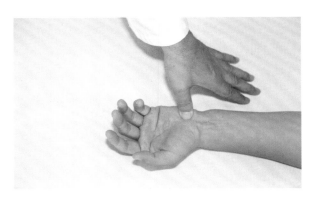

图 6-155　尺侧腕屈肌压揉法，施术者拇指指腹位于患者第 5 掌骨基底部的尺侧腕屈肌附着处

（2）动作二：施术者拇指指腹由前向后，横向压揉患者尺骨鹰嘴的尺侧腕屈肌附着处压痛点（见图 6-154）。由近端向远端分为 3 个点，每点压揉 5～15 次。肱骨内上髁炎按钟表时针定位分为 12 个点，中心为 1 个点，向心方向压揉。

注意：压揉时第 4、5 指出现触电麻感要避开尺神经沟内的尺神经。

2.　推法　施术者拇指指腹由远及近，分别纵推患者豌豆骨至肱骨内上髁和尺骨鹰嘴的尺侧腕屈肌筋膜压痛点（见图 6-156）。可将其分为 3 条线，每条线推 5～10 次。

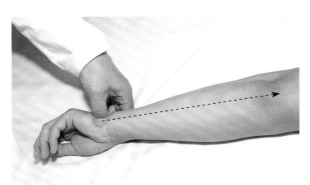

图 6-156　尺侧腕屈肌推法，施术者拇指指腹位于患者豌豆骨的尺侧腕屈肌筋膜

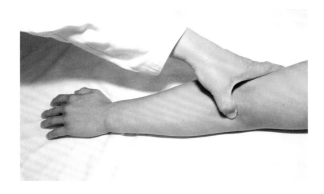

图 6-154　尺侧腕屈肌压揉法，施术者拇指指腹位于患者尺骨鹰嘴的尺侧腕屈肌附着处

（3）动作三：施术者拇指指腹由桡侧向尺侧，分别横向压揉患者豌豆骨、钩骨和第 5 掌骨基底部附着处压痛点（见图 6-155）。由远端向近端分为 3～5 个点，每点压揉 5～15 次。

（二）抗阻训练

患者屈臂 90°，左手持握哑铃，掌心向上，将哑铃向屈腕、屈肘尺侧偏方向发力，感受左侧尺侧腕屈肌收缩（见图 6-157、图 6-158）。动作保持 2～4s，然后还原至起始位，重复 8～12 次为 1 组，练习 2～3 组。

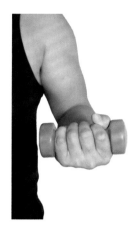

图 6-157 尺侧腕屈肌抗阻训练（起始位置）

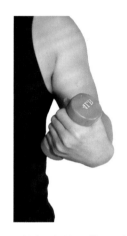

图 6-158 尺侧腕屈肌抗阻训练（终止位置）

（三）拉伸训练

患者左手臂伸直，施术者双手交叉握住患者手腕，并用大拇指稳定小鱼际位置，并用身体重心将手向桡侧偏发力，使其尺侧腕屈肌有充分牵拉感（见图 6-159）。在伸展至最大位置时，保持 15～30s，在拉伸结束时，让患者手部与施术者双手用 30% 力量做静态对抗 5s，之后缓慢还原至起始位。

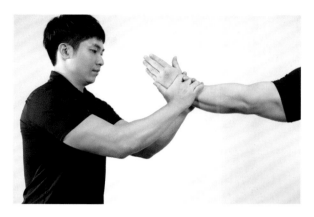

图 6-159 尺侧腕屈肌拉伸训练

四、相关经穴

手少阴心经的循行与尺侧腕屈肌相关，有神门、通里等穴，可用于治疗心痛、心烦、肘臂挛痛。

072

指浅屈肌

一、概况

指浅屈肌近端起于肱骨内上髁、尺骨冠突和桡骨粗隆远端 3 个部位，其损伤可引起肘关节内侧和前臂前侧较大范围疼痛，肘关节内侧肌腱和鞘膜的慢性炎症和水肿刺激尺神经可并发肘管综合征；指浅屈肌远端肌腱在腕管内通过，并朝第 2～5 指骨走行，与外侧的正中神经邻近，其肌腱和鞘膜慢性炎症和水肿可能引起腕管综合征。指浅屈肌远端分叉附着于第 2～5 指中节前面的两侧，对其损伤应精确触诊和治疗。人们在生活和工作中，指屈肌载荷高于指伸肌而损伤较多见于后者，如握拿工具和提重物等。指浅屈肌与指深屈肌协同屈曲腕和内侧

4个指关节，两者损伤可相互影响，应同时检查治疗。针对指浅屈肌的手法治疗适用于痛风性关节炎和类风湿关节炎辅助治疗。

【起止点】起于肱骨内上髁、尺骨冠突内侧、桡骨粗隆远端，止于第2~5指骨中节两侧（见图6-160、图6-161）。

【神经支配】正中神经 C_7 ~ T_1。

【血供】尺动脉。

【功能】屈曲腕关节、第2~5掌指关节和第2~5近端指骨间关节。

【需检查的其他肌肉】指浅屈肌、指深屈肌、肘肌、小指展肌、小指短屈肌、小指对掌肌等。

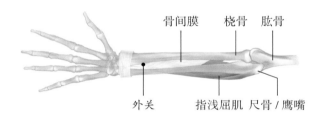

图6-160　指浅屈肌解剖图（背面观）

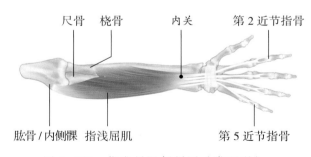

图6-161　指浅屈肌解剖图（掌面观）

二、病症

肘内侧肿痛（肱骨内上髁炎）、前臂前侧痛；第2~5指关节疼痛和伸展受限，桡侧3个半手指疼痛、麻木、无力（腕管综合征）等。

三、治疗

（一）徒手疗法

1. 压揉法

（1）动作一：患者取俯卧位，掌心向前；施术者拇指指腹由前向后，横向压揉患者肱骨内上髁的指浅屈肌附着处压痛点（见图6-162）。由近端向远端分为3个点，每点压揉5~15次。肱骨内上髁炎按照钟表时针定位分为12个点，中心为1个点，向心方向压揉。

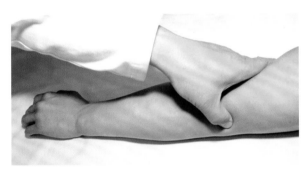

图6-162　指浅屈肌压揉法，施术者拇指指腹位于患者肱骨内上髁的指浅屈肌附着处

（2）动作二：施术者拇指指腹由前向后，横向压揉患者尺骨鹰嘴指浅屈肌附着处压痛点（见图6-163）。由近端向远端分为3~5个点，每点压揉5~15次。

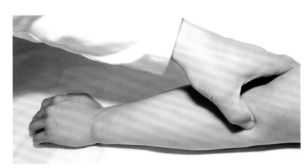

图6-163　指浅屈肌压揉法，施术者拇指指腹位于患者尺骨鹰嘴内侧的指浅屈肌附着处

（3）**动作三**：施术者拇指指腹由尺侧向桡侧，横向压揉患者桡骨粗隆远端的指浅屈肌附着处压痛点（见图6-164）。由近端向远端分为3~5个点，每点压揉5~15次。

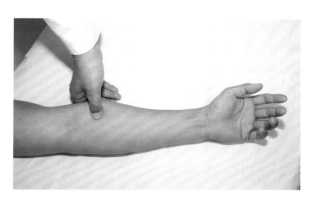

图6-164　指浅屈肌压揉法，施术者拇指指腹位于患者桡骨粗隆远端的指浅屈肌附着处

（4）**动作四**：施术者两拇指指腹由远及近，纵向压揉患者第2~5节指骨指浅屈肌两侧附着处压痛点（见图6-165）。每个手指分为3~5个点，每点压揉5~15次。

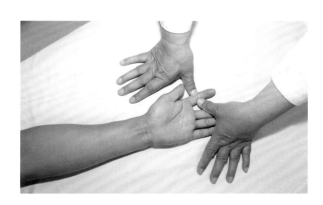

图6-165　指浅屈肌压揉法，施术者拇指指腹位于患者第2指骨中节两侧的指浅屈肌附着处

2. **推法**　施术者拇指指腹由远及近，分别纵推者第2~5指骨中节至腕横韧带；

然后分别自患者腕横韧带推至桡骨粗隆远端、尺骨冠突、尺骨鹰嘴或肱骨内上髁附着处（见图6-166、图6-167）。前臂前侧由桡侧向尺侧分为3~5条纵线，内侧4个手指可分为4条线，每条线推5~10次。

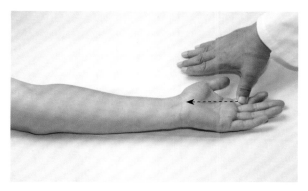

图6-166　指浅屈肌推法，施术者拇指指腹位于患者示指中节的指浅屈肌筋膜

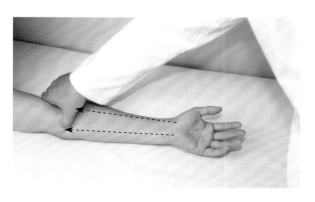

图6-167　指浅屈肌推法，施术者拇指指腹位于患者尺骨冠突内侧的指浅屈肌筋膜

（二）抗阻训练

患者屈臂90°，用弹力带与左手第2~5指对抗，并向屈指方向发力，感受左侧指浅屈肌收缩（见图6-168、图6-169）。动作保持2~4s，然后还原至起始位，重复8~12次为1组，练习2~3组。

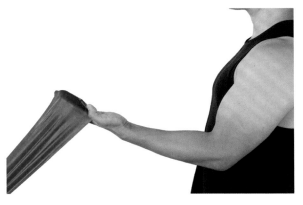

图 6-168　指浅屈肌抗阻训练（起始位置）

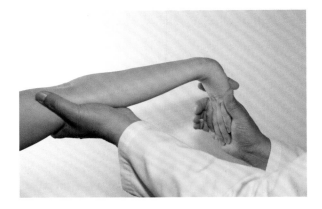

图 6-170　指浅屈肌拉伸训练

四、相关经穴

手少阴心经、手厥阴心包经的循行与指浅屈肌相关，有灵道、通里、内关等穴，可用于治疗心痛、悲恐善笑、肘臂挛急疼痛、胸闷、胃痛、呕吐、呃逆、癫狂痫。

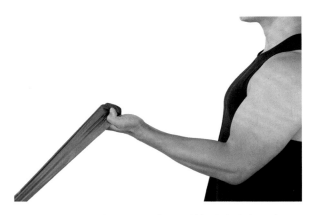

图 6-169　指浅屈肌抗阻训练（终止位置）

（三）拉伸训练

患者左手臂伸直，主动腕伸；施术者左手固定患者肱骨内上髁，右手抓握患者第 2~5 指，助力手腕伸和手指伸方向发力，使其左侧指浅屈肌有充分牵拉感（见图 6-170）。在伸展至最大位置时，保持 15~30s，在拉伸结束时，让患者手部与施术者右手用 30% 力量做静态对抗 5s，之后缓慢还原至起始位。

073

指深屈肌

一、概况

指深屈肌是前臂前侧强有力的肌肉，功能是屈曲腕和第 2~5 指关节。其抗阻和拉伸训练应在屈肘位进行，以与指浅屈肌训练有所分别。指深屈肌远端肌腱在腕管内通过，并朝第 2~5 指骨走行，与外侧的正中神经邻近，其肌腱和鞘膜慢性炎症和水肿可能引起腕管综合征。针对指深屈肌的手法治疗适用于痛风性关节炎和类风湿关节炎的辅助治疗。

【起止点】起于尺骨近端3/4的前内面和骨间膜，止于第2～5指骨远节（见图6-171）。

【神经支配】正中神经和尺神经$C_7～T_1$。

【血供】尺动脉。

【功能】屈曲腕和第2～5远节指骨。

【需检查的其他肌肉】指浅屈肌、掌长肌、桡侧腕屈肌、旋前圆肌等。

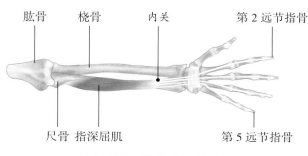

图6-171　指深屈肌解剖图

（标注：肱骨　桡骨　内关　第2远节指骨　尺骨　指深屈肌　第5远节指骨）

二、病症

前臂近端内侧深层痛；第1或2～5指疼痛、麻木、无力；伸展受限（掌侧环状韧带腱鞘炎）。

三、治疗

（一）徒手疗法

1. 压揉法

（1）**动作一**：施术者拇指指腹由后向前，分别横向压揉患者尺骨近端前侧和内侧的指深屈肌附着处压痛点（见图6-172）。尺骨近端附着处分为3条线，每条线可分为3～5个点，每点压揉5～15次。

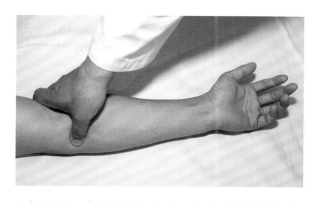

图6-172　指深屈肌压揉法，施术者拇指指腹位于患者尺骨近端内侧的指深屈肌附着处

（2）**动作二**：施术者拇指指腹由尺侧向桡侧，分别横向压揉患者第2～5远节指骨的指深屈肌附着处压痛点（见图6-173）。每个手指可分为3～5个点，每点压揉5～15次。

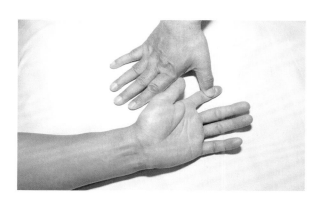

图6-173　指深屈肌压揉法，施术者拇指指腹位于患者第2指骨远节的指深屈肌附着处

2. 推法　施术者拇指指腹由远及近，分别纵推患者第2～5指骨远节至腕横韧带的指深屈肌筋膜压痛点，每条线推5～10次；然后由腕横韧带再分别推至尺骨近端和骨间膜的指深屈肌筋膜压痛点（见图6-174）。按手指分为4条纵线，每条线推5～10次。

注意：指深屈肌位于指浅屈肌深面，也可选择用第2～5指间关节推其深层筋膜。

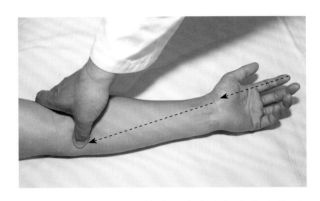

图 6-174　指深屈肌推法，施术者拇指指腹位于患者尺骨近端的指深屈肌筋膜

（二）抗阻训练

患者屈臂 90°，用弹力带与左手第 2 ~ 5 指对抗，并向屈指方向发力，感受左侧指深屈肌收缩（见图 6-175、图 6-176）。动作保持

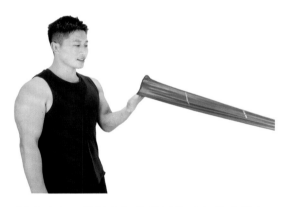

图 6-175　指深屈肌抗阻训练（起始位置）

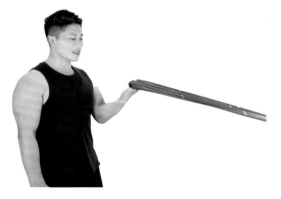

图 6-176　指深屈肌抗阻训练（终止位置）

2 ~ 4s，然后还原至起始位，重复 8 ~ 12 次为 1 组，练习 2 ~ 3 组。

（三）拉伸训练

患者上臂屈肘，主动腕伸；施术者左手固定患者尺骨鹰嘴，右手抓握患者第 2 ~ 5 指，助力手腕屈和手指屈方向发力，使其指深屈肌有充分牵拉感（见图 6-177）。在伸展至最大位置时，保持 15 ~ 30s，在拉伸结束时，让患者手部与施术者右手用 30% 力量做静态对抗 5s，之后缓慢还原至起始位。

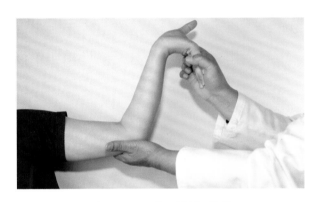

图 6-177　指深屈肌拉伸

四、相关经穴

手厥阴心包经的循行与指深屈肌相关，有内关等穴，可用于治疗心痛、肘臂挛痛、胃痛。

074

拇长屈肌

一、概况

拇长屈肌作用是拇指远节的屈曲，用于拇指做最精细活动。拇指在生活和工作中屈曲频繁，在反复过度使用中容易损伤。如持针、握笔、拧螺丝等活动。当拇长屈肌腱与鞘膜摩擦劳损时，可使掌指关节环状韧带腱鞘狭窄，表现为局部肿痛和屈伸障碍，俗称"扳机指"，女性和糖尿病患者发病率较高。拇长屈肌与拇短屈肌协同屈曲拇指，可能同时损伤，应同时检查和治疗。针对拇长屈肌的手法治疗适用于痛风性关节炎和类风湿关节炎的辅助治疗。

【起止点】起于桡骨近端和骨间膜前面，止于拇指远节指骨底（见图 6-178）。

【神经支配】正中神经 $C_7 \sim T_1$。

【血供】尺动脉。

【功能】屈曲拇指远节指骨。

【需检查的其他肌肉】拇短屈肌、拇短展肌、拇收肌。

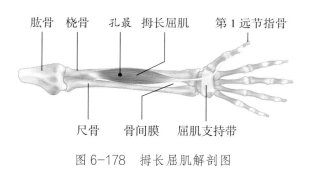

图 6-178　拇长屈肌解剖图

二、病症

拇指的掌指关节掌侧痛和屈伸障碍（扳机指）、腕前痛；前臂前侧深层痛。

三、治疗

（一）徒手疗法

1. 压揉法

（1）动作一：施术者拇指指腹由尺侧向桡侧，分别横向压揉患者桡骨前表面和骨间膜的拇长屈肌附着处压痛点（见图 6-179）。前臂前外侧分为 3 条线，每条线 5 ~ 7 个点，每点压揉 5 ~ 15 次。

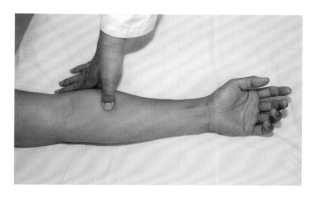

图 6-179　拇长屈肌压揉法，施术者拇指指腹位于患者桡骨前表面的拇长屈肌附着处

（2）动作二：施术者拇指指腹由尺侧向桡侧，横向压揉患者腕横韧带至拇指远节指骨近端的拇长屈肌附着处压痛点（见图 6-180）。可分为 5 ~ 7 个点，每点压揉 5 ~ 15 次。拇长屈肌狭窄性腱鞘炎在拇指掌指关节表面按钟表时针定位分为 12 个点，每点压揉 5 ~ 15 次。

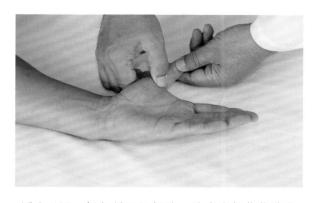

图 6-180　拇长屈肌压揉法，施术者拇指指腹位于患者掌指关节前表面拇长屈肌腱鞘

2. 推法　施术者拇指指腹由远及近，分别纵推患者拇指远节指骨至腕横韧带拇长

屈肌腱压痛点5~10次；然后纵推腕横韧带至桡骨和骨间膜筋膜压痛点（见图6-181）。前臂前外侧筋膜分为3条线纵推。

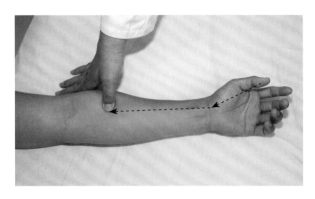

图6-181 拇长屈肌推法，施术者拇指指腹位于患者桡骨前表面的拇长屈肌筋膜

（二）抗阻训练

患者用手指屈伸训练器与拇指远节指骨做对抗，向指屈方向发力，过程中手指屈伸训练器阻力方向始终与拇指保持垂直，感受左侧拇长屈肌收缩（见图6-182、图6-183）。动作保持2~4s，然后还原至起始位，重复8~12次为1组，练习2~3组。

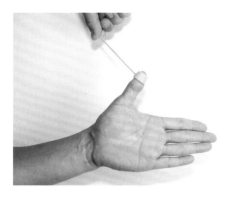

图6-182 拇长屈肌抗阻训练（起始位置）

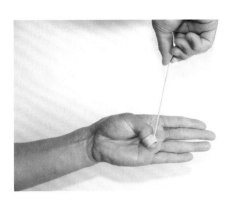

图6-183 拇长屈肌抗阻训练（终止位置）

（三）拉伸训练

患者取仰卧位，屈臂腕伸；施术者双手分别握住患者大拇指和其余四指，握住大拇指的手向下发力，使患者左侧拇长屈肌有充分牵拉感（见图6-184）。在伸展至最大位置时，保持15~30s，在拉伸结束时，让患者手部与施术者双手用30%力量做静态对抗5s，之后缓慢还原至起始位。

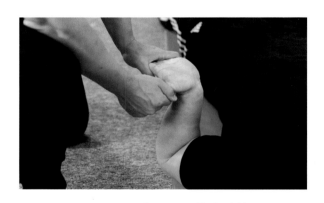

图6-184 拇长屈肌拉伸训练

四、相关经穴

手太阴肺经的循行与拇长屈肌相关，有孔最等穴，可用于治疗咳嗽、气喘、咽喉肿痛、热病无汗、肘臂疼痛。

075

拇短展肌

一、概况

拇短展肌是正中神经经过腕管后支配的第一块肌肉，该肌肉的萎缩和无力，常用来临床判断腕管综合征；拇短展肌近端附着于屈肌支持带表面，其筋膜挛缩可使屈肌支持带紧张变短而缩小腕管空间，引起腕管综合征。拇短展肌与拇对掌肌、拇短屈肌形成的隆起即所谓大鱼际肌，此处有手太阴肺经"鱼际穴"，主治咳喘和咽痛咽干等症。针对拇短展肌的手法治疗适用于痛风性关节炎和类风湿关节炎的辅助治疗。

【起止点】起于屈肌支持带、舟骨、大多角骨；止于拇指近节桡侧（见图6-185）。

【神经支配】正中神经 $C_7 \sim T_1$。

【血供】掌浅动脉。

【功能】外展拇指。

【需检查的其他肌肉】拇对掌肌、拇短屈肌、屈肌支持带。

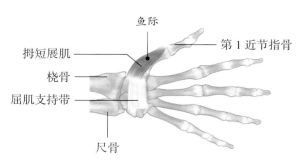

图 6-185　拇短展肌解剖图

二、病症

腕前痛、拇指近节指骨和掌骨表面痛（鱼际）、拇指过度内收受限；外侧三个半手指疼痛麻木无力（腕管综合征）。

三、治疗

（一）徒手疗法

1. 压揉法

（1）动作一：施术者拇指指腹由尺侧向桡侧，分别压揉患者屈肌支持带、舟骨和大多角骨的拇短展肌附着处压痛点（见图6-186）。由近端向远端分为3~5个点，每点压揉5~15次。

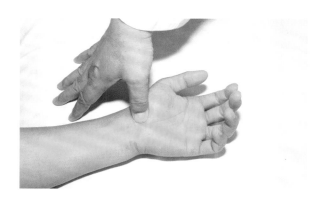

图 6-186　拇短展肌压揉法，施术者拇指指腹位于患者舟骨的拇短展肌附着处

（2）动作二：施术者拇指指腹由桡侧向尺侧，横向压揉患者第1近节指骨桡侧的拇短展肌附着处压痛点（见图6-187）。由远端向近端分为1~3个点，每点压揉5~15次。

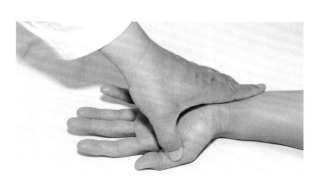

图 6-187　拇短展肌压揉法，施术者拇指指腹位于患者第1近节指骨桡侧的拇短展肌附着处

2. **推法** 施术者拇指指腹由远及近，纵推患者第1近节指骨桡侧至大多角骨和舟状骨的屈肌支持带筋膜压痛点（见图6-188）。其表面可分为1~3条线，每条线推5~10次。

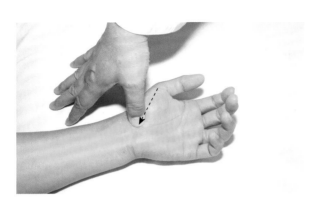

图6-188 拇短展肌推法，施术者拇指指腹位于患者大多角骨的拇短展肌筋膜

（二）抗阻训练

患者将弹力绳置于拇指近节指骨位置，保持弹力阻力，同时向拇指外展方向发力，感受左侧拇短展肌收缩（见图6-189、图6-190）。动作保持2~4s，然后还原至起始位，重复8~12次为1组，练习2~3组。

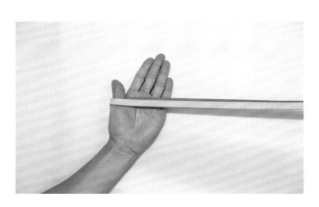

图6-189 拇短展肌抗阻训练（起始位置）

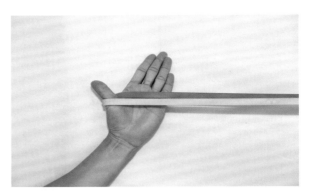

图6-190 拇短展肌抗阻训练（终止位置）

（三）拉伸训练

患者左手握拳，施术者左手固定患者手腕，右手大拇指推患者大拇指近节指骨，助力大拇指尺侧偏，使其左侧拇短展肌有充分牵拉感（见图6-191）。在伸展至最大位置时，保持15~30s，在拉伸结束时，让患者大拇指与施术者右手用30%力量做静态对抗5s，之后缓慢还原至起始位。

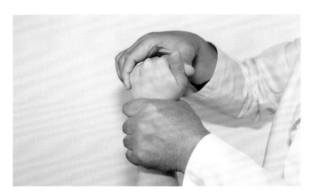

图6-191 拇长屈肌拉伸训练

四、相关经穴

手太阴肺经的循行与拇短展肌相关，有鱼际等穴，可用于治疗咳嗽、咯血、咽干、咽喉肿痛、身热、掌中热、头痛、小儿疳积。

076

拇短屈肌

一、概况

拇短屈肌是构成手外侧大鱼际的四块肌肉之一，在生活和工作中拇指屈曲活动比较频繁，在反复过度使用中容易损伤。拇短屈肌起于腕横韧带和腕骨，其损伤迁延不愈可使腕横韧带紧张挛缩和增厚，使腕管容积缩小，引起腕管综合征。拇短屈肌与拇长屈肌协同拇指屈曲，两者可能共同损伤，应同时检查和治疗，并包括其他鱼际肌肉。针对拇短屈肌的手法治疗，适用于痛风性关节炎和类风湿关节炎的辅助治疗。

【起止点】起于大多角骨、头状骨和腕横韧带；止于拇指近节指骨外侧（见图6-192）。

【神经支配】正中神经和尺神经 $C_7 \sim T_1$。

【血供】掌浅动脉。

【功能】屈曲拇指近节指骨。

【需检查的其他肌肉】拇长屈肌、拇短展肌、拇对掌肌、拇收肌。

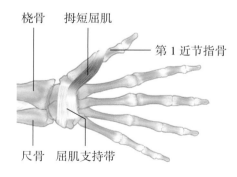

图6-192　拇短屈肌解剖图

桡骨　拇短屈肌　第1近节指骨　尺骨　屈肌支持带

二、病症

腕前和拇指近节痛、拇指伸展受限；外侧手指麻木、无力（腕管综合征）。

三、治疗

（一）徒手疗法

1. 压揉法

（1）动作一：施术者拇指指腹由尺侧向桡侧，分别横向压揉患者大多角骨、头状骨的拇短屈肌附着处压痛点（见图6-193）。由近端向远端分为1~3个点，每点压揉5~15次。腕管综合征患者分别压揉患者屈肌支持带两端附着处和支持带表面压痛点。

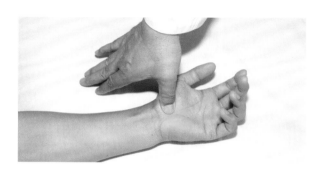

图6-193　拇短屈肌压揉法，施术者拇指指腹位于患者头状骨的拇短屈肌附着处

（2）动作二：施术者拇指指腹由尺侧向桡侧，横向压揉患者拇指近节指骨的拇短屈肌附着处压痛点（见图6-194）。由近端向远端分为1~3个点，每点压揉5~15次。

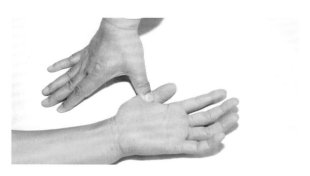

图6-194　拇短屈肌压揉法，施术者拇指指腹位于患者拇指近节指骨的拇短屈肌附着处

2. 推法　施术者拇指指腹由远及近，分别纵推患者拇指近节指骨至大多角骨、头状骨和屈肌支持带的拇短屈肌筋膜压痛点（见图6-195）。可将其分为1～3条纵线，每条线推5～10次。

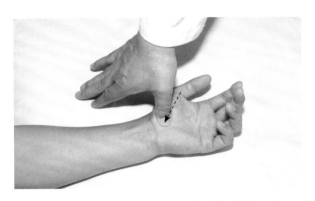

图6-195　拇短屈肌推法，施术者拇指指腹位于患者头状骨的拇短屈肌筋膜

（二）抗阻训练

患者第2～5指并拢，将弹力绳置于拇指近节指骨位置，保持弹力绳阻力，同时向大拇指屈曲方向发力，感受左侧拇短屈肌收缩（见图6-196、图6-197）。动作保持2～4s，然后还原至起始位，重复8～12次为1组，练习2～3组。

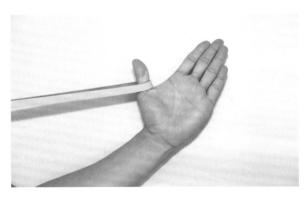

图6-196　拇短屈肌抗阻训练（起始位置）

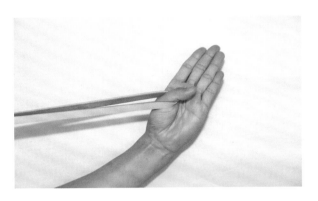

图6-197　拇短屈肌抗阻训练（终止位置）

（三）拉伸训练

患者取仰卧位，屈臂腕伸；施术者双手分别握住患者大拇指和其余四指，握住大拇指的手向下向外发力，使其左侧拇短屈肌有充分牵拉感（见图6-198）。在伸展至最大位置时，保持15～30s，在拉伸结束时，让患者手部与施术者双手用30%力量做静态对抗5s，之后缓慢还原至起始位。

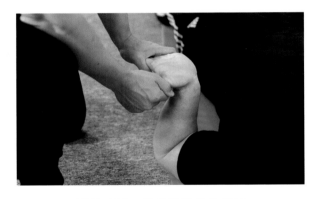

图6-198　拇短屈肌拉伸训练

四、相关经穴

手太阴肺经的循行与拇短屈肌相关，有鱼际等穴，可用于治疗咳嗽、咯血、咽干、咽喉肿痛、身热、掌中热、头痛、小儿疳积。

077

拇对掌肌

一、概况

拇对掌肌主要作用是使拇指末节与其他各指相接触，即对掌运动。拇对掌肌起于腕横韧带和腕骨，其损伤迁延不愈可使腕横韧带紧张挛缩和增厚，使腕管容积缩小，引起腕管综合征。拇指末节指腹与小指末节指腹对掌不能接触称为"对掌试验阳性"，提示正中神经麻痹。拇对掌肌应与其他三块鱼际肌肉共同检查和治疗。针对拇对掌肌的手法治疗适用于痛风性关节炎和类风湿关节炎的辅助治疗。

【起止点】起于大多角骨和屈肌支持带（腕横韧带），止于第1掌骨桡侧全长（见图6-199）。

【神经支配】正中神经 $C_7 \sim T_1$。

【血供】掌浅动脉。

【功能】拇指与第2~5指对掌运动和屈曲、内收拇指。

【需检查的其他肌肉】拇短展肌、拇短屈肌、拇收肌。

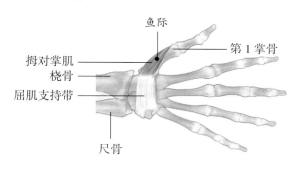

图6-199 拇对掌肌解剖图

二、病症

第1掌骨桡侧痛、拇指对掌功能减弱、鱼际肌肉萎缩等，腕前侧痛。

三、治疗

（一）徒手疗法

1. 压揉法

（1）动作一：施术者拇指指腹由尺侧向桡侧，分别横向压揉患者大多角骨、舟骨和屈肌支持带的拇对掌肌附着处压痛点（见图6-200）。由近端向远端分为3~5个点，每点压揉5~15次。

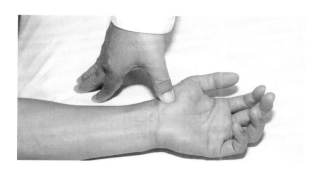

图6-200 拇对掌肌压揉法，施术者拇指指腹位于患者大多角骨的拇对掌肌附着处

（2）动作二：施术者拇指指腹由前向后，横向压揉患者第1掌骨外侧拇对掌肌附着处压痛点（见图6-201）。由远端向近端分为1~3个点，每点压揉5~15次。

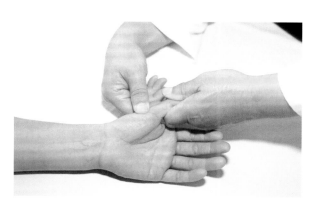

图6-201 拇对掌肌压揉法，施术者拇指指腹位于患者第1掌骨外侧的拇短展肌附着处

2. 推法　施术者拇指指腹由远及近，斜推患者第1掌骨至大多角骨、舟骨和屈肌支持带的拇对掌肌筋膜压痛点（见图6-202）。可将其分为3条纵线，每条线推5～10次。

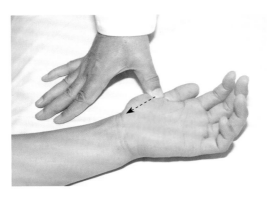

图6-202　拇对掌肌推法，施术者拇指指腹位于患者第1掌骨的拇短展肌筋膜

（二）抗阻训练

患者将弹力绳置于第1掌骨位置，保持弹力阻力，同时向大拇指内收方向发力，将大拇指与小拇指对到一起，感受左侧拇对掌肌收缩（见图6-203、图6-204）。动作保持2～4s，然后还原至起始位，重复8～12次为1组，练习2～3组。

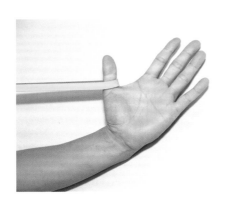

图6-203　拇对掌肌抗阻训练（起始位置）

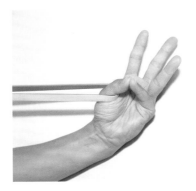

图6-204　拇对掌肌抗阻训练（终止位置）

（三）拉伸训练

患者仰卧位，屈臂腕伸；施术者双手分别握住患者大拇指和其余四指，握住大拇指的手向下发力，使其左侧拇对掌肌有充分牵拉感（见图6-205）。在伸展至最大位置时，保持15～30s，在拉伸结束时，让患者手部与施术者双手用30%力量做静态对抗5s，之后缓慢还原至起始位。

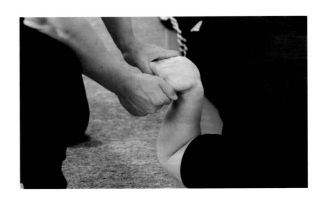

图6-205　拇对掌肌拉伸训练

四、相关经穴

手太阴肺经的循行与拇对掌肌相关，有鱼际等穴，可用于治疗咳嗽、咯血、咽干、咽喉肿痛、身热、掌中热、头痛、小儿疳积。

078

拇收肌

一、概况

拇收肌为掌前侧三角形肌肉，是拇指活动的辅助肌。其在生活、工作和学习中常用，如持笔、餐具和工具等。拇指在突然过度外展中容易拉伤内侧横头，而斜头拉伤较轻。手工劳动者过度和频繁使用，可能引起该肌慢性劳损。针对拇收肌的手法治疗适用于痛风性关节炎和类风湿关节炎的辅助治疗。

【起止点】横头起于第3掌骨干，斜头起于第2掌骨近端和小多角骨、头状骨；止于拇指近节指骨尺侧（见图6-206）。

【神经支配】尺神经 $C_7 \sim T_1$。

【血供】掌深动脉。

【功能】内收、屈曲拇指。

【需检查的其他肌肉】第1骨间肌、拇短屈肌、拇短展肌。

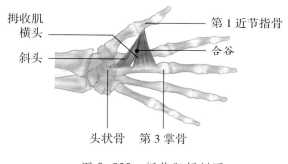

拇收肌横头　第1近节指骨
斜头　合谷
头状骨　第3掌骨

图 6-206　拇收肌解剖图

二、病症

掌和腕前侧痛、拇指近端尺侧痛、拇指外展受限。

三、治疗

（一）徒手疗法

1. 压揉法

（1）动作一：施术者拇指指腹由桡侧向尺侧，横向压揉患者第3掌骨干的拇收肌横头附着处压痛点（见图6-207）。由近端向远端分为3～5个点，每点压揉5～15次。

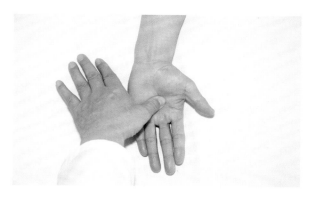

图 6-207　拇收肌压揉法，施术者拇指指腹位于患者第3掌骨干的拇收肌横头附着处

（2）动作二：施术者拇指指腹由桡侧向尺侧，分别横向压揉患者第2、3掌骨近端和小多角骨、头状骨的拇收肌斜头附着处压痛点（见图6-208）。由近端向远端分为3～5个点，每点压揉5～15次。

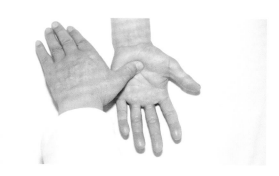

图 6-208　拇收肌压揉法，施术者拇指指腹位于患者第2、3掌骨近端拇收肌斜头附着处

（3）动作三：施术者拇指指腹由尺侧向桡侧，横向压揉患者拇指近节指骨尺侧的拇收肌附着处压痛点（见图6-209）。由远及近分为1~3个点，每点压揉5~15次。

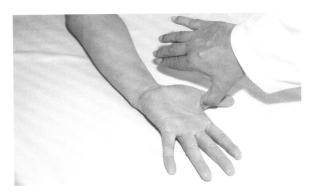

图6-209 拇收肌压揉法，施术者拇指指腹位于患者拇指近节指骨尺侧的拇收肌附着处

2. **推法** 施术者拇指指腹由桡侧向尺侧或由尺侧向桡侧，分别横推和斜推患者拇指近节指骨尺侧至第3掌骨拇收肌横头和第2掌骨、小多角骨、头状骨的拇收肌斜头筋膜压痛点（见图6-210）。可将其分为3~5条线，每条线推5~10次。

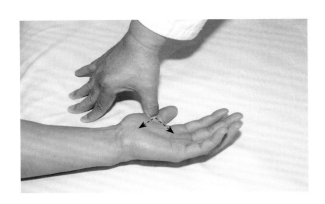

图6-210 拇收肌推法，施术者拇指指腹位于患者第1掌骨近节指骨尺侧的拇收肌筋膜

（二）抗阻训练

患者将手指屈伸训练器与拇指近节指骨在拇外展位置做对抗，并向拇指内收方向发力，过程中手指屈伸训练器阻力方向始终与拇指保持垂直，感受左侧拇收肌收缩（见图6-211、图6-212）。动作保持2~4s，然后还原至起始位，重复8~12次为1组，练习2~3组。

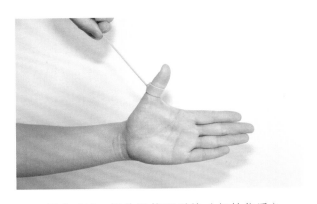

图6-211 拇收肌抗阻训练（起始位置）

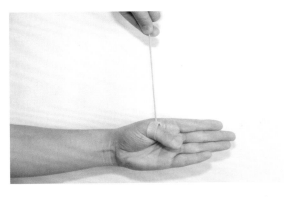

图6-212 拇收肌抗阻训练（终止位置）

（三）拉伸训练

患者取仰卧位，屈臂腕伸；施术者双手分别握住患者大拇指和其余四指，握住大拇指的手向下向外发力，使其左侧拇收肌有充分牵拉感（见图6-213）。在伸展至最大位置

时，保持 15～30s，在拉伸结束时，让患者手部与施术者双手用 30% 力量做静态对抗5s，之后缓慢还原至起始位。

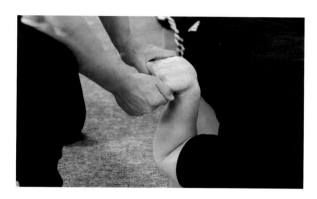

图 6-213　拇收肌拉伸训练

四、相关经穴

手阳明大肠经的循行与拇收肌相关，有合谷等穴，可用于治疗头痛、齿痛、咽喉肿痛、鼻衄、口眼㖞斜、恶寒发热、中风失语、上肢不遂。

079

小指短屈肌

一、概况

小指短屈肌因小指结构小和力度小，单独使用率低而损伤较少。但在键盘打字和乐器演奏等专业中使用较多。小指位于手部最内侧，用手直接接触的篮球和排球类运动中容易受伤，或在跌仆时损伤。小指短屈肌近端附着于屈肌支持带和钩骨，损伤表现为钩骨、屈肌支持带（腕横韧带）附着处肿痛。如迁延不愈可使屈肌支持带挛缩增厚，腕管内容积减小而引起腕管综合征。小指短屈肌受尺神经支配，尺神经损伤和卡压可引起小指疼痛麻木和小鱼际萎缩等症。针对小指短屈肌的手法治疗适用于痛风性关节炎和类风湿关节炎的辅助治疗。

【起止点】起于钩骨、屈肌支持带（腕横韧带），止于第 5 近节指骨掌侧（见图 6-214）。

【神经支配】尺神经 C_7～T_1。

【血供】尺动脉。

【功能】屈曲第 5 掌指关节。

【需检查的其他肌肉】腕横韧带、掌短肌、小指展肌、小指对掌肌。

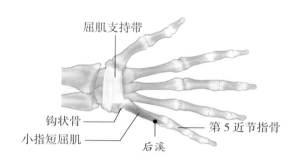

图 6-214　小指短屈肌解剖图

二、病症

手掌前内侧痛；小指疼痛麻木、伸展受限，小鱼际萎缩等。

三、治疗

（一）徒手疗法

1. 压揉法

（1）**动作一**：施术者拇指指腹由桡侧向尺侧，分别横向压揉患者钩骨和屈肌支持带内侧的小指短伸肌附着处压痛点（见图6-215）。由近端向远端分为 3 个点，每点压揉 5～15 次。

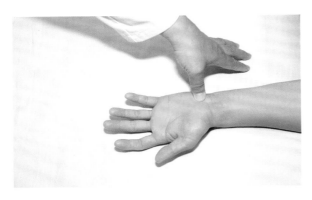

图 6-215　小指短屈肌压揉法，施术者拇指指腹
位于患者腕横韧带的小指短屈肌附着处

（2）动作二：施术者拇指指腹由桡侧向尺侧，横向压揉患者第5近节指骨的小指短屈肌附着处压痛点（见图6-216）。由远端向近端分为3~5个点，每点压揉5~15次。

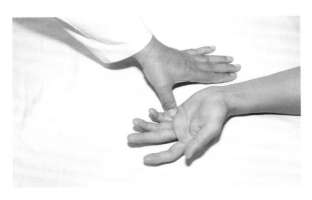

图 6-216　小指短屈肌压揉法，施术者拇指指腹
位于患者第5指骨近节的小指短屈肌附着处

2. 推法　施术者拇指指腹由远及近，分别纵推患者第5近节指骨至钩骨、屈肌支持带内侧的小指短屈肌筋膜压痛点（见图6-217）。可将其分为1~3条线，每条线推5~10次。

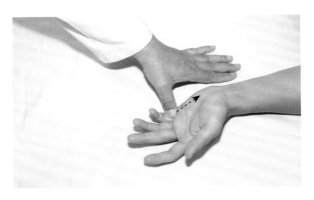

图 6-217　小指短屈肌推法，施术者拇指指腹位
于患者第5近节指骨的小指短屈肌筋膜

（二）抗阻训练

患者屈臂，用弹力带与第5指对抗，向指屈方向发力，感受左侧小指短屈肌收缩（见图6-218、图6-219）。动作保持2~4s，然后还原至起始位，重复8~12次为1组，练习2~3组。

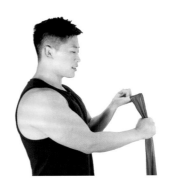

图 6-218　小指短屈肌抗阻训练（起始位置）

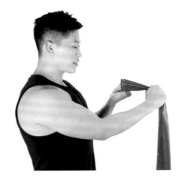

图 6-219　小指短屈肌抗阻训练（终止位置）

（三）拉伸训练

患者左臂屈臂腕伸；施术者左手固定患者手腕，右手大拇指压患者小拇指远节，助力手腕伸和指伸方向发力，使其左侧小指短屈肌有充分牵拉感（见图6-220）。在伸展至最大位置时，保持15~30s，在拉伸结束时，让患者小拇指与施术者右手用30%力量做静态对抗5s，之后缓慢还原至起始位。

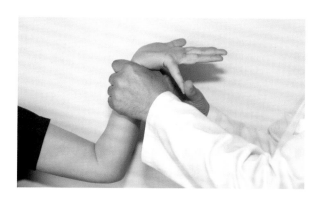

图6-220　小指短屈肌拉伸训练

四、相关经穴

手太阳小肠经的循行与小指短屈肌相关，有后溪等穴，可用于治疗耳聋、目赤、鼻衄、癫狂痫、疟疾、头痛、颈项强痛、肘臂痛。

080
小指展肌

一、概况

小指在普通生活和工作中外展活动较少，因而小指展肌损伤发病率较低。键盘打字和乐器演奏等专业中使用较多，长期过度外展活动

可能损伤。小指展肌与尺侧腕屈肌均附着于豌豆骨，它们的损伤均可引起豌豆骨周围肿胀和疼痛；小指展肌与掌短肌、小指短屈肌和小指对掌肌共同起于腕横韧带，它们的肌肉筋膜形成的隆起为小鱼际。这些肌肉和韧带损伤可能相互影响，引起豌豆骨、小鱼际、小指周围疼痛，应同时检查治疗。针对小指展肌的手法治疗适用于痛风性关节炎和类风湿关节炎的辅助治疗。

【起止点】起于豌豆骨、腕横韧带内侧，止于第5指近节指骨基底部尺侧（见图6-221）。

【神经支配】尺神经C_7~T_1。

【血供】尺动脉。

【功能】外展并屈曲第5指。

【需检查的其他肌肉】掌短肌、小指短屈肌、小指对掌肌。

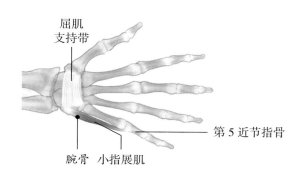

图6-221　小指展肌解剖图

二、病症

腕和手掌前内侧痛、小指过度内收和伸展受限。

三、治疗

（一）徒手疗法

1. 压揉法

（1）**动作一**：施术者拇指指腹由桡侧向

尺侧，横向压揉患者豌豆骨的小指展肌附着处压痛点（见图6-222）。由近端向远端分为1~3个点，每点压揉5~15次。腕管综合征按钟表时针定位分为12个点，中心为1个点，每点向心压揉5~15次。

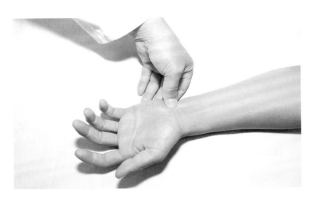

图6-222　小指展肌压揉法，施术者拇指指腹位于患者豌豆骨的小指展肌附着处

（2）动作二：施术者拇指指腹由尺侧向桡侧，横向压揉患者第5指近节尺侧的小指展肌附着处压痛点（见图6-223）。由远端向近端分为1~3个点，每点压揉5~15次。

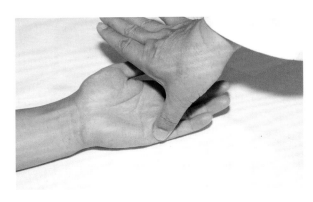

图6-223　小指展肌压揉法，施术者拇指指腹位于患者第5指骨近节尺侧的小指展肌附着处

2. 推法　施术者拇指指腹由远及近，纵推患者第5指骨近节尺侧至豌豆骨和腕

横韧带内侧的小指展肌筋膜压痛点（见图6-224）。可将其分为1~3条线，每条线推5~10次。

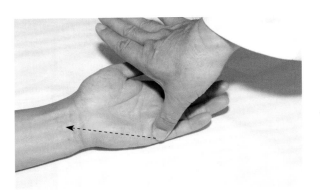

图6-224　小指展肌推法，施术者拇指指腹位于患者第5指近节尺侧的小指展肌筋膜

（二）抗阻训练

患者用手指屈伸训练器与第5指近节指骨做对抗，并向小指外展方向发力，过程中手指屈伸训练器阻力方向始终与小指保持垂直，感受左侧小指展肌收缩（见图6-225、图6-226）。动作保持2~4s，然后还原至起始位，重复8~12次为1组，练习2~3组。

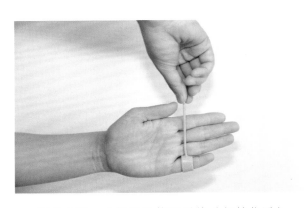

图6-225　小指展肌抗阻训练（起始位置）

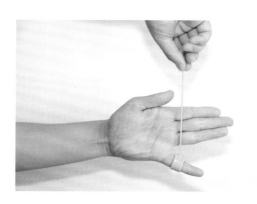

图 6-226 小指展肌抗阻训练（终止位置）

（三）拉伸训练

患者左手握拳，小拇指伸展；施术者左手固定患者手腕，右手大拇指压患者小拇指近节，助力手指桡侧偏方向发力，使其左侧小指展肌有充分牵拉感（见图 6-227）。在伸展至最大位置时，保持 15～30s，在拉伸结束时，让患者小拇指与施术者右手用 30% 力量做静态对抗 5s，之后缓慢还原至起始位。

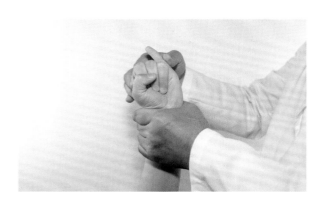

图 6-227 小指展肌拉伸训练

四、相关经穴

手太阳小肠经的循行与小指展肌相关，有后溪、腕骨等穴，可用于治疗耳聋、目赤、鼻衄、癫狂痫、疟疾、头痛、颈项强痛、肘臂痛、肩臂腕指痛。

081

腕屈肌支持带

一、概况

腕屈肌支持带也称腕横韧带，它是横跨内侧和外侧腕骨构成的骨纤维管道。其内有指屈肌腱和正中神经朝手部走行，称为腕管。如腕管内的空间减小，可挤压刺激正中神经引起腕管综合征。这可能有两个主要因素：一是因指浅屈肌和指深屈肌损伤引起的总屈肌腱和鞘膜水肿；二是因拇短展肌、拇对掌肌、拇短屈肌等手部肌肉起点为腕横韧带，它们的损伤和筋膜挛缩也可能引起腕屈肌支持带炎症水肿和挛缩增厚等病理改变。

【起止点】内侧附着于豌豆骨和钩骨，外侧附着于大多角骨和舟骨（见图 6-228）。

【功能】支持和保护腕管腔内通过的屈肌肌腱、正中神经和脉管。

【需检查的其他肌肉】拇短展肌、拇短屈肌、拇对掌肌、小指短屈肌等。

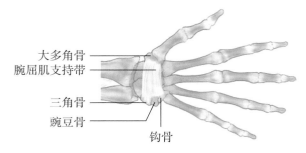

大多角骨
腕屈肌支持带
三角骨
豌豆骨
钩骨

图 6-228 腕屈肌支持带解剖图

二、病症

腕和手部前侧痛；拇指、示指、中指或环指肿胀疼痛、麻木无力、屈伸受限；鱼际肌肉萎缩等。

三、治疗

1. 压揉法

（1）动作一：施术者拇指指腹由桡侧向尺侧，横向压揉患者豌豆骨的腕屈肌支持带附着处压痛点（见图6-229）。由远端向近端分为1~3个点，每点压揉5~15次。腕管综合征按钟表时针定位分为12个点，中心为1个点，向心方向压揉。

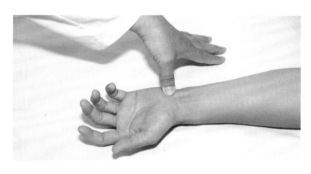

图6-229　腕屈肌支持带压揉法，施术者拇指指腹位于患者豌豆骨的腕屈肌支持带附着处

（2）动作二：施术者拇指指腹由尺侧向桡侧，分别横向压揉患者大多角骨和舟骨的腕屈肌支持带附着处压痛点（见图6-230）。由远端向近端分为1~3个点，每点压揉5~15次。腕管综合征患者，按照钟表时针定位分为12个点，中心为1个点，向心方向压揉。

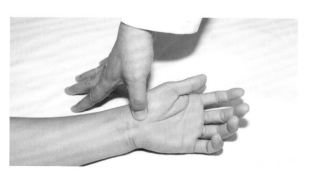

图6-230　腕屈肌支持带压揉法，施术者拇指指腹位于患者大多角骨腕屈肌支持带附着处

2. 推法

施术者拇指指腹由桡侧向尺侧或由尺侧向桡侧，横推患者大多角骨至豌豆骨的腕屈肌支持带筋膜压痛点（见图6-231）。可将其分为1~3条横线，每条线推5~10次。

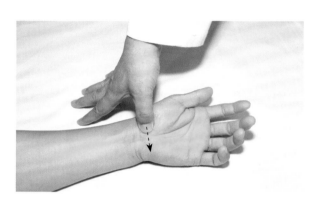

图6-231　腕屈肌支持带推法，施术者拇指指腹位于患者大多角骨的腕屈肌支持带筋膜

四、相关经穴

手厥阴心包经的循行与屈肌支持带相关，有大陵等穴，可用于治疗手臂痛、胸胁痛、心痛、心悸。

082

骨间肌

一、概况

骨间肌填充于相邻掌骨之间，是按照解剖部位命名。骨间掌侧肌功能为内收手指，如并拢手指捧水动作，骨间背侧肌则相反，使手指外展。其损伤表现为手部的掌侧和背侧深层痛。人们日常针对它们的专门练习普遍较少，加强和坚持练习之必有益处。掌骨之间有掌心动脉和掌背动脉朝手指走行。针对骨间肌的手法治疗适用于痛风性关节炎和类风湿关节炎的辅助治疗。

【起止点】起于第2~4掌骨近端间隙，止于指骨近节近端（见图6-232、图6-233）。

【神经支配】尺神经$C_7 \sim T_1$。

【血供】掌心动脉。

【功能】骨间掌侧肌内收手指，骨间背侧肌外展手指。

【需检查的其他肌肉】指伸肌、指浅屈肌、指深屈肌。

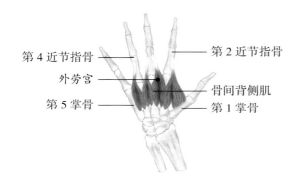

图6-232　骨间背侧肌解剖图

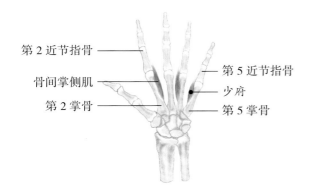

图6-233　骨间掌侧肌解剖图

二、病症

掌骨间隙前侧或后侧深层痛、手指外展或内收受限。

三、治疗

（一）徒手疗法

1. 压揉法

（1）动作一：施术者拇指指腹垂直相关掌骨和指骨的侧面，分别横向压揉第2、4、5掌骨和指骨的骨间肌附着处压痛点（见图6-234）。掌骨间隙分为3条线，每条线分为3~5个点，每点压揉5~15次。

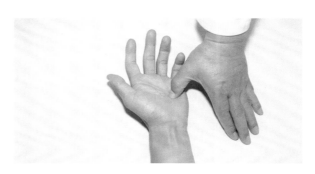

图6-234　骨间掌侧肌压揉法，施术者拇指指腹位于患者第5掌骨桡侧的骨间肌附着处

（2）动作二：施术者拇指指腹垂直于患者掌骨背侧，分别横向压揉第1~5掌骨背侧的骨间肌相关附着处压痛点（见图6-235）。每个掌骨间隙可分为尺侧、桡侧，分为8条线，每条线分为3~5个点，每点压揉5~15次。

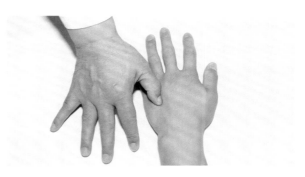

图6-235　骨间背侧肌压揉法，施术者拇指指腹位于患者第5掌骨背侧的骨间肌附着处

2. 推法　施术者拇指指腹桡侧由远及近，纵推患者掌骨背侧的骨间肌筋膜压痛点（见图6-236）。从指骨近节近端至掌骨近端筋膜，每个间隙分为内、中、外3条线，每条线纵推5~10次。

注意：掌侧可参考背侧推法。

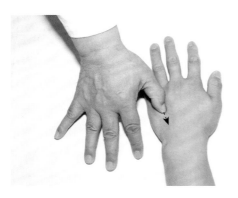

图6-236　骨间背侧肌推法，施术者拇指指腹位于患者第5掌骨背侧的骨间肌筋膜

（二）抗阻训练

患者手掌手指充分打开，然后向内并拢发力，感受骨间肌收缩（见图6-237、图6-238）。动作保持2~4s，然后还原至起始位，重复8~12次为1组，练习2~3组。

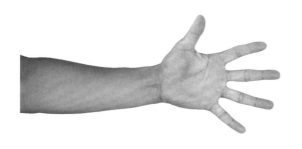

图6-237　骨间背侧肌抗阻训练（起始位置）

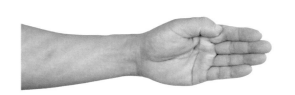

图6-238　骨间掌侧肌抗阻训练（终止位置）

（三）拉伸训练

施术者双手分别固定患者的第1和第5掌骨掌侧，助力向外发力将手掌向外掰，使其骨间肌有充分牵拉感（见图6-239）。在伸展至最大位置时，保持15~30s，在拉伸结束时，让患者手部与施术者双手用30%力量做静态对抗5s，之后缓慢还原至起始位。

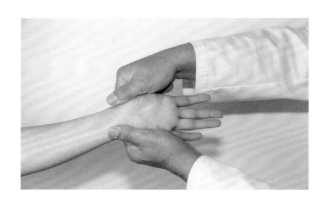

图6-239　骨间掌侧肌拉伸训练

四、相关经穴

上肢部奇穴八邪、腰痛点、外劳宫与骨间背侧肌相关，可用于治疗急性腰扭伤、落枕、手指麻木、手指屈伸不利、手背肿痛。手少阴心经的循行与骨间掌侧肌相关，有少府等穴，可用于治疗肘臂痛、掌中热、手指拘挛。

第七章
背部

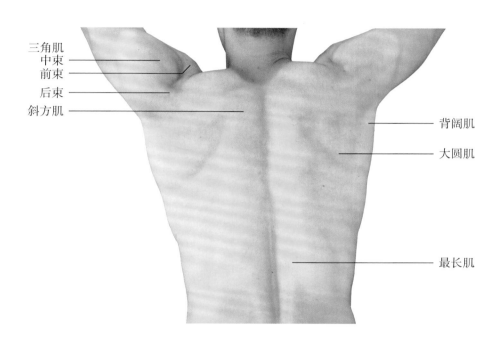

三角肌
中束
前束
后束
斜方肌

背阔肌
大圆肌

最长肌

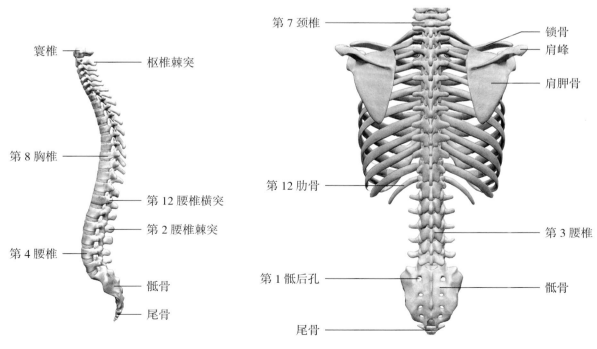

寰椎
枢椎棘突

第 8 胸椎

第 12 腰椎横突
第 2 腰椎棘突

第 4 腰椎
骶骨
尾骨

第 7 颈椎
锁骨
肩峰
肩胛骨

第 12 肋骨

第 3 腰椎

第 1 骶后孔
骶骨
尾骨

图总 5　背部骨骼与表浅肌肉

083

胸椎棘上韧带

一、概况

胸椎棘上韧带窄而长，附着于胸椎全长节段棘突顶部，与胸腰筋膜紧密融合维持胸椎稳定。胸椎棘上韧带作用是限制胸椎过度前屈，在突发性过度屈曲动作中容易牵拉损伤，表现为胸椎棘突表面水肿和疼痛。胸椎椎管内容纳胸椎脊髓，胸椎棘上韧带和胸腰筋膜对胸椎段中枢神经均有辅助保护作用，胸背部肌肉筋膜抗阻训练可增强胸椎结构稳定。针对胸椎棘上韧带的手法操作，适用于强直性脊柱炎的辅助治疗。

【起止点】胸椎第1~12胸椎棘突（见图7-1）。

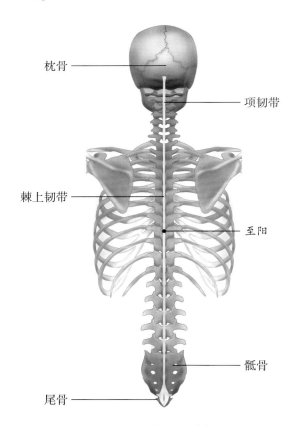

图 7-1 胸椎棘上韧带解剖图

枕骨

项韧带

棘上韧带

至阳

骶骨

尾骨

【功能】连接胸椎棘突尖端，限制胸椎过度前屈。

【需检查的其他肌肉】斜方肌、背阔肌、菱形肌、上后锯肌、棘肌、多裂肌等。

二、病症

胸椎棘突表面肿痛，胸椎屈曲受限，胸腔和腹腔内脏功能低下和紊乱等。

三、治疗

1. **压揉法** 施术者双拇指重叠由下向上，分别纵向压揉患者第1~12胸椎棘突的棘上韧带附着处压痛点（见图7-2、图7-3）。由上向下分为12个点，每点压揉5~15次。

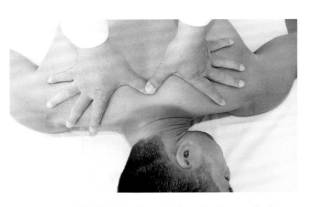

图 7-2 胸椎棘上韧带压揉法，施术者双拇指重叠位于患者第1胸椎棘突的棘上韧带附着处

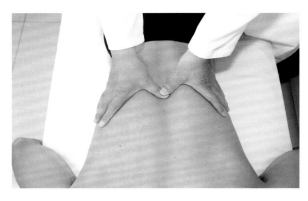

图 7-3 胸椎棘上韧带压揉法，施术者双拇指重叠位于患者第12胸椎棘突的棘上韧带附着处

2. **推法** 施术者单或双拇指指腹由下向上，纵推患者第12胸椎棘突至第1胸椎棘突棘上韧带和胸腰筋膜压痛点（见图7-4）。可将其分为1~3条线，每条线推5~10次。

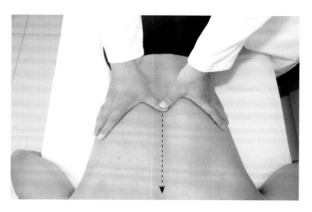

图7-4 胸椎棘上韧带推法，施术者双拇指重叠位于患者第12胸椎棘突的棘上韧带和腰背筋膜

四、相关经穴

督脉的循行与胸椎棘上韧带相关，有脊中、中枢、筋缩、至阳、陶道、身柱等穴，可用于治疗腰脊痛、寒热、骨蒸。

084

胸多裂肌

一、概况

胸多裂肌为脊柱两侧深层肌，多肌束排列并附着于胸椎棘突和横突。脊神经背支的内侧支和外侧支从胸多裂肌前方发出，胸多裂肌紧张和损伤，挤压刺激胸椎脊神经背支，可引起躯干后部其支配区域疼痛麻木和不适，也可间接影响胸椎前侧交感神经引起内脏功能紊乱，胸椎棘突两侧"夹脊穴"对治疗多种内科疾病有指导作用。胸多裂肌肌束跨越3个关节节段，应仔细检查和治疗。针对胸多裂肌的手法操作，适用于强直性脊柱炎的辅助治疗。

【起止点】起于胸椎横突，止于第1~3胸椎棘突（见图7-5）。

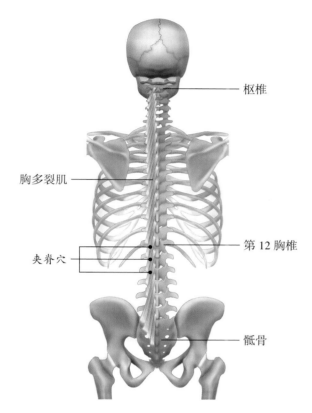

图7-5 胸多裂肌解剖图

【神经支配】脊神经后支。

【血供】肋间后动脉。

【功能】伸展、旋转和稳定胸椎。

【需检查的其他肌肉】棘上韧带、斜方肌、背阔肌、胸棘肌、胸半棘肌、颈夹肌、头夹肌、菱形肌、上后锯肌等。

二、病症

胸椎侧面深层痛，胸椎伸展或屈曲受限；胸闷咳喘、心区不适、内脏功能低下和紊乱等。

三、治疗

（一）徒手疗法

1. 压揉法

（1）**动作一**：施术者双拇指指腹由外向内，分别横向压揉患者第1~12胸椎棘突侧面胸多裂肌附着处压痛点（见图7-6）。由上向下分为12个点，每点压揉5~15次。

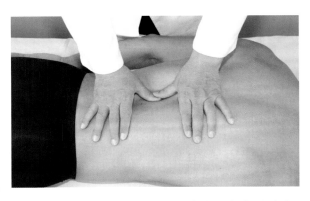

图7-6　胸多裂肌压揉法，施术者双拇指重叠位于患者第12胸椎棘突侧面的胸多裂肌附着处

（2）**动作二**：施术者双拇指重叠，由下向上，分别压揉患者第4~12胸椎和第1~3腰椎横突的胸多裂肌附着处压痛点（见图7-7）。由上向下分为12个点，每点压揉5~15次。

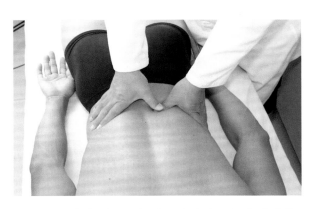

图7-7　胸多裂肌压揉法，施术者双拇指重叠位于患者第3腰椎横突胸多裂肌的下附着处

2. 推法

（1）**动作一**：施术者拇指指腹由下向上，纵推患者第12胸椎棘突侧面至第1胸椎棘突侧面的胸多裂肌筋膜压痛点（见图7-8）。可将其分为1~3条线，每条线推5~10次。

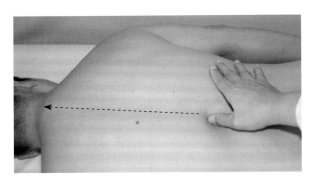

图7-8　胸多裂肌推法，施术者拇指指腹位于患者胸椎棘突的胸多裂肌筋膜

（2）**动作二**：施术者拇指指腹由下向上，纵推患者第3腰椎横突至第4胸椎横突的胸多裂肌筋膜（见图7-9）。可将其分为1~3条线，每条线推5~10次。

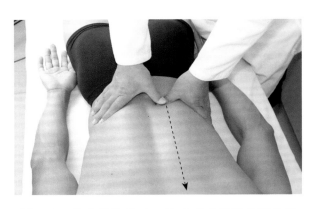

图7-9　胸多裂肌推法，施术者双拇指指腹位于患者第3腰椎横突的胸多裂肌筋膜

（二）抗阻训练

患者取俯卧位，头颈部中立位，将头、颈、脊柱向后伸方向发力，静态保持

60～120s 为 1 组，感受双侧胸多裂肌收缩（见图 7-10、图 7-11）。然后还原至起始位，练习 2～3 组。

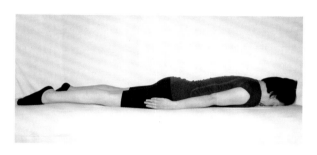

图 7-10　胸多裂肌抗阻训练（起始位置）

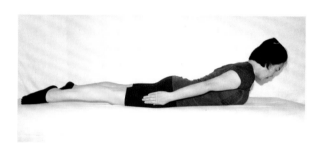

图 7-11　胸多裂肌抗阻训练（终止位置）

（三）拉伸训练

患者取仰卧位，双脚盘腿；施术者双膝固定患者脚踝，双手与患者对握，双手向上、双膝向前同时发力，使其胸多裂肌有充分牵拉感（见图 7-12）。在伸展至最大位置时，保

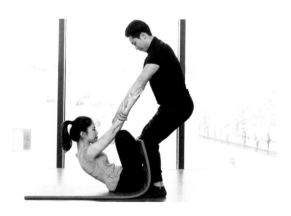

图 7-12　胸多裂肌拉伸训练

持 15～30s，在拉伸结束时，让患者躯干与施术者双手用 30% 力量做静态对抗 5s，之后缓慢还原至起始位。

注意：腰椎间盘突出患者慎用！

四、相关经穴

背部奇穴夹脊穴与胸多裂肌相关，可用于治疗心肺疾病、胃肠疾病、下肢疼痛、腰骶小腹疾病。

085

胸回旋肌

一、概况

胸回旋肌是填充于胸椎棘突两侧最深层的小肌肉，分为长回旋肌和短回旋肌，作用是辅助胸椎旋转和伸展。胸回旋肌主要受胸椎脊神经后支支配，损伤可引起胸背部疼痛麻木和不适，间接影响胸椎交感神经可导致内脏功能紊乱，胸椎棘突两侧"夹脊穴"对治疗多种内科疾病有指导作用。胸回旋肌位于胸多裂肌深面，两者损伤可相互影响，应同时检查治疗。针对胸回旋肌的手法操作，适用于强直性脊柱炎的辅助治疗。

【起止点】短或长胸回旋肌共同起于胸椎横突，分别止于上方 1 个或 2 个胸椎棘突（见图 7-13）。

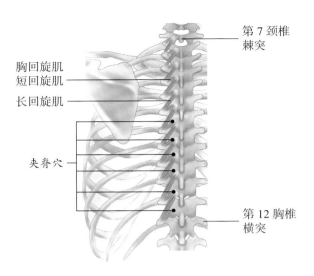

图 7-13　胸回旋肌解剖图

第 7 颈椎棘突

胸回旋肌
短回旋肌
长回旋肌

夹脊穴

第 12 胸椎横突

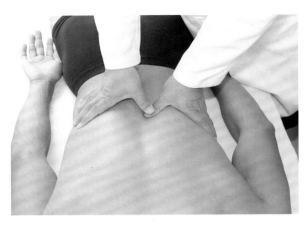

图 7-14　胸回旋肌压揉法，施术者双拇指重叠位于患者第 12 胸椎椎板的胸回旋肌附着处

【神经支配】脊神经后支。

【血供】肋间后动脉。

【功能】旋转、伸展、侧屈和稳定胸椎。

【需检查的其他肌肉】斜方肌、背阔肌、胸多裂肌、上后锯肌、下后锯肌、头半棘肌、颈半棘肌、胸半棘肌、颈夹肌、菱形肌等。

二、病症

胸椎两侧深层痛；胸椎伸展、屈曲、旋转受限；心慌胸闷、心区不适、咳喘、内脏功能低下或紊乱等。

三、治疗

（一）徒手疗法

1. 压揉法

（1）动作一：施术者双拇指重叠由下向上，分别压揉患者第 1～12 胸椎椎板的回旋肌附着处压痛点（见图 7-14）。由上向下分为12 个点，每点压揉 5～15 次。

（2）动作二：施术者双拇指重叠由下向上，分别压揉患者第 3 胸椎横突至第 2 腰椎横突胸回旋肌附着处压痛点（见图 7-15）。由上向下分为 12 个点，每点压揉 5～15 次。

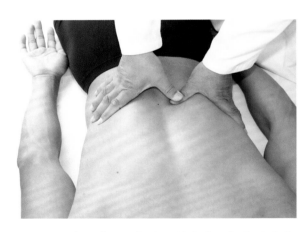

图 7-15　胸回旋肌压揉法，施术者双拇指重叠位于患者第 2 腰椎横突的胸回旋肌附着处

2. 推法

（1）动作一：施术者单或双拇指由下向上，纵推患者第 12 胸椎椎板至第 1 胸椎椎板的胸回旋肌筋膜压痛点（见图 7-16）。由内向外可分为 1～3 条线，每条线推 5～10 次。

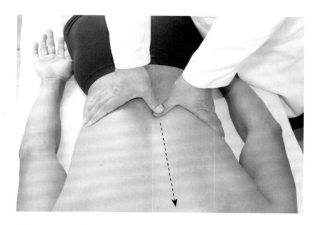

图 7-16　胸回旋肌推法，施术者双拇指重叠位于患者第 12 胸椎椎板的胸回旋肌筋膜

（2）动作二：施术者单或双拇指由下向上，纵推患者第 2 腰椎横突至第 3 胸椎横突的胸回旋肌筋膜压痛点（见图 7-17）。可将其分为 1～3 条线，每条线推 5～10 次。

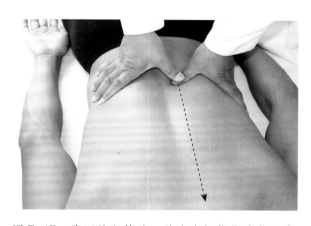

图 7-17　胸回旋肌推法，施术者拇指指腹位于患者第 2 腰椎横突胸回旋肌筋膜

（二）抗阻训练

患者取俯卧位，头颈部中立位，将头、颈、脊柱向后伸方向发力，静态保持 60～120s 为 1 组，感受双侧胸回旋肌收缩（见图 7-18、图 7-19）。然后还原至起始位，练习 2～3 组。

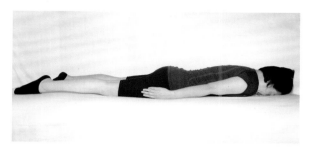

图 7-18　胸回旋肌抗阻训练（起始位置）

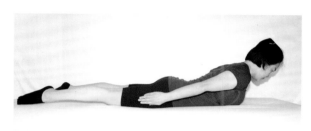

图 7-19　胸回旋肌抗阻训练（终止位置）

（三）拉伸训练

患者取仰卧位，双脚盘腿；施术者双膝固定患者脚踝，双手与患者对握，双手向上、双膝向前同时发力，使其胸回旋肌有充分牵拉感（见图 7-20）。在伸展至最大位置时，保持 15～30s，在拉伸结束时，让患者躯干与施术者双手用 30% 力量做静态对抗 5s，之后缓慢还原至起始位。

注意：腰椎间盘突出患者慎用！

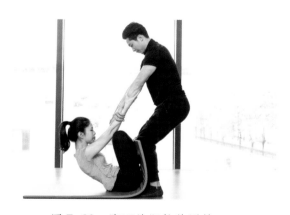

图 7-20　胸回旋肌拉伸训练

四、相关经穴

背部奇穴夹脊穴与胸回旋肌相关，可用于治疗心肺疾病、胃肠疾病、下肢疼痛、腰骶小腹疾病。

086

胸最长肌（T_1~T_{12}附着处）

一、概况

胸最长肌为竖脊肌中强有力的肌束，其下方起于腰骶部竖脊肌总腱，向上延续的头最长肌止于头部颞骨乳突，对脊柱有整体的运动和稳定作用。长期低头和含胸驼背以及运动不足是该肌退化和损伤的主要病因，临床表现为头、颈、胸、腰、骶区域的疼痛僵硬和不适，还可影响交感神经引起一系列内科病症。对胸最长肌包括其他竖脊肌损伤的手法治疗，应同时结合康复训练才能达到远期疗效。针对胸最长肌的手法操作，适用于强直性脊柱炎的辅助治疗。

【起止点】起于竖脊肌起始的共同肌腱，止于腰椎横突、肋结节及肋骨角（见图7-21）。

【神经支配】胸部和腰部脊神经背支。

【血供】肋间后动脉、肋下动脉、腰动脉。

【功能】伸展、侧屈胸腰脊柱。

【需检查的其他肌肉】头最长肌、颈最长肌、髂肋肌、棘肌、半棘肌、夹肌。

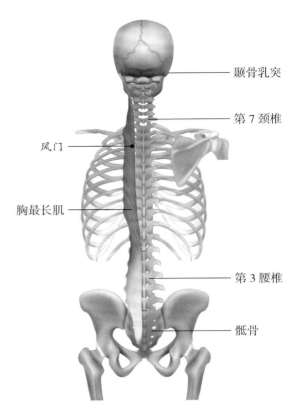

图7-21　胸最长肌解剖图

颞骨乳突
第7颈椎
风门
胸最长肌
第3腰椎
骶骨

二、病症

胸背部疼痛、僵硬，脊柱侧弯；心慌、胸闷、咳喘；内脏功能低下和紊乱、免疫力低下等。

三、治疗

（一）徒手疗法

1. **压揉法**　施术者双拇指重叠，由下向上，分别纵向压揉患者第1~12胸椎肋结节和肋骨角之间的胸最长肌附着处压痛点（见图7-22）。由内向外分为1~3条线，每条线分12个点，每点压揉5~15次。

胸最长肌腰骶附着处手法详见"101 胸最长肌"压揉法部分。

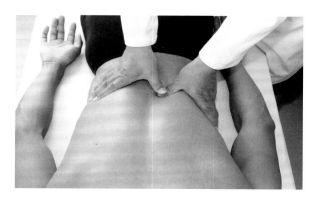

图 7-22　胸最长肌压揉法，施术者双拇指重叠位于患者第 12 肋结节的胸最长肌附着处

2. **推法**　施术者拇指指腹或鱼际由下向上，纵推患者第 12 至第 1 胸椎肋结节和肋骨角之间胸最长肌筋膜（见图 7-23）。可将其分为 1~3 条线，每条线推 5~10 次。

注意：腰骶痛患者按上述方法推骶骨至胸腰部筋膜。

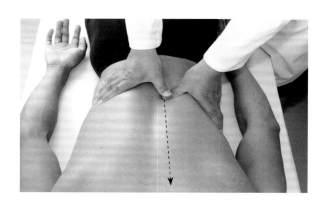

图 7-23　胸最长肌推法，施术者双拇指重叠位于患者第 12 胸椎胸最长肌筋膜

（二）抗阻训练

患者取俯卧位，头颈部中立位，将头、颈、脊柱向后伸方向发力，感受双侧胸最长肌收缩（见图 7-24、图 7-25）。动作保持 2~4s，然后还原至起始位，重复 8~12 次为 1 组，练习 2~3 组。

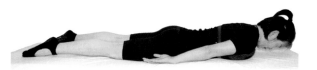

图 7-24　胸最长肌抗阻训练（起始位置）

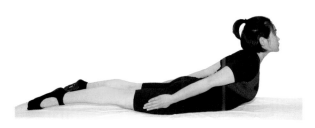

图 7-25　胸最长肌抗阻训练（终止位置）

（三）拉伸训练

患者取仰卧位，双脚盘腿；施术者双膝固定患者脚踝，双手与患者对握，双手向上、双膝向前同时发力，使其胸最长肌有充分牵拉感（见图 7-26）。在伸展至最大位置时，保

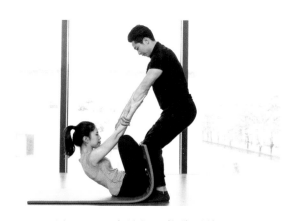

图 7-26　胸最长肌拉伸训练

持 15～30s，在拉伸结束时，让患者躯干与施术者双手用 30% 力量做静态对抗 5s，之后缓慢还原至起始位。

注意：腰椎间盘突出患者慎用！

四、相关经穴

足太阳膀胱经的循行与胸最长肌相关，有大杼、风门、肺俞、膈俞、肾俞等穴，可用于治疗肩背痛、颈项强痛、咳嗽、盗汗、胁肋痛、腰痛。

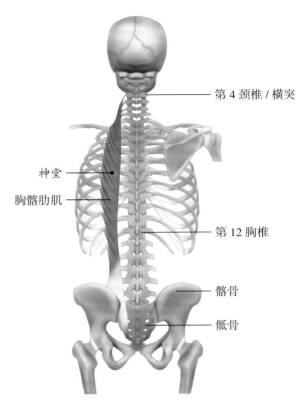

图 7-27　胸髂肋肌解剖图

087

胸髂肋肌

一、概况

胸髂肋肌是位于胸最长肌外侧的肌肉，上部分被肩胛骨覆盖，手法治疗需肩胛骨较充分的外展。在长期胸椎侧弯姿势中，对侧胸髂肋肌容易损伤；在长期含胸驼背姿势中，双侧胸髂肋肌容易损伤。胸髂肋肌主要附着于肋骨肋角，肌筋膜紧张挛缩可影响呼吸和胸腔其他内脏功能。针对胸髂肋肌的手法操作，适用于强直性脊柱炎的辅助治疗。

【起止点】起于下 6 个肋骨上缘，止于上 6 个肋骨下缘（见图 7-27）。

【神经支配】C_8、胸部和腰部脊神经背支。

【血供】肋间后动脉、肋下动脉、腰动脉。

【功能】伸展、侧屈和旋转胸椎。

【需检查的其他肌肉】颈髂肋肌、腰髂肋肌、胸最长肌、棘肌、菱形肌、上后锯肌、下后锯肌等。

二、病症

胸背部外侧疼痛、胸椎两侧肌肉不对称、胸椎侧弯；乳腺病、心慌胸闷、呼吸不畅、内脏功能紊乱和低下。

三、治疗

（一）徒手疗法

1. 压揉法

（1）动作一：施术者拇指指腹桡侧由上向下，分别压揉患者第 7～12 肋骨上缘的胸髂肋肌附着处压痛点（见图 7-28）。每根肋骨附着处横向分为 3 个点，每点压揉 5～15 次。

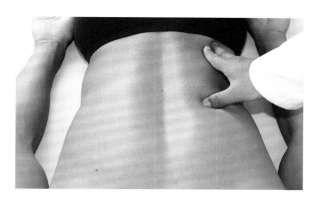

图7-28　胸髂肋肌压揉法，施术者拇指指腹桡侧位于患者第12肋骨上缘的胸髂肋肌附着处

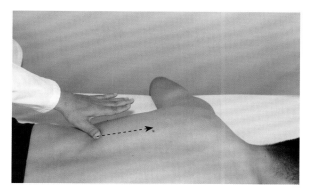

图7-30　胸髂肋肌推法，施术者拇指指腹位于患者第12肋的胸髂肋肌筋膜

（2）动作二：患者胸骨垫枕，肩胛骨外展位，使胸髂肋肌充分暴露；施术者拇指指腹桡侧由下向上，分别压揉患者第1~6肋骨肋角下缘的胸髂肋肌附着处压痛点（见图7-29）。每根肋骨附着处可横向分为3个点，每点压揉5~15次。

（二）抗阻训练

患者取俯卧位，头颈部中立位，将头、颈、脊柱向后伸方向发力，感受双侧胸髂肋肌收缩（见图7-31、图7-32）。动作保持2~4s，然后还原至起始位，重复8~12次为1组，练习2~3组。

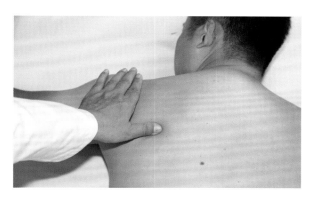

图7-29　胸髂肋肌压揉法，施术者拇指指腹位于患者第6肋骨下缘胸髂肋肌附着处

2. 推法　施术者拇指指腹由下向上，纵推患者第12肋至第7肋的胸髂肋肌筋膜压痛点（见图7-30）。可将其分为1~3条线，每条线推5~10次。也可推至第1肋胸髂肋肌筋膜。

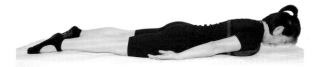

图7-31　胸髂肋肌抗阻训练（起始位置）

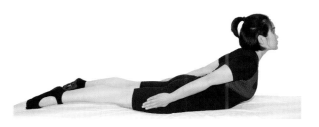

图7-32　胸髂肋肌抗阻训练（终止位置）

（三）拉伸训练

患者取仰卧位，双脚盘腿；施术者双膝固定患者脚踝，双手与患者对握，双手向上、双膝向前同时发力，使其胸髂肋肌有充分牵拉感（见图7-33）。在伸展至最大位置时，保持15～30s，在拉伸结束时，让患者躯干与施术者双手用30%力量做静态对抗5s，之后缓慢还原至起始位。

注意：腰椎间盘突出患者慎用！

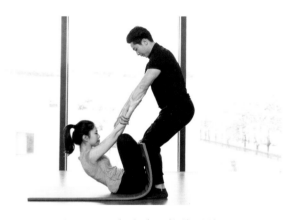

图7-33　胸髂肋肌拉伸训练

四、相关经穴

足太阳膀胱经的循行与髂肋肌相关，有神堂、譩譆、膈关等穴，可用于治疗肩背拘急引胁、腰背痛、咳嗽。

088

上后锯肌

一、概况

上后锯肌是胸背部上方第3层肌肉，吸气时辅助上肋提升。因其不直接参与骨关节运动，肌肉结构质地薄弱而容易损伤，主要表现为肩胛骨内侧区域痛和胸闷气短，疼痛可牵涉到上肢内侧达小指。上后锯肌位于菱形肌深面，两者损伤临床表现十分相似，需仔细检查和鉴别诊断。如肋角压痛为上后锯肌损伤，肩胛骨内侧缘压痛为菱形肌损伤。顽固性颈背部疼痛还需检查同侧第5颈椎椎间孔肩胛背神经出孔周围肌肉筋膜压痛点。

注意：高龄和骨质疏松患者，肋骨部手法要轻柔。

【起止点】起于第6、7颈椎和第1、2胸椎棘突，止于第2～5肋骨肋角上缘（见图7-34）。

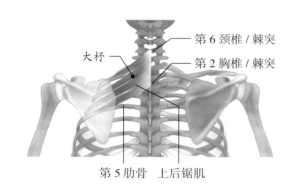

图7-34　上后锯肌解剖图

【神经支配】第2～5肋间神经。

【血供】肋间动脉。

【功能】深吸气时上提肋骨。

【需检查的其他肌肉】菱形肌、前锯肌、冈下肌、斜角肌、肩胛提肌、竖脊肌等。

二、病症

颈胸结合部疼痛和活动受限、肩胛骨内侧缘深层痛、落枕；胸闷气短、胸前不适等。

三、治疗

1. 压揉法

（1）动作一：患者取俯卧位和上臂内收位；施术者以患者肩胛骨内侧缘为参照物，拇指指尖轻贴肩胛骨内缘，拇指指腹由上向下，纵向压揉患者第2~5肋骨的上后锯肌附着处压痛点（见图7-35）。每根肋骨表面附着处横向分为3个点，每点压揉5~15次。

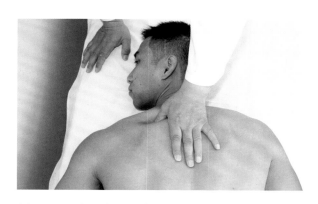

图7-35　上后锯肌压揉法，施术者拇指指腹位于患者第2肋骨表面的上后锯肌附着处

（2）动作二：患者取俯卧位和上臂内收位；施术者拇指指腹桡侧由外向内，横向压揉患者第6、7颈椎棘突侧面和第1、2胸椎棘突侧面的上后锯肌附着处压痛点（见图7-36）。由上向下分为4个点，每点压揉5~15次。

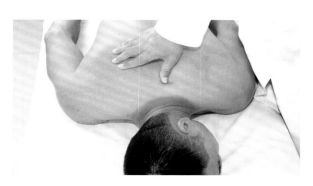

图7-36　上后锯肌压揉法，施术者拇指指腹位于患者第2胸椎棘突的上后锯肌附着处

2.　推法　患者取俯卧位和上臂内收位；施术者拇指指腹由上向下，纵推患者第2~5肋骨的上后锯肌肌筋膜压痛点（见图7-37）。肩胛骨内侧至脊椎可分为3~5条线，每条线推5~10次。施术者也可选择由内向外横推上后锯肌筋膜。

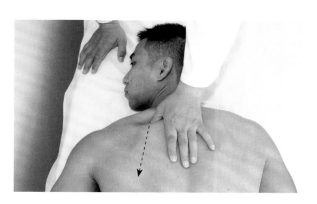

图7-37　上后锯肌推法，施术者拇指指腹位于患者第2肋骨的上后锯肌筋膜

四、相关经穴

足太阳膀胱经的循行与上后锯肌相关，有大杼、风门、肺俞等穴，可用于治疗肩背痛、颈项强痛、咳嗽、盗汗。

089

下后锯肌

一、概况

下后锯肌附着于低位肋骨，呼气时下拉肋骨。因其不直接参与骨关节运动，肌肉结构质地薄弱而容易损伤，尤其在腰椎快速屈曲、伸展和旋转时容易损伤，属急性腰扭伤病因之一。临床表现为呼气受限和咳嗽时症状加重，传统称为"闪腰岔气"。下后锯肌急性损伤久治不愈，可转为慢性腰痛或影响内脏功能。

【起止点】起于第11、12胸椎棘突和第1、2腰椎棘突，止于第9~12肋骨下缘（见图7-38）。

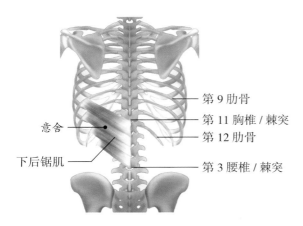

图 7-38 下后锯肌解剖图

第9肋骨
第11胸椎/棘突
第12肋骨
第3腰椎/棘突
意舍
下后锯肌

【神经支配】第9~12肋间神经。

【血供】肋间动脉。

【功能】呼气时下拉肋骨。

【需检查的其他肌肉】腹斜肌、腹横肌、竖脊肌、腰方肌等。

二、病症

患侧肩胛下角至第12肋区域疼痛；胸腰部活动受限、呼吸受限、咳嗽时症状加重等。

三、治疗

1. 压揉法

（1）**动作一**：患者取俯卧位；施术者拇指指腹桡侧由下向上，分别垂直压揉患者第9~12肋骨下缘的下后锯肌附着处压痛点（见图7-39）。每根肋骨下缘附着处可横向分为3个点，每点压揉5~15次。

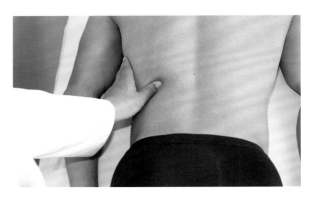

图 7-39 下后锯肌压揉法，施术者拇指指腹桡侧位于患者第12肋下缘的下后锯肌附着处

（2）**动作二**：患者取俯卧位；施术者拇指指腹由外向内，分别横向压揉患者下段胸椎和上段腰椎棘突侧面的下后锯肌附着处压痛点（见图7-40）。由下向上分为4个点，每点压揉5~15次。

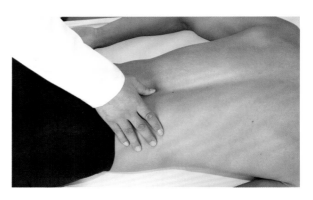

图 7-40 下后锯肌压揉法，拇指指腹位于第12胸椎的下后锯肌附着处

2. 推法

患者取俯卧位；施术者拇指指腹由内向外，分别横推患者胸椎和腰椎至第9~12肋下缘的下后锯肌筋膜压痛点（见图7-41）。可将其分为4条线，每条线推5~10次。

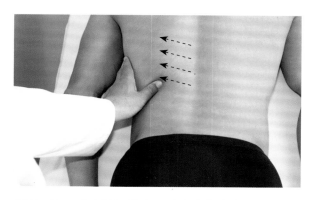

图 7-41　下后锯肌推法，施术者拇指指腹位于患者第 12 肋下缘的下后锯肌筋膜

四、相关经穴

足太阳膀胱经的循行与下后锯肌相关，有意舍、胃仓等穴，可用于治疗腰背痛、腹胀、泄泻。

090

胸棘肌

一、概况

胸棘肌是唯一起于棘突和止于棘突的肌肉，其外侧最长肌束跨 14 个脊椎节段。如第 2 胸椎棘突胸棘肌束附着处损伤顽固性疼痛，需要在第 3 腰椎棘突触诊和治疗压痛点，其他肌束按照解剖结构以此类推。在脊椎侧屈动作中，因胸棘肌冠状面半径最小，收缩和拉伸损伤概率较低。胸棘肌作用是伸展脊椎，因其长度跨越胸椎和上段腰椎，故长期弯腰驼背体态容易牵拉而引起慢性损伤。胸棘肌损伤患者通过手法治疗后，需纠正姿势和其他竖脊肌同时进行抗阻训练，以取得远期疗效。

【起止点】起于第 11、12 胸椎棘突和第 1~2 腰椎棘突，止于第 1~8 胸椎棘突（见图 7-42）。

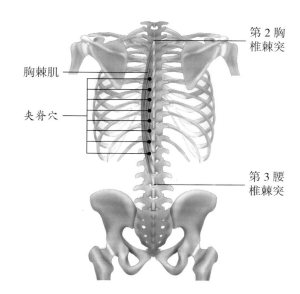

图 7-42　胸棘肌解剖图

【神经支配】颈上神经后支。

【血供】肋间后动脉。

【功能】稳定和伸展脊柱。

【需检查的其他肌肉】斜方肌、背阔肌、菱形肌、下后锯肌、多裂肌等。

二、病症

胸椎和腰椎棘突侧面胸棘肌附着处疼痛；胸背部松弛无力和弯腰驼背、脊柱侧弯、心慌胸闷、内脏功能低下和紊乱等。

三、治疗

（一）徒手疗法

1. **压揉法**　患者取俯卧位；施术者拇指指腹由外向内，分别横向压揉患者胸椎和腰椎棘突侧面的胸棘肌附着处压痛点（见图 7-43、图 7-44）。由下向上分为 14 个点，每点压揉 5~15 次。

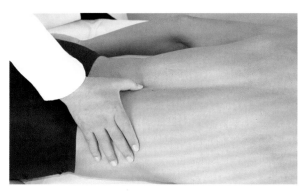

图 7-43　胸棘肌压揉法，施术者拇指指腹位于患者第 2 腰椎棘突侧面的胸棘肌附着处

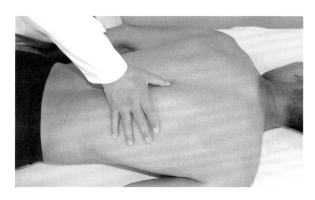

图 7-44　胸棘肌压揉法，施术者拇指指腹位于患者第 8 胸椎棘突侧面的胸棘肌附着处

2. 推法　患者取俯卧位；施术者拇指指腹由下至上，纵推患者腰椎和胸椎棘突侧面的胸棘肌筋膜压痛点（见图 7-45）。可将其分为 1～3 条线，每条线推 5～10 次。

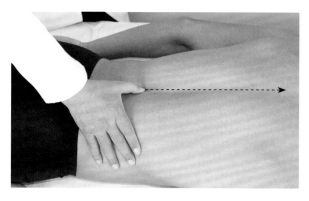

图 7-45　胸棘肌推法，施术者拇指指腹位于患者第 2 腰椎胸椎棘突侧面的胸棘肌筋膜

（二）抗阻训练

患者取俯卧位，头颈部中立位，将头、颈、脊柱向后伸方向发力，感受双侧胸棘肌收缩（见图 7-46、图 7-47）。动作保持 2～4s，然后还原至起始位，重复 8～12 次为 1 组，练习 2～3 组。

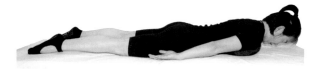

图 7-46　胸棘肌抗阻训练（起始位置）

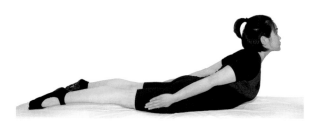

图 7-47　胸棘肌抗阻训练（终止位置）

（三）拉伸训练

患者取仰卧位，双脚盘腿；施术者双膝固定患者脚踝，双手与患者对握，双手向上、双膝向前同时发力，使其双侧胸棘肌有充分牵拉感（见图 7-48）。在伸展至最大位置时，保持 15～30s，在拉伸结束时，让患者躯干与施术者双手用 30% 力量做静态对抗 5s，之后缓慢还原至起始位。

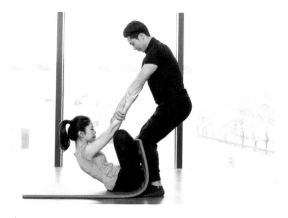

图 7-48　胸棘肌拉伸训练

四、相关经穴

背部奇穴夹脊穴与胸棘肌相关，可用于治疗心肺疾病、胃肠疾病、下肢疼痛、腰骶小腹疾病。

091

胸半棘肌

一、概况

胸半棘肌与上段胸多裂肌共同附着于颈椎和胸椎棘突，两者损伤相互影响，症状基本一致；胸神经背支的内侧支和外侧支均从胸半棘肌前面穿出，损伤可引起胸背部支配区域肌筋膜疼痛麻木，甚至影响胸腔和腹腔内脏功能。胸半棘肌作用是胸段脊柱伸展，前侧腹直肌紧张导致长期弯腰驼背姿势，可能造成其慢性牵拉损伤。通过手法治疗后，配合背部伸肌群力量训练和腹直肌拉伸训练，以达到远期疗效。

【起止点】下方起于第 6～12 胸椎横突，上方止于第 6 颈椎～第 6 胸椎棘突（见图 7-49）。

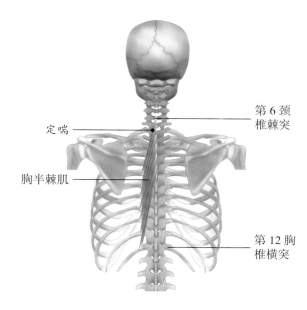

定喘
第 6 颈椎棘突
胸半棘肌
第 12 胸椎横突

图 7-49　胸半棘肌解剖图

【神经支配】脊神经后支。

【血供】颈深动脉支，枕动脉降支，肋间后动脉。

【功能】背伸、旋转和稳定脊柱。

【需检查的其他肌肉】斜方肌、背阔肌、菱形肌、上后锯肌、项韧带、胸椎棘上韧带、颈多裂肌、胸多裂肌、颈回旋肌、胸回旋肌。

二、病症

胸背部疼痛、胸椎侧弯、胸椎屈曲受限；呼吸不畅、心区不适等。

三、治疗

（一）徒手疗法

1. 压揉法

（1）动作一：患者取俯卧位；施术者拇指指腹由内向外，横向压揉患者第 6 颈椎棘突至第 6 胸椎棘突侧面的胸半棘肌附着处压痛点（见图7-50）。由上向下分为7~9个点，每点压揉5~15次。

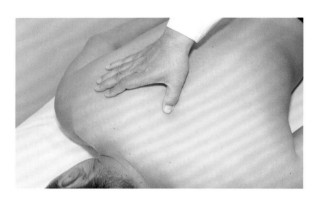

图7-50 胸半棘肌压揉法，施术者拇指指腹位于患者第6胸椎棘突侧面的胸半棘肌附着处

（2）动作二：患者取俯卧位；施术者拇指指腹由上向下，分别压揉患者第6~12胸椎横突上方的胸半棘肌附着处（见图7-51）。由下向上分为7~9个点，每点压揉5~15次。

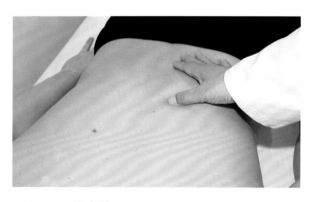

图7-51 胸半棘肌压揉法，施术者拇指指腹位于患者第12胸椎横突上方的胸半棘肌附着处

2. 推法

（1）动作一：患者取俯卧位；施术者拇指指腹由上向下，纵推患者第6颈椎棘突至第6胸椎棘突胸半棘肌筋膜压痛点（见图7-52）。可将其分为1~3条线，每条线推5~10次。

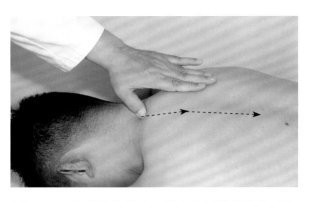

图7-52 胸半棘肌推法，施术者拇指指腹位于患者第6颈椎棘突胸半棘肌筋膜

（2）动作二：患者取俯卧位；施术者拇指指腹由上向下，纵推患者第6~12胸椎横突的胸半棘肌筋膜压痛点（见图7-53）。可将其分为1~3条线，每条线推5~10次。

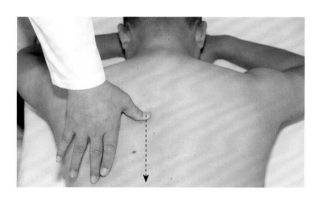

图7-53 胸半棘肌推法，施术者拇指指腹位于患者第6胸椎横突的胸半棘肌筋膜

（二）抗阻训练

患者取俯卧位，头颈部中立位，将头颈向后伸方向发力，感受双侧胸半棘肌收缩（见图7-54、图7-55）。动作保持5~10s，然后还原至起始位，重复3~5次为1组，练习2~3组。

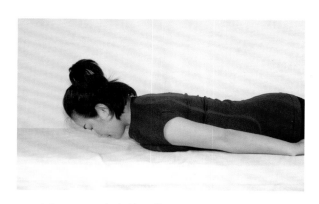

图 7-54　胸半棘肌抗阻训练（起始位置）

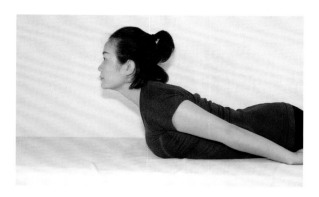

图 7-55　胸半棘肌抗阻训练（终止位置）

（三）拉伸训练

患者取坐立位，双手交叉抱于后枕部并带动头、颈、脊柱屈曲为起始位，施术者用左手稳定患者第 6 颈椎位置，右手压住患者第 12 胸椎位置并向下发力，使其双侧胸半棘肌有充分牵拉感（见图 7-56）。在伸展至最大位置时，保持 15~30s，在拉伸结束时，让患者躯干与施术者左手用 30% 力量做静态对抗 5s，之后缓慢还原至起始位。

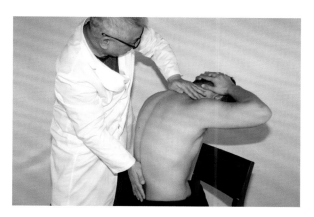

图 7-56　胸半棘肌拉伸训练

四、相关经穴

背部奇穴与胸半棘肌相关，有定喘等穴，可用于治疗咳嗽、落枕、肩背痛、上肢疼痛不举。

第八章
胸部

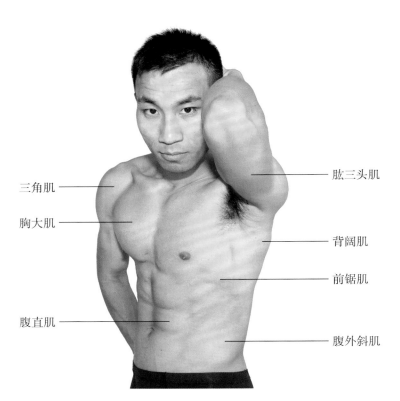

三角肌

胸大肌

腹直肌

肱三头肌

背阔肌

前锯肌

腹外斜肌

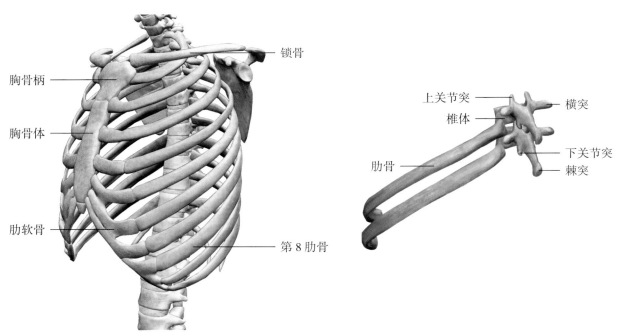

胸骨柄

胸骨体

肋软骨

锁骨

第8肋骨

上关节突

椎体

肋骨

横突

下关节突

棘突

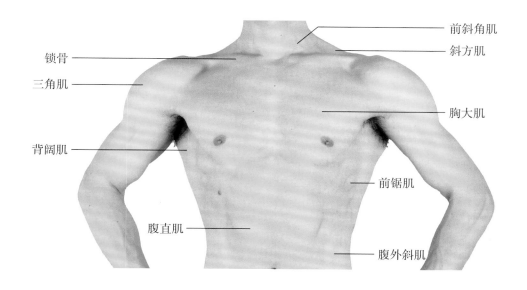

前斜角肌

斜方肌

锁骨

三角肌

胸大肌

背阔肌

前锯肌

腹直肌

腹外斜肌

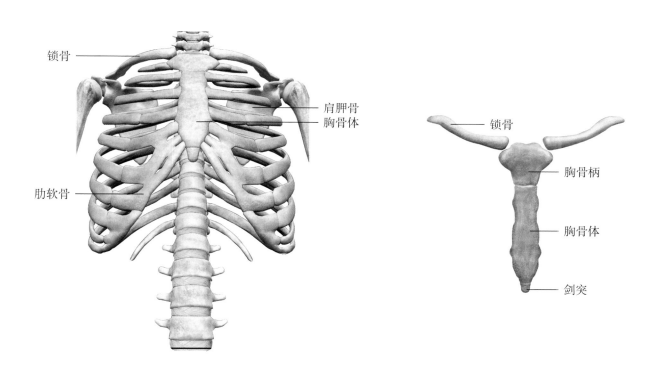

锁骨

肩胛骨
胸骨体

锁骨

胸骨柄

肋软骨

胸骨体

剑突

图总6　胸部骨骼与表浅肌肉

092

锁骨下肌

一、概况

锁骨下肌主要作用是下拉锁骨，其下方有臂丛神经、锁骨下动脉和锁骨下静脉通过。锁骨下肌紧张使锁骨下降，挤压刺激同侧神经和血管可引起胸廓出口综合征类似症状，应与前、中斜角肌同时检查治疗。

【起止点】起于第1肋和肋软骨，止于锁骨下表面的槽底（肩峰端）（见图8-1）。

【神经支配】锁骨下神经。

【血供】胸肩峰动脉锁骨支。

【功能】上提第1肋骨、下拉锁骨。

【需检查的其他肌肉】颈阔肌、胸大肌、肋间肌、前三角肌。

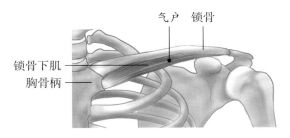

图 8-1　锁骨下肌解剖图

二、病症

上胸部和肩前部痛、臂和手部疼痛麻木和无力；心区不适、乳腺病等。

三、治疗

1. 压揉法

（1）动作一：患者取仰卧位；施术者拇指指腹由内向外，横向压揉患者第1肋骨表面的锁骨下肌附着处压痛点（见图8-2）。第1肋骨表面可分为3~5个点，每点压揉5~15次。

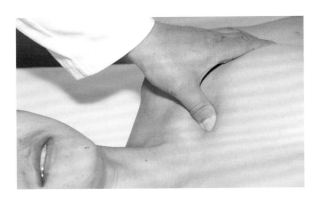

图 8-2　锁骨下肌压揉法，施术者拇指指腹位于患者第1肋骨表面的锁骨下肌附着处

（2）动作二：患者取仰卧位；施术者拇指指腹由下向上，垂直压揉患者锁骨下缘的锁骨下肌附着处压痛点（见图8-3）。由内向外分为3~5个点，每点压揉5~15次。

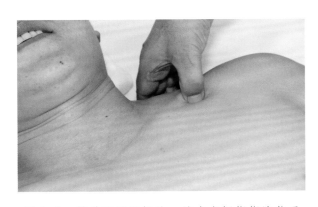

图 8-3　锁骨下肌压揉法，施术者拇指指腹位于患者锁骨下缘的锁骨下肌附着处

2. 推法

患者取仰卧位；施术者拇指指腹由内向外，横推患者第1肋骨表面锁骨下肌筋膜压痛点（见图8-4）。可将其分为1~3条线，每条线推5~10次。

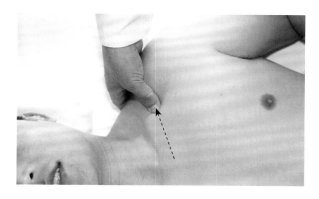

图 8-4　锁骨下肌推法，施术者拇指指腹位于患者第 1 肋骨的锁骨下肌筋膜

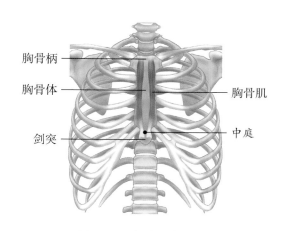

图 8-5　胸骨肌解剖图

标注（从上到下，左侧）：胸骨柄、胸骨体、剑突

标注（右侧）：胸骨肌、中庭

四、相关经穴

足阳明胃经的循行与锁骨下肌相关，有缺盆等穴，可用于治疗咳嗽、气喘、胸痛、胸胁胀满。

093

胸骨肌

一、概况

胸骨肌位于胸大肌内侧表面，属于皮肌，有部分人不存在。其上方起于胸骨柄，与胸锁乳突肌下端相续；下方止于胸骨体下端及肋软骨，与腹直肌鞘和腹外斜肌腱膜相连。胸骨肌损伤可引起胸前痛、乳腺病症和胸腹部肌肉筋膜紧张痉挛。

【起止点】起于胸骨柄，止于胸骨体下端和肋软骨及腹直肌腱膜（见图 8-5）。

【神经支配】存在变异。

【血供】胸廓内动脉、肋间前支。

【功能】连接胸骨柄和胸骨体以及肋软骨。

【需检查的其他肌肉】胸锁乳突肌、胸大肌、肋间肌、腹直肌、腹外斜肌。

二、病症

胸骨柄至剑突区域痛、胸腹结合部痛、肋软骨炎；咳喘、胸闷、心区痛、乳腺疾病等。

三、治疗

1. **压揉法**　患者取仰卧位；施术者拇指指腹由内向外，分别横向压揉患者胸骨柄、胸骨体下端、肋软骨及腹直肌腱膜压痛点（见图 8-6）。自正中线向外纵向排列 3 条线，每条线分可为 5~7 个点，每点压揉 5~15 次。

注意：①剑突采用轻柔手法，避免骨折；②胸骨肌接近隐私部位，如需操作，应事先说明治疗的必要性，异性施术者进行手法松解，需经患者许可并有第三人在场。

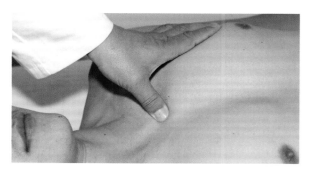

图 8-6　胸骨肌压揉法，施术者拇指指腹位于患者胸骨柄的胸骨肌附着处

2. 推法 患者取仰卧位；施术者拇指指腹由下向上，纵推患者胸骨体下端至胸骨柄的胸骨肌筋膜压痛点（见图8-7）。可将其分为1~3条线，每条线推5~10次。

注意：同上。

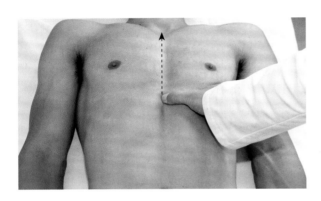

图8-7 胸骨肌推法，施术者拇指指腹位于患者剑突的胸骨肌筋膜

四、相关经穴

任脉的循行与胸骨肌相关，有中庭等穴，可用于治疗胸胁胀满、噎膈、呕吐。

094
胸大肌

一、概况

胸大肌是肩关节前部强有力的肌肉，其内侧起于锁骨、胸骨和肋软骨3个部位，外侧肌纤维螺旋反折止于肱骨大结节嵴。胸大肌属多功能肌肉，在上臂长期繁重的内收、内旋和肩屈活动中容易劳损，在突发性反方向活动中容易拉伤。临床表现为胸前痛和肩前痛，久治不愈可影响心、肺、气管功能和乳腺组织。胸大肌筋膜紧张挛缩可影响体态姿势，表现为含胸驼背和头前位等。注意：胸前肌肉筋膜属人体隐私部位。

【起止点】起于锁骨内侧1/2、胸骨柄、胸骨体、第1~5肋软骨、腹外斜肌腱膜，止于肱骨大结节嵴（见图8-8）。

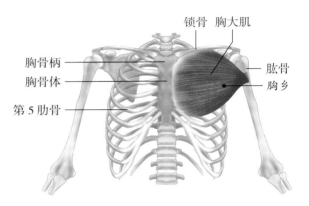

图8-8 胸大肌解剖图

【神经支配】胸前神经 $C_5 \sim C_8$。

【血供】腋动脉、胸上动脉。

【功能】肋骨部收缩，内收上臂；胸骨部收缩，水平内收上臂；锁骨部收缩，屈曲上臂。

【需检查的其他肌肉】胸骨肌、胸锁乳突肌、颈阔肌、胸小肌、肋间肌、前三角肌。

二、病症

肩前痛、胸前痛、乳房区域痛、上腹痛；上臂外旋、水平外展受限；上臂过度伸展受限；咳喘、心区不适等。

三、治疗

（一）徒手疗法

1. 压揉法

（1）动作一：患者取仰卧位；施术者拇指指腹由下向上，垂直压揉患者锁骨内1/2

下缘的胸大肌附着处压痛点（见图8-9）。由内向外横向排列，可分为3~5个点，每点压揉5~15次。胸大肌与前三角肌筋膜相连，最远可压揉至锁骨肩峰端。

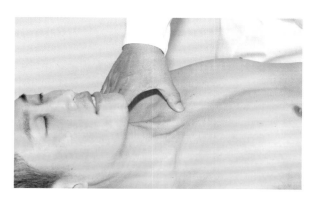

图8-9　胸大肌锁骨部压揉法，施术者拇指指腹位于患者锁骨下缘的胸大肌附着处

（2）动作二：患者取仰卧位；施术者拇指指腹由上向下，分别纵向压揉患者胸骨柄、胸骨体和第1~6肋软骨表面胸大肌附着处压痛点（见图8-10、图8-11）。自胸骨正中线至胸肋关节，由内向外分为3条纵线，每条线分为5~7点，每点压揉5~15次。

　　注意：胸大肌和胸部筋膜为隐私部位，如需操作，应事先说明治疗的必要性，异性施术者进行手法松解，需经患者许可并有第三人在场。

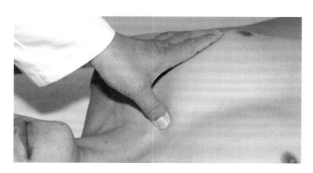

图8-10　胸大肌胸骨部压揉法，施术者拇指指腹位于患者胸骨柄的胸大肌附着处

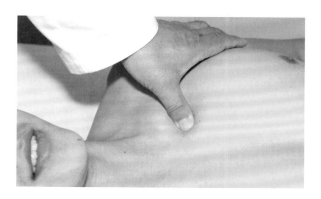

图8-11　胸大肌胸肋部压揉法，施术者拇指指腹位于患者胸骨和第1肋软骨的胸大肌附着处

（3）动作三：患者取仰卧位和手臂朝前的体位；施术者拇指指腹由内向外，横向压揉患者肱骨大结节嵴的胸大肌附着处压痛点（见图8-12）。由上向下分为3个点，每点压揉5~15次。

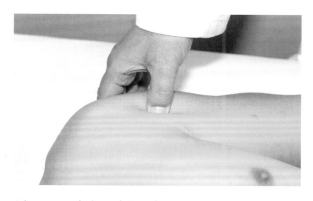

图8-12　胸大肌外侧压揉法，施术者拇指指腹位于患者肱骨大结节嵴的胸大肌附着处

2. 推法

（1）动作一：患者取仰卧位；施术者拇指指腹由外向内，扇形横推患者（男性）肱骨大结节嵴至锁骨、胸骨、肋骨的胸大肌筋膜压痛点（见图8-13）。扇形分为5~7条线，每条线推5~10次。

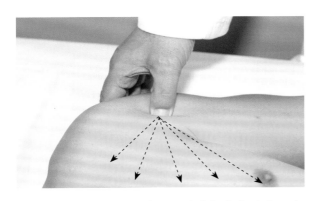

图 8-13 男性胸大肌推法，施术拇指指腹位于患者肱骨大结节嵴的胸大肌筋膜

（2）动作二：针对女性患者推法，施术者（女）用拇指指腹以乳头为圆心，向心方向推胸大肌筋膜和乳腺管。

注意：胸大肌和胸部筋膜为隐私部位，如需操作，应事先说明治疗的必要性，异性施术者进行手法松解，需经患者许可并有第三人在场。

（二）抗阻训练

患者取跪姿位，双手打开 1.5 倍肩宽撑地，头颈部、躯干中立位，挺胸收腹，屈臂肩水平外展向下至大小臂呈 90°，双手臂发力推起，感受双侧胸大肌收缩（见图 8-14、图 8-15）。动作保持 2~4s，然后还原至起始位，重复 8~12 次为 1 组，练习 2~3 组。

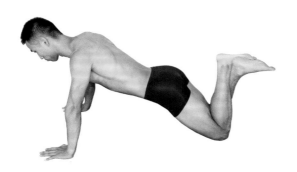

图 8-14 胸大肌抗阻训练（起始位置）

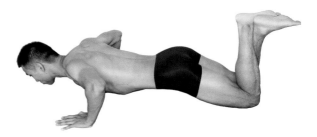

图 8-15 胸大肌抗阻训练（终止位置）

（三）拉伸训练

患者取坐立位；施术者与患者背靠背，双手握患者肘关节处，用上段胸椎部固定患者的肩胛位置做含胸状，将患者盂肱关节向外向上做延展，使其双侧胸大肌有充分牵拉感（见图 8-16）。在伸展至最大位置时，保持 15~30s，在拉伸结束时，让患者肘部与施术者双手用 30% 力量做静态对抗 5s，之后缓慢还原至起始位。

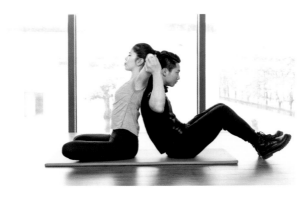

图 8-16 胸大肌拉伸训练

四、相关经穴

足太阴脾经在胸部的循行与胸大肌相关，有胸乡、周荣等穴，可用于治疗胸胁胀痛引背、气喘。

095

胸小肌

一、概况

胸小肌作用是下降和下回旋肩胛骨和上提肋骨协助吸气，在突然提升肩胛骨动作中容易拉伤，如跌倒时手臂下意识支撑。而胸小肌压痛临床上极为常见，肩、颈、上背疼痛者多伴有胸小肌紧张，尤其是含胸驼背和头前位的患者。与胸小肌功能相反的菱形肌和中斜方肌筋膜紧张挛缩，对胸小肌持续牵拉可能是慢性损伤的病因。胸小肌急慢性损伤挤压刺激深面通过的臂丛神经和腋部动静脉，可引起与胸廓出口综合征类似症状。注意：胸部肌肉筋膜组织属隐私部位。

【起止点】起于第2或3至第5肋骨表面，止于肩胛骨喙突内下方（见图8-17）。

【神经支配】胸前神经 $C_5 \sim C_8$。

【血供】腋动脉、胸上动脉。

【功能】向内下方牵拉肩胛骨使其下降和外展；上固定上提第2或3至第5肋骨助吸气。

【需检查的其他肌肉】斜角肌、前三角肌、胸大肌、肋间肌等。

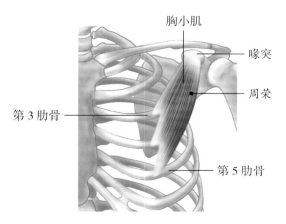

图 8-17　胸小肌解剖图

二、病症

肩前痛、胸前痛；手臂疼痛麻木、肌肉萎缩；心区不适、呼吸不畅、乳腺病等。

三、治疗

（一）徒手疗法

压揉法

（1）**动作一**：患者取仰卧位；施术者拇指指腹由下向上，垂直压揉患者肩胛骨喙突内下方的胸小肌附着处压痛点（见图8-18）。围绕喙突下方分为3个点，每个点压揉5~15次。针对喙突周围肿胀疼痛患者，按钟表时针定位分为12个点，中心为1个点，向心方向逐点压揉。

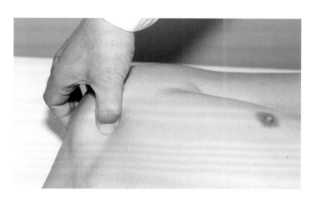

图 8-18　胸小肌喙突压揉法，施术者拇指指腹位于患者喙突下方的胸小肌附着处

（2）**动作二**：患者取仰卧位；施术者拇指指腹由上向下，分别纵向压揉患者第2~5肋骨表面的胸小肌附着处压痛点（见图8-19）。每根肋骨横向分为3~5个点，每点压揉5~15次。

注意：胸小肌接近隐私部位，如需操作，应事先说明治疗的必要性，异性施术者进行手法松解，需经患者许可并有第三人在场。

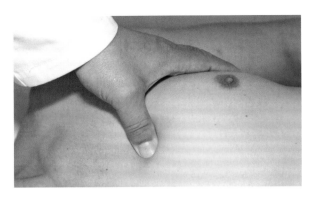

图 8-19　胸小肌肋骨部压揉法，施术者拇指指腹位于患者第 2 肋骨的胸小肌附着处

（二）拉伸训练

患者取坐立位；施术者与患者背靠背，双手握患者肘关节处，用上段胸椎部固定患者的肩胛位置做含胸状，将患者盂肱关节向外向上做延展，使其双侧胸小肌有充分牵拉感（见图 8-20）。在伸展至最大位置时，保持 15～30s，在拉伸结束时，让患者肘部与施术者双手用 30% 力量做静态对抗 5s，之后缓慢还原至起始位。

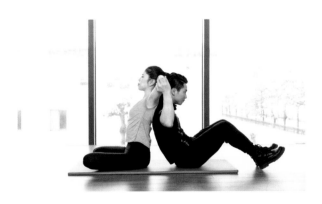

图 8-20　胸小肌拉伸训练

四、相关经穴

足太阴脾经在胸部的循行与胸大肌相似，有胸乡、周荣等穴，可用于治疗胸胁胀痛引背、气喘。

096

肋间肌

一、概况

肋间肌是位于两肋之间的小肌肉，其中肋间外肌辅助吸气和提升肋骨，肋间内肌辅助呼气和下降肋骨。肋间外肌位于皮下容易触及，肋间内肌与肋骨形成胸壁并被胸膜衬覆，锐性手法操作较容易接近。针对肋间外肌的手法，可刺激肋间内肌壁层浆膜，间接影响肺部脏层浆膜，以改善肺脏呼吸功能，达到中医"内病外治"之功效。注意：胸前部肋间肌属隐私部位。

【起止点】肋间外肌和肋间内肌均附着于上位肋骨下缘和下位肋骨上缘，它们肌纤维方向相反，两者作用亦相反。（见图 8-21）。

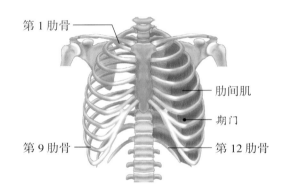

第 1 肋骨

肋间肌

期门

第 9 肋骨

第 12 肋骨

图 8-21　肋间肌解剖图

【神经支配】肋间神经。

【血供】肋间动脉。

【功能】肋间外肌上提肋骨增加胸腔容积，助吸气；肋间内肌下降肋骨减小胸腔容积，助呼气。

【需检查的其他肌肉】胸大肌、胸小肌、前锯肌、上后锯肌、下后锯肌、腹直肌、腹斜肌、竖脊肌等。

二、病症

胸前侧、外侧和后侧肋间痛；胸闷、气短、咳喘、心肺功能异常、乳腺病等。

三、治疗

（一）徒手疗法

1. 压揉法

（1）**动作一**：根据患者疼痛部位，可选择俯卧、侧卧和仰卧位；施术者拇指指腹桡侧由下向上，垂直压揉患者第1～11肋骨下缘的肋间肌附着处压痛点（见图8-22）。每根肋骨肋间肌均可做局部和全长，横向依次排列，每点压揉5～15次。

注意：肋间肌前胸部区域接近隐私部位，如需操作，应事先说明治疗的必要性，异性施术者进行手法松解，需经患者许可并有第三人在场。

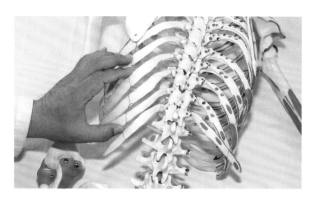

图8-22　肋间肌压揉法（患者俯卧位），施术者拇指指腹位于患者第11肋下缘的肋间肌附着处

（2）**动作二**：根据患者疼痛部位选择其俯卧、侧卧和仰卧位；施术者示指指间关节由前向后，横向压揉患者第1～12肋骨的肋间内肌筋膜压痛点（见图8-23）。每根肋骨肋间肌均可做局部和全长，横向依次排列，每点压揉5～15次。

注意：肋间肌前胸部区域接近隐私部位，如需操作，应事先说明治疗的必要性，异性施术者进行手法松解，需经患者许可并有第三人在场。

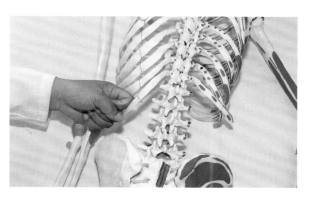

图8-23　肋间肌压揉法（患者俯卧位），施术者示指指间关节位于患者第11～12肋之间的肋间肌筋膜

（3）**动作三**：施术者拇指指腹由上向下，垂直压揉患者第2～12肋骨上缘的肋间附着处压痛点（见图8-24）。每根肋骨肋间肌均可做局部和全长，横向依次排列，每点压揉5～15次。

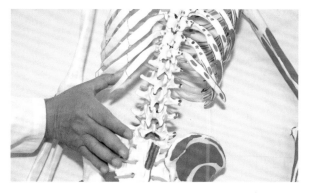

图8-24　肋间肌压揉法，施术者拇指指腹位于患者第12肋上缘的肋间肌附着处

2. **推法** 施术者拇指指腹由前向后和由内向外，分别横推患者第1~12肋的肋间肌筋膜压痛点。每一块肋间肌分为肋骨下缘、肋间隙和肋骨上缘3条线，每条线推5~10次。推法位置参考图8-22至图8-24骨骼模型插图。

（二）抗阻训练

患者取站立位，头颈部、躯干中立位，双手置于肋骨处，吸气时打开肋骨，感受肋间外肌收缩（见图8-25），动作保持2~4s；呼气时下降肋骨，感受肋间内肌收缩（见图8-26），动作保持2~4s；动作重复8~12次为1组，练习2~3组。

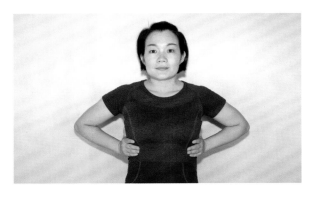

图8-25 肋间外肌抗阻训练

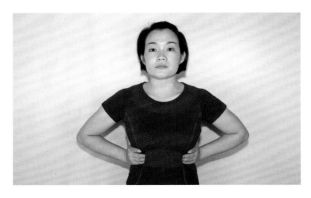

图8-26 肋间内肌抗阻训练

（三）拉伸训练

患者取坐立位，将右手挎在施术者大腿稳定躯干；施术者左手稳定患者膝内上部，右手抓握患者左肘部，先将躯干向上延展，再向躯干右侧屈方向发力，使其左侧肋间肌有充分牵拉感（见图8-27）。在伸展至最大位置时，保持15~30s，在拉伸结束时，让患者躯干与施术者右手用30%力量做静态对抗5s，之后缓慢还原至起始位。

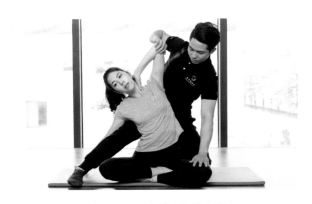

图8-27 肋间肌拉伸训练

四、相关经穴

足厥阴肝经的循行与肋间肌相关，有期门等穴，可用于治疗胁下积聚、胸胁胀痛、乳痈。

097

膈肌

一、概况

膈肌是位于胸腔和腹腔之间的扁薄阔肌，其受意识控制，为最主要的吸气肌。膈肌吸气时向外扩张胸腔，向下压迫腹腔。通过呼吸训练可刺激腹腔至盆腔的内脏筋膜，辅助改善内脏功能。成人正常呼吸次数每天约25 000次，并随运动量增加。运动不足者，可致体内血氧含量不足，内脏功能低下，体质虚弱，免疫力低下。膈肌由膈神经支配，是由颈丛和臂丛分支组成。膈神经在前斜角肌前方伴颈内静脉下降进入胸腔，膈肌痉挛和呼吸不畅者，还应仔细检查前斜角肌。

【起止点】前方附着于胸骨剑突后面，后方附着于第1、2腰椎体前纵韧带，周围附于第7～12肋骨内和肋软骨，止于中心腱（见图8-28）。

【神经支配】膈神经 $C_5 \sim C_8$。

【血供】膈上动脉。

【功能】收缩时膈顶下降，协助吸气作用；舒张时膈顶恢复原位，协助呼气作用。当膈肌与腹肌同时收缩时产生腹压，有助于排便排尿、分娩及呕吐等动作。

【需检查的其他肌肉】腹肌、竖脊肌、肋间肌、斜角肌等。

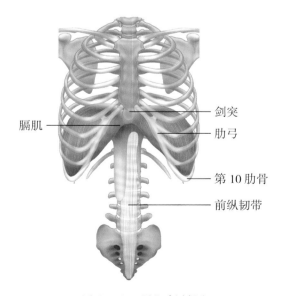

图 8-28　膈肌解剖图

二、病症

胸闷气短、呼吸不畅、呃逆、呕吐、胸胁疼痛、上腹部不适等。

三、治疗

（一）徒手疗法

压揉法　患者取仰卧位；施术者拇指指腹桡侧由肋弓内侧缘向外侧滑动，垂直压揉患者肋弓内侧的膈肌附着处压痛点（见图8-29）。自患者剑突起始，由内向外横向分为7～9个点，每点压揉5～15次。

注意：患者腹部脂肪堆积过多和肌张力高者，取屈髋屈膝位和头颈背部垫高位，使腹部肌筋膜充分放松。

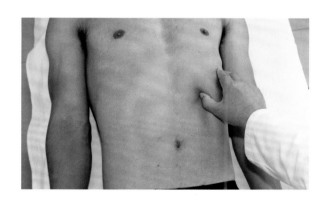

图 8-29　膈肌压揉法，施术者拇指指腹位于患者肋弓内侧缘的膈肌附着处

（二）抗阻训练

患者取仰卧位，双腿屈髋屈膝，躯干稳定，头颈部中立位，闭单侧鼻孔，单鼻吸气到腹部位置，将腹部鼓起，感受膈肌收缩（见图8-30、图8-31）。动作保持2～4s，然后口呼吸放松腹部还原至起始位，重复8～12次呼吸为1组，练习2～3组。

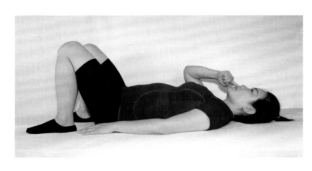

图 8-30　膈肌抗阻训练（起始位置）

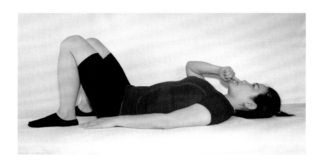

图 8-31　膈肌抗阻训练（终止位置）

　　注意：建议患者根据年龄和体质选择跳绳、跳舞、游泳、快走、跑步、打球等运动，以辅助加强膈肌训练。

四、相关经穴

　　足太阴脾经在腹部的循行与膈肌相关，有腹哀等穴，可用于治疗腹痛、便秘、下痢脓血、食不化。

第九章
腰部和腹部

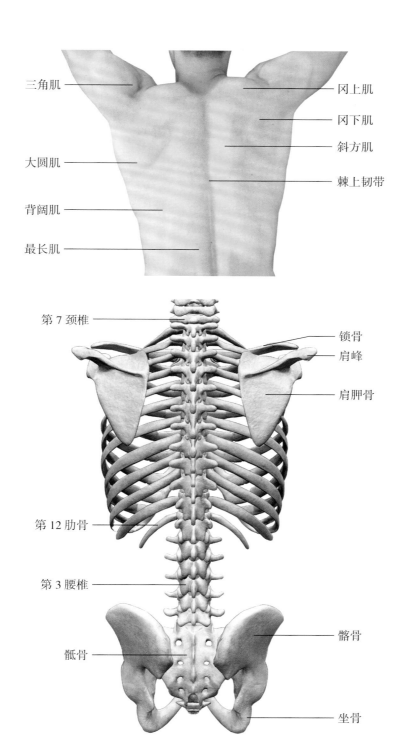

三角肌

冈上肌

冈下肌

斜方肌

大圆肌

棘上韧带

背阔肌

最长肌

第 7 颈椎

锁骨

肩峰

肩胛骨

第 12 肋骨

第 3 腰椎

髂骨

骶骨

坐骨

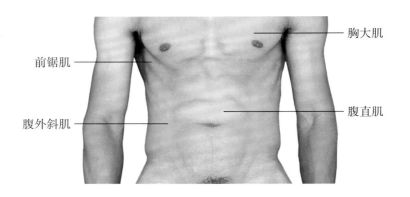

前锯肌 —

胸大肌

腹外斜肌 —

腹直肌

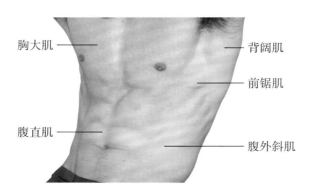

胸大肌 —

背阔肌

前锯肌

腹直肌 —

腹外斜肌

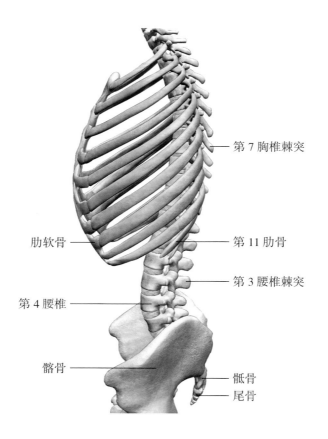

第 7 胸椎棘突

肋软骨 —

第 11 肋骨

第 3 腰椎棘突

第 4 腰椎 —

髂骨 —

骶骨

尾骨

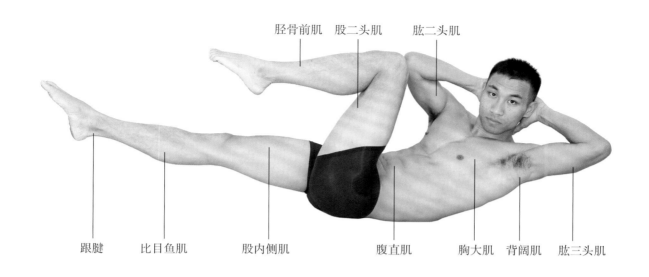

胫骨前肌　股二头肌　　肱二头肌

跟腱　　比目鱼肌　　股内侧肌　　　腹直肌　　胸大肌　背阔肌　肱三头肌

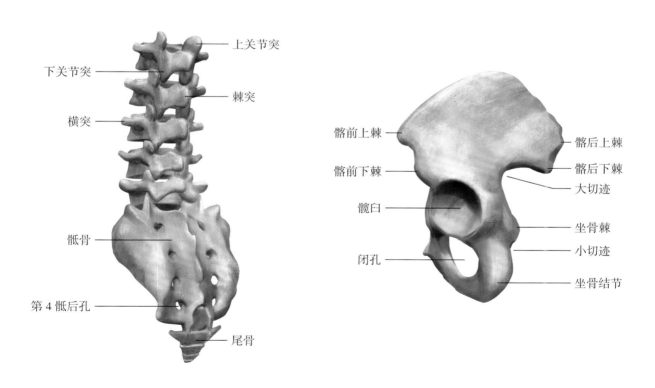

上关节突

下关节突

棘突

横突

骶骨

第4骶后孔

尾骨

髂前上棘　　　　　　　　　　髂后上棘

髂前下棘　　　　　　　　　　髂后下棘

　　　　　　　　　　　　　　大切迹

髋臼

　　　　　　　　　　　　　　坐骨棘

闭孔　　　　　　　　　　　　小切迹

　　　　　　　　　　　　　　坐骨结节

图总 7　腰部和腹部骨骼与表浅肌肉（韧带）

098

腰椎棘上韧带

一、概况

腰椎棘上韧带附着于腰椎棘突顶部，比胸椎棘上韧带质地更加宽厚，与腰背筋膜紧密融合，以使腰椎前屈时更加稳定。急、慢性腰椎棘上韧带损伤表现为棘突顶部肿胀疼痛和腰椎屈曲受限，因其血供不足可能迁延不愈，手法压揉可快速松解棘上韧带与棘突的粘连并促进水肿代谢。病情缓解和痊愈之后，嘱咐患者加强腰背部肌群抗阻训练，保持正确体态姿势，采用正确方法搬抬物体等，以利于达到远期疗效，减少损伤复发。针对腰椎棘上韧带的手法可用于强直性脊柱炎的辅助治疗。

【起止点】附着于第1~5腰椎棘突（见图9-1）。

【功能】限制腰椎过度前屈。

【需检查的其他肌肉】背阔肌、竖脊肌、腰多裂肌、下后锯肌。

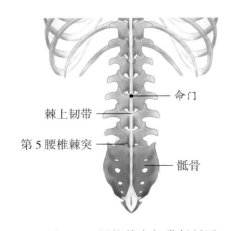

棘上韧带
第5腰椎棘突
命门
骶骨

图9-1 腰椎棘上韧带解剖图

二、病症

腰椎棘突顶部肿胀疼痛、条索或结节；腰椎屈曲、侧屈、旋转受限；腰臀痛或向下肢传导痛；内脏功能低下和紊乱等内科相关疾病。

三、治疗

（一）徒手疗法

1. **压揉法** 患者取俯卧位；施术者双拇指重叠由下向上，分别纵向压揉患者第1~5腰椎棘突顶部的棘上韧带附着处压痛点（见图9-2）。由上向下分为5个点，每点压揉5~15次。伴骶痛者可用上述方法压揉骶椎节段的棘上韧带。

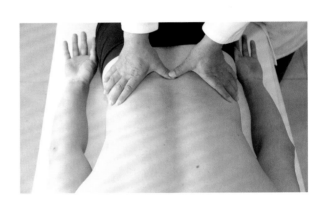

图9-2 腰椎棘上韧带压揉法，施术者双拇指重叠位于患者第5腰椎棘突棘上韧带附着处

2. **推法** 患者取俯卧位；施术者双拇指重叠（或单拇指）由下向上，纵推患者第5至第1腰椎棘突的棘上韧带和筋膜压痛点（见图9-3）。可将其分为1~3条线，每条线推5~10次。伴骶痛者可用上述方法纵推骶椎节段的棘上韧带和筋膜。

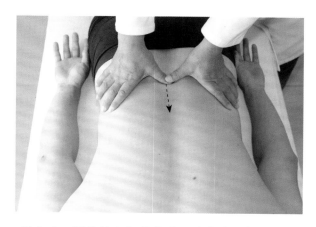

图 9-3　腰椎棘上韧带推法，施术者双拇指重叠位于患者第 5 腰椎棘突的棘上韧带和筋膜

（二）拉伸训练

患者取仰卧位，双脚盘腿；施术者双膝固定患者脚踝，双手与患者对握，双手向上、双膝向前同时发力，使其腰椎棘上韧带有充分牵拉感（见图 9-4）。在伸展至最大位置时，保持 15～30s，在拉伸结束时，让患者躯干与施术者双手用 30% 力量做静态对抗 5s，之后缓慢还原至起始位。

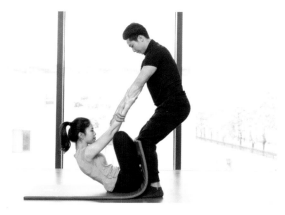

图 9-4　腰椎棘上韧带拉伸

四、相关经穴

督脉的循行与腰椎棘上韧带相关，有悬枢、命门、腰阳关等穴，可用于治疗腰脊痛、下肢痿痹、腰骶痛。

099

腰多裂肌

一、概况

腰多裂肌属腰椎两侧深层肌，由多肌束组成，填充于棘突两侧凹陷处，其主要作用是伸展和稳定 3 个腰椎关节段。腰背神经内侧支和外侧支从腰多裂肌深面发出，腰多裂肌损伤可引起腰椎伸展和过度伸展受限，腰痛放射到同侧腹部和大腿后方，间接影响腰部脊神经腹支的交通支和交感神经及内脏神经，可引起腹腔内脏功能紊乱或免疫力低下。腰多裂肌损伤患者主诉"腰痛得不能伸直""弓着腰舒服，后仰疼痛"等。影像检查可见腰椎生理屈度变直、反弓，腰椎间隙前窄后宽，这种长期腰椎代偿体位可能引起腰椎间盘退变和髓核膨出、突出或脱出，注意与腰大肌损伤鉴别诊断。针对腰多裂肌的手法可用于强直性脊柱炎的辅助治疗。

【起止点】起于骶骨上方和腰椎乳突及横突，止于第 1～5 腰椎棘突侧面（见图 9-5）。

【神经支配】脊神经后支。

【血供】腰动脉、骶外侧动脉。

【功能】双侧收缩时，可使脊柱后伸；单侧收缩时向对侧旋转椎体；控制向收缩侧的屈曲。

【需检查的其他肌肉】腰椎棘上韧带、腰回旋肌、竖脊肌、腰方肌。

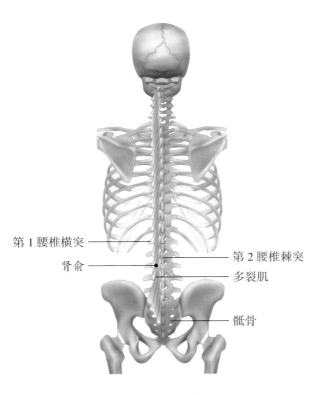

第1腰椎横突
肾俞
第2腰椎棘突
多裂肌
骶骨

图 9-5　腰多裂肌解剖图

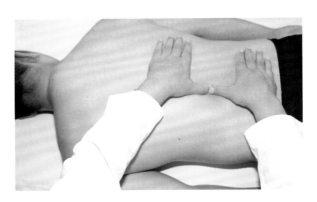

图 9-6　腰多裂肌压揉法，施术者双拇指重叠，位于患者第1腰椎棘突侧面的腰多裂肌附着处

二、病症

腰椎棘突侧面痛、臀和下肢痛、腰椎棘突偏歪、腰椎过度伸展和旋转受限；消化不良、便秘、腹泻、痛经等。

三、治疗

（一）徒手疗法

1. 压揉法

（1）动作一：患者取俯卧位；施术者双拇指指腹重叠由外向内，分别横向压揉患者第1~5腰椎棘突侧面的腰多裂肌附着处压痛点（见图9-6）。由上向下分为5个点，每点压揉5~15次。

（2）动作二：患者取俯卧位；施术者双拇指重叠由下向上，分别纵向压揉患者第1~5腰椎乳突和骶骨的腰多裂肌附着处压痛点（见图9-7）。由上向下分为5个点，每点压揉5~15次。

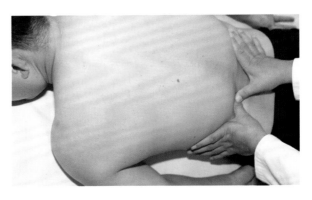

图 9-7　腰多裂肌压揉法，施术者双拇指重叠位于患者第3腰椎乳突的腰多裂肌附着处

2. 推法
患者取俯卧位；施术者拇指指腹由下向上，分别纵推患者骶骨至腰椎棘突的侧面、椎板、乳突、横突腰多裂肌筋膜压痛点（见图9-8）。可将其分为3~5条线，每条线推5~10次。

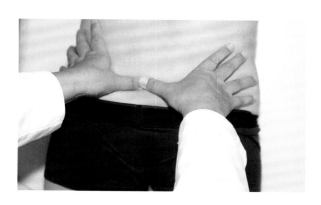

图9-8 腰多裂肌推法，施术者双拇指重叠位于患者第3骶椎腰多裂肌筋膜

（二）抗阻训练

患者取俯卧位，头颈部中立位，将头、颈、脊柱向后伸方向发力，静态保持60～120s为1组，感受双侧腰多裂肌收缩（见图9-9、图9-10）。然后还原至起始位，练习2～3组。

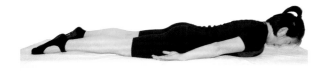

图9-9 腰多裂肌抗阻训练（起始位置）

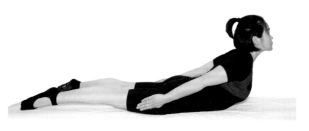

图9-10 腰多裂肌抗阻训练（终止位置）

（三）拉伸训练

患者取仰卧位，双脚盘腿；施术者双膝固定患者脚踝，双手与患者对握，双手向上、双膝向前同时发力，使其双侧腰多裂肌有充分牵拉感（见图9-11）。在伸展至最大位置时，保持15～30s，在拉伸结束时，让患者躯干与施术者双手用30%力量做静态对抗5s，之后缓慢还原至起始位。

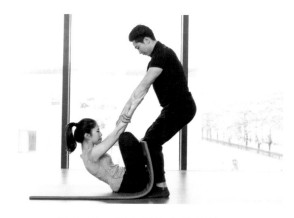

图9-11 腰多裂肌拉伸训练

四、相关经穴

背部奇穴夹脊穴与多裂肌相关，可用于治疗心肺疾病、胃肠疾病、下肢疼痛、腰骶小腹疾病。

100

腰回旋肌

一、概况

腰回旋肌是填充于腰椎棘突两侧凹陷处的小肌肉，仅跨越1个关节段。因其十分贴近腰椎关节滑囊滑膜，损伤后产生的无菌性炎症和水肿刺激感觉神经纤维可引起急性腰痛和反射性腰部肌群痉挛性疼痛，重症患者咳嗽和大声说话均可能引出剧烈腰痛。中医和西医临床诊断为腰椎后关节紊乱、嵌顿、骨错缝或急性腰扭伤、闪腰岔气等。腰回旋肌与腰多裂肌均为腰椎深层肌，两者应同时检查和治疗。另外，腰部夹脊穴对诊断和治疗脊椎相关疾病均有指导意义。针对腰回旋肌的手法可用于强直性脊柱炎的辅助治疗。

【起止点】起于各椎骨横突，止于上一节段腰椎棘突侧面和椎板（见图9-12）。

【神经支配】脊神经后支。

【血供】腰动脉、骶外侧动脉。

【功能】单侧收缩使脊柱转向对侧；双侧收缩使脊柱伸直。

【需检查的其他肌肉】腰多裂肌、竖脊肌、腰方肌。

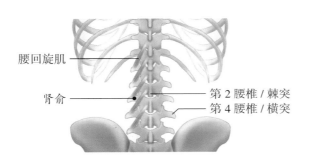

图9-12　腰回旋肌解剖图

二、病症

腰椎棘突侧面深层痛、臀痛或下肢放射痛、腰部伸展或过度伸展受限；内脏功能低下或紊乱等。

三、治疗

（一）徒手疗法

1. 压揉法

（1）动作一：患者取俯卧位；施术者

双拇指重叠由下向上，分别纵向压揉患者第1~5腰椎椎板的回旋肌附着处压痛点（见图9-13）。由上向下分为5个点，每点压揉5~15次。

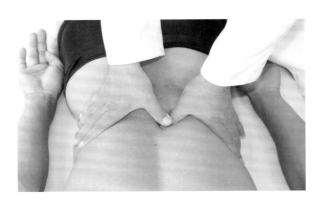

图9-13　腰回旋肌压揉法，施术者拇指指腹位于患者第1腰椎椎板的回旋肌附着处

（2）动作二：患者取俯卧位；施术者双拇指指腹重叠由下向上，分别纵向压揉患者第1~5腰椎乳突的腰回旋肌附着处压痛点（见图9-14）。由上向下分为5个点，每点压揉5~15次。

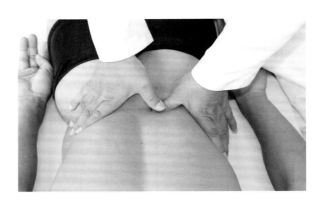

图9-14　腰回旋肌压揉法，施术者双拇指重叠，位于患者第3腰椎乳突腰回旋肌附着处

2. 推法

（1）动作一：患者取俯卧位；施术者

双拇指重叠或鱼际由下向上，纵推患者第5至第1腰椎椎板腰回旋肌筋膜压痛点（见图9-15）。可将其分为1~3条线，每条线推5~10次。

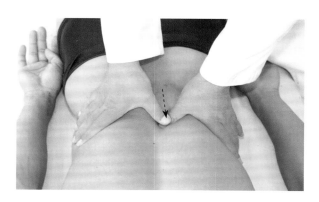

图9-15　腰回旋肌推法，施术者双拇指重叠位于患者腰椎椎板腰回旋肌筋膜

（2）动作二：患者取俯卧位；施术者双拇指重叠由下向上，纵推患者第5至第1腰椎乳突附着处筋膜压痛点（见图9-16）。可将其分为1~3条线，每条线推5~10次。

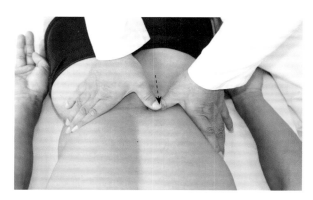

图9-16　腰回旋肌推法，施术者双拇指重叠位于患者腰椎乳突腰回旋肌筋膜

（二）抗阻训练

患者取俯卧位，头颈部中立位，将头、颈、脊柱向后伸方向发力，静态保持

60~120s为1组，感受双侧腰回旋肌收缩（见图9-17、图9-18）。然后还原至起始位，练习2~3组。

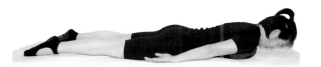

图9-17　腰回旋肌抗阻训练（起始位置）

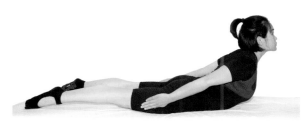

图9-18　腰回旋肌抗阻训练（终止位置）

（三）拉伸训练

患者取仰卧位，双脚盘腿；施术者双膝固定患者脚踝，双手与患者对握，双手向上、双膝向前同时发力，使其双侧腰回旋肌有充分牵拉感（见图9-19）。在伸展至最大位

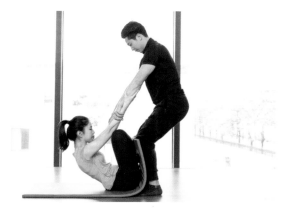

图9-19　腰回旋肌拉伸训练

置时，保持 15～30s，在拉伸结束时，让患者躯干与施术者双手用 30% 力量做静态对抗 5s，之后缓慢还原至起始位。

四、相关经穴

背部奇穴夹脊穴与回旋肌相关，可用于治疗心肺疾病、胃肠疾病、下肢疼痛、腰骶小腹疾病。

101

胸最长肌

一、概况

胸最长肌为竖脊肌中最发达有力部分（可参照 086 所述），其下方起于竖脊肌总腱，损伤可引起骶、臀、腰、胸、背部筋膜疼痛和脊椎屈曲受限；向上方连续部分为颈最长肌和头最长肌，它们损伤可引起颈痛和头晕头痛等症。当患者主诉"腰痛牵扯到背""背痛牵扯到腰""背痛牵扯到头颈部"等，应对其最长肌全面检查、治疗和康复训练。针对胸最长肌手法可用于强直性脊柱炎的辅助治疗。

【起止点】起于竖脊肌总腱和腰椎横突和副突，止于第 3～12 肋结节和肋骨肋角（见图 9-20）。

【神经支配】各节段脊神经后支。

【血供】腰动脉。

【功能】伸展脊柱。

【需检查的其他肌肉】棘肌、髂肋肌、腰方肌、腹肌等。

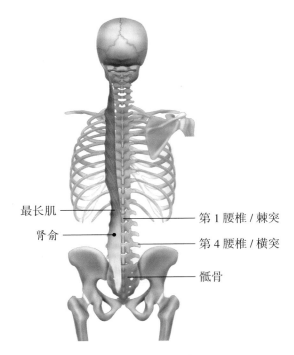

最长肌　第1腰椎/棘突
肾俞　第4腰椎/横突
骶骨

图 9-20　胸最长肌解剖图

二、病症

胸腰骶部疼痛僵硬、活动受限，脊柱侧弯，臀或下肢牵扯痛；头晕、头痛、颈痛；全身无力和不适、脏腑功能紊乱和低下等。

三、治疗

（一）徒手疗法

1. 压揉法

（1）动作一：患者取俯卧位；施术者双拇指重叠由下向上，纵向压揉患者骶骨后表面竖脊肌总腱的胸最长肌附着处压痛点（见图 9-21）。骶骨棘突顶部、侧面和骶骨椎板可分为 3～5 条纵线，每条线可分为 5～7 个点，每点压揉 5～15 次。

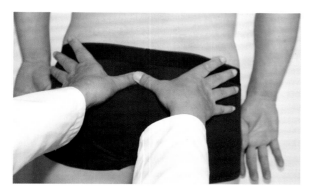

图9-21 胸最长肌压揉法，施术者双拇指重叠位于患者第4骶骨的胸最长肌附着处

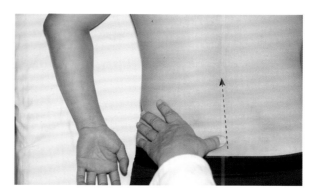

图9-23 胸最长肌推法，施术者单拇指位于患者第4骶椎的胸最长肌筋膜

（2）动作二：患者取俯卧位；施术者双拇指重叠由下向上，分别纵向压揉患者第1~5腰椎副突和横突的胸最长肌附着处压痛点（见图9-22）。由内向外分为1~3条线，每条线分5~7个点，每点压揉5~15次。

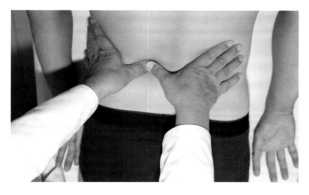

图9-22 胸最长肌压揉法，施术者双拇指重叠位于患者第4腰椎副突的胸最长肌附着处

2. 推法 患者取俯卧位；施术者拇指指腹由下向上，纵推患者骶骨的竖脊肌总腱的腱膜至第1腰椎副突的胸最长肌筋膜压痛点（见图9-23）。可将其分为1~3条线，每条线5~10次。

（二）抗阻训练

患者取俯卧位，头颈部中立位，将头、颈、脊柱向后伸方向发力，感受双侧胸最长肌收缩（见图9-24、图9-25）。动作保持2~4s，然后还原至起始位，重复8~12次为1组，练习2~3组。

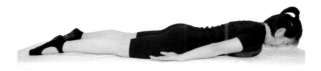

图9-24 胸最长肌抗阻训练（起始位置）

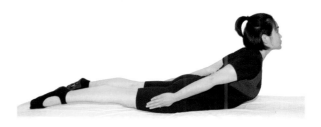

图9-25 胸最长肌抗阻训练（终止位置）

（三）拉伸训练

患者取仰卧位，双脚盘腿；施术者双膝固定患者脚踝，双手与患者对握，双手向

上、双膝向前同时发力，使其双侧胸最长肌有充分牵拉感（见图9-26）。在伸展至最大位置时，保持15~30s，在拉伸结束时，让患者躯干与施术者双手用30%力量做静态对抗5s，之后缓慢还原至起始位。

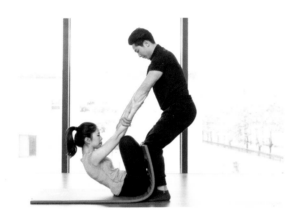

图 9-26　胸最长肌拉伸训练

四、相关经穴

足太阳膀胱经的循行与胸最长肌相关，有大杼、风门、肺俞、膈俞、肾俞等穴，可用于治疗肩背痛、颈项强痛、咳嗽、盗汗、胁肋痛、腰痛。

102
腰髂肋肌

一、概况

腰髂肋肌是最外侧的竖脊肌，质地较纤薄，在腰脊椎伸展、侧屈和旋转中容易损伤。脊椎两侧腰髂肋肌张力失衡，可引起脊椎侧弯和同侧椎间孔狭窄，产生腰痛和内脏功能紊乱等一

系列症状。腰髂肋肌损伤刺激臀上皮神经可引起臀肌筋膜痉挛疼痛并向下肢放射，临床应与椎管内软组织损伤鉴别诊断，如腰椎间盘突出症、腰椎滑脱、椎管狭窄刺激神经根引起的下肢疼痛麻木等症状。

【起止点】起于骶骨和髂骨，止于下6个肋骨下缘（见图9-27）。

【神经支配】脊神经分支腰神经。

【血供】肋间动脉。

【功能】伸展、侧屈和旋转脊柱；下降下6个肋骨。

【需检查的其他肌肉】背阔肌、最长肌、腰方肌、臀大肌、腹斜肌、腹横肌等。

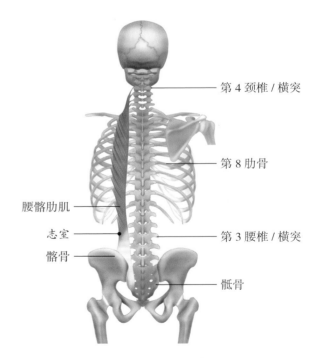

第4颈椎/横突

第8肋骨

腰髂肋肌

志室

第3腰椎/横突

髂骨

骶骨

图 9-27　腰髂肋肌解剖图

二、病症

腰、骶、臀和下肢痛，胸背部痛；腰部前屈、侧屈、旋转受限等。

三、治疗

（一）徒手疗法

1. 压揉法

（1）**动作一**：患者取俯卧位；施术者双拇指重叠由下向上，纵向压揉患者第4骶骨竖脊肌总腱的腰髂肋肌附着处压痛点（见图9-28）。由内向外分为1~3条线，每条线可分为3~5个点，每点压揉5~15次。

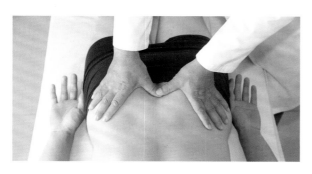

图9-28 腰髂肋肌骶骨部压揉法，施术者拇指指腹位于患者第4骶骨外侧的腰髂肋肌附着处

（2）**动作二**：患者取俯卧位；施术者双拇指指腹重叠由内向外，垂直压揉患者髂后上棘内上角的腰髂肋肌附着处压痛点（见图9-29）。髂后上棘内上角分为3~5个点，每点压揉5~15次。

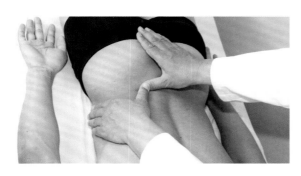

图9-29 腰髂肋肌压揉法，施术者双拇指重叠，位于患者髂后上棘内上角的腰髂肋肌附着处

（3）**动作三**：患者俯卧位；施术者拇指桡侧由内下向外上，分别垂直压揉患者第12至第7肋骨下缘的腰髂肋肌附着处压痛点（见图9-30）。每根肋骨下缘横向分为3个点，每点压揉5~15次。

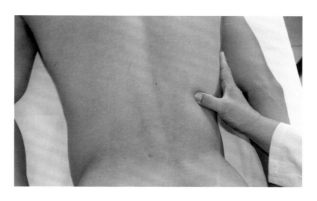

图9-30 腰髂肋肌肋骨下缘压揉法，施术者指腹桡侧位于患者第12肋下缘的腰髂肋肌附着处

2. 推法

患者取俯卧位；施术者拇指指腹由下向上，纵推患者髂嵴上缘至第7肋骨腰髂肋肌筋膜压痛点（见图9-31）。可将其分为3条线，每条线推5~10次。

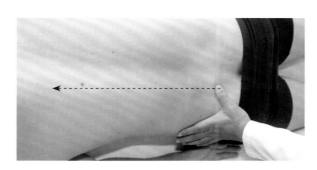

图9-31 腰髂肋肌推法，施术者拇指指腹位于患者骶骨后侧的腰髂肋肌筋膜

（二）抗阻训练

患者取俯卧位，头颈部中立位，将头、颈、脊柱向后伸方向发力，感受双侧腰髂

肌肌收缩（见图9-32、图9-33）。动作保持2~4s，然后还原至起始位，重复8~12次为1组，练习2~3组。

置时，保持15~30s，在拉伸结束时，让患者躯干与施术者双手用30%力量做静态对抗5s，之后缓慢还原至起始位。

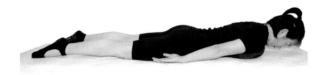

图9-32　腰髂肋肌抗阻训练（起始位置）

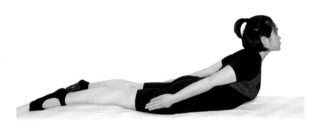

图9-33　腰髂肋肌抗阻训练（终止位置）

（三）拉伸训练

患者取仰卧位，双脚盘腿；施术者双膝固定患者脚踝，双手与患者对握，双手向上、双膝向前同时发力，使其双侧腰髂肋肌有充分牵拉感（见图9-34）。在伸展至最大位

103

腰方肌

一、概况

腰方肌主要作用是侧屈和稳定腰椎，是腹腔后壁肌肉之一。其上部附着于第12肋下缘，中部附着于第1~4腰椎横突，下部附着于髂嵴。腰方肌损伤可引起上述3个部位疼痛和影响内脏功能。臀上皮神经通过腰方肌进入腰背筋膜和皮下，腰方肌损伤可能是臀上皮神经骨纤维管卡压综合征病因之一。

【起止点】起于髂嵴上缘和髂腰韧带，止于第12肋下缘和第1~4腰椎横突（见图9-35）。

【神经支配】脊神经 T_{12} ~ L_2。

【血供】肋下动脉、腰动脉、髂腰动脉腰支。

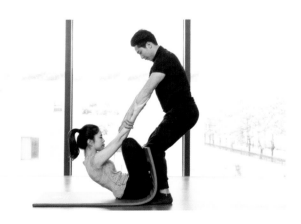

图9-34　腰髂肋肌拉伸训练

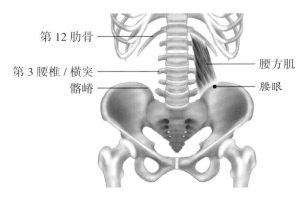

第12肋骨
第3腰椎/横突
髂嵴
腰方肌
腰眼

图9-35　腰方肌解剖图

【功能】下拉第12肋，上提骨盆，侧屈和稳定腰椎。

【需检查的其他肌肉】腰大肌、胸最长肌、竖脊肌和回旋肌。

二、病症

背下部痛、腰椎旁深层痛、下腰痛；腰椎侧屈受限、臀部疼痛并向下肢放射；腹痛、痛经、脏腑功能紊乱或低下等。

三、治疗

（一）徒手疗法

1. **压揉法**

（1）**动作一**：患者取俯卧位；施术者拇指指腹桡侧由下向上，垂直压揉患者第12肋下缘的腰方肌附着处压痛点（见图9-36）。由外向内分为3~5个点，每点压揉5~15次。

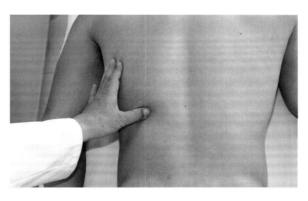

图9-36　腰方肌第12肋压揉法，施术者拇指指腹位于患者第12肋下缘的腰方肌附着处

（2）**动作二**：患者取俯卧位；施术者拇指指腹由内向外，垂直压揉患者髂后上棘内上角腰方肌附着处压痛点（见图9-37）。髂后上棘内上角可分为3~5个点，每点压揉5~15次。

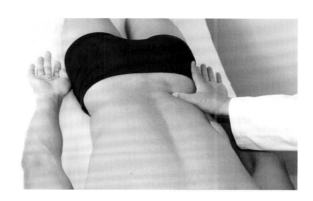

图9-37　腰方肌骨盆压揉法，施术者拇指指腹位于患者髂后上棘的腰方肌附着处

（3）**动作三**：患者取侧卧位；施术者拇指指腹由前向后，分别横向压揉患者第1~4腰椎横突的腰方肌附着处压痛点（见图9-38）。由上向下分为4个点，每点压揉5~15次。

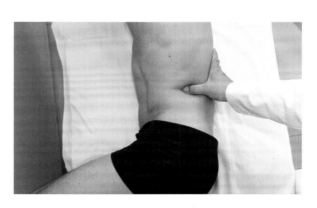

图9-38　腰方肌横突压揉法，施术者拇指指腹位于患者第3腰椎横突的腰方肌附着处

2. **推法**　患者取俯卧位；施术者拇指指腹由下向上，纵推患者髂后上棘至第12肋下缘的腰方肌筋膜压痛点（见图9-39）。可将其分为3~5条线，每条线推5~10次。

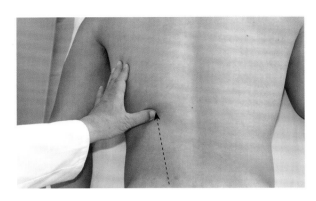

图 9-39 腰方肌推法，施术者拇指指腹位于患者第 12 肋下缘的腰方肌附着处

（二）抗阻训练

患者取侧卧位，屈臂 90°，左侧肘关节在肩关节正下方，将身体撑起，头颈部、躯干中立位，感受左侧腰方肌收缩（见图 9-40）。动作保持 15～30s 为 1 组，练习 2～3 组。

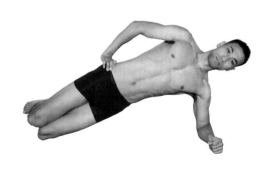

图 9-40 腰方肌抗阻训练

（三）拉伸训练

患者取坐立位，左腿屈膝，右手放于左膝部，左手向上延展并主动右侧屈；施术者左腿固定患者腿部，双手分别稳定患者肩胛与手臂，然后辅助患者右侧屈方向发力，使其左侧腰方肌有充分牵拉感（见图 9-41）。在伸展至最大位置时，保持 15～30s，在拉伸结束时，让患者躯干与施术者左手用 30% 力量做静态对抗 5s，之后缓慢还原至起始位。

注意：针对腘绳肌紧张的患者，可以在臀部下方坐瑜伽砖或者将前侧腿屈膝位拉伸。

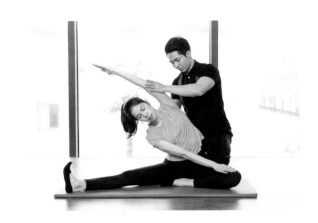

图 9-41 腰方肌拉伸训练

四、相关经穴

背部奇穴腰眼穴与腰方肌相关，可用于治疗腰痛、尿频、带下。

104

腹直肌

一、概况

腹直肌位于腹部前侧的全长，跨越胸腔、腹腔和盆腔。其肌纤维与竖脊肌方向平行，功能相反。主要作用是屈曲脊柱，限制脊柱过度伸展和约束腹腔内脏等。腹直肌上方附着于第 5～7 肋骨，其损伤与胸下壁痛、乳腺病症和胸腔内脏功能紊乱相关；下方附着于耻骨嵴和耻骨联合，损伤与腹腔及盆腔内脏功能紊乱相关。腹直肌被包裹在腹斜肌和腹横肌所构成的鞘膜内，腹直肌筋膜痉挛性疼痛可放射到背部的相同水平的位置，故应同时检查和治疗其他腹肌。腹白线是两侧腹肌腱膜交织而成的白色纤维索，与腹肌筋膜疼痛密切相关。中医的中脘、梁门、天枢等穴位，对治疗腹白线和腹肌筋膜痉挛性腹痛以及改善和提高内脏功能有指导意义。腹直肌筋膜挛缩变短，还可导致患者弯腰驼背体态，使腰椎生理曲度消失、反弓，腰椎椎间隙前窄后宽，引起腰部肌张力增高而出现腰部紧张僵硬和疼痛，迁延不愈可导致腰椎间盘退变和突出等症。

【起止点】起于耻骨嵴和耻骨结节，止于第5~7肋骨、肋软骨和剑突（见图9-42）。

【神经支配】第5~12肋间神经及肋下神经。

【血供】腹壁动脉。

【功能】屈曲腰椎，限制脊柱过伸、骨盆后倾；参与发声、呼吸、咳嗽；使腹壁紧张，压缩腹腔内脏，协助排便、分娩等。

【需检查的其他肌肉】腹白线、腹斜肌、腹横肌、腰大肌、胸大肌、肋间肌等。

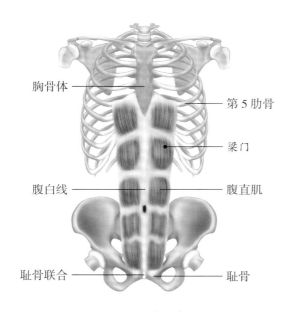

图 9-42 腹直肌解剖图

二、病症

胸痛、乳房痛、心肺功能异常；上、中、下腹痛或全腹痛；腹泻、便秘、尿频、痛经、腹直肌分离；腰痛、弯腰驼背、腰椎失稳等。

三、治疗

（一）徒手疗法

1. 压揉法

（1）动作一：患者取仰卧位；施术者拇指指腹由下向上，分别纵向压揉患者剑突腹白线附着处和第5~7肋软骨腹直肌附着处压痛点（见图9-43、图9-44）。每一侧肋骨附着处横向分为3~5个点，每点压揉5~15次。

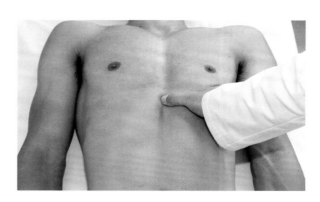

图 9-43 腹白线压揉法，施术者拇指指腹位于患者剑突的腹白线附着处

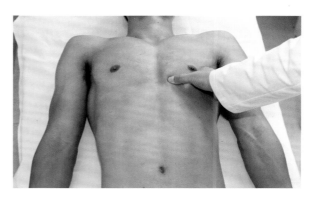

图 9-44 腹直肌上方压揉法，施术者拇指指腹位于患者第5肋的腹直肌附着处

注意：①剑突手法要轻柔，以防骨折；②腹白线、腹直肌起点区域接近隐私部位，如需操作，应事先说明治疗的必要性，异性施术者进行手法松解，需经患者许可并有第三人在场。

（2）动作二：患者取仰卧位；施术者拇指指腹由腹腔内向外，分别压揉患者耻骨联合、耻骨嵴、耻骨结节的腹白线和腹直肌附着处压痛点（见图9-45、图9-46）。单侧分为3～5个点，每点压揉5～15次。

注意：①腹部脂肪较多和腹肌张力过高患者可取屈膝屈髋位，以充分放松腹肌筋膜；②腹白线、腹直肌止点区域接近隐私部位，如需操作，应事先说明治疗的必要性，异性施术者进行手法松解，需经患者许可并有第三人在场。

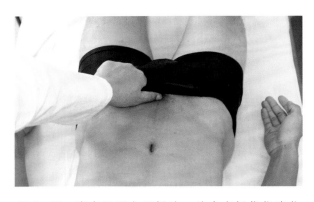

图9-45 腹直肌下方压揉法，施术者拇指指腹位于患者耻骨联合的腹白线附着处

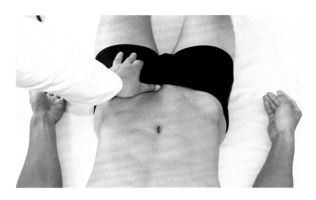

图9-46 腹直肌下方压揉法，施术者拇指指腹位于患者耻骨嵴的腹直肌附着处

（3）动作三：患者取仰卧位；施术者双拇指由下向上，分别纵向压揉患者腹白线和两侧腹肌筋膜压痛点（见图9-47）。自腹白线起由内向外，可分3～5条线，每条线可分为7～9个点，每点压揉5～15次。

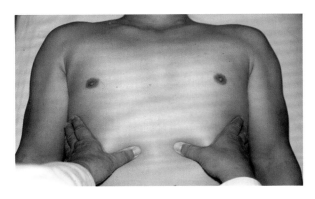

图9-47 腹直肌压揉法，施术者双拇指位于患者两侧腹肌筋膜

2. 推法 患者取仰卧位；施术者拇指指腹由下向上，纵推患者耻骨至第5～7肋软骨腹白线和腹直肌筋膜压痛点（见图9-48）。每一侧由内向外分为3～5条线，每条线推5～10次。也可采用由内向外和由外向内横推腹直肌筋膜和鞘膜压痛点。

注意：①剑突手法要轻柔，以防骨折；

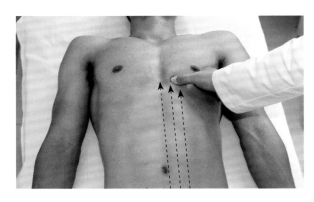

图9-48 腹直肌推法，施术者拇指指腹位于患者第5肋的腹直肌筋膜

②腹白线、腹直肌起点区域接近患者隐私部位，如需操作，应事先说明治疗的必要性，异性施术者进行手法松解，需经患者许可并有第三人在场。

（二）抗阻训练

患者取仰卧位，屈膝90°，下颌微收，双手放于大腿，卷腹向脊柱屈曲方向发力，感受双侧腹直肌收缩（见图9-49、图9-50）。动作保持2~4s，然后还原至起始位，重复8~12次为1组，练习2~3组。

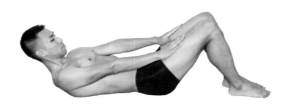

图9-49 腹直肌抗阻训练（起始位置）

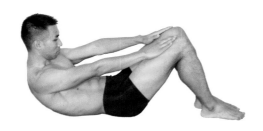

图9-50 腹直肌抗阻训练（终止位置）

（三）拉伸训练

患者取俯卧位，双手、肘支撑躯干后伸，吸气将头部、胸部延展，呼气向上发力，使其双侧腹直肌有充分牵拉感（见图9-51）。在伸展至最大位置时，保持15~30s，在拉伸结束后缓慢还原至起始位。

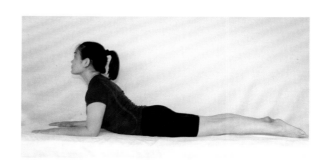

图9-51 腹直肌拉伸训练

四、相关经穴

足阳明胃经的循行与腹直肌相关，有梁门、天枢等穴，可用于治疗脘腹痞胀、泄泻、腹痛、食欲不振。

105
腹外斜肌

一、概况

腹外斜肌是腹部面积最大，位置最浅，功能最多的肌肉，在外感风寒和躯体异常旋转动作中容易损害。腹外斜肌损伤表现为胸胁痛、腹痛、腰痛和内脏功能紊乱等。针对腹斜肌的手法治疗和康复训练，对躯干体态失衡也有调节作用，也可辅助治疗内科慢病和疑难病。

【起止点】上方附着于第5~12肋骨外表面和下缘，下方和内侧至髂嵴外侧、腹股沟韧带和腹白线（见图9-52）。

【神经支配】第5~12胸神经前支。

【血供】肋间动脉。

【功能】双侧收缩增加腹压、辅助呼吸和屈曲脊柱；单侧收缩向同侧屈和对侧旋转脊柱、限制脊椎过度侧屈等。

【需检查的其他肌肉】腹直肌、腹内斜肌、腹横肌、胸大肌、前锯肌、肋间肌、臀中肌等。

注意：①避开腹股沟韧带1/2处深面的股动脉、股静脉、股神经；②腹部脂肪较多和腹部肌张力高的患者可取屈髋屈膝位；③腹外斜肌下方接近隐私部位，如需操作，应事先说明治疗的必要性，异性施术者进行手法松解，需经患者许可并有第三人在场。

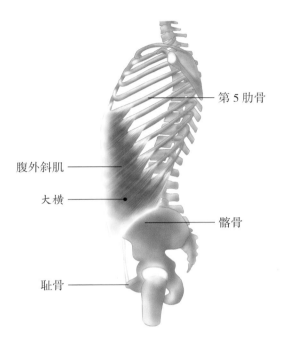

图9-52　腹外斜肌解剖图

第5肋骨

腹外斜肌

大横

髂骨

耻骨

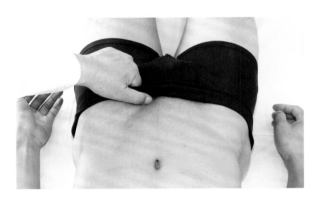

图9-53　腹外斜肌下方压揉法，施术者拇指指腹位于患者耻骨嵴腹外斜肌附着处

二、病症

胸胁痛、乳腺病、腹痛、尿频、痛经、腹股沟胀痛（疝气）、脏腑功能紊乱和低下；下腰痛、臀外侧痛、脊柱侧弯等。

三、治疗

（一）徒手疗法

1. 压揉法

（1）**动作一**：患者取仰卧位；施术者拇指指腹由腹腔内向外，轻柔力度垂直压揉患者耻骨联合和耻骨嵴的腹股沟韧带附着处压痛点（见图9-53）。单侧分为3个点，每点压揉5~15次。

（2）**动作二**：患者取仰卧位；施术者拇指指腹由腹腔内向外，垂直压揉患者髂前上棘的腹外斜肌和腹股沟韧带附着处压痛点（见图9-54）。由内向外分为3个点，每点压揉5~15次。

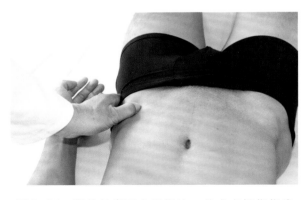

图9-54　腹外斜肌下方压揉法，施术者拇指指腹位于患者髂前上棘的腹股沟韧带和腹外斜肌附着处

（3）**动作三**：患者取侧卧位；施术者拇指指腹由上向下，垂直压揉患者髂嵴外侧的腹外斜肌附着处压痛点（见图9-55）。自髂前上棘向髂后上棘分为5~7个点，每点压揉5~15次。

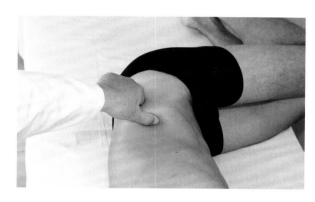

图9-55 腹外斜肌下方压揉法，施术者拇指指腹位于患者髂嵴外侧的腹外斜肌附着处

（4）**动作四**：患者取仰卧位；施术者拇指指腹由下向上，分别压揉第5~12肋骨表面的腹外斜肌附着处压痛点（见图9-56）。每根肋骨横向分为7~9个点，每点压揉5~15次。

注意：腹外斜肌上方接近隐私部位，如需操作，应事先说明治疗的必要性，异性施术者进行手法松解，需经患者许可并有第三人在场。

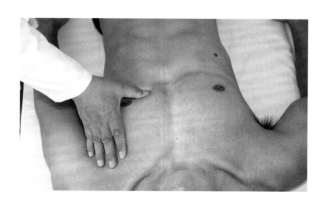

图9-56 腹外斜肌上方压揉法，施术者拇指指腹位于患者第5肋骨表面的腹外斜肌附着处

2. **推法** 患者取仰卧位；施术者拇指指腹由内下向外上，平行于患者腹股沟斜推腹外斜肌筋膜压痛点（见图9-57）。从患者腹股沟至第5肋骨可分为5~7条线，每条线推5~10次。

注意：①腹外斜肌筋膜侧面推法，患者取侧卧位；②腹外斜肌上方与下方均接近患者隐私部位，如需操作，应事先说明治疗的必要性，异性施术者进行手法松解，需经患者许可并有第三人在场。

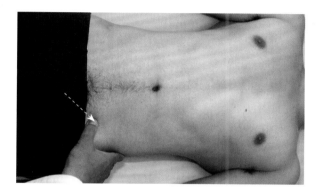

图9-57 腹外斜肌推法，施术者拇指指腹位于患者腹股沟韧带的腹外斜肌筋膜

（二）抗阻训练

患者取坐姿位，屈膝90°，核心收紧，下颌微收，双手交叉，手臂伸直，躯干后倾至可稳定角度，然后向右侧方向旋转，感受左侧腹外斜肌收缩（见图9-58、图9-59）。动作保持2~4s，然后还原至起始位，重复8~12次为1组，练习2~3组。

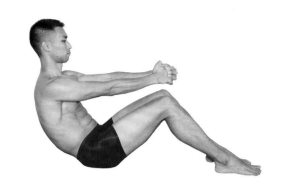

图 9-58　腹外斜肌抗阻训练（起始位置）

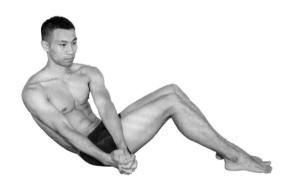

图 9-59　腹外斜肌抗阻训练（终止位置）

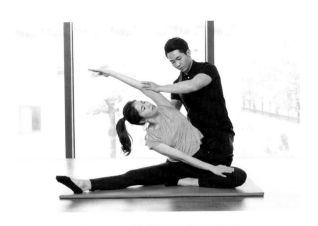

图 9-60　腹外斜肌拉伸训练

四、相关经穴

足太阴脾经的循行与腹外斜肌相关，有大横、腹哀等穴，可用于治疗泄泻、腹痛、便秘。

║ 106

腹内斜肌

一、概况

腹内斜肌位于腹外斜肌深面，与其有相反功能，是腹肌中面积最小和质地纤薄的肌肉，因而在腰部各种活动中容易损伤。腹内斜肌损伤可引起下胸壁、下背部、腹部、腰部等多部位疼痛，也是臀上皮神经卡压病因之一，腹内斜肌损伤迁延不愈可引起内脏功能紊乱或低下。

注意：腹内斜肌附着于髂嵴顶端，手法松解应比腹外斜肌更接近腹腔和盆腔。

【起止点】起于腹股沟韧带外侧 1/2、髂嵴、胸腰筋膜；止于第 10～12 肋下缘、腹白线和耻骨结节（见图 9-61）。

（三）拉伸训练

患者取坐立位，左腿屈膝，右手放于左膝部，左手向上延展并主动右侧屈；施术者左腿固定患者腿部，双手分别稳定患者肩胛与手臂，然后辅助患者右侧屈同时向同侧旋转方向发力，使其左侧腹外斜肌有充分牵拉感（见图 9-60）。在伸展至最大位置时，保持 15～30s，在拉伸结束时，让患者躯干与施术者左手用 30% 力量做静态对抗 5s，之后缓慢还原至起始位。

注意：针对腘绳肌紧张的患者，可以在臀部下方坐瑜伽砖或者将前侧腿屈膝位拉伸。

【神经支配】髂腹下神经，髂腹股沟神经。

【血供】肋间动脉。

【功能】双侧收缩压缩腹腔内脏或屈曲脊柱；单侧收缩使脊柱向同侧侧屈或旋转。

【需检查的其他肌肉】腹外斜肌、腹直肌、腹横肌、肋间肌。

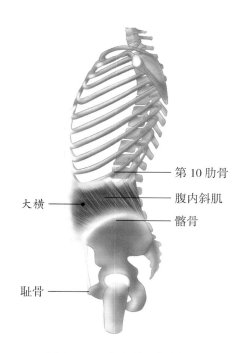

图 9-61　腹内斜肌解剖图

第 10 肋骨
腹内斜肌
大横
髂骨
耻骨

二、病症

胸胁痛、腰痛、腹痛、脊椎旋转性侧弯；胃肠功能紊乱、便秘、腹泻、尿频、痛经、疝气等。

三、治疗

（一）徒手疗法

1. 压揉法

（1）动作一：患者取仰卧位；施术者拇指指腹由腹腔内向外，垂直压揉患者髂前上棘腹内斜肌和腹股沟韧带附着处压痛点（见图 9-62）。由内向外分为 3 个点，每点压揉 5～15 次。

注意：①避开腹股沟韧带 1/2 处深面的股动脉、股静脉、股神经；②腹部脂肪较多和腹部肌张力高的患者可取屈髋屈膝位；③腹内斜肌上方接近隐私部位，如需操作，应事先说明治疗的必要性，异性施术者进行手法松解，需经患者许可并有第三人在场。

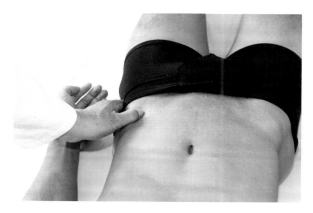

图 9-62　腹内斜肌下方压揉法，施术者拇指指腹位于患者腹股沟韧带和腹内斜肌附着处

（2）动作二：患者取侧卧位；施术者拇指指腹由腹腔内向外，垂直压揉患者髂嵴上缘的腹内斜肌附着处压痛点（见图 9-63）。由髂前上棘至髂后上棘排列，可分为 5～7 个点，每点压揉 5～15 次。

注意：腹部脂肪较多的患者可配合呼气或对侧肩部垫枕，使侧面腹肌筋膜充分放松，利于施术者拇指指腹接近腹腔和盆腔。

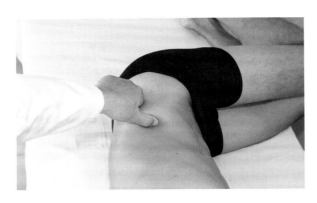

图 9-63 腹内斜肌下方压揉法，施术者拇指指腹位于患者髂嵴上缘的腹内斜肌附着处

（3）动作三：患者取仰卧位；施术者拇指指腹由下向上，分别垂直压揉患者第 9~12 肋骨下缘的腹内斜肌附着处压痛点（见图 9-64）。每根肋骨横向分为 5~7 个点，每点压揉 5~15 次。

注意：腹内斜肌侧面和后面操作时，患者可取侧卧和俯卧位。

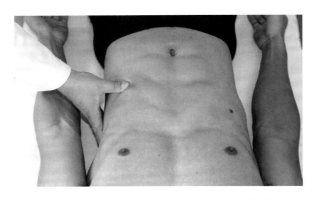

图 9-64 腹内斜肌上方压揉法，施术者拇指指腹位于患者第 9 肋骨下缘的腹内斜肌附着处

2. 推法 患者取仰卧位；施术者拇指指腹由外下向内上，垂直于患者腹股沟斜推腹内斜肌筋膜压痛点（见图 9-65）。从患者腹股沟至第 10 肋骨可分为 5~7 条线，每条线推 5~10 次。

注意：腹内斜肌筋膜侧面推法，患者取侧卧位。

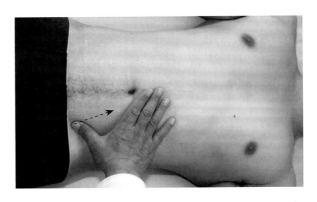

图 9-65 腹内斜肌推法，施术者拇指指腹位于患者腹股沟韧带 1/2 处腹内斜肌筋膜

（二）抗阻训练

患者取坐姿位，屈膝 90°，核心收紧，下颌微收，双手交叉，手臂伸直，躯干后倾至可稳定角度，然后向左侧方向旋转，感受左侧腹内斜肌收缩（见图 9-66、图 9-67）。动作保持 2~4s，然后还原至起始位，重复 8~12 次为 1 组，练习 2~3 组。

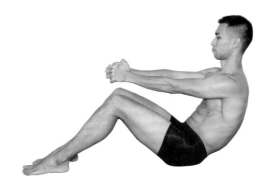

图 9-66 腹内斜肌抗阻训练（起始位置）

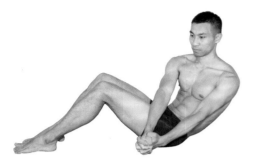

图9-67 腹内斜肌抗阻训练（终止位置）

（三）拉伸训练

患者取坐立位，左腿屈膝，右手放于左膝部，左手向上延展并主动右侧屈；施术者左腿固定患者腿部，双手分别稳定患者肩胛与手臂，然后辅助患者右侧屈同时向对侧旋转方向发力，使其左侧腹内斜肌有充分牵拉感（见图9-68）。在伸展至最大位置时，保持15～30s，在拉伸结束时，让患者躯干与施术者左手用30%力量做静态对抗5s，之后缓慢还原至起始位。

注意：针对腘绳肌紧张的患者，可以在臀部下方坐瑜伽砖或者将前侧腿屈膝位拉伸。

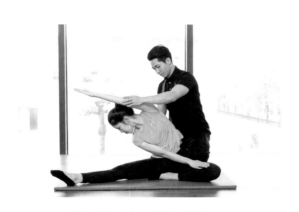

图9-68 腹内斜肌拉伸

四、相关经穴

足太阴脾经的循行与腹内斜肌相关，有大横、腹哀等穴，可用于治疗泄泻、腹痛、便秘。

107

腹横肌

一、概况

腹横肌深面有腹膜、大网膜、肠系膜和胃肠道等，其收缩可使腹壁紧张和压缩腹部脏器。针对腹横肌的手法和训练，具有缓解腹肌痉挛引起的腹痛和改善、提高内脏功能作用。腹横肌上附着处与膈肌邻近，与下胸壁疼痛和心肺功能相关，下附着处与腰腹部肌肉筋膜邻近，与腰痛、腹痛和腹腔及盆腔内脏功能相关。

注意：腹横肌耻骨联合手法需排尿后进行。

【起止点】起于第7～12肋骨内面、髂嵴、胸腰筋膜、腹股沟韧带外侧1/3，止于腹白线（见图9-69）。

【神经支配】髂腹下神经，髂腹股沟神经。

【血供】肋下动脉。

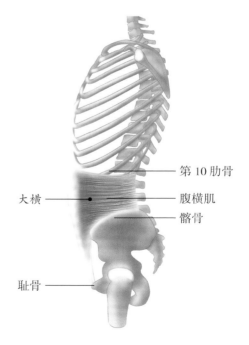

第10肋骨

大横

腹横肌

髂骨

耻骨

图9-69 腹横肌解剖图

【功能】主要的呼气肌，压缩腹内脏器官，维持和增加腹压；协助发声、咳嗽、呕吐、憋气、排便、分娩；最下部分亦参与构成提睾肌和腹股沟镰。

【需检查的其他肌肉】腹直肌、腹斜肌、膈肌等。

二、病症

胸痛、腹痛、腰痛、便秘、腹泻、尿频、尿急、夜尿增多、前列腺炎、痛经、月经不调等。

三、治疗

（一）徒手疗法

1. 压揉法

（1）**动作一**：患者取仰卧位；施术者拇指指腹由腹腔内向外，垂直压揉患者耻骨联合与耻骨嵴内侧缘的腹横肌附着处压痛点（见图9-70）。耻骨联合单侧横向分为3~5个点，每点压揉5~15次。

注意：①腹部脂肪多和腹部张力高的患者可取屈髋屈膝位；②施术者拇指指腹在患者呼气

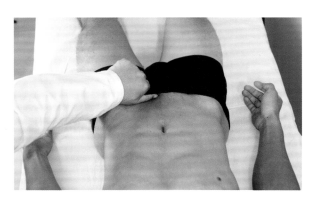

图9-70 腹横肌压揉法，施术者拇指指腹位于患者耻骨联合内侧的腹横肌附着处

时进行压揉；③腹横肌下方接近隐私部位，如需操作，应事先说明治疗的必要性，异性施术者进行手法松解，需经患者许可并有第三人在场。

（2）**动作二**：患者取仰卧位；施术者拇指指腹由腹腔内向外，垂直压揉患者髂前上棘腹横肌和腹股沟韧带附着处压痛点（见图9-71）。耻骨联合单侧横向分为3~5个点，每点压揉5~15次。

注意：①避开腹股沟韧带1/2处深面的股动脉、股静脉、股神经；②腹部脂肪较多和腹部肌张力高的患者可取屈髋屈膝位；③腹横肌下方接近隐私部位，如需操作，应事先说明治疗的必要性，异性施术者进行手法松解，需经患者许可并有第三人在场。

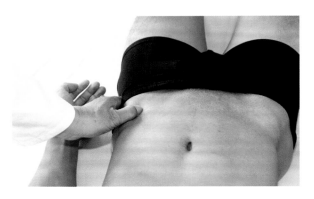

图9-71 腹横肌压揉法，施术者拇指指腹位于患者髂前上棘的腹横肌和腹股沟韧带附着处

（3）**动作三**：患者取侧卧位；施术者拇指指腹由腹腔内向外，垂直压揉患者髂嵴内侧缘的腹横肌附着处压痛点（见图9-72）。自患者髂前上棘至髂后上棘，可分为7~9个点，每点压揉5~15次。

注意：腹部脂肪较多或肌张力高的患者取屈髋屈膝位并配合呼气，利于施术者拇指接触髂嵴内侧缘的腹横肌附着处。

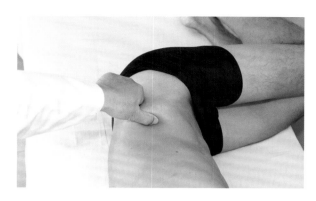

图 9-72　腹横肌压揉法，施术者拇指指腹位于患者髂嵴内侧缘腹横肌附着处

（4）**动作四**：患者取仰卧位；施术者拇指指腹由腹腔内向外，垂直压揉患者第7～12肋弓内侧缘腹横肌附着处压痛点（见图9-73）。自患者剑突至第12肋下缘，由内向外可分为7～9个点，每点压揉5～15次。

注意：腹部脂肪较多或肌张力高的患者取屈髋屈膝位并配合呼气，利于施术者拇指接近肋弓内侧缘腹横肌附着处。

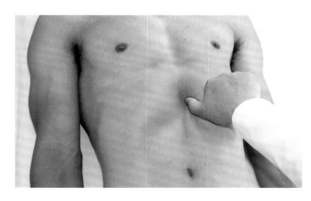

图 9-73　腹横肌上方压揉法，施术者拇指指腹位于患者第7肋骨内侧缘的腹横肌附着处

2. **推法**　患者取仰卧位；施术者双拇指指腹由内向外，横推患者腹横肌筋膜压痛点（见图9-74）。从患者腹白线至腹部前外侧，由上向下分为5～7条线，每条线推

5～10次。

注意：腹横肌筋膜侧面推法，患者取侧卧位。

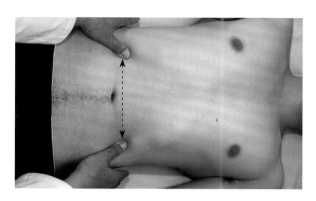

图 9-74　腹横肌推法，施术者拇指指腹位于患者肋弓内侧腹横肌筋膜

（二）抗阻训练

患者取跪姿位，双腿交叉屈膝90°，双手臂支撑于肩部正下方，躯干稳定，头颈部中立位，鼻吸气到腹部位置，将腹部鼓起，口呼气收缩腹部，感受腹横肌收缩（见图9-75）。呼吸8～12次为1组，然后还原至起始位，练习2～3组。

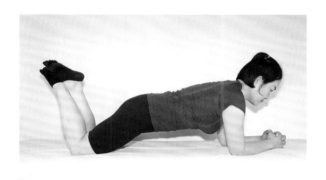

图 9-75　腹横肌抗阻训练

四、相关经穴

足太阴脾经的循行与腹横肌相关，有大横、腹哀等穴，可用于治疗泄泻、腹痛、便秘。

第十章
骨盆部和
大腿部

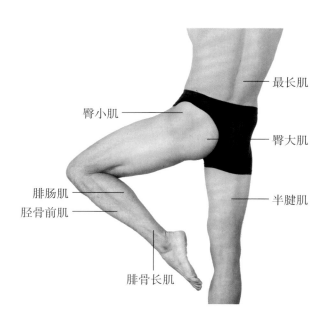

臀小肌

最长肌

臀大肌

半腱肌

腓肠肌

胫骨前肌

腓骨长肌

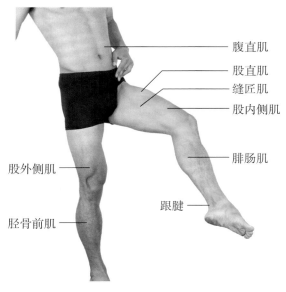

腹直肌

股直肌

缝匠肌

股内侧肌

腓肠肌

股外侧肌

跟腱

胫骨前肌

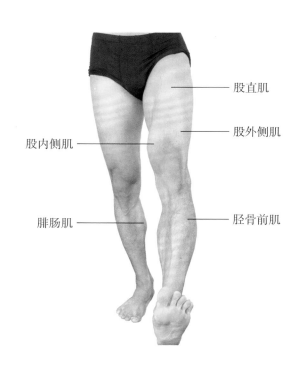

股直肌

股外侧肌

股内侧肌

腓肠肌

胫骨前肌

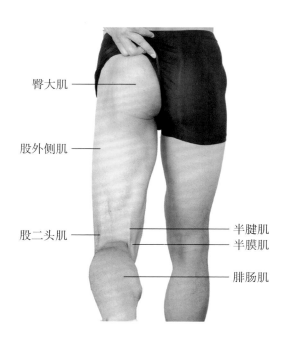

臀大肌

股外侧肌

股二头肌

半腱肌

半膜肌

腓肠肌

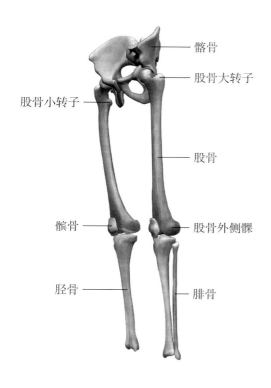

髂骨

股骨大转子

股骨小转子

股骨

髌骨

股骨外侧髁

胫骨

腓骨

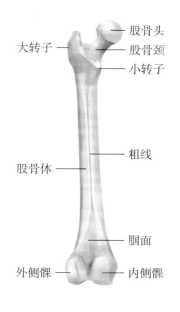

大转子

股骨头

股骨颈

小转子

股骨体

粗线

腘面

外侧髁

内侧髁

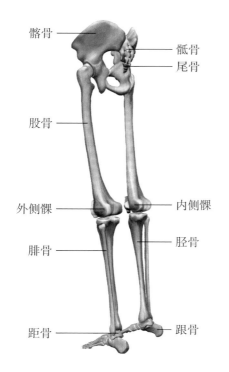

髂骨

骶骨

尾骨

股骨

外侧髁

内侧髁

腓骨

胫骨

距骨

跟骨

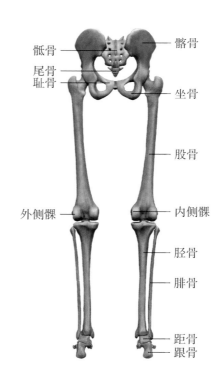

骶骨

髂骨

尾骨

耻骨

坐骨

股骨

外侧髁

内侧髁

胫骨

腓骨

距骨

跟骨

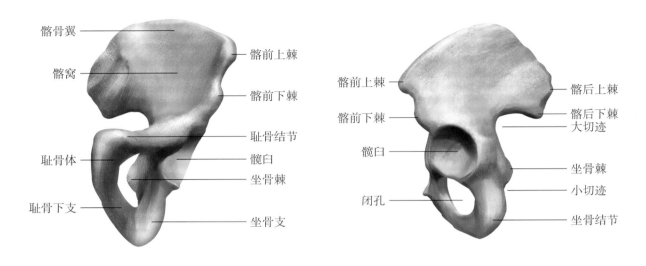

髂骨翼　髂前上棘
髂窝　髂前下棘
　　耻骨结节
耻骨体　髋臼
　　坐骨棘
耻骨下支
　　坐骨支

髂前上棘　髂后上棘
髂前下棘　髂后下棘
　　大切迹
髋臼
　　坐骨棘
闭孔　小切迹
　　坐骨结节

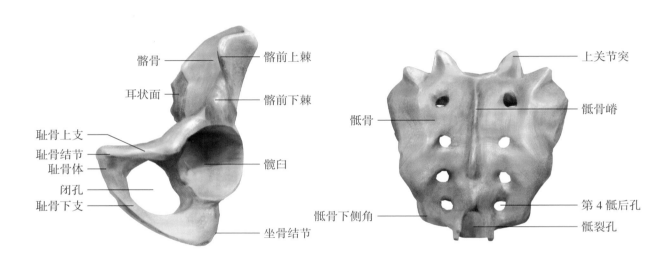

髂骨　髂前上棘
耳状面　髂前下棘
耻骨上支
耻骨结节
耻骨体　髋臼
闭孔
耻骨下支
　　坐骨结节

上关节突
骶骨　骶骨嵴
骶骨下侧角　第 4 骶后孔
　　骶裂孔

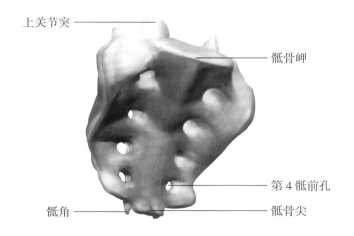

上关节突　骶骨岬
　　第 4 骶前孔
骶角　骶骨尖

图总 8　骨盆部和大腿部骨骼与表浅肌肉

108

臀大肌

一、概况

臀大肌是臀部位置最浅、面积最大和最发达有力的肌肉，由于功能多，载荷大而损伤发病率较高。臀大肌内侧附着于髂后上棘、骶尾骨、骶结节韧带和竖脊肌腱膜，损伤表现为臀后痛和下腰痛；臀大肌主要功能是伸髋，筋膜紧张挛缩可影响髋关节屈曲，如深蹲受限；臀大肌深筋膜水肿刺激深面坐骨神经，可引起下肢疼痛麻木无力，即梨状肌综合征；臀大肌与盆底肌共同附着于尾骨，其损伤与生殖、泌尿和肛肠病症相关；臀大肌外侧紧张和肌腱前缘增厚，增加髂胫束与股骨大转子摩擦力，产生髋关节嵌顿称"弹响髋"。臀大肌为主要的伸髋肌，针对其损伤的手法松解，可辅助治疗股骨头坏死和髋关节疼痛以及活动障碍。臀大肌与腰大肌拮抗，两者损伤可相互影响，根据中医阴阳学说和整体观念，应同时检查治疗。

【起止点】起于髂骨髂后上棘、骶骨和尾骨、臀肌腱膜和骶结节韧带，止于髂胫束和股骨臀肌粗隆（见图 10-1、图 10-2）。

【神经支配】臀下神经 $L_4 \sim S_2$ 及坐骨神经。

【血供】臀上动脉和臀下动脉。

【功能】伸展、外旋髋关节，外展（上束）和内收（下束）髋关节。下肢固定时伸直躯干并防止躯干前倾以维持身体平衡。

【需检查的其他肌肉】竖脊肌总腱、腰方肌、梨状肌、臀中肌、臀小肌、阔筋膜张肌和髂胫束、骶多裂肌、盆底肌等。

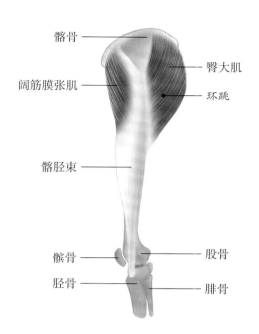

图 10-1　臀大肌解剖图（侧面观）

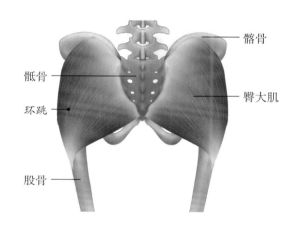

图 10-2　臀大肌解剖图（背面观）

二、病症

下腰痛、骶痛、臀后侧痛、髋后外侧痛、股骨头坏死；深蹲受限、弹响髋、下肢疼痛麻木无力、臀肌萎缩等。

三、治疗

（一）徒手疗法

1. 压揉法

（1）动作一：患者取俯卧位；施术者拇

指指腹由外向内，分别横向压揉患者髂后上棘、骶骨和尾骨的臀大肌附着处压痛点（见图10-3）。自患者髂后上棘至尾骨，由上向下排列，可分为5～7个点，每点压揉5～15次。

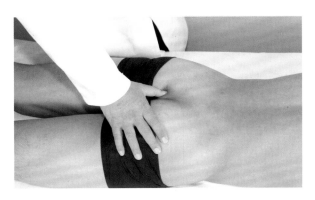

图10-3 臀大肌压揉法，施术者拇指指腹位于患者尾骨侧面的臀大肌附着处

（2）动作二：患者取俯卧位；施术者拇指指腹由内向外，分别横向压揉患者股骨大转子外侧面的髂胫束和股骨臀肌粗隆的臀大肌附着处压痛点（见图10-4）。自患者股骨大转子至股骨臀肌粗隆分为5～7个点，每点压揉5～15次。

注意：臀大肌筋膜挛缩，施术者可用尺骨鹰嘴压揉。

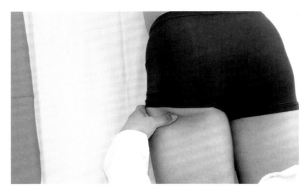

图10-4 臀大肌压揉法，施术者拇指指腹位于患者股骨臀肌粗隆的臀大肌附着处

2. 推法 患者取俯卧位；施术者第2～5指间关节由内向外，平行臀大肌肌纤维斜推患者髂后上棘、骶骨背面和尾骨附着处至髂胫束和股骨臀肌粗隆的臀大肌筋膜压痛点（见图10-5）。可将其分为3～5条线，每条线推5～10次。

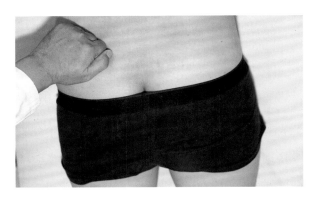

图10-5 臀大肌推法，施术者第2～5指间关节位于患者的臀大肌筋膜

（二）抗阻训练

患者取跪姿位，双腿屈膝90°，双手臂支撑于肩部正下方，核心收紧，躯干稳定，头颈部中立位，左腿抬起向伸髋方向发力，感受左侧臀大肌收缩（见图10-6、图10-7）。动作保持2～4s，然后还原至起始位，重复8～12次为1组，练习2～3组。

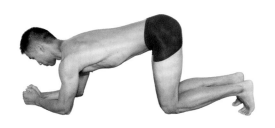

图10-6 臀大肌抗阻训练（起始位置）

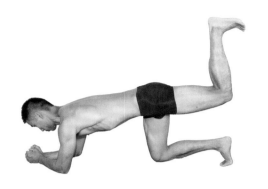

图 10-7　臀大肌抗阻训练（终止位置）

（三）拉伸训练

患者取仰卧位；施术者收紧核心，用自己侧腹部顶住患者左侧足踝，双手分别放于患者两侧膝处，固定骨盆和非拉伸侧的大腿，将患者股骨延长并向屈髋方向发力，使其左侧臀大肌有充分牵拉感（见图 10-8）。在伸展至最大位置时，保持 15～30s，在拉伸结束时，让患者膝部与施术者左手用 30% 力量做静态对抗 5s，之后缓慢还原至起始位。

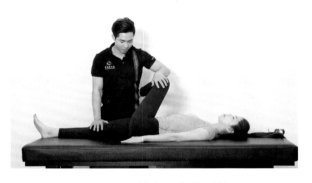

图 10-8　臀大肌拉伸训练

四、相关经穴

足太阳膀胱经、足少阳胆经的循行与臀大肌相关，有膀胱俞、秩边、环跳等穴，可用于治疗腰骶痛、下肢痿痹、胯痛、半身不遂、痔疾、便秘、小便不利。

109

腰大肌

一、概况

腰大肌位于腰椎椎体侧面和横突前面，与附着于髂窝的髂肌相连形成髂腰肌，共同止于股骨小转子，属强有力的屈髋肌。在动态评估中，腰大肌紧张使腰椎过度伸展受限，髂肌紧张使髋关节过度伸展受限。

胎儿四肢发育成形后，在母亲子宫内以屈髋位为主，髂腰肌结构先天性较短，分娩后学站立阶段肌纤维和筋膜逐渐延长，蹒跚学步阶段使腰部逐渐直立挺起。近年来城乡一体化发展使很多幼儿户外活动减少，甚至从小学到大学直至参加工作，屈髋坐姿成为常态，包括从事弯腰体位工作的职业等，使腰大肌和髂肌紧张人群有增长趋势。日常中在用力屈髋时突然伸髋，如弹跳、踢腿、跑步时加速和改变方向，以及弯腰提重物等多种活动中均可能造成损伤。

患者主诉"腰疼得直不起来，弓着腰舒服""仰卧时腰部不能贴近床面，只能侧睡"等，均可能是腰大肌和髂肌筋膜紧张挛缩的临床表现。髂腰肌为腹腔和盆腔的后壁，它们的状态可对内脏功能产生影响。髂腰肌与臀大肌拮抗，两者损伤应同时检查和治疗。针对髂腰肌损伤的手法，适用于股骨头坏死和髋痛的辅助治疗。股神经出自腰大肌，经髂肌向大腿前侧和内侧走行，因此，髂腰肌损伤也可能引起腰膝综合征，顽固性膝痛应仔细检查髂腰肌压痛点。注意：腰大肌痉挛引起的右下腹痛，要结合实验室和相应的影像检查，与急、慢性阑尾炎等其他内脏疾病鉴别诊断。

【起止点】腰大肌起于第12胸椎、第1～5腰椎椎体侧面和横突前面，与髂肌共同止于股骨小转子（见图10-9）。

【神经支配】腰丛肌支、股神经 $L_1～L_3$。

【血供】髂腰动脉。

【功能】屈髋、外旋髋关节、下固定使骨盆前倾。

【需检查的其他肌肉】臀大肌、腰方肌、竖脊肌、腹肌、股直肌、耻骨肌。

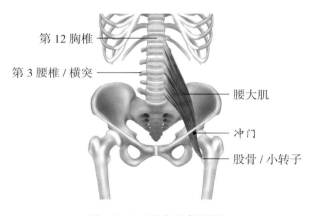

第12胸椎
第3腰椎/横突
腰大肌
冲门
股骨/小转子

图10-9　腰大肌解剖图

二、病症

腰痛难以直立，取坐姿可缓解；仰卧腰部不能贴近床面、腰椎和髋关节过度伸展受限；腹股沟痛、腹痛；腹泻、痛经、便秘；腹腔和盆腔内脏功能低下和紊乱等。

三、治疗

（一）徒手疗法

压揉法

（1）动作一：患者取仰卧位；施术者双手重叠由内向外，用中指指腹横向压揉患者第1～5腰椎横突前侧的腰大肌附着处压痛点（见图10-10）。横突前侧可分为5～7个点，每点压揉5～15次。腹部脂肪较多和腹肌肌张力高患者，可取屈髋屈膝位，在呼气时压揉。

注意：患者左侧腰大肌表面有腹主动脉通过，采用轻力度手法。

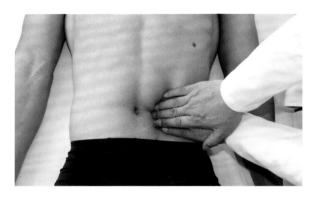

图10-10　腰大肌压揉法，施术者双手中指指腹重叠，位于患者肚脐水平第4腰椎横突前侧腰大肌附着处

（2）动作二：患者仰卧，取屈膝屈髋位使股骨外旋；施术者拇指指腹由外向内，横向压揉患者股骨小转子前侧的腰大肌和髂肌附着处压痛点（见图10-11）。可分为3个点，每点压揉5～15次。

注意：腹股沟韧带1/2处深面有股动脉、股静脉、股神经下行通过，应注意避开。由外向内压揉，并采用较轻力度手法。

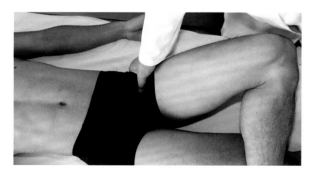

图10-11　腰大肌压揉法，施术者拇指指腹位于患者股骨小转子前侧的腰大肌附着处

（二）抗阻训练

患者取仰卧位，收紧核心，维持骨盆、腰椎稳定，右腿屈膝90°，左腿伸直，左脚缠弹力带并保持一定的弹性，勾脚向屈髋屈膝方向发力，感受左侧腰大肌收缩（见图10-12、图10-13）。动作保持2~4s，然后还原至起始位，重复8~12次为1组，练习2~3组。

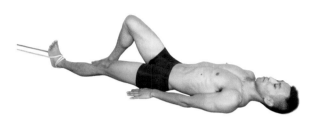

图10-12 腰大肌抗阻训练（起始位置）

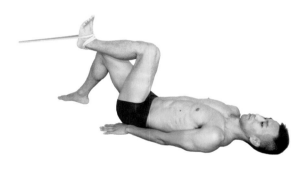

图10-13 腰大肌抗阻训练（终止位置）

（三）拉伸训练

患者取单膝跪立位，右脚往前跨出一大步，收腹部保持骨盆稳定，双手十指交叉抱于头后。施术者双手托患者大臂后侧，左膝内侧固定患者骨盆大切迹位置，然后将患者脊柱向左侧旋转，右侧屈并后伸方向发力，使其左侧腰大肌有充分牵拉感（见图10-14）。在伸展至最大位置时，保持15~30s。在拉伸结束时，让患者脊柱带动大臂与施术者左手用30%力量做静态对抗5s，之后缓慢还原至起始位。

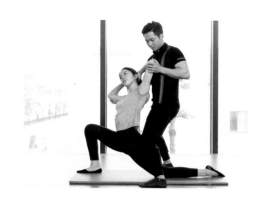

图10-14 腰大肌拉伸训练

四、相关经穴

足太阴脾经的循行与腰大肌相关，有冲门等穴，可用于治疗腹满、积聚疼痛、疝气、癃闭。

110

髂肌

一、概况

髂肌上方附着于髂窝，与下行的腰大肌相连形成髂腰肌，它们为盆腔后壁和侧壁，损伤可影响盆腔器官功能，引起生殖、泌尿和肠道等系列病症。髂肌下方与腰大肌肌腱融合止于股骨小转子，作用是协同屈髋。在突然过度伸展髋关节活动中两者均容易拉伤，表现为腹股沟痛和伸髋受限及屈髋无力，应同时检查治疗。针对髂肌和腰大肌的手法松解，适用于股骨头坏死和髋前侧痛的辅助治疗。

【起止点】起于髂窝，止于股骨小转子（见图10-15）。

【神经支配】腰丛肌分支、股神经L_1~L_3。

【血供】旋股内侧动脉。

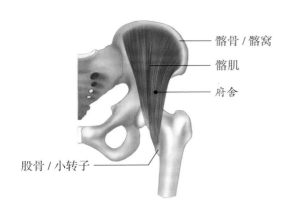

图 10-15　髂肌解剖图

髂骨 / 髂窝
髂肌
府舍
股骨 / 小转子

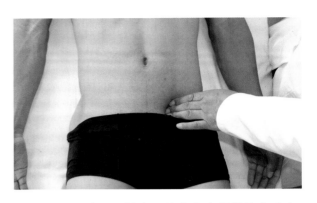

图 10-16　髂肌压揉法，施术者中指指腹位于患者髂窝的髂肌附着处

【功能】近固定时，此肌与腰大肌共同屈髋、外旋髋关节；下固定使骨盆前倾。

【需检查的其他肌肉】腰大肌、腰方肌、臀大肌、腹肌、缝匠肌、股直肌、耻骨肌等。

二、病症

腹股沟和髋前侧痛、髋关节过度伸展受限；下腹痛、腹泻、痛经、便秘、腹腔和盆腔内脏功能低下或紊乱等。

三、治疗

（一）徒手疗法

压揉法

（1）**动作一**：患者取仰卧位；施术者中指指腹由内向外，横向压揉患者髂窝的髂肌附着处压痛点（见图10-16）。髂窝可分为3～5个点，每点压揉5～15次。

注意：腹部脂肪较多或肌张力高的患者可取屈髋屈膝位，使下腹部肌筋膜充分放松，施术者双手中指重叠，在患者呼气时压揉髂肌。

（2）**动作二**：患者仰卧，取髋关节屈曲和大腿外旋以及屈膝位；施术者拇指指腹由外向内，横向压揉患者股骨小转子髂肌附着

处压痛点（见图10-17）。由上向下可分为3个点，每点压揉5～15次。

注意：腹股沟韧带1/2处深面有股动脉、股静脉、股神经下行通过，要求施术者手法由外向内压揉，力度宜轻柔。

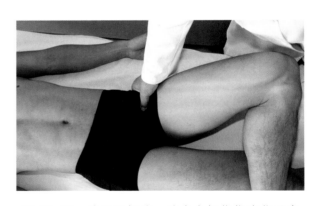

图 10-17　髂肌压揉法，施术者拇指指腹位于患者小转子前侧的髂肌附着处

（二）抗阻训练

患者取仰卧位，收紧核心，维持骨盆、腰椎稳定，右腿屈膝90°，左腿伸直，左脚缠弹力带并保持一定的弹性，勾脚向屈髋屈膝方向发力，感受左侧髂肌收缩（见图10-18、图10-19）。动作保持2～4s，然后还原至起始位，重复8～12次为1组，练习2～3组。

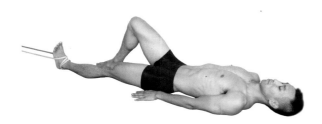

图 10-18　髂肌抗阻训练（起始位置）

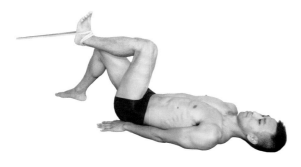

图 10-19　髂肌抗阻训练（终止位置）

（三）拉伸训练

患者取仰卧位，双手抱右膝，收腹部，腰紧贴床面；施术者右手固定患者骨盆，左手压患者左膝上方，右脚稳定患者左腿保持垂直方向，然后在患者腿部做伸髋同时髋内旋方向发力，使其左侧髂肌有充分牵拉感（见图 10-20）。在伸展至最大位置时，保持 15～30s。在拉伸结束时，让患者膝部与施术者左手用 30% 力量做静态对抗 5s，之后缓慢还原至起始位。

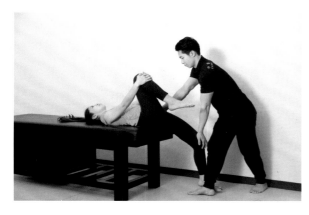

图 10-20　髂肌拉伸训练

四、相关经穴

足太阴脾经的循行与髂肌相关，有府舍、冲门等穴，可用于治疗腹痛、腹满、疝气。

111

臀中肌

一、概况

臀中肌外表面上宽下窄，略呈扇形附着于髂骨外侧和后侧，下方附着于大转子外侧面，主要功能为髋关节外展和稳定髋关节。臀中肌前侧肌纤维辅助髋关节内旋，后侧肌纤维辅助髋关节外旋和后伸。臀中肌筋膜紧张挛缩表现为髋关节过度内收受限，如不能跷二郎腿。临床为注射性臀肌萎缩主要病因，也是髂骨外侧区域疼痛病因之一。

臀中肌、臀小肌、阔筋膜张肌及髂胫束均附着于髂骨翼外侧，它们的损伤可能形成较大区域臀外侧疼痛症候群，迁延不愈可能引起髋关节失稳和骨结构破坏，如髋关节积液、髋关节半脱位及股骨头坏死等。臀中肌与腹外斜肌共同附着于髂嵴外侧，它们损伤与骨盆外侧至腹部外侧痛或下腰痛相关，或放射至髋外侧和小腿外侧疼痛麻木。臀中肌与内收肌群功能相反，它们应同时检查和治疗。针对臀中肌的手法操作，适用于股骨头坏死和髋痛的辅助治疗。

【起止点】起于髂骨翼外面臀前线与臀后线，止于股骨大转子外侧（见图 10-21）。

【神经支配】臀上神经 L_4～S_1。

【血供】臀上动脉、臀下动脉。

【功能】前束内旋髋关节并辅助屈髋，后束外旋髋关节。

【需检查的其他肌肉】臀大肌、臀小肌、阔筋膜张肌和髂胫束、腹外斜肌等。

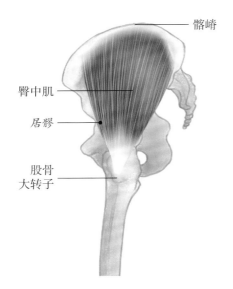

图 10-21　臀中肌解剖图

二、病症

臀和髋外侧痛、下肢外侧痛，髋关节弹响、髋关节内收受限等。

三、治疗

（一）徒手疗法

1. 压揉法

（1）动作一：患者取俯卧或髋关节外展位，使髂骨外侧肌筋膜充分放松；施术者拇指指腹由外向内，横向压揉患者髂骨翼外侧面的臀中肌附着处压痛点（见图 10-22）。自髂骨臀后线与臀前线之间，即前侧纤维与后侧纤维之间，由上向下排列分为 3~5 条横线，由前向后可分为 5~7 个点，每点压揉 5~15 次。

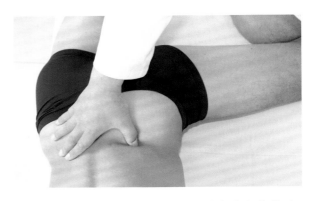

图 10-22　臀中肌上方压揉法，施术者拇指指腹位于患者髂后上棘外侧臀后线的臀中肌附着处

（2）动作二：患者取俯卧位；施术者拇指指腹由下向上，纵向压揉患者大转子表面的臀中肌附着处压痛点（见图 10-23）。分为 3 个点，每点压揉 5~15 次。大转子滑囊炎按照钟表时针定位分为 12 个点，中心为 1 个点，向心方向压揉。

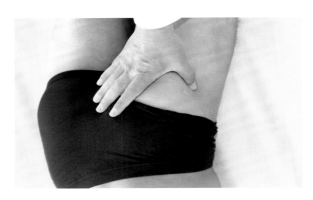

图 10-23　臀中肌下方压揉法，施术者拇指指腹位于患者大转子外表面的臀中肌附着处

2. 推法　患者取俯卧位；施术者拇指指腹由下向上，纵推患者髂骨臀前线与臀后线之间筋膜压痛点（见图 10-24）。以大转子为圆心，离心分为 3~5 条线，每条线推 5~10 次。

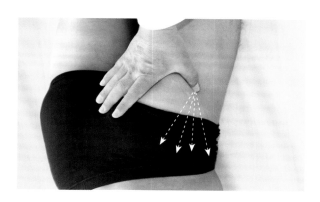

图 10-24 臀中肌推法，施术者拇指指腹位于患者大转子外表面的臀中肌筋膜

（二）抗阻训练

患者取侧卧位，左手撑地，右手抱头，右腿屈膝 90°，左腿伸直，将左腿向髋外展方向发力，感受左侧臀中肌收缩（见图 10-25、图 10-26）。动作保持 2～4s，然后还原至起始位，重复 8～12 次为 1 组，练习 2～3 组。

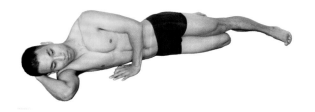

图 10-25 臀中肌抗阻训练（起始位置）

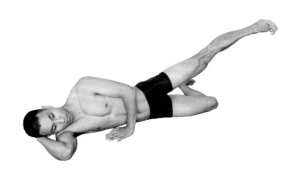

图 10-26 臀中肌抗阻训练（终止位置）

（三）拉伸训练

患者取仰卧位；施术者收紧核心，用自己侧腹部顶住患者左侧足踝，双手分别放于患者两侧膝处，固定骨盆和非拉伸侧的大腿，将患者股骨延长并向屈髋方向发力，使其左侧臀中肌有充分牵拉感（见图 10-27）。在伸展至最大位置时，保持 15～30s，在拉伸结束时，让患者膝部与施术者左手用 30% 力量做静态对抗 5s，之后缓慢还原至起始位。

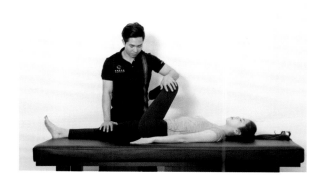

图 10-27 臀中肌拉伸训练

四、相关经穴

足少阳胆经的循行与臀中肌相关，有居髎等穴，可用于治疗疝气、腰痛引小腹、腰腿痛。

112

臀小肌

一、概况

臀小肌是臀部三肌中面积最小，位置最深的肌肉。其上方附着处手法操作时，患者应取最大程度髋关节被动外展位，使浅层的阔筋膜张肌和髂胫束、臀中肌和臀大肌前束筋膜充分放松，以利于施术者拇指或尺骨鹰嘴接近臀小肌骨膜附着处。臀小肌与臀中肌协同髋关节外展，与阔筋膜张肌附着处密切相邻，它们损伤相互影响，形成髂翼外侧较大面积的疼痛区域，应同时检查治疗和康复训练。针对臀小肌损伤的手法操作，适用于股骨头坏死和髋痛的辅助治疗。

【起止点】起于髂骨臀前线与臀后线之间，止于股骨大转子前面（见图10-28）。

【神经支配】臀上神经 $L_4 \sim S_1$。

【血供】臀上动脉。

【功能】大腿外展和稳定髋关节；前束内旋髋关节，后束外旋髋关节。

【需检查的其他肌肉】臀大肌、臀中肌、梨状肌、阔筋膜张肌和髂胫束等。

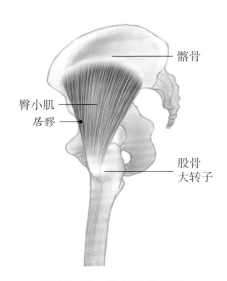

图10-28 臀小肌解剖图

髂骨
臀小肌
居髎
股骨
大转子

二、病症

臀和髋外侧痛、下肢外侧痛，弹响髋，髋关节内收和外旋受限等。

三、治疗

（一）徒手疗法

1. 压揉法

（1）动作一：患者取俯卧或髋关节外展位，使髂骨外侧浅筋膜充分放松；施术者拇指指腹由下向上，纵向压揉患者髂骨翼外侧面的臀小肌附着处压痛点（见图10-29）。自髂骨臀后线与臀前线之间，由上向下排列分为3条横线，由前向后可分为3~5个点，每点压揉5~15次。

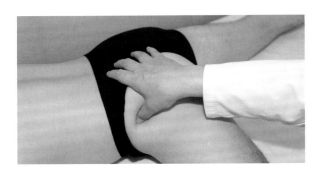

图10-29 臀小肌压揉法，施术者拇指指腹位于患者髂骨臀前线与臀后线之间的臀小肌附着处

（2）动作二：患者取俯卧和髋关节外展位；施术者拇指指腹由前向后，横向压揉患者大转子前面臀小肌附着处压痛点（见图10-30）。由上向下分为3个点，每点压揉5~15次。

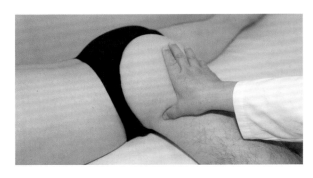

图10-30 臀小肌压揉法，施术者拇指指腹位于患者大转子前侧的臀小肌附着处

大转子滑囊炎按照钟表时针定位分为 12 个点，中心为 1 个点，向心方向压揉。

2. **推法** 患者俯卧位；施术者拇指指腹由下向上，纵推患者大转子前侧至臀小肌筋膜压痛点（见图 10-31）。以大转子前面为圆心，髂骨臀前线与臀后线之间分为 3～5 条线，每条线离心方向推 5～10 次。

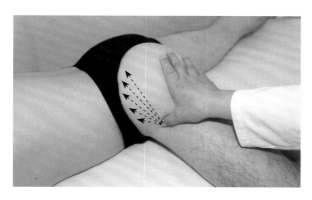

图 10-31　臀小肌推法，施术者拇指指腹位于患者大转子前侧的臀小肌筋膜

（二）抗阻训练

患者取侧卧位，左手撑地，右手抱头，右腿屈膝 90°，左腿伸直，将左腿向髋外展方向发力，感受左侧臀小肌收缩（见图 10-32、图 10-33）。动作保持 2～4s，然后还原至起始位，重复 8～12 次为 1 组，练习 2～3 组。

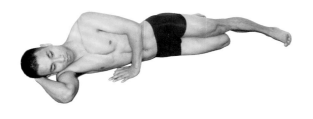

图 10-32　臀小肌抗阻训练（起始位置）

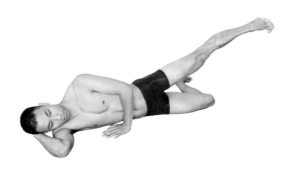

图 10-33　臀小肌抗阻训练（终止位置）

（三）拉伸训练

患者取仰卧位；施术者收紧核心，用自己侧腹部顶住患者左侧足踝，双手分别放于患者两侧膝处，固定骨盆和非拉伸侧的大腿，将患者股骨延长并向屈髋方向发力，使其左侧臀小肌有充分牵拉感（见图 10-34）。在伸展至最大位置时，保持 15～30s，在拉伸结束时，让患者膝部与施术者左手用 30% 力量做静态对抗 5s，之后缓慢还原至起始位。

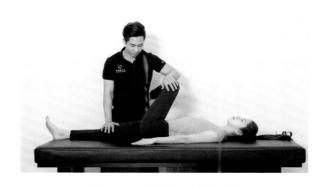

图 10-34　臀小肌拉伸训练

四、相关经穴

足少阳胆经的循行与臀小肌相关，有居髎等穴，可用于治疗疝气、腰痛引小腹、腰腿痛。

113

阔筋膜张肌、髂胫束

一、概况

阔筋膜张肌是位于骨盆和大腿外侧较小的肌肉，其与相延续的止点髂胫束具有屈曲、内旋、外展和稳定髋关节等多重作用。在长时间盘腿打坐大腿外旋动作中可慢性拉伤，在足内侧踢球或踢毽子大腿外旋动作中易急性拉伤。阔筋膜张肌和髂胫束后方与臀大肌前纤维束融合，这些筋膜紧张挛缩可引起"弹响髋"，称髂胫束摩擦综合征。髂胫束下方附着于胫骨外侧髁，与髌骨外侧支持带、膝关节的关节囊和韧带组织邻近，它们损伤均与膝关节外侧疼痛相关，应同时检查和治疗。

【起止点】阔筋膜张肌起于髂前上棘外侧，向后下移行为髂胫束，止于股骨粗线外侧唇和胫骨外侧髁（见图 10-35、图 10-36）。

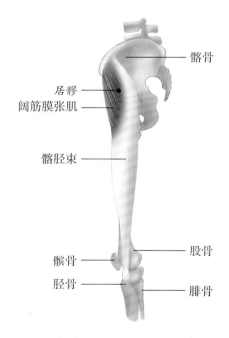

图 10-35　阔筋膜张肌和髂胫束解剖图（外侧观）

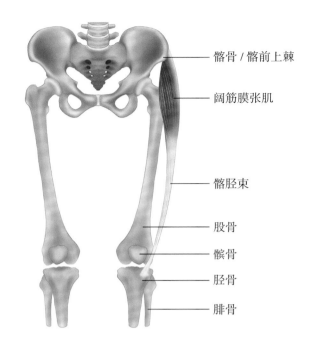

图 10-36　阔筋膜张肌和髂胫束解剖图（正面观）

【神经支配】臀上神经 $L_4 \sim S_1$。

【血供】旋股外侧动脉、臀上动脉。

【功能】屈曲、内旋、外展髋关节。

【需检查的其他肌肉】臀大肌、臀中肌、臀小肌、腹外斜肌、缝匠肌、趾长伸肌、胫骨前肌、腓骨长肌等。

二、病症

髂骨翼前外侧痛，膝关节外侧痛；大腿外旋受限，弹响髋等。

三、治疗

（一）徒手疗法

1. 压揉法

（1）动作一：患者取侧卧位；施术者拇指指腹由前向后，横向压揉患者髂前上棘外侧的阔筋膜张肌和髂胫束上附着处压痛点

（见图10-37）。自髂前上棘外侧由前向后分为3条纵线，每条线至大转子分为5~7个点，每点压揉5~15次。

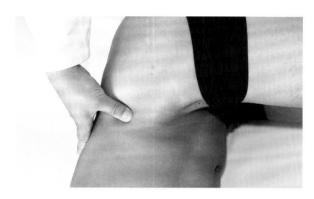

图10-37　阔筋膜张肌和髂胫束压揉法，施术者拇指指腹位于患者髂骨外侧的阔筋膜张肌和髂胫束附着处

（2）动作二：患者取侧卧位；施术者拇指指腹由前向后，横向压揉患者胫骨外侧髁的髂胫束附着处压痛点（见图10-38）。分为3~5个点，每点压揉5~15次。

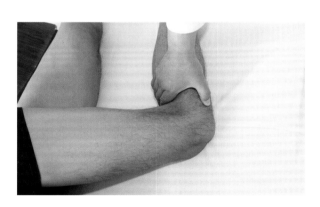

图10-38　髂胫束压揉法，施术者拇指指腹位于患者胫骨外侧髁的髂胫束附着处

2. 推法　患者取侧卧位；施术者拇指指腹由下向上，纵推患者阔筋膜张肌和髂胫束筋膜（见图10-39）。可将其分为3~5条线，每条线推5~10次。

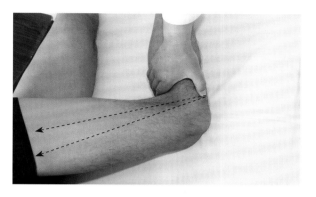

图10-39　阔筋膜张肌和髂胫束推法，施术者拇指指腹位于患者胫骨外侧髁的髂胫束筋膜

（二）抗阻训练

患者取站立位，右手稳定身体，左腿屈膝，将左腿向髋内旋、髋外展方向发力，感受左侧阔筋膜张肌收缩（见图10-40、图10-41）。动作保持2~4s，然后还原至起始位，重复8~12次为1组，练习2~3组。

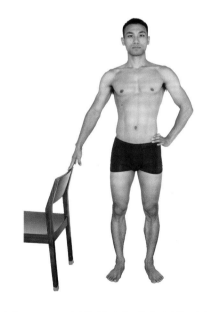

图10-40　阔筋膜张肌抗阻训练（起始位置）

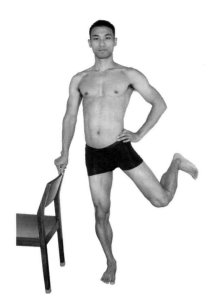

图 10-41　阔筋膜张肌抗阻训练（终止位置）

（三）拉伸训练

患者取侧卧位，左肘撑地，左腿伸直，右腿跨越向前；施术者左手稳定患者髋部，右手抓握患者左侧脚踝处，用身体重心向髋内收方向发力，使其左侧阔筋膜张肌有充分牵拉感（见图 10-42）。在伸展至最大位置时，保持 15 ~ 30s，在拉伸结束时，让患者踝部与施术者左手用 30% 力量做静态对抗 5s，之后缓慢还原至起始位。

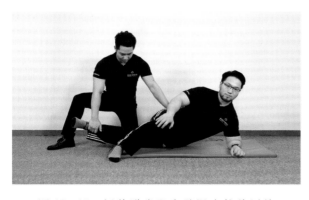

图 10-42　阔筋膜张肌和髂胫束拉伸训练

四、相关经穴

足阳明胃经的循行与阔筋膜张肌相关，有居髎等穴，可用于治疗疝气、痛引小腹、腰腿痛。

114

耻骨肌

一、概况

耻骨肌为内收肌群中最小的肌肉，主要作用是屈曲和内收髋关节，在大腿突然后伸和外展动作中容易拉伤。耻骨肌上方与腹肌附着处相邻，其损伤与下腹部胀痛、尿频、痛经等症相关，还应与相邻的长收肌、短收肌、闭孔外肌损伤共同检查和治疗。针对耻骨肌的手法操作，适用于股骨头坏死和髋痛的辅助治疗。

【起止点】起于耻骨上支，止于股骨小转子下方耻骨肌线（见图 10-43）。

【神经支配】闭孔神经 $L_2 \sim L_4$。

【血供】旋股内侧动脉。

【功能】内收、屈曲、外旋髋关节。

【需检查的其他肌肉】短收肌、长收肌、

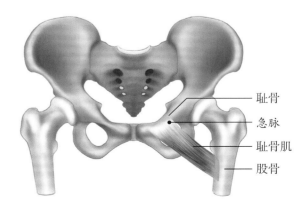

耻骨

急脉

耻骨肌

股骨

图 10-43　耻骨肌解剖图

股薄肌、大收肌、闭孔外肌、腹斜肌、腹直肌、腹横肌、髂腰肌等。

二、病症

下腹痛、腹股沟痛，髋关节痛；髋关节外展、内旋、过度伸展受限；腹痛、痛经、盆腔内脏功能紊乱和低下等。

三、治疗

（一）徒手疗法

压揉法

（1）**动作一**：患者取仰卧位；施术者拇指指腹由下向上，垂直压揉患者耻骨上支的耻骨肌附着处压痛点（见图10-44）。单侧横向分为3个点，每点压揉5~15次。

注意：耻骨肌起点位置接近隐私部位，如需操作，应事先说明治疗的必要性，异性施术者进行手法松解，需经患者许可并有第三人在场。

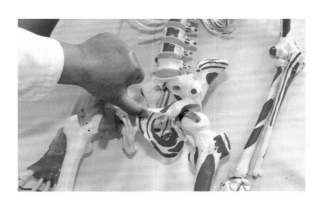

图10-44 耻骨肌压揉法，施术者拇指指腹位于患者耻骨上支的耻骨肌附着处

（2）**动作二**：患者取俯卧位；施术者拇指指腹由前向后，横向压揉患者耻骨肌线的耻骨肌附着处压痛点（见图10-45）。以患者同侧坐骨结节为参照物，与其水平线外侧为股骨小转子处，小转子下方耻骨肌附着处可分为3个点，每点压揉5~15次。

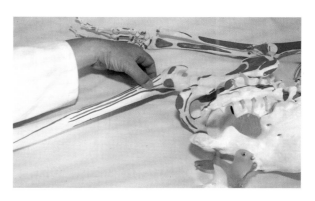

图10-45 耻骨肌下方压揉法，施术者拇指指腹位于患者耻骨肌线的耻骨肌附着处

（二）抗阻训练

患者取侧卧位，右手撑地，左手抱头，左腿伸直，右腿跨越向前，将左腿向髋内收方向发力，感受左侧耻骨肌收缩（见图10-46、图10-47）。动作保持2~4s，然后还原至起始位，重复8~12次为1组，练习2~3组。

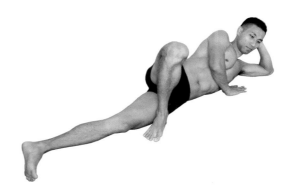

图10-46 耻骨肌抗阻训练（起始位置）

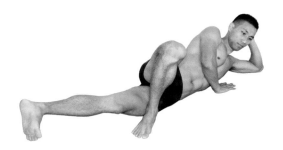

图 10-47　耻骨肌抗阻训练（终止位置）

（三）拉伸训练

患者取仰卧位，双腿屈髋屈膝；施术者双手置于患者膝关节内侧，用髋关节顶住患者右脚为定点，稳定患者骨盆和大腿，用身体重心将左腿向髋水平外展方向发力，使其左侧耻骨肌有充分牵拉感（见图 10-48）。在伸展至最大位置时，保持 15～30s，在拉伸结束时，让患者膝部与施术者左手用 30% 力量做静态对抗 5s，之后缓慢还原至起始位。

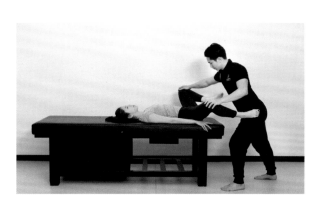

图 10-48　耻骨肌拉伸训练

四、相关经穴

足厥阴肝经的循行与大收肌、长收肌、短收肌、耻骨肌相关，有阴包、足五里、阴廉、急脉等穴，可用于治疗月经不调、遗尿、小便不利、腰骶痛引小腹、睾丸肿痛、疝气、少腹痛。

115

长收肌

一、概况

长收肌主要作用是内收和屈曲髋关节，在盘腿打坐、舞蹈、跌仆动作中容易牵拉损伤。其上方与腹肌筋膜相邻，损伤可影响腹腔和盆腔内脏功能；内侧与生殖和泌尿器官相邻，损伤可引起性功能障碍或小便不利等。长收肌与耻骨肌、短收肌、股薄肌、大收肌均属内收肌群，它们均容易在髋外展关节活动中损伤并相互影响。当患者主诉"大腿根部疼"时，应仔细检查所有内收肌。针对长收肌的手法操作，适用于股骨头坏死和髋痛的辅助治疗。

【起止点】起于耻骨联合和耻骨结节，止于股骨粗线中 1/3 内侧（见图 10-49）。

【神经支配】闭孔神经 L_2～L_4。

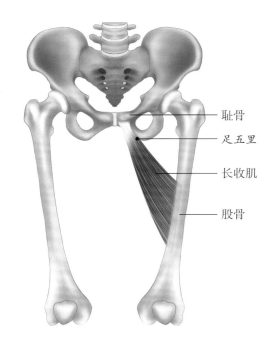

耻骨
足五里
长收肌
股骨

图 10-49　长收肌解剖图

【血供】股深动脉。

【功能】内收、外旋髋关节，辅助屈曲髋关节。

【需检查的其他肌肉】耻骨肌、短收肌、股薄肌、大收肌、腹外斜肌、腹内斜肌、腹直肌、腹横肌等。

二、病症

耻骨联合痛、腹股沟周围和髋关节前侧疼痛、大腿内侧或后侧痛；髋关节内旋和外展受限；腹痛、痛经、耻骨联合分离、耻骨联合软骨炎、骨盆前倾等。

三、治疗

（一）徒手疗法

压揉法

（1）动作一：患者取仰卧位；施术者拇指指腹由下向上，垂直压揉患者耻骨结节下方的长收肌附着处压痛点（见图10-50）。可分为3~5个点，每点压揉5~15次。

注意：长收肌起点位置接近隐私部位，如需操作，应事先说明治疗的必要性，异性施术者

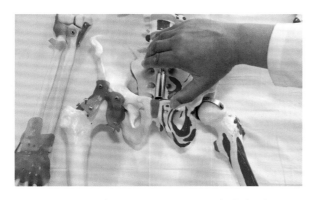

图10-50　长收肌压揉法，施术者拇指指腹位于患者耻骨结节下方的长收肌附着处

进行手法松解，需经患者许可并有第三人在场。

（2）动作二：患者取俯卧位；施术者拇指指腹由内向外，横向压揉患者股骨粗线内侧中1/3的长收肌附着处压痛点（见图10-51）。由上向下分为5~7个点，每点压揉5~15次。

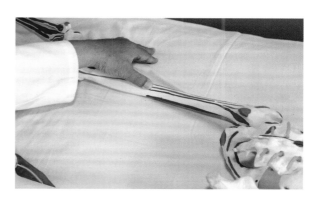

图10-51　长收肌压揉法，施术者拇指指腹位于患者股骨粗线内侧的长收肌附着处

（二）抗阻训练

患者取侧卧位，右手撑地，左手抱头，左腿伸直，右腿跨越向前，将左腿向髋内收方向发力，感受左侧长收肌收缩（见图10-52、图10-53）。动作保持2~4s，然后还原至起始位，重复8~12次为1组，练习2~3组。

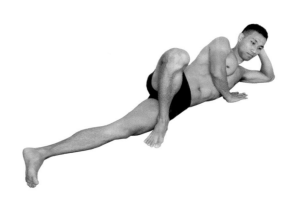

图10-52　长收肌抗阻训练（起始位置）

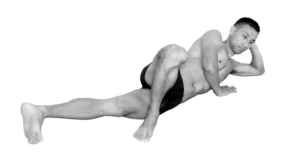

图 10-53　长收肌抗阻训练（终止位置）

（三）拉伸训练

患者取仰卧位，双腿屈髋屈膝；施术者双手置于患者膝关节内侧，用髋关节顶住患者右脚为定点，稳定患者骨盆和大腿，用身体重心将左腿向髋水平外展方向发力，使其左侧长收肌有充分牵拉感（见图 10-54）。在伸展至最大位置时，保持 15～30s，在拉伸结束时，让患者膝部与施术者左手用 30% 力量做静态对抗 5s，之后缓慢还原至起始位。

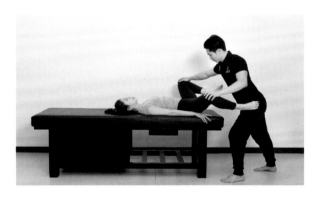

图 10-54　长收肌拉伸训练

四、相关经穴

足厥阴肝经的循行与大收肌、长收肌、短收肌、耻骨肌相关，有阴包、足五里、阴廉、急脉等穴，可用于治疗月经不调、遗尿、小便不利、腰骶痛引小腹、睾丸肿痛、疝气、少腹痛。

116

短收肌

一、概况

短收肌主要作用是内收和屈曲髋关节，在突然髋外展和过度伸展动作中容易损伤，属于大腿根部疼痛病因之一。短收肌起于耻骨下支的闭孔外侧，与泌尿和生殖器官接近，其损伤可能引起小便不利和性功能障碍，应与长收肌、股薄肌、大收肌和耻骨肌同时检查和治疗。针对短收肌的手法操作，适用于股骨头坏死和髋前侧痛的辅助治疗。

【起止点】起于耻骨下支外侧骨面，止于股骨粗线上 1/3（见图 10-55）。

【神经支配】闭孔神经 $L_2 \sim L_4$。

【血供】股深动脉。

【功能】内收髋关节、屈髋、外旋髋关节。

【需检查的其他肌肉】耻骨肌、长收肌、股薄肌、大收肌、闭孔外肌。

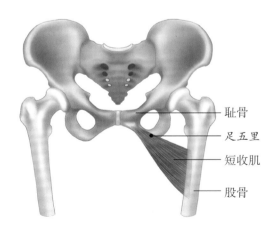

耻骨

足五里

短收肌

股骨

图 10-55　短收肌解剖图

二、病症

髋前痛、大腿后上方痛；髋关节外展、过

度伸展和内旋受限；前列腺炎、尿道炎、痛经、腹泻、便秘等。

三、治疗

（一）徒手疗法

压揉法

（1）**动作一**：患者取仰卧位；施术者拇指指腹由外向内，横向压揉患者耻骨下支外侧骨面的短收肌附着处压痛点（见图10-56）。由上向下可分为3~5个点，每点压揉5~15次。

注意：短收肌起点位置接近隐私部位，如需操作，应事先说明治疗的必要性，异性施术者进行手法松解，需经患者许可并有第三人在场。

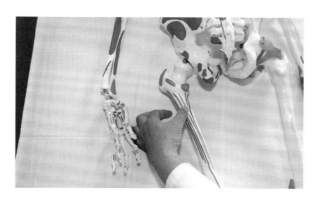
图10-57　短收肌压揉法，施术者拇指指腹位于患者股骨粗线内侧骨面的短收肌附着处

（二）抗阻训练

患者取侧卧位，右手撑地，左手抱头，左腿伸直，右腿跨越向前，将左腿向髋内收方向发力，感受左侧短收肌收缩（见图10-58、图10-59）。动作保持2~4s，然后还原至起始位，重复8~12次为1组，练习2~3组。

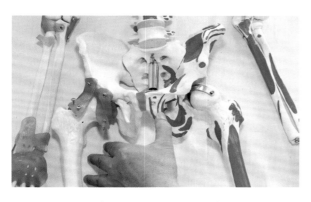
图10-56　短收肌压揉法，施术者拇指指腹位于患者耻骨下支外侧骨面的短收肌附着处

（2）**动作二**：患者取俯卧位；施术者拇指指腹由内向外，横向压揉患者股骨粗线内侧上1/3短收肌附着处压痛点（见图10-57）。由上向下分为5~7个点，每点压揉5~15次。

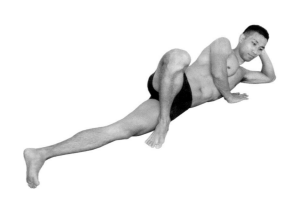
图10-58　短收肌抗阻训练（起始位置）

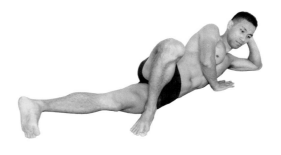
图10-59　短收肌抗阻训练（终止位置）

（三）拉伸训练

患者取仰卧位，双腿屈髋屈膝；施术者双手置于患者膝关节内侧，用髋关节顶住患者右脚为定点，稳定患者骨盆和大腿，用身体重心将左腿向髋水平外展方向发力，使其左侧短收肌有充分牵拉感（见图10-60）。在伸展至最大位置时，保持15～30s，在拉伸结束时，让患者膝部与施术者左手用30%力量做静态对抗5s，之后缓慢还原至起始位。

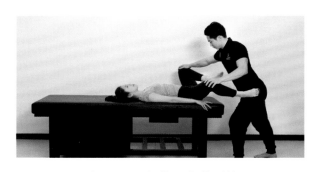

图 10-60　短收肌拉伸训练

四、相关经穴

足厥阴肝经的循行与大收肌、长收肌、短收肌、耻骨肌相关，有阴包、足五里、阴廉、急脉等穴，可用于治疗月经不调、遗尿、小便不利、腰骶痛引小腹、睾丸肿痛、疝气、少腹痛。

117

股薄肌

一、概况

股薄肌上方附着于耻骨弓，是距离泌尿和生殖器官最近的肌肉，其损伤与泌尿和生殖系统病症相关。股薄肌是5块内收肌中最长的肌肉，下行附着于胫骨干近段内侧面，与缝匠肌、半腱肌腱膜融合形成鹅足腱，损伤可引起鹅足滑囊炎，膝关节内下方区域肿胀疼痛应对3块肌肉同时检查和治疗。

【起止点】起于耻骨弓中上部，经鹅足韧带止于胫骨粗隆内侧髁（见图10-61）。

【神经支配】闭孔神经 $L_2 \sim L_4$。

【血供】股深动脉。

【功能】内收、内旋髋关节；屈曲膝关节或协助内旋小腿。

【需检查的其他肌肉】长收肌、短收肌、大收肌、闭孔外肌、闭孔内肌、盆底肌等。

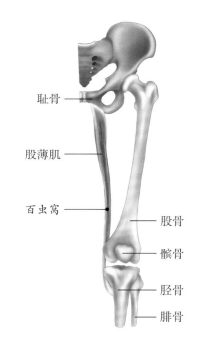

图 10-61　股薄肌解剖图

二、病症

腹股沟下方痛、大腿至膝内侧痛（鹅足滑囊炎）；性功能低下、痛经、月经不调、尿道炎、前列腺炎、阴道炎、肛肠病等。

三、治疗

（一）徒手疗法

1. 压揉法

（1）动作一：患者取仰卧位；施术者拇指指腹由内向外或由外向内，横向压揉患者耻骨弓股薄肌附着处压痛点（见图10-62）。由上向下分为3个点，每点压揉5~15次。

注意：股薄肌起点位置接近隐私部位，如需操作，应事先说明治疗的必要性，异性施术者进行手法松解，需经患者许可并有第三人在场。

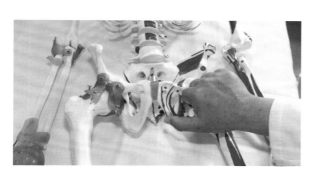

图10-62　股薄肌压揉法，施术者拇指指腹位于患者耻骨弓的股薄肌附着处

（2）动作二：患者取仰卧位；施术者拇指指腹由后向前，横向压揉患者胫骨粗隆内侧股薄肌附着处（鹅足囊）压痛点（见图10-63）。由上向下分为3个点，每点压揉5~15次。

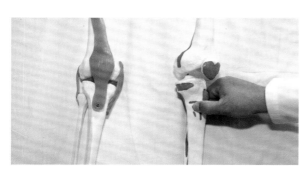

图10-63　股薄肌压揉法，施术者拇指指腹位于患者胫骨粗隆内侧股薄肌附着处

2. 推法　患者取侧卧位；施术者拇指指腹由远及近，纵推患者左侧胫骨粗隆内侧的股薄肌筋膜压痛点（见图10-64）。胫骨粗隆内侧至耻骨弓下方可分为3~5条纵线，每条线推5~10次。

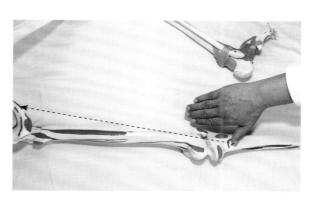

图10-64　股薄肌推法，施术者拇指指腹位于患者胫骨粗隆内侧的股薄肌筋膜

（二）抗阻训练

患者取侧卧位，右手撑地，左手抱头，左腿伸直，右腿跨越向前，将左腿向髋内收方向发力，感受左侧股薄肌收缩（见图10-65、图10-66）。动作保持2~4s，然后还原至起始位，重复8~12次为1组，练习2~3组。

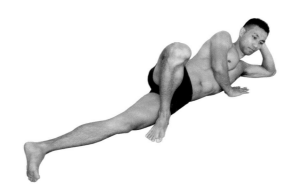

图10-65　股薄肌抗阻训练（起始位置）

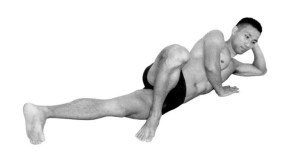

图 10-66 股薄肌抗阻训练（终止位置）

（三）拉伸训练

患者取仰卧位；施术者双手分别固定患者左侧膝关节和足跟，将股骨延长并向伸膝、髋外展、髋外旋方向发力，使其左侧股薄肌有充分牵拉感（见图 10-67）。在伸展至最大位置时，停留 15~30s，在拉伸结束时，让患者足跟部与施术者右手用 30% 力量做静态对抗 5s，之后缓慢还原至起始位。

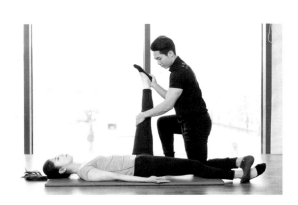

图 10-67 股薄肌拉伸训练

四、相关经穴

下肢部奇穴的循行与股薄肌相关，有百虫窝等穴，可用于治疗皮肤瘙痒、风疹、湿疹。

118

大收肌

一、概况

大收肌是 5 块内收肌中最强有力的肌肉，上方附着于耻骨下支、坐骨支和坐骨结节，与会阴横肌、闭孔肌、肛提肌邻近，其损伤可影响生殖、泌尿、肛肠器官功能。大收肌有一个腱止于股骨内上髁上方的收肌结节，与股骨之间形成裂孔，内有多种脉管和淋巴管通过，周围筋膜紧张挛缩影响动脉供血和静脉及淋巴回流，可能引起下肢温感异常。

【起止点】起于耻骨下支、坐骨支和坐骨结节，止于股骨粗线的内侧唇和股骨内侧髁收肌结节（见图 10-68）。

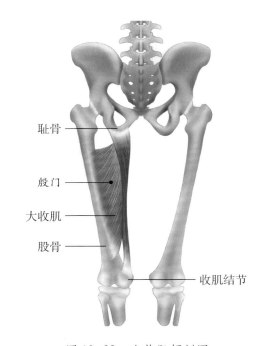

耻骨

收门

大收肌

股骨

收肌结节

图 10-68 大收肌解剖图

【神经支配】闭孔神经 $L_2 \sim L_4$；坐骨神经胫神经分支。

【血供】股动脉。

【功能】内收、屈曲髋关节；收肌结节肌束收缩内旋髋、股骨粗线肌束收缩外旋髋、下部肌束收缩协助伸髋等。

【需检查的其他肌肉】长收肌、短收肌、股薄肌、股内侧肌、闭孔内肌、闭孔外肌、盆底肌等。

二、病症

耻骨下支和坐骨结节周围痛、大腿后侧痛、膝关节内上方痛、小腿发凉或发热；性功能低下、前列腺炎、尿道炎、阴道炎、肛肠病等。

三、治疗

（一）徒手疗法

1. 压揉法

（1）**动作一**：患者取仰卧位；施术者拇指指腹由外向内，横向压揉患者耻骨下支至坐骨结节大收肌附着处压痛点（见图10-69）。由上向下分为 5 ~ 7 个点，每点压揉 5 ~ 15 次。

注意：大收肌起点位置接近隐私部位，如需操作，应事先说明治疗的必要性，异性施术者进行手法松解，需经患者许可并有第三人在场。

（2）**动作二**：患者取仰卧位；施术者拇指指腹由后向前，横向压揉患者股骨粗线内侧的大收肌附着处压痛点（见图10-70）。由上向下分为 5 ~ 7 个点，每点压揉 5 ~ 15 次。

注意：体格强壮患者可选择俯卧位，用肘压揉股骨粗线内侧大收肌附着处压痛点。

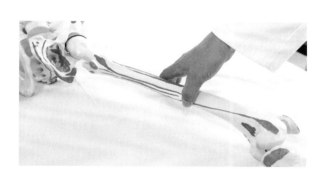

图 10-70　大收肌压揉法，施术者拇指指腹位于患者股骨粗线内侧唇的大收肌附着处

（3）**动作三**：患者取仰卧位；施术者拇指指腹由后向前，横向压揉患者股骨内收肌结节的大收肌附着处压痛点（见图10-71）。由上向下分为 3 ~ 5 个点，每点压揉 5 ~ 15 次。

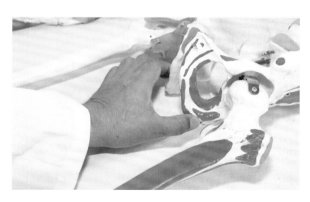

图 10-69　大收肌压揉法，施术者拇指指腹位于患者坐骨结节大收肌的附着处

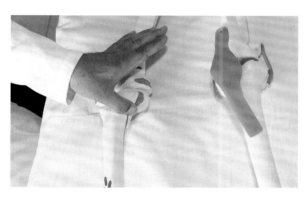

图 10-71　大收肌压揉法，施术者拇指指腹位于患者股骨内侧髁上方的内收肌结节大收肌附着处

2. **推法** 患者取侧卧位；施术者拇指指腹由远及近，纵推患者左侧股骨远端收肌结节至小转子下方的大收肌筋膜压痛点（见图 10-72）。患者股骨体内侧至后侧股骨粗线可分为 3~5 条纵线，每条线推 5~10 次。

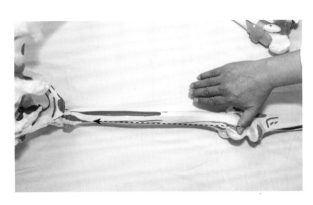

图 10-72　大收肌推法，施术者拇指指腹位于患者收肌结节的大收肌筋膜

（二）抗阻训练

患者取侧卧位，右手撑地，左手抱头，左腿伸直，右腿跨越向前，将左腿向髋内收方向发力，感受左侧大收肌收缩（见图 10-73、图 10-74）。动作保持 2~4s，然后还原至起始位，重复 8~12 次为 1 组，练习 2~3 组。

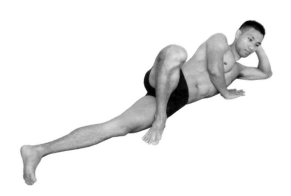

图 10-73　大收肌抗阻训练（起始位置）

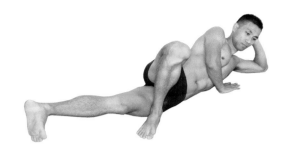

图 10-74　大收肌抗阻训练（终止位置）

（三）拉伸训练

患者取仰卧位，双腿屈髋屈膝；施术者双手置于患者膝关节内侧，用髋关节顶住患者右脚为定点，稳定患者骨盆和大腿，用身体重心将左腿向髋水平外展方向发力，使其左侧大收肌有充分牵拉感（见图 10-75）。在伸展至最大位置时，停留 15~30s，在拉伸结束时，让患者膝部与施术者左手用 30% 力量做静态对抗 5s，之后缓慢还原至起始位。

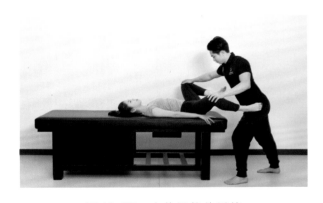

图 10-75　大收肌拉伸训练

四、相关经穴

足厥阴肝经的循行与大收肌、长收肌、短收肌、耻骨肌相关，有阴包、足五里、阴廉、急脉等穴，可用于治疗月经不调、遗尿、小便不利、腰骶痛引小腹、睾丸肿痛、疝气、少腹痛。

119
缝匠肌

一、概况

缝匠肌是人体最长的肌肉，其跨越髋和膝关节，属于多功能肌肉。如屈曲和外旋髋关节，屈曲和内旋膝关节，在用足内侧踢球、踢毽子活动中起主要作用；长期盘腿打坐姿势可能造成慢性拉伤；大腿突然过度伸展和内旋动作中容易急性拉伤。缝匠肌与股薄肌和半腱肌在胫骨粗隆内侧形成鹅足腱，此联合腱膜下水肿疼痛，临床称为鹅足滑囊炎，应对3块肌肉同时检查和治疗。

【起止点】起于髂前上棘，止于胫骨粗隆内侧（见图10-76）。

【神经支配】股神经$L_2 \sim L_3$。

【血供】股深动脉。

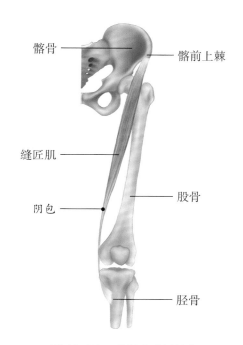

图10-76　缝匠肌解剖图

【功能】使髋关节屈曲、外旋；使膝关节屈曲、内旋。

【需检查的其他肌肉】股薄肌、半腱肌、股直肌、阔筋膜张肌、腹斜肌等。

二、病症

腹股沟上方疼痛，大腿前内侧疼痛，膝关节内侧肿痛（鹅足滑囊炎），髋关节过度伸展和内旋受限。

三、治疗

（一）徒手疗法

1. 压揉法

（1）动作一：患者取仰卧位；施术者拇指指腹由下向上，纵向压揉患者髂前上棘缝匠肌附着处压痛点（见图10-77）。由内向外分为3个点，每点压揉5～15次。

注意：手法操作避开髂前上棘内下方的股外侧皮神经。

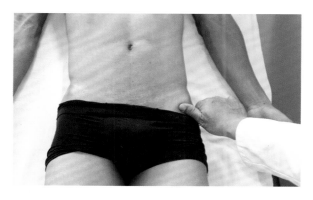

图10-77　缝匠肌压揉法，施术者拇指指腹位于患者髂前上棘的缝匠肌附着处

（2）动作二：患者取仰卧位；施术者拇指指腹由后向前，横向压揉患者胫骨粗隆内

侧的缝匠肌附着处压痛点（见图10-78）。纵向分为3条线，每条线分为3个点，每点压揉5~15次。

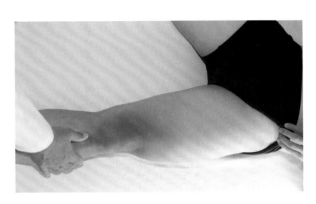

图 10-78　缝匠肌压揉法，施术者拇指指腹位于患者胫骨粗隆内侧的缝匠肌附着处

2. **推法**　患者取仰卧位；施术者拇指指腹由下向上，纵推患者胫骨粗隆内侧至髂前上棘缝匠肌筋膜压痛点（见图10-79）。可将其分为3条线，每条线推5~10次。

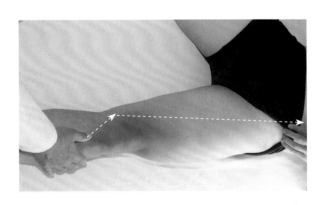

图 10-79　缝匠肌推法，施术者拇指指腹位于患者胫骨粗隆内侧缝匠肌筋膜

（二）抗阻训练

患者取站立位，双手叉腰，将左腿向屈髋髋外旋、屈膝膝内旋（踢毽子）方向发力抬起，感受左侧缝匠肌收缩（见图10-80、图

10-81）。动作保持2~4s，然后还原至起始位，重复8~12次为1组，练习2~3组。

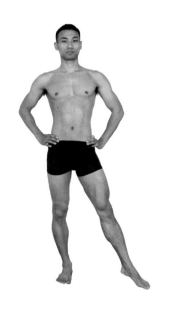

图 10-80　缝匠肌抗阻训练（起始位置）

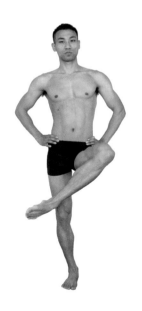

图 10-81　缝匠肌抗阻训练（终止位置）

四、相关经穴

足厥阴肝经的循行与缝匠肌相关，有曲泉等穴，可用于治疗疝气、少腹痛、膝肿痛、下肢痿痹。

120

梨状肌

一、概况

梨状肌是髋部深层较小的肌肉，作用是在伸髋体位中外旋大腿，屈髋体位中外展大腿，并稳定髋关节。梨状肌下方的坐骨神经作用是支配大腿、小腿和足部肌肉及筋膜，梨状肌紧张、挛缩、肥大、变异等原因挤压刺激坐骨神经，可引起患者同侧臀部至足部疼痛麻木、间歇性跛行和肌肉萎缩等症状，称"梨状肌综合征"。注意：梨状肌变异分型较多，坐骨神经可能从其肌腹中间或上方穿出等。

梨状肌起于骶骨前面小骨盆后壁，在排便、咳嗽、打喷嚏等腹内压增加时疼痛加剧。梨状肌紧张试验方法之一：辅助患者在大腿和小腿伸展位做髋内收和内旋时，引出放射性疼痛；向相反方向外展外旋时，如痛症立刻缓解，为该试验"阳性"。梨状肌损伤与髋关节活动扭伤相关，也与邻近臀大肌、闭孔内肌、上下孖肌等髋外旋肌筋膜损伤相关，应同时检查和治疗，并与椎管内软组织损害致病因素加以鉴别。

【起止点】起于骶前孔骨面，止于股骨大转子上缘内侧（见图10-82、图10-83）。

【神经支配】骶丛神经。

【血供】臀上动脉、臀下动脉。

【功能】伸髋位大腿外旋、屈髋位大腿外展、稳定髋关节。

【需检查的其他肌肉】臀大肌、臀中肌、臀小肌、闭孔内肌、上孖肌、下孖肌等。

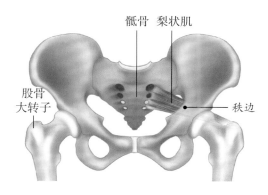

图 10-82 梨状肌解剖图（正面观）

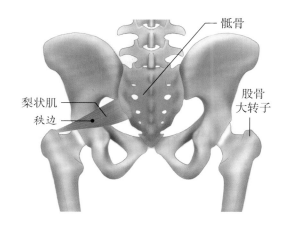

图 10-83 梨状肌解剖图（背面观）

二、病症

患侧臀部深层痛，放射至大腿、小腿、足部疼痛麻木无力或相关部位肌肉萎缩，直腿抬高和髋内旋受限；排便、咳嗽、打喷嚏时症状加重。

三、治疗

（一）徒手疗法

1. 压揉法

（1）动作一：患者取俯卧位；施术者拇指指腹由下向上，纵向压揉患者坐骨大切迹与梨状肌之间的臀上神经、臀上动静脉出孔压痛点（见图10-84）。横向分为3个点，每

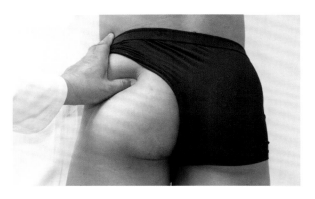

图 10-84　梨状肌压揉法，施术者拇指指腹位于
患者坐骨大切迹的神经血管出孔

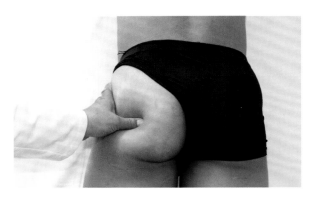

图 10-86　梨状肌压揉法，施术者拇指指腹位于
患者坐骨大孔下方的梨状肌筋膜和坐骨神经表面

点压揉 5~15 次。

　　注意：坐骨大切迹触诊，参照髂后下棘水平。

　　（2）动作二：患者取俯卧位；施术者拇指指腹由盆腔内向外，横向压揉患者骶骨前侧面的梨状肌出孔处压痛点（见图 10-85）。由上向下分为 3~5 个点，每点压揉 5~15 次。

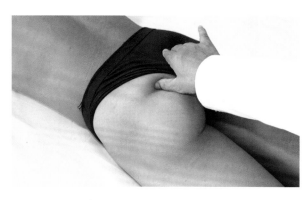

图 10-85　梨状肌压揉法，施术者拇指指腹位于
患者骶骨侧面的梨状肌出孔处

　　（3）动作三：患者取俯卧位；施术者拇指指腹由下向上，纵向压揉患者梨状肌肌腹和坐骨神经压痛点（见图 10-86）。由内向外分为 3~5 个点，每点压揉 5~15 次。

　　（4）动作四：患者取俯卧位；施术者拇指指腹由内向外，横向压揉患者大转子上缘的梨状肌附着处压痛点（见图 10-87）。由上向下分为 3 个点，每点压揉 5~15 次。

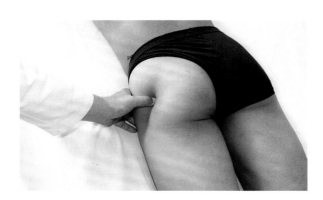

图 10-87　梨状肌压揉法，施术者拇指指腹位于
患者大转子上缘梨状肌附着处

　　2. **推法**　患者取俯卧位；拇指指腹由内向外，横推患者骶骨侧面至大转子上缘的梨状肌筋膜（见图 10-88）。可将其分为 3 条线，每条线推 5~10 次。

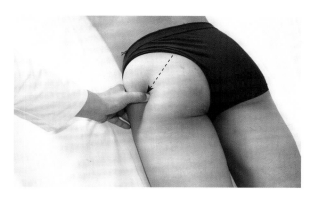

图 10-88　梨状肌推法，施术者拇指指腹位于患者大转子上缘的梨状肌筋膜

（二）抗阻训练

患者取侧卧位，左手撑地，右手抱头，屈髋屈膝，大小腿呈 90°，弹力带缠于双膝上方，将左腿向髋外展、髋外旋方向发力，感受左侧梨状肌收缩（见图 10-89、图 10-90）。动作保持 2~4s，然后还原至起始位，重复 8~12 次为 1 组，练习 2~3 组。

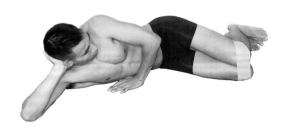

图 10-89　梨状肌抗阻训练（起始位置）

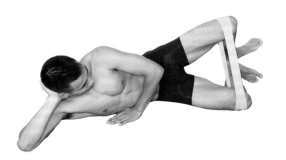

图 10-90　梨状肌抗阻训练（终止位置）

（三）拉伸训练

患者取仰卧位，左腿屈髋屈膝 60°；施术者双手分别固定患者髂骨和膝处，将股骨延长并向屈髋内旋方向发力，使其左侧梨状肌有充分牵拉感（见图 10-91）。在伸展至最大位置时，停留 15~30s，在拉伸结束时，让患者膝部与施术者右手用 30% 力量做静态对抗 5s，之后缓慢还原至起始位。

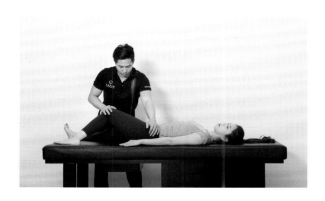

图 10-91　梨状肌拉伸训练

四、相关经穴

足少阳胆经的循行与梨状肌相关，有秩边等穴，可用于治疗腰骶痛、便秘、下肢痿痹。

121
闭孔内肌、上孖肌和下孖肌

一、概况

闭孔内肌起于闭孔内表面，为小骨盆内侧壁的扁肌，其内侧与盆底肌相连，上方与盆腔腹膜、膀胱和子宫体的下部等器官邻近，如器官组织病变和肌肉筋膜损伤可造成两者之间相互影响；闭孔内肌后外侧肌束自坐骨小切迹呈90°转角出骨盆，与上、下孖肌相连共同止于大转子内表面，它们损伤为臀和髋后侧痛病因之一；闭孔内肌与孖肌筋膜水肿刺激邻近的坐骨神经、阴部神经和股后侧皮神经，可引起臀后痛、下肢疼痛麻木。注意：闭孔内肌手法分为冠状面和矢状面两部分进行操作。

【起止点】闭孔内肌（见图10-92）起于闭孔内骨面，止于转子间嵴。上孖肌起于坐骨棘，下孖肌起于坐骨结节，共同止于转子间嵴（见图10-93）。

【神经支配】闭孔神经$L_3 \sim L_4$。

【血供】闭孔动脉、臀下动脉。

【功能】伸髋时外旋髋、屈髋时外展髋、稳定髋关节。

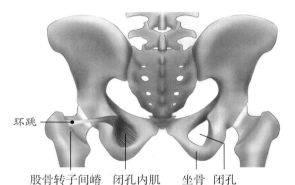

图10-92　闭孔内肌解剖图（背面观）

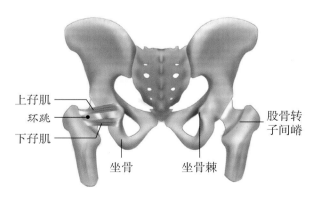

图10-93　上孖肌、下孖肌解剖图（背面观）

【需检查的其他肌肉】臀大肌、梨状肌、股方肌、臀中肌、臀小肌、盆底肌。

二、病症

臀和髋后侧痛、小腿至足部疼痛麻木无力；痛经、漏尿、性功能低下、前列腺炎；便秘、腹泻、肛肠病等。

三、治疗

（一）徒手疗法

压揉法

（1）**动作一**：患者取俯卧位；施术者拇指指腹由前向后，横向压揉患者闭孔内侧的闭孔内肌附着处压痛点（见图10-94）。闭孔内表面分为5~7个点，每点压揉5~15次。

注意：闭孔内肌位置接近隐私部位，如需操作，应事先说明治疗的必要性，异性施术者进行手法松解，需经患者许可并有第三人在场。

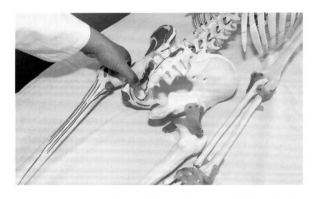

图10-94　闭孔内肌和上、下孖肌压揉法，施术者拇指指腹位于患者坐骨小切迹和闭孔内侧的闭孔内肌附着处

（2）**动作二**：患者取俯卧位；施术者拇指指腹由内向外，横向压揉患者坐骨棘和

坐骨支的上孖肌、下孖肌附着处压痛点（见图10-95）。包括嵌入小切迹表面的闭孔内肌，由上向下分为3个点，每点压揉5~15次。

注意：上孖肌、下孖肌位置接近隐私部位，如需操作，应事先说明治疗的必要性，异性施术者进行手法松解，需经患者许可并有第三人在场。

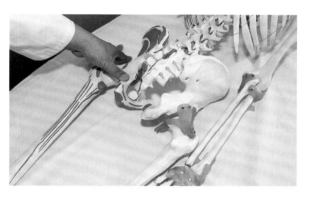

图10-95　闭孔内肌和上、下孖肌压揉法，施术者拇指指腹位于患者坐骨小切迹的闭孔内肌表面

（3）动作三：患者取俯卧位；施术者拇指指腹由内向外，横向压揉患者转子间嵴的闭孔内肌、上、下孖肌附着处压痛点（见图10-96）。由上向下分为3个点，每点压揉5~15次。

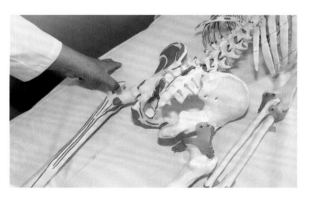

图10-96　闭孔内肌和上、下孖肌压揉法，施术者拇指指腹位于患者股骨转子间嵴内侧的闭孔内肌附着处

（二）抗阻训练

患者取侧卧位，左手撑地，右手抱头，屈髋屈膝，大小腿呈90°，弹力带缠于双膝上方，将左腿向髋外展、髋外旋方向发力，感受左侧闭孔内肌和上孖肌、下孖肌收缩（见图10-97、图10-98）。动作保持2~4s，然后还原至起始位，重复8~12次为1组，练习2~3组。

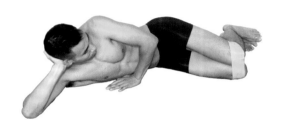

图10-97　闭孔内肌和上孖肌、下孖肌抗阻训练（起始位置）

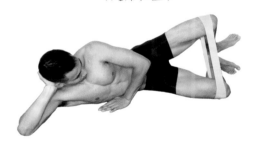

图10-98　闭孔内肌和上孖肌、下孖肌抗阻训练（终止位置）

（三）拉伸训练

患者取仰卧位，左腿屈髋屈膝90°；施术者双手分别固定患者髂骨和膝处，将股骨延长并向屈髋内旋方向发力，使其左侧闭孔内肌和上孖肌、下孖肌有充分牵拉感（见图10-99）。在伸展至最大位置时，停留15~30s，在拉伸结束时，让患者膝部与施术者右手用30%力量做静态对抗5s，之后缓慢还原至起始位。

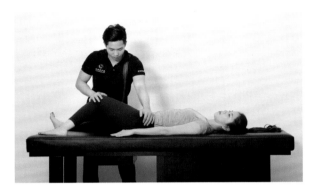

图 10-99 闭孔内肌和上孖肌、下孖肌拉伸训练

四、相关经穴

足少阳胆经在下肢的循行与上、下孖肌相关，有环跳等穴，可用于治疗腰痛、胯痛、下肢痿痹、半身不遂。

122

股方肌

一、概况

股方肌属于髋部深层肌，为髋外旋肌之一，其损伤主要表现为臀部深层痛。股方肌起于坐骨结节外侧，上方有闭孔内肌、孖肌、梨状肌，下方有腘绳肌总腱和大收肌，表面有坐骨神经向下行走，它们损伤相互影响，可引起复杂的臀、髋和下肢疼痛麻木症状，需整体检查和治疗。

【起止点】起于坐骨结节外缘，止于转子间嵴（见图 10-100）。

【神经支配】骶丛神经肌支 $L_4 \sim S_1$。

【血供】臀下动脉。

【功能】外旋、内收髋关节。

【需检查的其他肌肉】臀大肌、闭孔内肌、上孖肌、下孖肌、梨状肌、腘绳肌等。

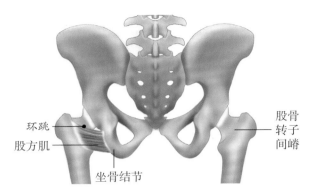

图 10-100 股方肌解剖图

二、病症

坐骨结节外侧痛、髋关节后侧痛、髋关节内旋和外展受限、坐骨神经疼痛麻木并向下肢放射等。

三、治疗

（一）徒手疗法

压揉法

（1）动作一：患者取侧卧位并屈髋 90°；施术者拇指指腹或尺骨鹰嘴由前向后，横向压揉患者坐骨结节外侧的股方肌附着处压痛点（见图 10-101）。由上向下分为 3 个点，每点压揉 5~15 次。

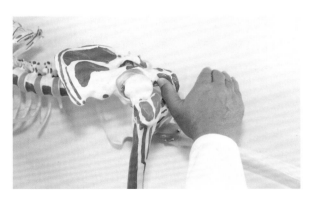

图 10-101 股方肌压揉法，施术者拇指指腹位于患者坐骨结节外侧的股方肌附着处

（2）动作二：患者取俯卧位；施术者拇指指腹由内向外，横向压揉患者转子间嵴的股方肌附着处压痛点（见图10-102）。由上向下分为3个点，每点压揉5～15次。

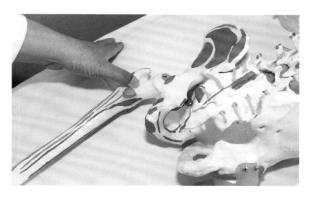

图10-102　股方肌压揉法，施术者拇指指腹位于患者转子间嵴股方肌附着处

（二）抗阻训练

患者取侧卧位，左手撑地，右手抱头，屈髋屈膝，大小腿呈90°，弹力带缠于双膝上方，将左腿向髋外展、髋外旋方向发力，感受左侧股方肌收缩（见图10-103、图10-104）。动作保持2～4s，然后还原至起始位，重复8～12次为1组，练习2～3组。

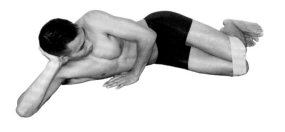

图10-103　股方肌抗阻训练（起始位置）

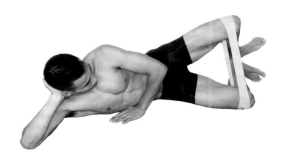

图10-104　股方肌抗阻训练（终止位置）

（三）拉伸训练

患者取仰卧位，左腿屈髋屈膝90°；施术者双手分别固定患者髂骨和膝处，将股骨延长并向屈髋内旋方向发力，使其左侧股方肌有充分牵拉感（见图10-105）。在伸展至最大位置时，停留15～30s，在拉伸结束时，让患者膝部与施术者右手用30%力量做静态对抗5s，之后缓慢还原至起始位。

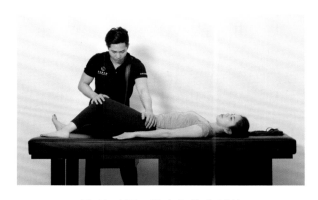

图10-105　股方肌拉伸训练

四、相关经穴

足少阳胆经在下肢的循行与股方肌相关，有环跳等穴，可用于治疗腰痛、胯痛、下肢痿痹、半身不遂。

123

闭孔外肌

一、概况

闭孔外肌与髋内收肌群共同附着于闭孔外侧骨面，与闭孔膜、闭孔内肌、盆底肌和生殖、泌尿器官相邻，闭孔神经从闭孔外肌肌腹穿出，向下走行支配髋内收肌群和皮肤，其损伤可能引起较复杂的相关病症；闭孔外肌外侧与坐骨股骨韧带共同附着于转子窝，损伤可影响髋关节稳定、引起髋关节滑囊炎和积液等。注意：闭孔外肌损伤应与耻骨肌、长收肌、股薄肌和大收肌损伤同时检查和治疗。

【起止点】起于闭孔外前缘，经股骨颈后方向外止于股骨转子窝（见图10-106、图10-107）。

【神经支配】闭孔神经$L_3 \sim L_4$及骶丛分支。

【血供】闭孔动脉。

【功能】外旋和稳定髋关节。

【需检查的其他肌肉】股方肌、闭孔内肌、髋内收肌、盆底肌等。

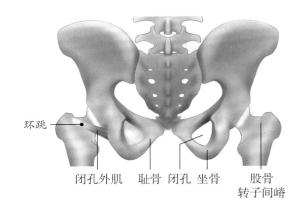

图10-107 闭孔外肌解剖图（背面观）

二、病症

髋前痛、髋后痛、髋关节内旋受限；小便不利、性功能低下、前列腺炎、痛经等。

三、治疗

（一）徒手疗法

压揉法

（1）动作一：患者取仰卧和屈髋位；施术者拇指指腹由后向前，横向压揉患者闭孔外侧骨面的闭孔外肌附着处压痛点（见图10-108）。由上向下分为3~5个点，每点压揉5~15次。

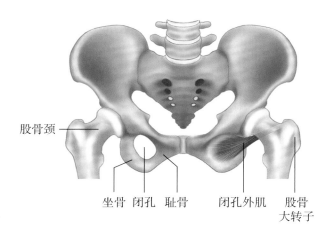

图10-106 闭孔外肌解剖图（前面观）

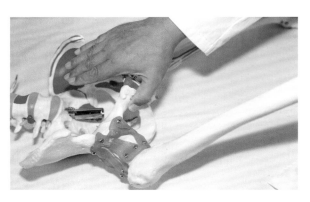

图10-108 闭孔外肌压揉法，施术者拇指指腹位于患者闭孔外侧骨面的闭孔外肌附着处

注意：闭孔外肌位置接近隐私部位，如需操作，应事先说明治疗的必要性，异性施术者进行手法松解，需经患者许可并有第三人在场。

（2）动作二：患者取俯卧位；施术者拇指指腹由上向下，纵向压揉转子窝闭孔外肌附着处压痛点（见图10-109）。由上向下分为3个点，每点压揉5～15次。

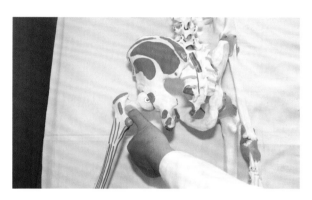

图10-109　闭孔外肌外侧压揉法，施术者拇指指腹位于患者转子窝的闭孔外肌附着处

（二）抗阻训练

患者取侧卧位，左手撑地，右手抱头，屈髋屈膝，大小腿呈90°，弹力带缠于双膝上方，将左腿向髋外展、髋外旋方向发力，感受左侧闭孔外肌收缩（见图10-110、图10-111）。动作保持2～4s，然后还原至起始位，重复8～12次为1组，练习2～3组。

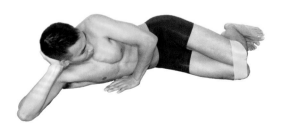

图10-110　闭孔外肌抗阻训练（起始位置）

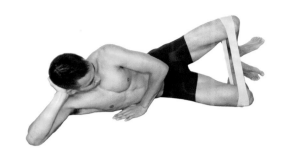

图10-111　闭孔外肌抗阻训练（终止位置）

（三）拉伸训练

患者取仰卧位，左腿屈髋屈膝90°；施术者双手分别固定患者髂骨和膝处，将股骨延长并向屈髋内旋方向发力，使其左侧闭孔外肌有充分牵拉感（见图10-112）。在伸展至最大位置时，停留15～30s，在拉伸结束时，让患者膝部与施术者右手用30%力量做静态对抗5s，之后缓慢还原至起始位。

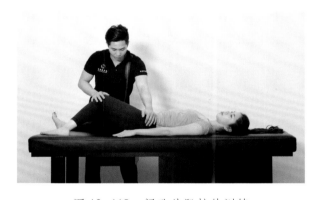

图10-112　闭孔外肌拉伸训练

124

盆底肌

一、概况

盆底肌主要由髂尾肌、耻尾肌和肛门括约

肌等组成，其作用是封闭骨盆底部，维持和稳定盆腔器官位置，用意志控制大小便等。这些肌肉筋膜张力松弛或紧张均可影响泌尿、生殖和肛肠器官功能，如漏尿、漏便、痔疮、性功能低下、性交痛、盆腔器官脱垂，影响肠道蠕动可能引起腹泻和便秘等症。产妇、老年人、运动不足或手术后遗症等可能造成盆底肌张力异常。单纯的提肛练习并不能充分提高肛提肌力量和加强盆底肌功能，需要手法治疗结合腹部、臀部和髋部辅助肌群功能训练，并结合呼吸练习和全身体能训练，才能达到预期效果。也符合中医"整体观念"学术思想。

【起止点】尾骨肌起于坐骨棘，止于尾骨；耻尾肌起于耻骨，止于尾骨；髂尾肌起于髂骨，止于尾骨（见图 10-113、图 10-114）。

【功能】支撑和维持盆腔器官位置，尤其在腹压增加时。

【需检查的其他肌肉】闭孔内肌、闭孔外肌、臀大肌、内收肌群等。

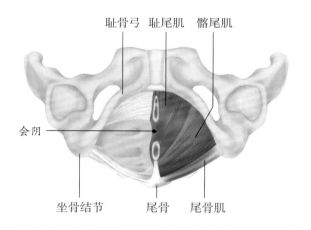

图 10-113　耻尾肌和髂尾肌解剖图（盆底肌底面观）

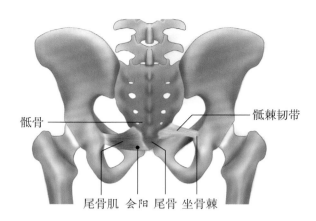

图 10-114　尾骨肌解剖图（盆底肌后面观）

二、病症

压力性二便失禁，如咳嗽、打喷嚏、大笑、运动时漏尿或大便溢出；精神性二便失禁，如恐怖、惊吓、惊慌、愤怒、抑郁等。便秘、腹泻、脱肛；尿道炎、性功能低下、男性前列腺炎、女性阴道炎、子宫脱垂等。

三、治疗

（一）徒手疗法

压揉法

（1）动作一：患者取俯卧位；施术者中指指腹由前向后，垂直压揉患者尾骨末端的肛尾韧带附着处压痛点（见图 10-115）。由前向后分为 1~3 个点，每点压揉 5~15 次。

注意：肛尾韧带位置接近隐私部位，如需操作，应事先说明治疗的必要性，异性施术者进行手法松解，需经患者许可并有第三人在场。

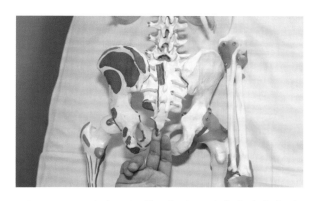

图 10-115　盆底肌尾骨压揉法，施术者中指指腹
位于患者尾骨末端的尾骨肌附着处

（2）动作二：患者取俯卧位；施术者拇指指腹由下向上，纵向压揉患者尾骨肌附着处压痛点（见图 10-116）。由下向上分为 1~3 个点，每点压揉 5~15 次。

注意：尾骨肌位置接近隐私部位，如需操作，应事先说明治疗的必要性，异性施术者进行手法松解，需经患者许可并有第三人在场。

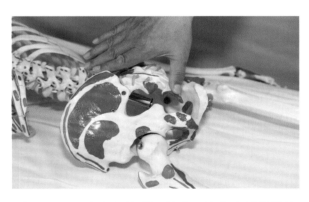

图 10-116　盆底肌尾骨压揉法，施术者拇指指腹
位于患者尾骨背侧的尾骨肌附着处

（3）动作三：患者取俯卧位；施术者拇指指腹由前向后，横向压揉患者尾骨侧面的尾骨肌附着处压痛点（见图 10-117）。由下向上分为 1~3 个点，每点压揉 5~15 次。

注意：尾骨肌位置接近隐私部

作，应事先说明治疗的必要性，异性施术者进行手法松解，需经患者许可并有第三人在场。

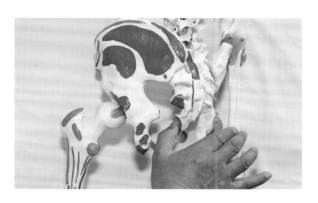

图 10-117　盆底肌尾骨压揉法，施术者拇指指腹
位于患者尾骨外侧的尾骨肌附着处

（4）动作四：患者取俯卧位；施术者拇指指腹由内向外，横向压揉患者坐骨棘的尾骨肌附着处压痛点（见图 10-118）。由上向下分为 1~3 个点，每点压揉 5~15 次。

注意：尾骨肌位置接近隐私部位，如需操作，应事先说明治疗的必要性，异性施术者进行手法松解，需经患者许可并有第三人在场。

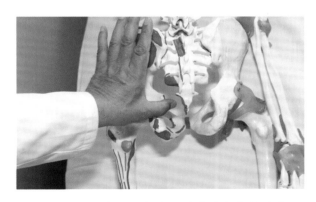

图 10-118　盆底肌压揉法，施术者拇指指腹位于
患者坐骨棘尾骨肌附着处

（5）动作五：患者取俯卧位；施术者拇指指腹由前向后，横向压揉患者坐骨结节内

侧至耻骨联合后侧髂尾肌附着处压痛点（见图10-119）。由上向下分为3个点，每点压揉5~15次。

注意：髂尾肌位置接近隐私部位，如需操作，应事先说明治疗的必要性，异性施术者进行手法松解，需经患者许可并有第三人在场。

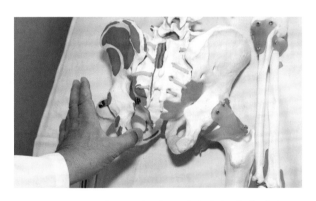

图10-119　盆底肌压揉法，施术者拇指指腹位于患者闭孔内侧髂尾肌附着处

（二）抗阻训练

患者取仰卧位，屈髋屈膝90°，双手放于身体两侧，将气球放于口中，用牙轻轻咬住，鼻吸气到腹部和盆底位置，口呼吹气球同时预先收紧盆底（提肛的感觉），然后配合收腹部将气球吹大，保持3~5次呼吸为1组，感受盆底肌收缩（见图10-120、图10-121）。然后还原至起始位，练习2~3组。

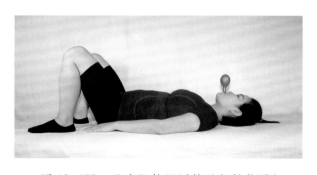

图10-120　盆底肌抗阻训练（起始位置）

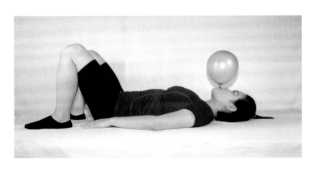

图10-121　盆底肌抗阻训练（终止位置）

四、相关经穴

任脉在髋部的循行与盆底肌相关，有会阴等穴，可用于治疗痔疾、阴痛、阴痒、月经不调。足太阳膀胱经的循行与尾骨肌相关，有会阳等穴，可用于治疗痔疾、痢疾、阳痿、带下。

125

股四头肌

一、概况

股四头肌是大腿前侧强有力的4块肌肉，主要功能是伸展膝关节，其中股直肌辅助屈髋。它们在行走、奔跑、跳跃、上楼和登山等活动中载荷最大，最容易损伤，是大腿前侧和膝关节前侧疼痛的重要原因。长期坐办公室和缺少运动者股四头肌比较薄弱，急慢性损伤发病率较高。股四头肌筋膜紧张挛缩主要表现为深蹲受限，但深蹲动作主要是髋、膝、踝3个关节的屈曲和折叠，是臀大肌、股四头肌、小腿三头肌最大限度的伸展。如患者深蹲障碍，膝关节结构影像检查未见异常，需对患者腰、髋、膝、踝周围肌肉筋膜全面检查。股神经自腰大肌和髂肌下行至大腿前侧支配股四头肌，髂腰肌损伤引起的腰痛和膝痛，为"腰膝综合征"病因之一，应整体检查和治疗。

【起止点】股直肌2个起点，分别是髂前下棘和髋臼上缘；股中间肌起于转子间线中间和股骨干前上3/4；股内侧肌起于转子间线内侧和股骨粗线内侧；股外侧肌起于转子间线外侧和股骨粗线外侧；股四头肌总腱包裹髌骨，延续为髌韧带附着于胫骨粗隆（见图10-122～图10-124）。

【神经支配】股神经L_2～L_4。

【血供】旋股外侧动脉、股深动脉和腘动脉。

【功能】伸展、稳定膝关节；股直肌协助屈髋。

【需检查的其他肌肉】缝匠肌、腘绳肌、髋内收肌群、阔筋膜张肌和髂胫束、内侧副韧带、外侧副韧带、胫骨前肌、趾长伸肌、腓骨长肌、鹅足腱等。

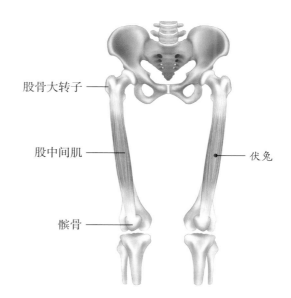

图10-123　股中间肌解剖图

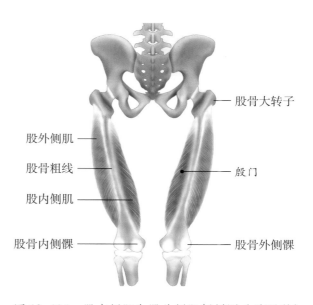

图10-124　股内侧肌和股外侧肌解剖图（后面观）

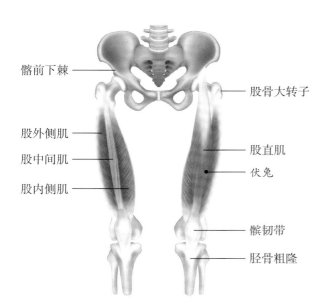

图10-122　股直肌、股内侧肌和股外侧肌解剖图

二、病症

腹股沟痛、骨盆前倾、髋关节过伸受限、大腿前侧痛、深蹲受限；膝关节周围痛、髌上滑囊炎、髌下脂肪垫炎、髌骨移位、膝关节骨质增生、膝关节间隙变窄等。

三、治疗

（一）徒手疗法

1. 压揉法

（1）**动作一**：患者取仰卧位；施术者拇指指腹由外向内，横向压揉患者髂前下棘的股直肌附着处压痛点（见图10-125）。由上向下分为3个点，每点压揉5~15次。

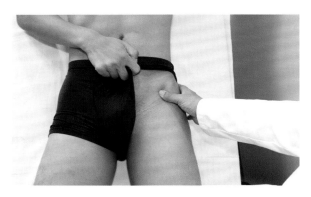

图10-125　股直肌压揉法，施术者拇指指腹位于患者髂前下棘的股直肌附着处

（2）**动作二**：患者取仰卧位；施术者拇指指腹由外向内，横向压揉患者髋臼上缘股直肌附着处压痛点（见图10-126）。由内向外分为3~5个点，每点压揉5~15次。

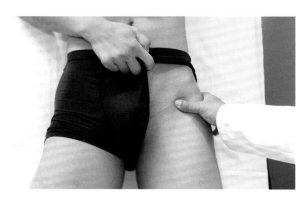

图10-126　股直肌压揉法，施术者拇指指腹位于患者髋臼上缘前侧的股直肌附着处

（3）**动作三**：患者取仰卧位；施术者拇指指腹由上向下，垂直压揉患者髌骨底的股四头肌肌腱附着处压痛点（见图10-127）。由内向外分为3个点，每点压揉5~15次。

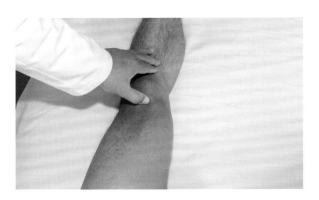

图10-127　股四头肌压揉法，施术者拇指指腹位于患者髌骨上的股直肌（股四头肌肌腱）附着处

（4）**动作四**：患者取仰卧位；施术者拇指指腹由下向上，纵向压揉患者转子间线至股骨干前上3/4的股中间肌附着处压痛点（见图10-128）。由上向下分为7~9个点，每点压揉5~15次。

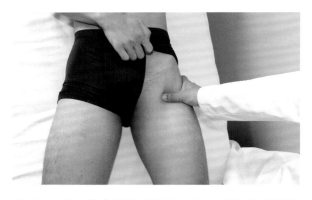

图10-128　股中间肌压揉法，施术者拇指指腹位于患者转子间线的股直肌附着处

（5）**动作五**：患者取仰卧位；施术者拇指指腹由下向上，纵向压揉患者转子间线外

侧的股外侧肌附着处压痛点（见图10-129），
由上向下分为3个点，每点压揉5~15次。

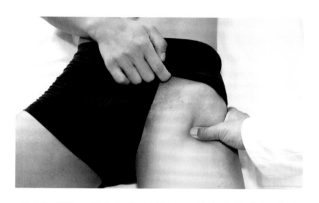

图10-129　股外侧肌压揉法，施术者拇指指腹位
于患者转子间线外侧的股外侧肌附着处

（6）动作六：患者取仰卧位；施术者拇
指指腹由下向上，纵向压揉患者股骨粗线外侧
的股外侧肌附着处压痛点（见图10-130）；股
骨体外侧和后侧，可分别分为3条线，每条线
由上向下分为5~7个点，每点压揉5~15次。

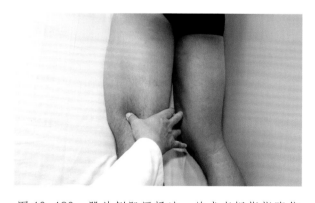

图10-130　股外侧肌压揉法，施术者拇指指腹位
于患者股骨粗线外侧的股外侧肌附着处

（7）动作七：患者取仰卧位；施术者拇
指指腹由下向上，纵向压揉患者转子间线内
侧的股内侧肌附着处压痛点（见图10-131）。
由上向下分为3个点，每点压揉5~15次。

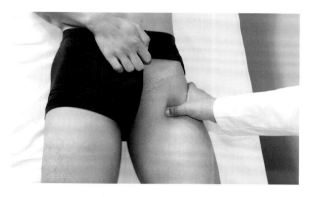

图10-131　股内侧肌压揉法，施术者拇指指腹位
于患者转子间线内侧的股内侧肌附着处

（8）动作八：患者取仰卧位；施术者拇
指指腹由下向上，纵向压揉患者股骨粗线内侧
的股内侧肌附着处压痛点（见图10-132）。股
骨体内侧和后侧，可分别分为3条线，每条线
由上向下分为5~7个点，每点压揉5~15次。

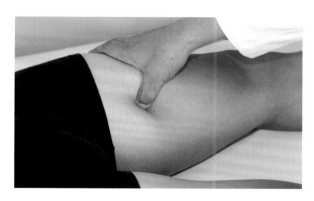

图10-132　股内侧肌压揉法，施术者拇指指腹位
于患者股骨粗线内侧的股内侧肌附着处

（9）动作九：患者取仰卧位；施术者右
手示指和拇指作为反作用力点固定患者髌骨，
左手示指关节侧面向心方向，分别垂直压揉
患者髌骨外侧缘周围的髌腱附着处的压痛点
（见图10-133）。可按照钟表时针定位，将髌
骨外侧分为12个点，中间为1个点，每点向
心方向压揉5~15次。

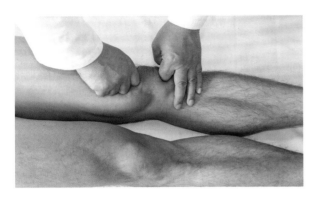

图10-133 股四头肌压揉法，施术者右手固定患者髌骨上方，左手示指指间关节桡侧面位于患者髌骨下方髌腱附着处

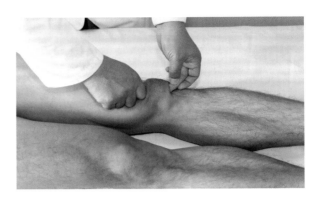

图10-135 髌骨下方的髌下脂肪垫压揉法，施术者中指指腹尺侧位于患者髌骨下缘髌下脂肪垫附着处

（10）**动作十：**患者取仰卧位；施术者拇指指腹由上向下，纵向压揉患者胫骨粗隆的髌韧带附着处压痛点（见图10-134）。可按照钟表时针定位，将患者胫骨粗隆分为12个点，中间为1个点，每点向心方向压揉5~15次。

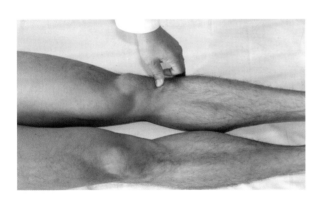

图10-134 股四头肌髌韧带压揉法，施术者拇指指腹位于患者胫骨粗隆的髌韧带附着处

（11）**动作十一：**患者取仰卧位；施术者右手拇指与示指固定患者髌骨上方，用左手中指指腹尺侧由内向外，压揉患者髌骨下方髌下脂肪垫附着处压痛点（见图10-135）。髌骨下半周可按时针定位，即3点至9点位置，共分为7个点，每点压揉5~15次。

2. **推法** 患者取仰卧位；施术者拇指指腹由下向上，纵推患者自髌骨底至转子间线股四头肌筋膜压痛点（见图10-136）。以股骨体为标志，分为前侧面、内侧面、外侧面和后侧面共4个面，每个面分为3条线，每条线推5~10次。

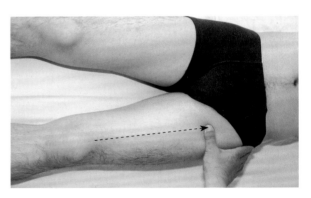

图10-136 股四头肌推法，施术者拇指指腹位于患者转子间线中点股四头肌筋膜

（二）抗阻训练

患者取站立位，双脚打开与肩同宽，脚尖微微外八，双手抱臂于胸前，挺胸收腹，屈髋屈膝向下深蹲至大小腿90°，动作保持

2～4s，伸髋伸膝起，感受双侧股四头肌收缩（见图10-137、图10-138）。重复8～12次为1组，练习2～3组。

注意：膝关节与脚尖方向保持一致。

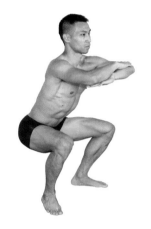

图10-137　股四头肌抗阻训练（起始位置）

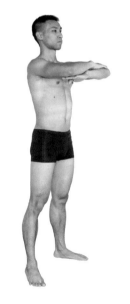

图10-138　股四头肌抗阻训练（终止位置）

（三）拉伸训练

患者取俯卧位，左腿伸髋屈膝；施术者用左膝内侧固定患者左侧髂骨下缘，左手固定脚踝，右手固定膝部，利用身体重心向伸

髋屈膝方向发力，使其左侧股四头肌有充分牵拉感（见图10-139）。在伸展至最大位置时，停留15～30s，在拉伸结束时，让患者伸膝与施术者左手用30%力量做静态对抗5s，之后缓慢还原至起始位。

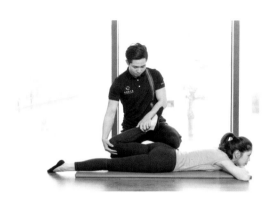

图10-139　股四头肌拉伸训练

四、相关经穴

足阳明胃经在下肢的循行与股直肌、股中间肌、股四头肌相关，有伏兔、髀关等穴位，可用于治疗下肢痿痹、屈伸不利、膝冷、脚气。

126
腘绳肌（半腱肌、半膜肌、股二头肌）

一、概况

腘绳肌是由大腿后侧半腱肌、半膜肌、股二头肌组成的肌群，与大腿前侧强有力的股四头肌功能相反，共同维持骨盆和膝关节的稳定，它们损伤后可相互影响，应同时检查和治疗。

半腱肌、半膜肌和股二头肌长头共同附着于坐骨结节，构成腘绳肌总腱。它们的紧张和挛缩可能导致骨盆后倾，患者主诉腰部僵硬和疼痛，影像检查可见腰椎生理曲度变直或反弓、腰椎椎体间隙前窄后宽。上述骨盆和腰椎长期失稳状态，可能成为腰椎间盘退变和腰椎间盘突出症致病因素。股二头肌短头损伤可引起大腿后外侧深层痛，应在股骨粗线外侧寻找压痛点并进行手法治疗。

半腱肌、股薄肌和缝匠肌在胫骨内侧髁下方构成鹅足腱，3块肌肉筋膜损伤均与鹅足滑囊炎相关，要对它们分别检查、治疗和康复训练。

【起止点】半腱肌、半膜肌、股二头肌共同起于坐骨结节，半腱肌止于胫骨粗隆内侧；半膜肌止于胫骨内侧髁后表面；股二头肌短头起于股骨粗线外侧唇，与股二头肌长头共同止于腓骨头外侧面（见图 10-140～图 10-142）。

【神经支配】坐骨神经。

【血供】股深动脉、股下动脉、臀下动脉。

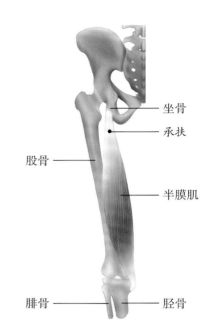

图 10-141　半膜肌解剖图

（图10-141标注：坐骨、承扶、股骨、半膜肌、腓骨、胫骨）

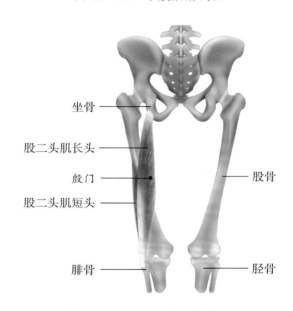

图 10-142　股二头肌解剖图

（图10-142标注：坐骨、股二头肌长头、腘门、股二头肌短头、股骨、腓骨、胫骨）

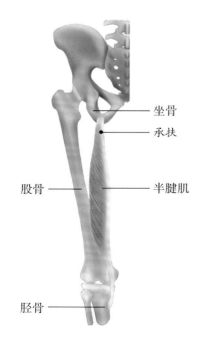

图 10-140　半腱肌解剖图

（图10-140标注：坐骨、承扶、股骨、半腱肌、胫骨）

【功能】半腱肌和半膜肌可伸髋、屈膝和内旋膝关节；股二头肌长头可以伸髋、屈膝和外旋膝关节，短头则屈膝和外旋膝关节。腘绳肌也参与维持骨盆和膝关节稳定等。

【需检查的其他肌肉】股四头肌、缝匠肌、大腿内收肌、股方肌。

二、病症

坐骨结节周围肿痛（腘绳肌腱炎）；大腿后侧紧张僵硬和疼痛，伸膝屈髋受限；腘窝疼痛和囊肿；胫骨粗隆内侧周围肿痛（鹅足滑囊炎）、骨头上方痛；腰部紧张僵硬疼痛等。

三、治疗

（一）徒手疗法

1. 半腱肌压揉法

（1）动作一：患者取俯卧位；施术者拇指指腹由内向外，横向压揉患者坐骨结节的半腱肌附着处压痛点（见图10-143）。由上向下分为3~5个点，每点压揉5~15次。

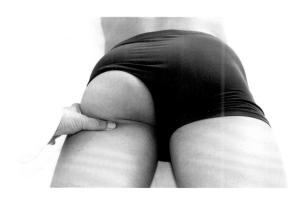

图10-144　半腱肌压揉法，施术者拇指指腹位于患者腘绳肌肌腱

（3）动作三：患者取俯卧、膝关节屈曲位，使半腱肌轻微暴露；施术者拇指指腹压揉患者胫骨内侧髁的半腱肌肌腱附着处压痛点（见图10-145）。自腘窝水平线向下可分为3~5个点，每点压揉5~15次。

注意：鹅足滑囊炎要同时检查和治疗股薄肌与缝匠肌。

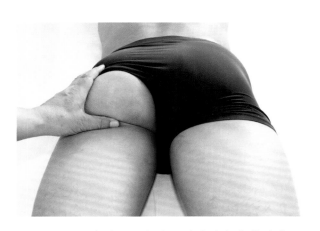

图10-143　半腱肌压揉法，施术者拇指指腹位于患者坐骨结节的半腱肌附着处

（2）动作二：患者取俯卧位；施术者拇指指腹由内向外，横向压揉患者腘绳肌肌腱压痛点（见图10-144），由上向下可分为3~5个点，每点压揉5~15次。

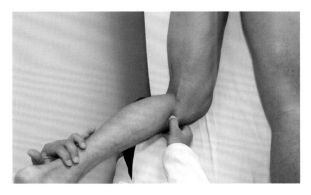

图10-145　半腱肌压揉法，施术者拇指指腹位于患者胫骨内侧髁的鹅足总腱附着处

2. 半膜肌压揉法

（1）动作一：患者取俯卧位；施术者拇指指腹由内向外，横向压揉患者坐骨结节半膜肌附着处压痛点（见图10-146）。由上向下分为3~5个点，每点压揉5~15次。

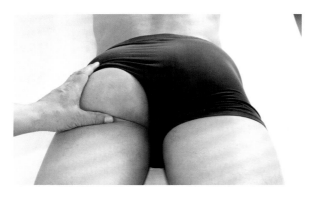

图 10-146　半膜肌压揉法，施术者拇指指腹位于患者坐骨结节半膜肌附着处

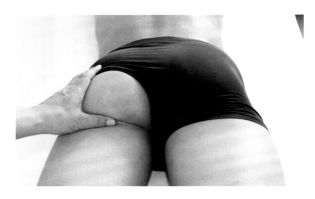

图 10-148　股二头肌长头压揉法，施术者拇指指腹位于患者坐骨结节的股二头肌长头附着处

（2）动作二：患者取俯卧、膝关节屈曲位；施术者拇指指腹横向压揉患者胫骨内侧髁后方的半膜肌附着处压痛点（见图 10-147）。自腘窝后水平横线向下可分为 3 个点，每点压揉 5～15 次。

（2）动作二：施术者拇指指腹由内向外。横向压揉患者股骨粗线外侧股二头肌短头附着处压痛点（见图 10-149）。由上向下可分为 5～7 个点，每点压揉 5～15 次。注意：体格强壮患者，施术者可用尺骨鹰嘴压揉。

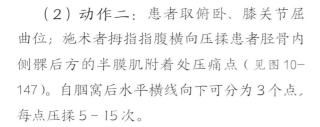

图 10-147　半膜肌压揉法，施术者拇指指腹位于患者胫骨内侧髁后侧半膜肌附着处

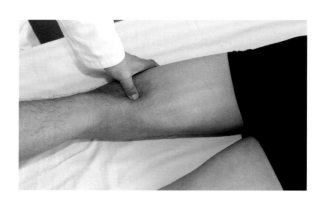

图 10-149　股二头肌短头压揉法，施术者拇指指腹位于患者股骨粗线外侧的股二头肌短头附着处

3. 股二头肌压揉法

（1）动作一：患者取俯卧位；施术者拇指指腹由内向外，分别横向压揉患者股二头肌长头坐骨结节的股二头肌附着处和肌腱（见图 10-148）。由上向下分为 3～5 个点，每点压揉 5～15 次。

（3）动作三：患者取俯卧位；施术者拇指指腹由上向下，纵向压揉患者腓骨头外侧的股二头肌附着处压痛点（见图 10-150）。由后向前分为 3 个点，每点压揉 5～15 次。腓骨头周围肿痛可按照钟表定位 12 个点，中心为 1 个点，向心方向压揉。

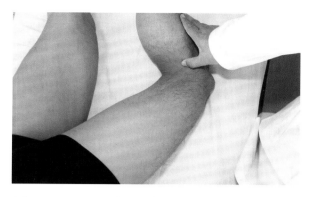

图 10-150 股二头肌压揉法，施术者拇指指腹位于患者腓骨头外侧股二头肌肌腱附着处

4. **推法** 患者取俯卧位，施术者拇指指腹由下向上，分别自患者腘窝和腓骨头由下向上推至坐骨结节腘绳肌筋膜压痛点（见图10-151）。可将其分为3~5条线，每条线推5~10次。

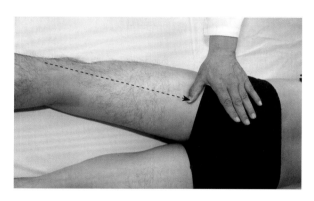

图 10-151 股二头肌推法，施术者拇指指腹位于患者坐骨结节下方的股二头肌长头筋膜

（二）抗阻训练

患者取俯卧位，前额压住手臂，核心稳定，弹力带缠绕在左脚腕处，向屈膝方向发力，感受左侧腘绳肌收缩（见图10-152、图10-153）。动作保持2~4s，然后还原至起始位，重复8~12次为1组，练习2~3组。

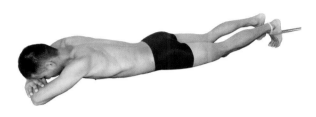

图 10-152 腘绳肌抗阻训练（起始位置）

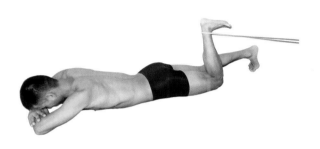

图 10-153 腘绳肌抗阻训练（终止位置）

（三）拉伸训练

（1）**动作一**：半腱肌、半膜肌拉伸。

患者取仰卧位；施术者双手分别固定患者左侧膝关节和足跟，将股骨延长并向伸膝、屈髋、外旋、外展方向发力，使其左侧半腱肌、半膜肌有充分牵拉感（见图10-154）。在伸展至最大位置时，停留15~30s，在拉伸结束时，让患者足跟部与施术者右手用

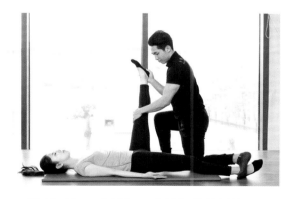

图 10-154 半腱肌、半膜肌拉伸训练

30%力量做静态对抗5s，之后缓慢还原至起始位。

（2）动作二：股二头肌拉伸。

患者取仰卧位；施术者双手分别固定患者左侧膝关节和足跟，将股骨延长并向伸膝、屈髋、内旋、内收方向发力，使其左侧股二头肌有充分牵拉感（见图10-155）。在伸展至最大位置时，停留15~30s，在拉伸结束时，让患者足跟部与施术者左手用30%力量做静态对抗5s，之后缓慢还原至起始位。

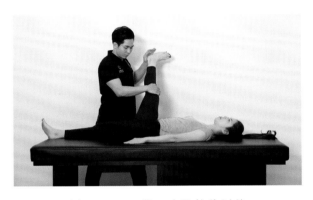

图10-155　股二头肌拉伸训练

四、相关经穴

足太阳膀胱经在下肢的循行与腘绳肌相关，有承扶、殷门、浮郄等穴，可用于治疗腰骶臀股痛、痔疾、下肢痿痹、股腘疼痛麻木。

第十一章
小腿和足部

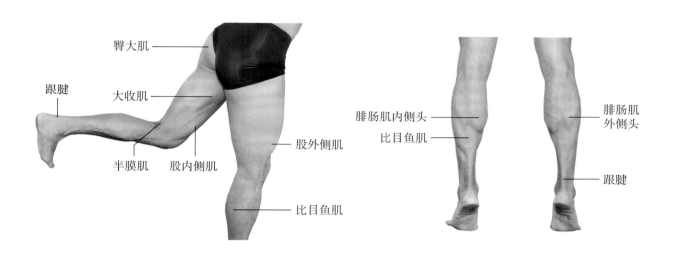

臀大肌

跟腱

大收肌

半膜肌　股内侧肌

股外侧肌

比目鱼肌

腓肠肌内侧头

比目鱼肌

腓肠肌外侧头

跟腱

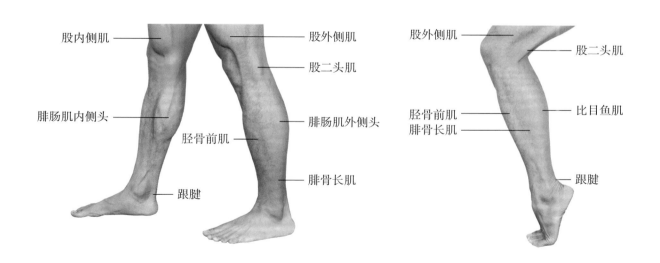

股内侧肌

股外侧肌

股二头肌

腓肠肌内侧头

胫骨前肌

腓肠肌外侧头

跟腱

腓骨长肌

股外侧肌

股二头肌

胫骨前肌

腓骨长肌

比目鱼肌

跟腱

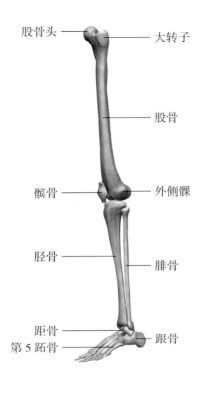

股骨头 —　　　— 大转子

股骨

髌骨 —　　　— 外侧髁

胫骨 —　　　— 腓骨

距骨 —　　　— 跟骨
第 5 跖骨 —

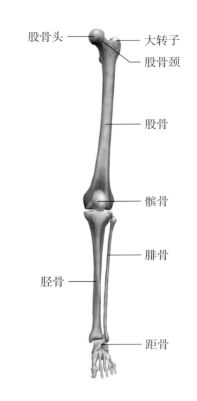

股骨头 —　　　— 大转子
　　　　　　　　— 股骨颈

股骨

髌骨

腓骨

胫骨 —

距骨

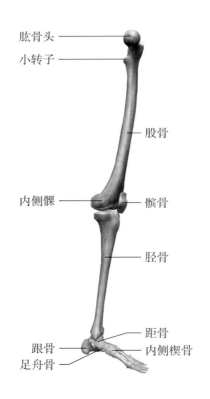

肱骨头 —
小转子 —

股骨

内侧髁 —　　　— 髌骨

胫骨

距骨
跟骨 —　　　— 内侧楔骨
足舟骨 —

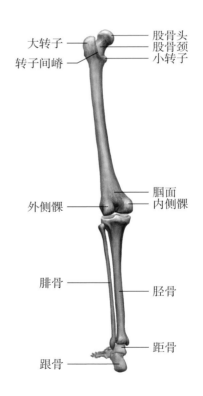

大转子 —　　　— 股骨头
　　　　　　　　— 股骨颈
转子间嵴 —　　　— 小转子

外侧髁 —　　　— 腘面
　　　　　　　　— 内侧髁

腓骨 —　　　— 胫骨

　　　　　　　— 距骨
跟骨 —

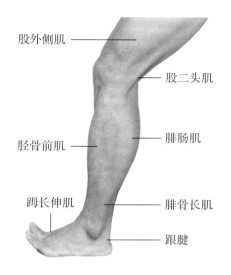

股外侧肌

股二头肌

胫骨前肌

腓肠肌

蹈长伸肌

腓骨长肌

跟腱

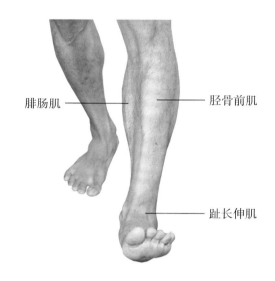

腓肠肌

胫骨前肌

趾长伸肌

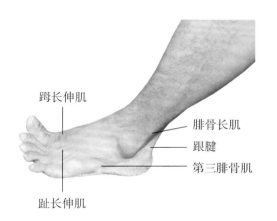

蹈长伸肌

腓骨长肌

跟腱

第三腓骨肌

趾长伸肌

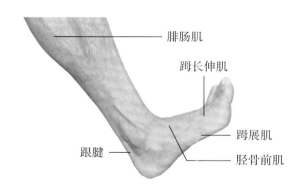

腓肠肌

蹈长伸肌

蹈展肌

跟腱

胫骨前肌

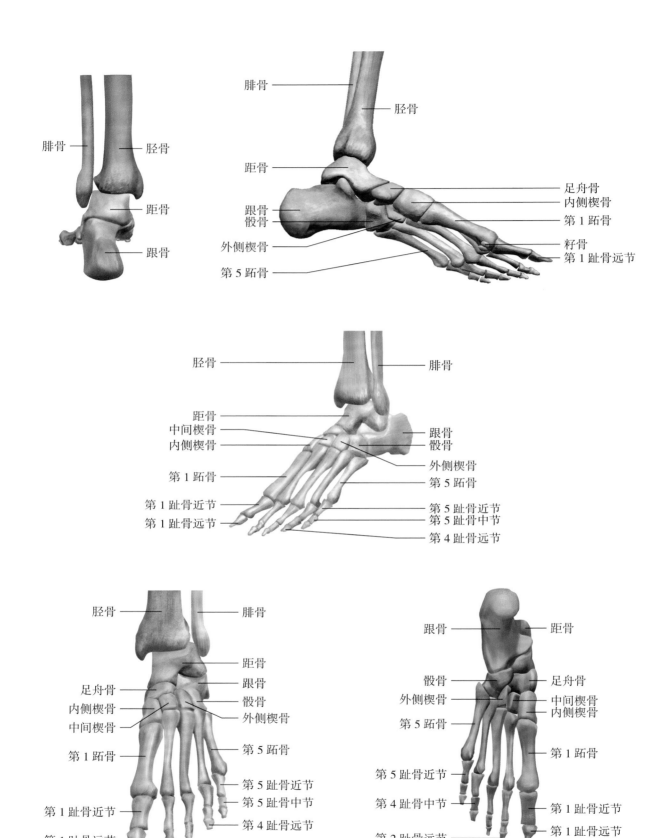

图总 9　小腿和足部骨骼与表浅肌肉

127

跖肌

一、概况

跖肌形状狭窄细长，少数人体不可见。其上方与腓肠肌外侧头共同附着于股骨髁上嵴，它们损伤均与腘窝外上方疼痛相关，应同时检查治疗；跖肌下方与跟腱融合或附着于跟骨后结节，其损伤与跟腱炎和跟后滑囊炎相关。跖肌跨越膝和踝关节，抗阻与拉伸训练时应取伸膝位。注意：跖肌推法参考腓肠肌。

【起止点】起于股骨外侧髁上嵴，止于跟骨结节或跟腱（见图11-1）。

【神经支配】胫神经 $L_4 \sim S_1$。

【血供】腘动脉。

【功能】屈膝，协助跖屈。

【需检查的其他肌肉】腓肠肌外侧头、跟腱、跟骨后内侧。

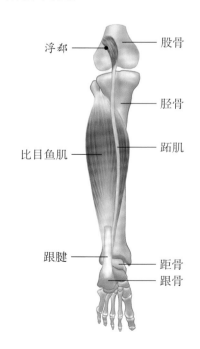

浮郄 —— 股骨

胫骨

比目鱼肌 —— 跖肌

跟腱

距骨

跟骨

图 11-1　跖肌解剖图

二、病症

腘窝外上方痛、足跟后侧痛、跟腱炎、足背屈受限。

三、治疗

（一）徒手疗法

压揉法

（1）**动作一**：患者取俯卧、屈膝位，使腘窝后侧筋膜充分放松；施术者拇指指腹由腓侧向胫侧，横向压揉患者股骨外侧髁上嵴的跖肌附着处压痛点（见图11-2）。由外向内分为1~3个点，每点压揉5~15次。

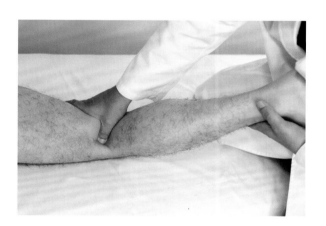

图 11-2　跖肌压揉法，施术者拇指指腹位于患者股骨外侧髁上嵴的跖肌附着处

（2）**动作二**：施术者拇指指腹由腓侧向胫侧，横向压揉患者跟骨结节和跟腱的跖肌附着处压痛点（见图11-3）。由上向下分为3个点，每点压揉5~15次。

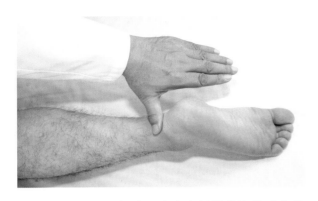

图 11-3　跖肌压揉法，施术者拇指指腹位于患者跟骨结节的跖肌附着处

（二）抗阻训练

患者取站立位，前脚掌踩地，提踵向上发力，感受双侧跖肌收缩（见图 11-4、图 11-5）。动作保持 2 ~ 4s，然后还原至起始位，重复 8 ~ 12 次为 1 组，练习 2 ~ 3 组。

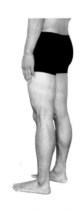

图 11-4　跖肌抗阻训练（起始位置）

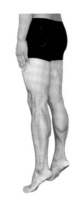

图 11-5　跖肌抗阻训练（终止位置）

（三）拉伸训练

患者取俯卧位，单侧足背屈踩在施术者的膝上部与大腿处；施术者双手分别握住患者足趾与脚后跟，并用身体重心拉足趾向趾伸方向发力，使其左侧跖肌有充分牵拉感（见图 11-6）。在伸展至最大位置时，停留 15 ~ 30s，在拉伸结束时，让患者前脚掌与施术者用 30% 力量做静态对抗 5s，之后缓慢还原至起始位。

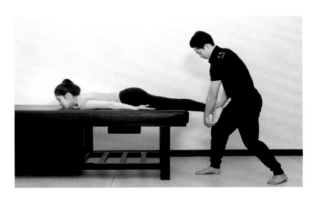

图 11-6　跖肌拉伸训练

四、相关经穴

足太阳膀胱经在下肢的循行与跖肌相关，有浮郄等穴，可用于治疗股腘疼痛、便秘。

128
腘肌

一、概况

腘肌是位于腘窝底部较小的三角形肌肉，质地平而薄。其主要作用：一是内旋屈曲小腿解锁膝关节；二是最大幅度屈膝时将外侧半月板向后牵拉，使半月板与膝关节平台相适应和免受挤压。

腘肌内侧附着于比目鱼肌线和半腱肌内侧，它们损伤可互相影响，引起膝关节近端后侧区域疼痛；腘肌与外侧副韧带共同附着于股骨外侧髁，两者损伤可相互影响，均为膝关节外侧痛病因之一。

【起止点】起于股骨外侧髁外侧面上缘，止于胫骨干近端后表面（见图11-7）。

【神经支配】胫神经$L_4 \sim S_1$。

【血供】腘动脉。

【功能】上固定时屈膝内旋胫骨（解锁），下固定时屈膝外旋股骨（闭锁）。

【需检查的其他肌肉】半腱肌、半膜肌、股二头肌、腓肠肌、膝关节外侧副韧带等。

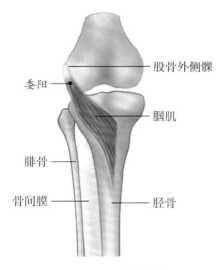

图11-7 腘肌解剖图

股骨外侧髁
委阳
腘肌
腓骨
骨间膜
胫骨

二、病症

股骨外侧髁痛、膝关节后侧痛，腘窝囊肿；伸膝、小腿外旋、深蹲受限。

三、治疗

（一）徒手疗法

压揉法

（1）动作一：患者取俯卧位；施术者拇指指腹由前向后，横向压揉患者股骨外侧髁的腘肌附着处压痛点（见图11-8）。由上向下分为1~3个点，每点压揉5~15次。如患者股骨外侧髁广泛性疼痛，可按钟表时针定位分为12个点，中心为1个点，向心方向压揉。

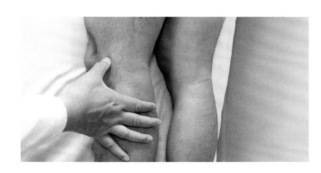

图11-8 腘肌压揉法，施术者拇指指腹位于患者股骨外侧髁外表面的腘肌附着处

（2）动作二：患者取俯卧屈膝位；施术者拇指指腹由腓侧向胫侧，横向压揉患者胫骨内侧髁后下方的腘肌附着处压痛点（见图11-9）。由上向下分为3~5个点，每点压揉5~15次。

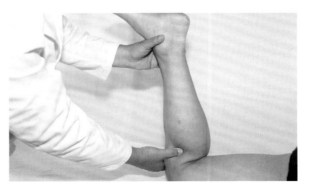

图11-9 腘肌压揉法，施术者拇指指腹位于患者胫骨内侧髁后下方的腘肌附着处

（二）抗阻训练

患者取俯卧位，前额压住手臂，核心稳定，弹力带缠绕在左脚腕处，向屈膝方向发力，感受左侧腘肌收缩（见图11-10、图11-11）。动作保持2~4s，然后还原至起始位，重复8~12次为1组，练习2~3组。

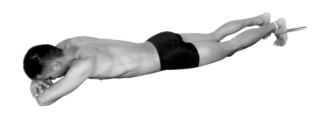

图11-10　腘肌抗阻训练（起始位置）

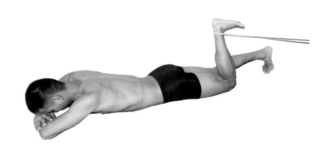

图11-11　腘肌抗阻训练（终止位置）

（三）拉伸训练

患者取仰卧位，左腿外展；施术者双手分别稳定患者足跟与膝关节，并用身体重心推足跟向伸膝方向发力，使其左侧腘肌有充分牵拉感（见图11-12）。在伸展至最大位置时，停留15~30s，在拉伸结束时，让患者足跟与施术者右手用30%力量做静态对抗5s，之后缓慢还原至起始位。

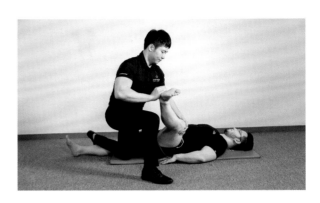

图11-12　腘肌拉伸训练

四、相关经穴

足太阳膀胱经在下肢的循行与腘肌相关，有委阳等穴，可用于治疗腰背痛、腿足痛、小便不利。

129

小腿三头肌（腓肠肌、比目鱼肌）

一、概况

小腿三头肌由腓肠肌内侧头、外侧头和比目鱼肌3块肌肉组成，主要功能是踝关节跖屈和辅助膝关节屈曲。它们在走路、奔跑、攀登和跳跃中载荷最大而容易损伤。腓肠肌跨越膝和踝2个关节，损伤发病率高于深面的比目鱼肌。它们的精准训练应分别进行，如腓肠肌在伸膝位训练，比目鱼肌在屈膝位训练。

小腿三头肌损伤可引起腘窝至小腿后侧和足跟后侧范围疼痛，迁延不愈可导致筋膜紧张挛缩，引起足背屈受限和膝关节深蹲受限，表现为深蹲时下意识提踵以取得身体平衡。患者常主诉"小腿肚胀疼""小腿肚抽筋"等。在游泳时小腿三头肌痉挛可能引起不良后果，应及时诊断和治疗。小腿三头肌筋膜急慢性疼痛应与腰椎间盘突出症、梨状肌综合征、小腿血管栓塞、小腿骨肿瘤、骨结核等病症鉴别诊断。

【起止点】腓肠肌两个头分别起于股骨内、外侧髁上嵴；比目鱼肌起于腓骨头、腓骨后侧上 1/3 和胫骨比目鱼肌线，两肌肉通过跟腱共同止于跟骨结节（见图 11-13 ~ 图 11-15）。

【神经支配】胫神经 $L_4 \sim S_1$。

【血供】腓肠动脉、胫后动脉。

【功能】腓肠肌使膝关节屈和足跖屈，防止站立时身体向前倾倒；比目鱼肌使足跖屈。

【需检查的其他肌肉】半腱肌、半膜肌、股二头肌、跖肌、腘肌、胫骨后肌、趾长屈肌、姆长屈肌。

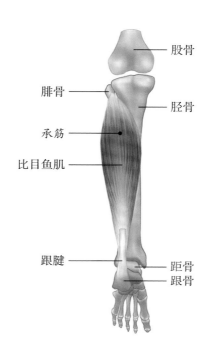

图 11-14　比目鱼肌解剖图

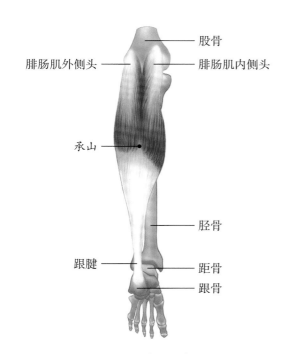

图 11-13　腓肠肌解剖图

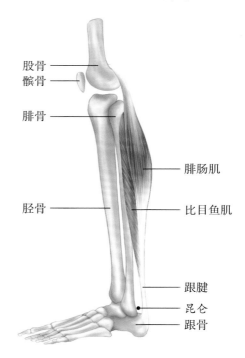

图 11-15　腓肠肌和比目鱼肌解剖图（外侧观）

二、病症

腘窝痛、小腿后侧痛、跟腱炎、跟后结节滑囊炎、足底痛、足背屈受限、深蹲受限、重症患者小步距行走等。

三、治疗

（一）徒手疗法

1. 腓肠肌压揉法

（1）动作一：患者取俯卧屈膝位，使腘窝表面皮肤与筋膜充分放松；施术者拇指指腹由腓侧向胫侧，横向压揉患者股骨髁上嵴的腓肠肌外侧头附着处压痛点（见图11-16）。由上向下可分为3~5个点，每点压揉5~15次。

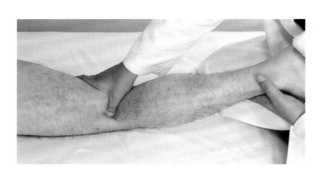

图11-16　腓肠肌压揉法，施术者拇指指腹位于患者股骨髁上嵴的腓肠肌外侧头附着处

（2）动作二：患者取俯卧屈膝位，使腘窝表面皮肤筋膜充分放松；施术者拇指指腹由胫侧向腓侧，横向压揉患者股骨髁上嵴的腓肠肌内侧头附着处压痛点（见图11-17）。由上向下可分为3~5个点，每点压揉5~15次。

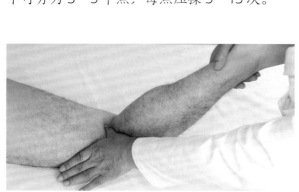

图11-17　腓肠肌压揉法，施术者拇指指腹位于患者股骨髁上嵴的腓肠肌内侧头附着处

（3）动作三：患者取俯卧跖屈位，使跟腱充分放松；施术者拇指指腹由腓侧向胫侧，横向压揉患者跟骨后结节腓肠肌跟腱附着处压痛点（见图11-18）。跟骨后结节由上向下分为3条纵线，每条线分3个点，每点压揉5~15次。

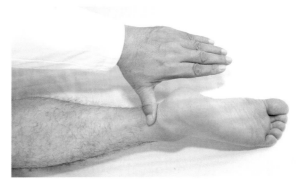

图11-18　腓肠肌下方跟腱压揉法，施术者拇指指腹位于患者跟骨后结节的跟腱附着处

2. 比目鱼肌压揉法

（1）动作一：患者取俯卧或侧卧屈膝位；施术者拇指指腹由胫侧向腓侧，横向压揉患者腓骨干后侧上1/3的比目鱼肌附着处压痛点（见图11-19）。由腓骨头后侧至腓骨干上1/3可分为5~7个点，每点压揉5~15次。

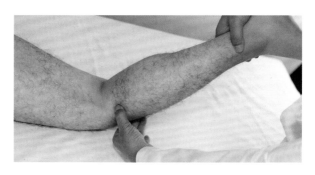

图11-19　比目鱼肌压揉法，施术者拇指指腹位于患者腓骨干后侧上1/3的比目鱼肌附着处

（2）动作二：患者取侧卧屈膝位，使腓肠肌内侧头筋膜充分放松；施术者拇指指腹由腓侧向胫侧，横向压揉患者胫骨后侧的比目鱼肌附着处压痛点（见图11-20）。由上向下分为5~7个点，每点压揉5~15次。

3. 推法　患者取俯卧跖屈位，使小腿三头肌和跟腱充分放松；施术者单拇指或双拇指重叠由下向上，纵推患者足跟后结节至腘窝腓肠肌筋膜压痛点（见图11-22）。根据患者体格，可将其分为5~7条线，每条线推5~10次。

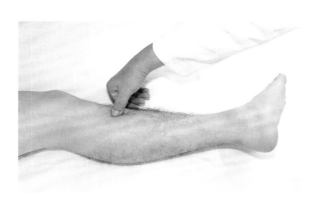

图11-20　比目鱼肌压揉法，施术者拇指指腹位于患者胫骨后侧的比目鱼肌附着处

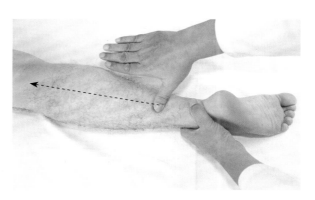

图11-22　腓肠肌推法，施术者拇指位于患者小腿三头肌筋膜

（3）动作三：施术者拇指指腹由腓侧向胫侧，横向压揉患者跟骨后结节跟腱附着处压痛点（见图11-21）。跟骨后结节由上向下分为3条纵线，每条线分3个点，每点压揉5~15次。

（二）抗阻训练

患者取站立位，前脚掌踩地，提踵向上发力，感受双侧腓肠肌收缩（见图11-23、图11-24）。动作保持2~4s，然后还原至起始位，重复8~12次为1组，练习2~3组。

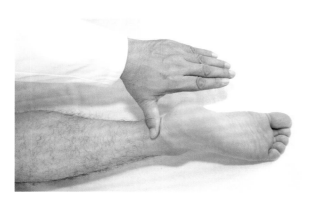

图11-21　比目鱼肌压揉法，施术者拇指指腹位于患者跟骨后结节的跟腱附着处

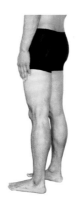

图11-23　腓肠肌抗阻训练（起始位置）

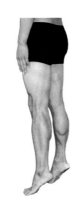

图 11-24　腓肠肌抗阻训练（终止位置）

患者取蹲姿位，双手稳定身体，前脚掌踩地，提踵向上发力，感受双侧比目鱼肌收缩（见图 11-25、图 11-26）。动作保持 2~4s，然后还原至起始位，重复 8~12 次为 1 组，练习 2~3 组。

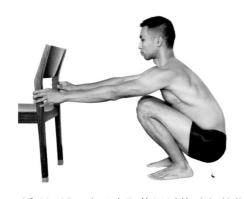

图 11-25　比目鱼肌抗阻训练（起始位置）

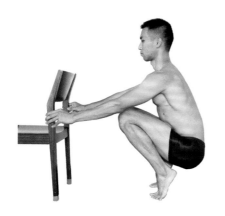

图 11-26　比目鱼肌抗阻训练（终止位置）

（三）拉伸训练

患者取俯卧位，单侧足背屈踩在施术者的膝上部与大腿处；施术者双手分别握住患者足趾与脚后跟，并用身体重心拉足趾向趾伸方向发力，使其左侧腓肠肌有充分牵拉感（见图 11-27）。在伸展至最大位置时，停留 15~30s，在拉伸结束时，让患者前脚掌与施术者用 30% 力量做静态对抗 5s，之后缓慢还原至起始位。

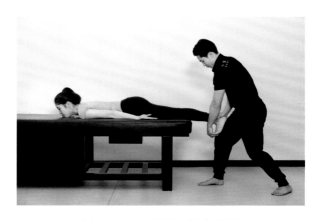

图 11-27　腓肠肌拉伸训练

患者取仰卧位，左侧腿屈髋屈膝足背屈踩在施术者的膝上部，施术者双手握住患者膝上区域，固定患者骨盆和足踝，并用身体重心向足背屈方向发力，使其左侧比目鱼肌有充分牵拉感（见图 11-28）。在伸展至最大位置时，停留 15~30s，在拉伸结束时，让患者前脚掌与施术者左手用 30% 力量做静态对抗 5s，之后缓慢还原至起始位。

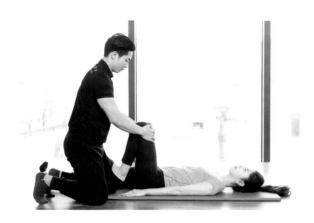

图 11-28　比目鱼肌拉伸训练

四、相关经穴

足太阴脾经、足太阳膀胱经、足少阴肾经、足少阳胆经、足厥阴肝经在下肢的循行与腓肠肌相关，有阴陵泉、浮郄、委中、承山、膝阳关、曲泉等穴，可用于治疗腹痛、腰背痛、膝腘疼痛、腰膝肿痛、下肢痿痹、腿足痛、小腿拘急疼痛。足太阴脾经、足太阳膀胱经在下肢的循行与比目鱼肌相关，有地机、承筋等穴，可用于治疗泄泻、痔疾、腰背痛、小腿拘急疼痛。

130
胫骨后肌

一、概况

胫骨后肌是小腿后侧深层肌，其上方附着于胫骨、腓骨和骨间膜，手法不能直接触及，可通过腓肠肌和比目鱼肌间接压揉松解。胫骨后肌具有足内翻功能，其筋膜紧张挛缩为崴脚病因之一。另外，胫骨前肌、趾长屈肌、踇长屈肌均有足内翻功能，针对习惯性崴脚患者应整体检查上述相关肌肉筋膜压痛点，进行手法松解和拉伸训练。

【起止点】起于胫骨与腓骨后内侧上 2/3 和骨间膜，止于足舟骨和内、外、中楔骨及骰骨和第 2~4 跖骨底（见图 11-29 ）。

【神经支配】胫神经 L_4 ~ S_1。

【血供】胫后动脉。

【功能】踝关节跖屈、内翻足部。

【需检查的其他肌肉】比目鱼肌、腓肠肌、踇长屈肌、趾长伸肌、足部屈肌支持带等。

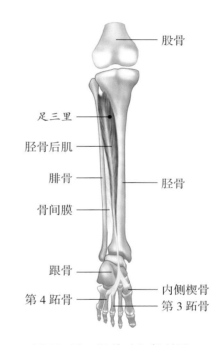

图 11-29　胫骨后肌解剖图

二、病症

小腿后侧深层痛、足内踝痛、足底疼痛麻木、习惯性崴脚、足背屈受限等症。

三、治疗

（一）徒手疗法

压揉法

（1）动作一：患者取俯卧位；施术者左

手辅助患者膝关节屈曲，右手拇指指腹由腓侧向胫侧，横向压揉患者胫骨后侧上 2/3 的胫骨后肌附着处压痛点（见图 11-30）。由上向下分为 5~7 个点，每点压揉 5~15 次。小腿三头肌紧张患者，可采取另外方法操作：患者取俯卧、伸膝、跖屈体位，施术者双拇指重叠由下向上，轻手法压揉小腿后侧，通过小腿三头肌间接压揉胫骨后肌和骨间膜压痛点。

注意：小腿后侧比较敏感，手法要轻柔，以不超过患者耐受为度。

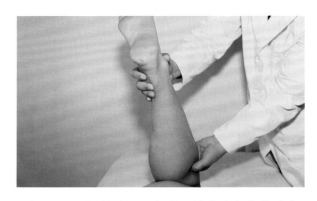

图 11-31　胫骨后肌压揉法，施术者拇指指腹位于患者腓骨后内侧胫骨后肌附着处

（3）动作三：施术者拇指指腹由腓侧向胫侧，横向压揉患者足舟骨、楔骨、骰骨和跖骨的胫骨后肌附着处压痛点（见图 11-32）。可分为 5~7 个点，每点压揉 5~15 次。

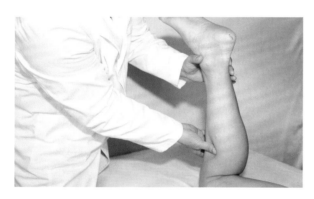

图 11-30　胫骨后肌压揉法，施术者拇指指腹位于患者胫骨后内侧的胫骨后肌附着处

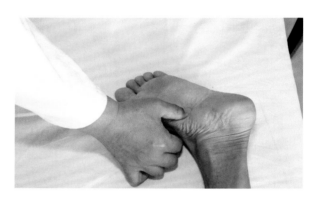

图 11-32　胫骨后肌压揉法，施术者拇指指腹位于患者中间楔骨的胫骨后肌附着处

（2）动作二：患者取屈膝体位；施术者右手固定患者踝部，左手拇指指腹由胫侧向腓侧，横向压揉患者腓骨后侧上 2/3 的胫骨后肌附着处压痛点（见图 11-31）。由上向下分为 5~7 个点，每点压揉 5~15 次。另外方法：患者取俯卧、伸膝、跖屈体位，施术者双拇指重叠由下向上，轻手法压揉小腿后侧，通过小腿三头肌间接压揉胫骨后肌压痛点。

注意：小腿后侧比较敏感，手法要轻柔，以不超过患者耐受为度。

（二）抗阻训练

患者取蹲姿位，双手稳定身体，前脚掌踩地，提踵向上发力，感受双侧胫骨后肌收缩（见图 11-33、图 11-34）。动作保持 2~4s，然后还原至起始位，重复 8~12 次为 1 组，练习 2~3 组。

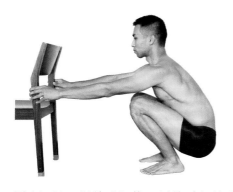

图 11-33 胫骨后肌抗阻训练（起始位置）

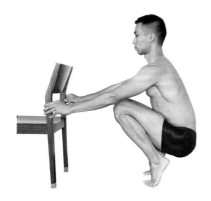

图 11-34 胫骨后肌抗阻训练（终止位置）

（三）拉伸训练

患者取仰卧位，左侧腿屈髋屈膝足背屈踩在施术者的膝上部，施术者双手握住患者膝上区域，固定患者骨盆和足踝，并用身体重心向足背屈方向发力，使其左侧胫骨后肌有充分牵拉感（见图 11-35）。在伸展至最大位置时，停留 15～30s，在拉伸结束时，让

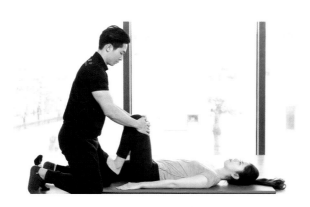

图 11-35 胫骨后肌拉伸训练

患者前脚掌与施术者用 30% 力量做静态对抗5s，之后缓慢还原至起始位。

四、相关经穴

足阳明胃经、足太阴脾经、足少阳胆经在下肢的循行与胫骨后肌相关，有足三里、丰隆、光明等穴，可用于治疗胃痛、呃逆、虚劳羸瘦、膝足肿痛、下肢不遂、痿痹、夜盲。

131

趾长屈肌

一、概况

趾长屈肌为小腿后内侧深层肌，其损伤可引起胫骨后侧至足底和足趾范围疼痛和压痛。因趾长屈肌具有足内翻功能，其筋膜紧张挛缩为习惯性崴脚病因之一。检测评估方法：患者取仰卧、伸髋、伸膝和脚踝放松体位，如内踝内翻角度 15°以上，施术者为其做被动足外翻测试，引出小腿后内侧或足底疼痛提示为试验"阳性"。针对趾长屈肌的手法可用于类风湿关节炎或痛风性关节炎的辅助治疗。

【起止点】起于胫骨后面下 2/3，止于第 2～5 趾远节趾骨底（见图 11-36、图 11-37）。

【神经支配】胫神经 L_4～S_1。

【血供】胫后动脉。

【功能】屈曲第 2～5 跖趾关节和趾间关节，足内翻，跖屈踝关节。

【需检查的其他肌肉】腓肠肌内侧头、比目鱼肌、胫骨后肌、足底腱膜、趾短屈肌、足底方肌、踇收肌、屈肌支持带等。

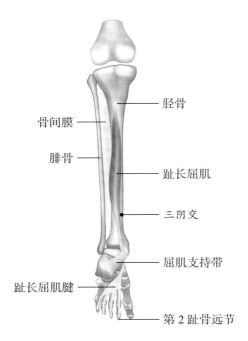

图 11-36　趾长屈肌解剖图

标注（图11-36）：
胫骨
骨间膜
腓骨
趾长屈肌
三阴交
屈肌支持带
趾长屈肌腱
第2趾骨远节

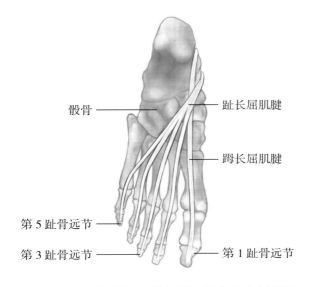

图 11-37　趾长屈肌、姆长屈肌足底部分解剖图

标注（图11-37）：
骰骨
趾长屈肌腱
姆长屈肌腱
第5趾骨远节
第3趾骨远节
第1趾骨远节

二、病症

小腿后内侧深层痛、内踝或足底痛；第2～5足趾关节下面痛和足趾伸展受限；足背屈受限、习惯性崴脚等。

三、治疗

（一）徒手疗法

1. 压揉法

（1）**动作一**：施术者拇指指腹由腓侧向胫侧，横向压揉患者胫骨后侧下 2/3 的趾长屈肌附着处压痛点（见图 11-38）。由上向下分为 5～7 个点，每点压揉 5～15 次。

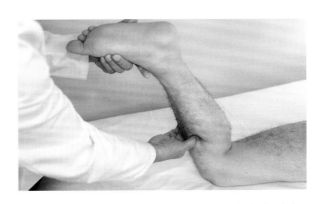

图 11-38　趾长屈肌压揉法，施术者拇指指腹位于患者胫骨后侧下 2/3 的趾长屈肌附着处

（2）**动作二**：施术者拇指指腹由胫侧向腓侧，分别横向压揉患者第 2～5 远节趾骨的趾长屈肌附着处压痛点（见图 11-39）。每个足趾分 1～3 个点，每点压揉 5～15 次。趾

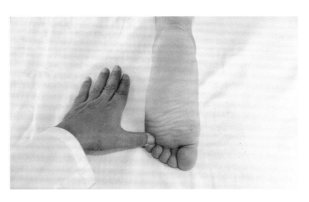

图 11-39　趾长屈肌压揉法，施术者拇指指腹位于患者第 5 远节趾骨的趾长屈肌附着处

长屈肌肌腱部分从内踝至足底进行压揉，足底外侧分为 4~5 条线，纵向分为 5~7 个点，每点压揉 5~15 次。

2. **推法** 施术者拇指指腹由远及近，分别纵推患者第 2~5 足趾远节至足跟内侧的趾长屈肌筋膜压痛点（见图 11-40）。可将其分为 4~5 条线，每条线推 5~10 次。

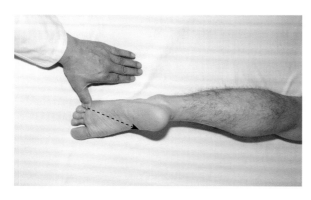

图 11-40 趾长屈肌推法，施术者拇指位于患者第 5 足趾远节趾长屈肌筋膜

（二）抗阻训练

患者左侧前脚掌踩毛巾，着重第 2 至第 5 足趾向趾屈方向发力，感受左侧趾长屈肌收缩（见图 11-41、图 11-42）。动作保持 2~4s，然后还原至起始位，重复 8~12 次为 1 组，练习 2~3 组。

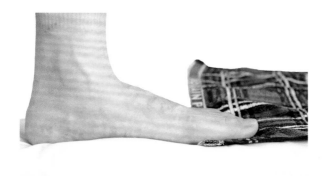

图 11-41 趾长屈肌抗阻训练（起始位置）

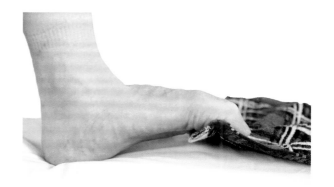

图 11-42 趾长屈肌抗阻训练（终止位置）

（三）拉伸训练

患者左侧足背屈；施术者左手固定患者足部，右手握住第 2~5 足趾并向足趾伸方向发力，使其左侧趾长屈肌有充分牵拉感（见图 11-43）。在伸展至最大位置时，停留 15~30s，在拉伸结束时，让患者第 2~5 足趾与施术者右手用 30% 力量做静态对抗 5s，之后缓慢还原至起始位。

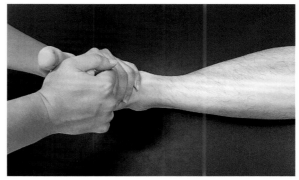

图 11-43 趾长屈肌拉伸训练

四、相关经穴

足太阴脾经、足少阴肾经在足部的循行与趾长屈肌相关，有三阴交、交信等穴，可用于治疗小便不利、疝气、腹胀、泄泻、便秘、下肢痿痹。

132

姆长屈肌

一、概况

姆长屈肌为小腿后外侧的深层肌，其损伤可引起腓骨后侧至姆趾范围疼痛和压痛。因姆长屈肌具有足内翻功能，其筋膜紧张挛缩为习惯性崴脚病因之一。检测评估方法：患者取仰卧、伸髋、伸膝和脚踝放松体位，如内踝内翻角度15°以上，施术者为其做被动足外翻测试，引出小腿后外侧或足底内侧疼痛提示为试验"阳性"。姆长屈肌肌腱与外侧足底神经和内侧足底神经均在屈肌支持带深面通过，肌腱和支持带损伤可引起足底疼痛和麻木，称"踝管综合征"。针对姆长屈肌的手法可用于类风湿关节炎或痛风性关节炎的辅助治疗。

【起止点】起于腓骨后侧下 2/3 和骨间膜，止于第 1 远节趾骨底跖面（见图 11-44）。

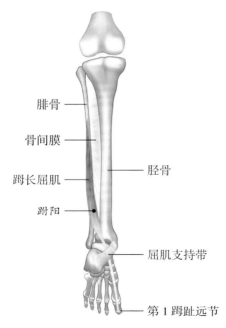

腓骨

骨间膜

姆长屈肌

跗阳

胫骨

屈肌支持带

第 1 姆趾远节

图 11-44 姆长屈肌解剖图

【神经支配】胫神经 $L_4 \sim S_1$。

【血供】胫后动脉。

【功能】屈曲第 1 跖趾关节和趾间关节，足内翻，跖屈踝关节。

【需检查的其他肌肉】腓肠肌外侧头、比目鱼肌、腓骨长肌、腓骨短肌、足底腱膜等。

二、病症

小腿后外侧、足内踝、足底内侧疼痛；姆趾关节下面痛、姆趾伸展受限；足背屈和足外翻受限等。

三、治疗

（一）徒手疗法

1. 压揉法

（1）动作一：施术者拇指指腹由胫侧向腓侧，横向压揉患者腓骨后侧下 2/3 的姆长屈肌附着处压痛点（见图 11-45）。由上向下分为 5~7 个点，每点压揉 5~15 次。

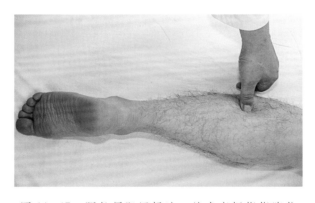

图 11-45 姆长屈肌压揉法，施术者拇指指腹位于患者腓骨后侧下 2/3 的姆长屈肌附着处

（2）动作二：施术者拇指指腹由腓侧向胫侧，横向压揉患者姆趾远节趾骨的姆长

屈肌附着处压痛点（见图11-46）。从踇趾远节趾骨至内踝可分为5~7个点，每点压揉5~15次。

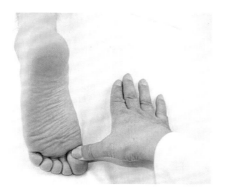

图11-46　踇长屈肌压揉法，施术者拇指指腹位于患者踇趾远节趾骨的踇长屈肌附着处

2. 推法　施术者拇指指腹由远及近，分别从踇趾远节趾骨推至内踝踇长屈肌筋膜压痛点，然后从跟腱推至腓骨后侧下2/3的踇长屈肌筋膜压痛点（见图11-47）。上述每条线可推5~10次。

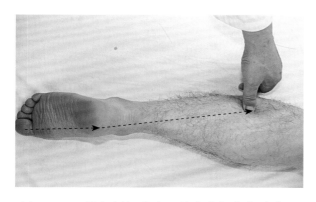

图11-47　踇长屈肌推法，施术者拇指指腹位于患者腓骨后侧下2/3的踇长屈肌筋膜

（二）抗阻训练

患者左侧前脚掌踩毛巾，着重踇趾向趾屈方向发力，感受左侧踇长屈肌收缩（见图11-48、图11-49）。动作保持2~4s，然后还原至起始位，重复8~12次为1组，练习2~3组。

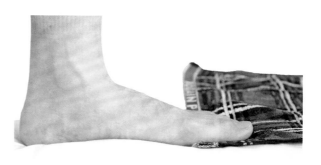

图11-48　踇长屈肌抗阻训练（起始位置）

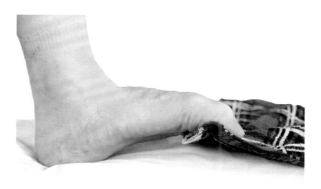

图11-49　踇长屈肌抗阻训练（终止位置）

（三）拉伸训练

患者左侧足背屈；施术者右手固定患者足部，左手抓握大踇趾向踇趾伸方向发力，使其左侧踇长屈肌有充分牵拉感（见图11-50）。在伸展至最大位置时，停留15~30s，在拉伸结束时，让患者大踇趾与施术者左手用30%力量做静态对抗5s，之后缓慢还原至起始位。

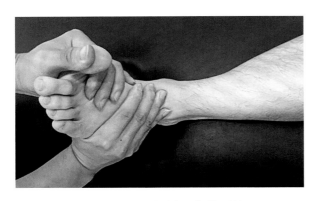

图 11-50　姆长屈肌拉伸训练

四、相关经穴

足太阳膀胱经在足部的循行与姆长屈肌相关，有跗阳等穴，可用于治疗头痛、腰骶痛、下肢痿痹、足踝肿痛。

133
胫骨前肌

一、概况

胫骨前肌是强有力的足背屈肌肉，其位于胫骨前外侧，与趾长伸肌和来自上方的髂胫束共同附着于胫骨外侧髁周围，它们的损伤均可引起膝关节外侧区疼痛，患者主诉为膝关节痛。临床应分别检查上述肌肉的另一端肌腱附着处，并根据压痛点确定责任肌，有针对性的进行治疗和康复训练。胫骨前肌起于胫骨外侧，止于足内侧，是有力的足内翻肌肉，其筋膜挛缩为习惯性崴脚病因之一，应与其他足内翻肌肉共同检查和治疗。胫骨前肌受腓深神经支配，腰椎间盘突出症、坐骨神经和腓总神经损伤等病因均可引起足背屈功能减弱或丧失，应结合影像学等相应检查和预示性治疗进行鉴别诊断。预示性治疗说明：经手法治疗后压痛点痛感和临床症状减轻或消失，提示可能为椎管外软组织损伤，反之可能为椎管内软组织损伤。

【起止点】起于胫骨外侧髁和胫骨上 2/3 及骨间膜，止于内侧楔骨和第 1 跖骨（见图 11-51）。

【神经支配】腓深神经。

【血供】胫前动脉。

【功能】足背屈，足内翻。

【需检查的其他肌肉】趾长伸肌、腓骨长肌、髂胫束、髌韧带、伸肌支持带等。

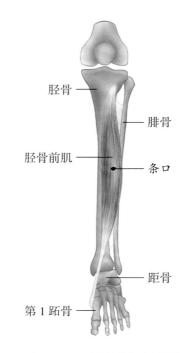

图 11-51　胫骨前肌解剖图

二、病症

膝关节外下方痛、足弓内侧痛、习惯性崴脚、踝关节跖屈受限、足背屈无力或足下垂等。

三、治疗

（一）徒手疗法

1. 压揉法

（1）**动作一**：施术者拇指指腹由腓侧向胫侧，横向压揉患者胫骨外侧髁和胫骨干近端外侧的胫骨前肌附着处压痛点（见图11-52）。由上向下分为5~7个点，每点压揉5~15次。

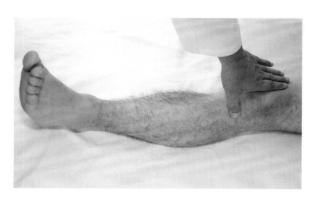

图 11-52　胫骨前肌压揉法，施术者拇指指腹位于患者胫骨外侧髁的胫骨前肌附着处

（2）**动作二**：施术者拇指指腹由腓侧向胫侧，横向压揉患者内侧楔骨和第1跖骨近端的胫骨肌附着处压痛点（见图11-53）。从患者踝部至第1跖骨内侧可分为3~5个点，每点压揉5~15次。

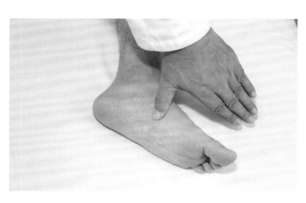

图 11-53　胫骨前肌下方压揉法，施术者拇指指腹位于患者内侧楔骨的胫骨前肌附着处

2. 推法　施术者拇指指腹由下向上，纵推患者胫距关节前间隙至胫骨外侧髁的胫骨前肌筋膜压痛点（见图11-54）。可分为1~3条线，每条线推5~10次。

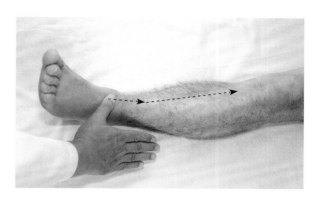

图 11-54　胫骨前肌推法，施术者拇指指腹位于胫骨前肌筋膜

（二）抗阻训练

患者取坐立位，双手撑于身体后方，躯干稳定，弹力带缠绕在左脚掌处，向足背屈方向发力，感受左侧胫骨前肌收缩（见图11-55、图11-56）。动作保持2~4s，然后还原至起始位，重复8~12次为1组，练习2~3组。

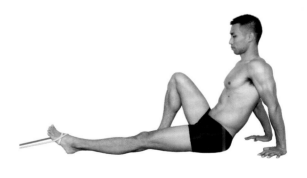

图 11-55　胫骨前肌抗阻训练（起始位置）

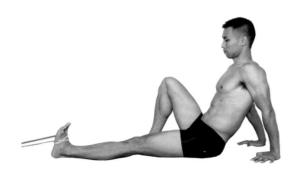

图 11-56 胫骨前肌抗阻训练（终止位置）

（三）拉伸训练

患者取仰卧位，单侧足跖屈，施术者双手分别握住患者膝下与足趾，固定患者小腿和足踝，并向足跖屈、足外翻方向发力，使其左侧胫骨前肌有充分牵拉感（见图11-57）。在伸展至最大位置时，停留 15～30s，在拉伸结束时，让患者足踝处与施术者左手用30% 力量做静态对抗 5s，之后缓慢还原至起始位。

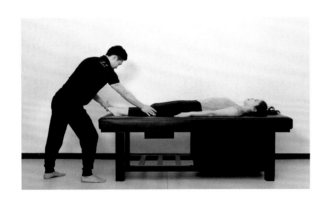

图 11-57 胫骨前肌拉伸训练

四、相关经穴

足阳明胃经在下肢的循行与胫骨前肌相关，有足三里、上巨虚、条口、下巨虚等穴，可用于治疗腹痛、泄泻、肠痈、半身不遂、下肢痿痹、腰脊痛引睾丸、脚气。

134

趾长伸肌

一、概况

趾长伸肌上方附着于胫骨外侧髁，与胫骨前肌、髂胫束相邻，它们损伤均可引起外膝眼下方疼痛。患者主诉为膝关节痛，应仔细检查和鉴别诊断，并有针对性的进行治疗。趾长伸肌中部附着于腓骨干近端3/4和骨间膜，其损伤表现为小腿前外侧痛。腓深神经卡压或损伤，可能使足背屈无力和第2～5足趾伸展无力，在行走或奔跑活动中容易被绊倒。趾长伸肌具有足外翻功能，习惯性崴脚患者应加强其抗阻训练。针对趾长伸肌损伤的手法可用于痛风性关节炎或类风湿关节炎的辅助治疗。

【起止点】起于胫骨外侧髁、骨间膜和腓骨干上2/3，止于第2～5趾远节趾骨背面（见图11-58）。

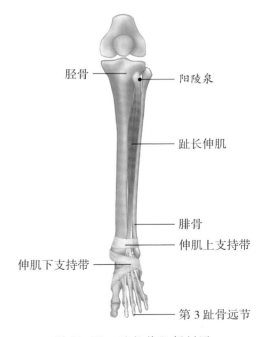

图 11-58 趾长伸肌解剖图

【神经支配】腓深神经。

【血供】胫前动脉。

【功能】伸展第2~5跖趾关节和趾间关节，背屈踝关节。

【需检查的其他肌肉】髂胫束、胫骨前肌、腓骨长肌、蹈长伸肌、趾短伸肌、膝关节外侧半月板等。

二、病症

膝关节外下方痛；小腿和足踝前侧、足背侧痛；第2~5足趾背侧肿胀疼痛和屈曲受限；踝关节跖屈受限等。

三、治疗

（一）徒手疗法

1. 压揉法

（1）动作一：施术者拇指指腹由腓侧向胫侧，横向压揉患者胫骨外侧髁的趾长伸肌附着处（见图11-59）。由上向下分为1~3个点，每点压揉5~15次；然后施术者换手，由胫侧向腓侧，横向压揉患者腓骨干上2/3前侧和骨间膜的趾长伸肌附着处压痛点（见图11-60）。由上向下分为5~7个点。

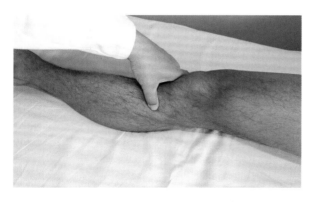

图11-59　趾长伸肌压揉法，施术者拇指指腹位于患者胫骨外侧髁的趾长伸肌附着处

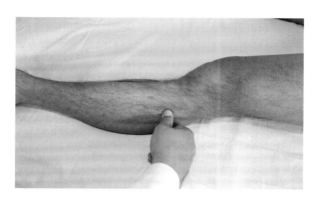

图11-60　趾长伸肌压揉法，施术者拇指指腹位于患者腓骨干前侧和骨间膜的趾长伸肌附着处

（2）动作二：施术者拇指指腹由胫侧向腓侧，分别横向压揉患者第2~5足趾远节趾骨背面的趾长伸肌附着处至伸肌下支持带压痛点（见图11-61）。足趾分为4条线，每条线分为5~7个点，每点压揉5~15次。

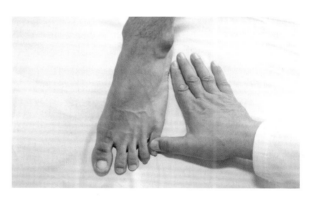

图11-61　趾长伸肌压揉法，施术者拇指指腹位于患者第5足趾远节趾骨的趾长伸肌附着处

2. 推法

施术者拇指指腹由远及近，分别纵推患者第2~5足趾远节背面至趾长伸肌腱伸肌支持带表面的筋膜压痛点（见图11-62）。然后纵推伸肌支持带至胫骨外侧髁、骨间膜和腓骨干上2/3筋膜压痛点（见图11-63）。前者分为4条线，后者分为3条线，每条线推5~10次。

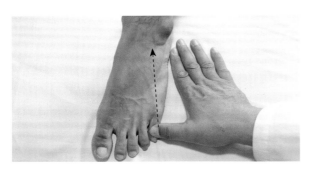

图 11-62　趾长伸肌推法，施术者拇指指腹位于
患者第 5 足趾背面的趾长伸肌腱表面的筋膜

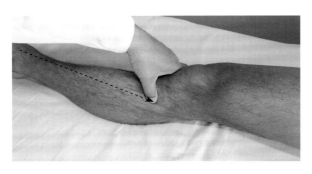

图 11-63　趾长伸肌推法，施术者拇指指腹位于
患者胫骨外侧髁的趾长伸肌筋膜

（二）抗阻训练

患者左脚自然状态下，着重勾第 2~5 足趾，向趾伸方向发力，感受左侧趾长伸肌收缩（见图 11-64、图 11-65）。动作保持 2~4s，然后还原至起始位，重复 8~12 次为 1 组，练习 2~3 组。

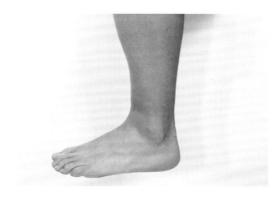

图 11-64　趾长伸肌抗阻训练（起始位置）

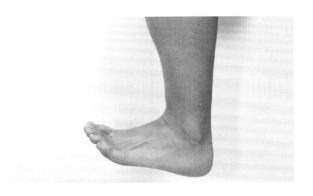

图 11-65　趾长伸肌抗阻训练（终止位置）

（三）拉伸训练

患者单侧足跖屈，施术者左手稳定患者足踝上方，右手握住第 2~5 足趾并向足跖屈、足趾屈、足内翻方向发力，使其左侧趾长伸肌有充分牵拉感（见图 11-66）。在伸展至最大位置时，停留 15~30s，在拉伸结束时，让患者第 2~5 足趾与施术者右手用 30% 力量做静态对抗 5s，之后缓慢还原至起始位。

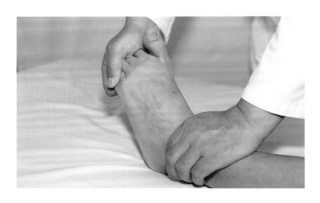

图 11-66　趾长伸肌拉伸训练

四、相关经穴

足阳明胃经、足少阳胆经在下肢的循行与趾长伸肌相关，有丰隆、阳陵泉、悬钟等穴，可用于治疗腹痛、便秘、咳嗽、下肢不遂、膝肿痛、下肢痿痹、足胫挛痛。

135

姆长伸肌

一、概况

姆长伸肌起于腓骨前侧和骨间膜，其损伤可引起小腿前外侧深层痛。姆长伸肌具有足内翻功能，是习惯性崴脚病因之一。姆长伸肌与趾长伸肌共同附着于腓骨前侧和骨间膜，它们损伤可能相互影响，应同时检查治疗。姆趾背伸肌力减弱提示可能是腰椎间盘突出症和坐骨神经及腓总神经损伤所致，应参考影像检查结合临床鉴别诊断。针对姆长伸肌的手法适用于痛风性关节炎和类风湿关节炎的辅助治疗。

【起止点】起于腓骨前内侧及骨间膜；止于第1远节趾骨背面（见图11-67）。

【神经支配】腓深神经。

【血供】胫前动脉。

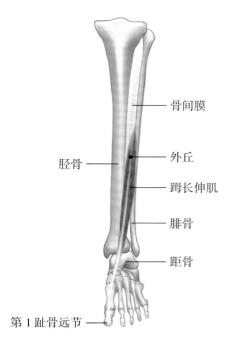

图 11-67　姆长伸肌解剖图

骨间膜

外丘

胫骨

姆长伸肌

腓骨

距骨

第1趾骨远节

【功能】伸展第1跖趾关节和趾间关节，踝关节背屈，足内翻。

【需检查的其他肌肉】姆短伸肌、胫骨前肌、趾长伸肌、伸肌支持带等。

二、病症

小腿前外侧深层痛、姆趾背面痛和屈曲受限、踝关节跖屈受限等。

三、治疗

（一）徒手疗法

1. 压揉法

（1）动作一：施术者拇指指腹由胫侧向腓侧，横向压揉患者腓骨前内侧和骨间膜的姆长伸肌附着处压痛点（见图11-68）。由上向下分为5~7个点，每点压揉5~15次。

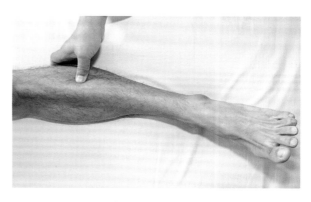

图 11-68　姆长伸肌压揉法，施术者拇指指腹位于患者腓骨前内侧和骨间膜的姆长伸肌附着处

（2）动作二：施术者拇指指腹由腓侧向胫侧，横向压揉患者姆趾远节趾骨背面的姆长伸肌附着处至伸肌下支持带的压痛点（见图11-69）。由远及近分为5~7个点，每点压揉5~15次。

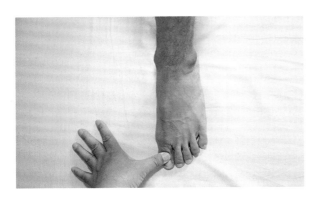

图 11-69　踇长伸肌压揉法，施术者拇指指腹位
于患者踇趾远节趾骨的踇长伸肌附着处

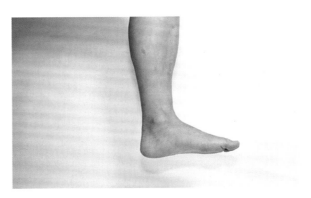

图 11-71　踇长伸肌抗阻训练（起始位置）

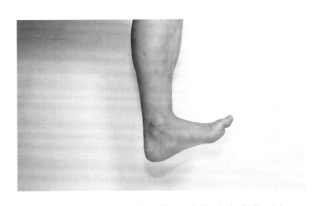

图 11-72　踇长伸肌抗阻训练（终止位置）

2.　**推法**　施术者拇指指腹由远及近，分别从踇趾远节趾骨筋膜推至伸肌下支持带，然后再推至腓骨前内侧与骨间膜的踇长伸肌筋膜压痛点（见图 11-70）。踇趾背侧和小腿前外侧踇长伸肌筋膜可分别分为 1～3 条线，每条线推 5～10 次。

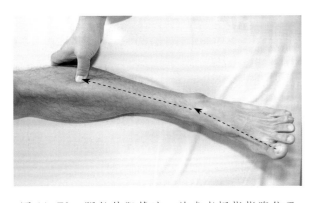

图 11-70　踇长伸肌推法，施术者拇指指腹位于
患者腓骨前内侧与骨间膜踇长伸肌筋膜

（二）抗阻训练

患者左脚自然状态下，着重勾踇趾向趾伸方向发力，感受左侧踇长伸肌收缩（见图 11-71、图 11-72）。动作保持 2～4s，然后还原至起始位，重复 8～12 次为 1 组，练习 2～3 组。

（三）拉伸训练

患者单侧足踇屈；施术者右手稳定患者足踝，左手握住踇趾并向足踇屈、大踇趾屈方向发力，使其左侧踇长伸肌有充分牵拉感（见图 11-73）。在伸展至最大位置时，停留 15～30s，在拉伸结束时，让患者踇趾与施术

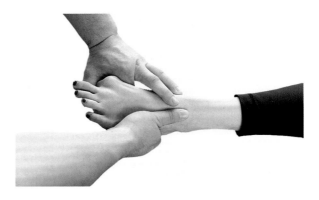

图 11-73　踇长伸肌拉伸训练

者左手用 30% 力量做静态对抗 5s，之后缓慢还原至起始位。

四、相关经穴

足少阳胆经在下肢的循行与蹬长伸肌相关，有外丘、光明、阳辅等穴，可用于治疗下肢痿痹、目痛、咽喉肿痛、胸胁胀痛。

136

腓骨长肌

一、概况

腓骨长肌上方与股二头肌、比目鱼肌和外侧副韧带共同附着于腓骨头，它们的损伤，患者均主诉为膝关节外侧痛，需仔细检查和鉴别诊断，并有针对性的治疗。腓骨长肌深面有腓总神经通过，其损伤可引起小腿外侧至足部疼痛麻木，手法操作需力度轻柔，并与腰椎间盘突出症和梨状肌综合征等鉴别诊断。腓骨长肌有足外翻作用，其松弛无力为崴脚病因之一。习惯性崴脚患者应加强其抗阻训练，以纠正踝关节内侧和外侧肌肉筋膜的力学失衡。

【起止点】起于腓骨头和腓骨外侧面上 2/3，止于内侧楔骨和第 1 跖骨近端（见图 11-74、图 11-75）。

【神经支配】腓浅神经。

【血供】腓动脉。

【功能】跖屈踝关节、外翻足部。

【需检查的其他肌肉】腓骨短肌、腓侧上支持带和下支持带等。

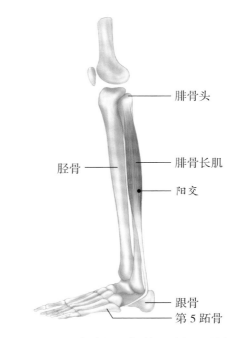

图 11-74　腓骨长肌解剖图（侧面观）

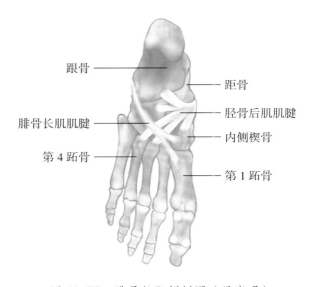

图 11-75　腓骨长肌解剖图（足底观）

二、病症

膝关节外侧痛；小腿外侧、外踝、足背部至足趾疼痛麻木；足背屈受限、足趾背伸无力等。

三、治疗

（一）徒手疗法

1. 压揉法

（1）动作一：施术者拇指指腹由前向后，分别横向压揉患者腓骨头和腓骨干上2/3的腓骨长肌附着处压痛点（见图11-76）。由上向下分为5~7个点，每点压揉5~15次。

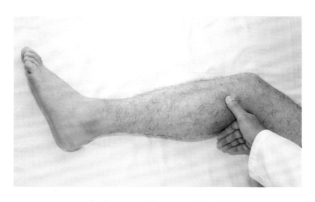

图11-76　腓骨长肌压揉法，施术者拇指指腹位于患者腓骨头下方的腓骨长肌附着处

（2）动作二：施术者拇指指腹由腓侧向胫侧，分别横向压揉患者内侧楔骨和第1跖骨近端的腓骨长肌附着处压痛点（见图11-77）。由前向后分为3~5个点，每点压揉5~15次。

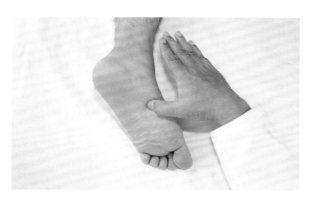

图11-77　腓骨长肌压揉法，施术者拇指指腹位于患者内侧楔骨的腓骨长肌附着处

2. 推法　施术者拇指指腹由下向上，纵推患者外踝后侧至腓骨头的腓骨长肌筋膜压痛点（见图11-78）。可分为1~3条线，每条线推5~10次。

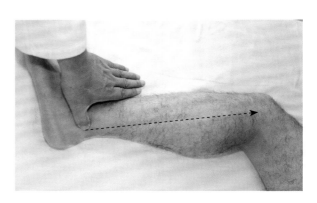

图11-78　腓骨长肌推法，施术者拇指指腹位于患者外踝后侧的腓骨长肌筋膜

（二）抗阻训练

患者左侧足背屈；将弹力带缠绕于足外侧，保持弹力带弹性，同时向足外翻方向发力，感受左侧腓骨长肌收缩（见图11-79、图11-80）。动作保持2~4s，然后还原至起始位，重复8~12次为1组，练习2~3组。

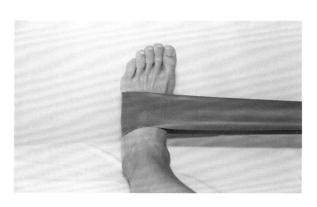

图11-79　腓骨长肌抗阻训练（起始位置）

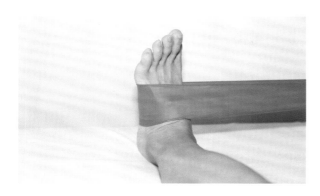

图 11-80　腓骨长肌抗阻训练（终止位置）

（三）拉伸训练

患者取仰卧位，抬左腿向上；施术者右手固定患者脚踝，左手固定足底部，利用身体重心拉脚踝向足内翻方向发力，使其左侧腓骨长肌有充分牵拉感（见图11-81）。在伸展至最大位置时，停留15～30s，在拉伸结束时，让患者足外翻，与施术者左手用30%力量做静态对抗5s，之后缓慢还原至起始位。

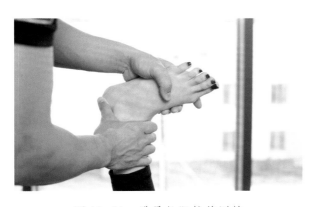

图 11-81　腓骨长肌拉伸训练

四、相关经穴

足少阳胆经在下肢的循行与腓骨长肌相关，有阳陵泉、阳交、外丘等穴，可用于治疗呕吐、吞酸、膝肿痛、下肢痿痹、转筋。

137

腓骨短肌

一、概况

腓骨短肌位于腓骨长肌下方的深面，其损伤可引起小腿外下方深层疼痛。腓骨短肌受腓浅神经支配，临床应与腰椎间盘突出症、梨状肌综合征和腓神经损伤鉴别诊断。腓骨短肌具有足外翻功能，习惯性崴脚患者应加强其抗阻训练。

【起止点】起于腓骨干外下2/3，止于第5跖骨基底部（见图11-82）。

【神经支配】腓浅神经（L_4～S_1）。

【血供】腓动脉。

【功能】踝关节跖屈、外翻足部。

【需检查的其他肌肉】腓骨长肌、趾长伸肌、蹈长伸肌、蹈长屈肌、腓骨肌上支持带等。

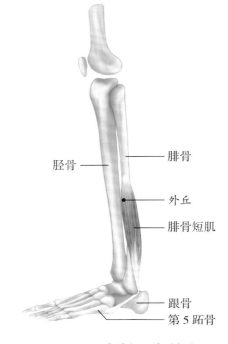

胫骨　腓骨

外丘

腓骨短肌

跟骨

第5跖骨

图 11-82　腓骨短肌解剖图

二、病症

小腿外下方、外踝或足外侧疼痛；足背屈受限、崴脚等。

三、治疗

（一）徒手疗法

1. 压揉法

（1）动作一：施术者拇指指腹由前向后，横向压揉患者腓骨干外下方的腓骨短肌附着处压痛点（见图11-83）。由上向下分为5~7个点，每点压揉5~15次。

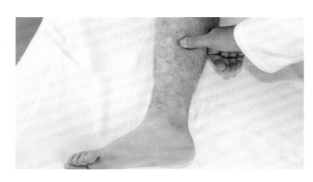

图11-83　腓骨短肌压揉法，施术者拇指指腹位于患者腓骨干外下方的腓骨短肌附着处

（2）动作二：施术者拇指指腹由后向前，横向压揉第5跖骨基底部外侧粗隆腓骨短肌附着处压痛点（见图11-84）。由上向下分为1~3个点，每点压揉5~15次。

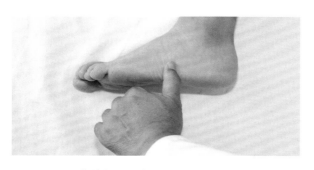

图11-84　腓骨短肌压揉法，施术者拇指指腹位于患者第5跖骨基底部外侧粗隆的腓骨短肌附着处

2. 推法　施术者拇指指腹由远及近，分别推患者第5跖骨基底至外踝，然后从外踝至腓骨干外侧腓骨短肌筋膜压痛点（见图11-85）。可将其分为1~3条线，每条线推5~10次。

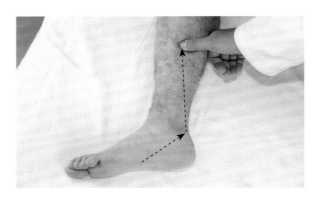

图11-85　腓骨短肌推法，施术者拇指指腹位于患者腓骨干外下方的腓骨短肌筋膜

（二）抗阻训练

患者左侧足背屈；将弹力带缠绕于足外侧，保持弹力带弹性，同时向足外翻方向发力，感受左侧腓骨短肌收缩（见图11-86、图11-87）。动作保持2~4s，然后还原至起始位，重复8~12次为1组，练习2~3组。

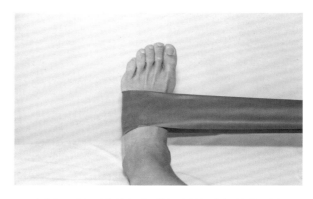

图11-86　腓骨短肌抗阻训练（起始位置）

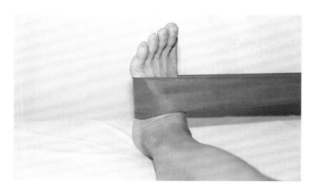

图 11-87　腓骨短肌抗阻训练（终止位置）

（三）拉伸训练

患者取仰卧位，抬左腿向上；施术者右手固定患者脚踝，左手固定足底部，利用身体重心拉脚踝向足背屈、足内翻方向发力，使其左侧腓骨短肌有充分牵拉感（见图11-88）。在伸展至最大位置时，停留15～30s，在拉伸结束时，让患者足外翻，与施术者左手用30%力量做静态对抗5s，之后缓慢还原至起始位。

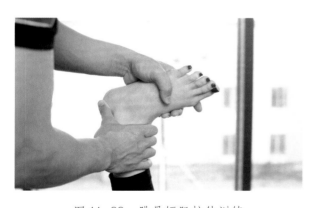

图 11-88　腓骨短肌拉伸训练

四、相关经穴

足太阳膀胱经、足少阳胆经在下肢的循行与腓骨短肌相关，有跗阳、外丘等穴，可用于治疗头痛、腰骶痛、下肢痿痹、足踝肿痛、目翳。

138

第三腓骨肌

一、概况

第三腓骨肌位于腓骨前下方及骨间膜，体积很小，少部分人不存在，其损伤可引起小腿下方和足外侧疼痛。因其受腓深神经支配，临床应与腰椎间盘突出症、梨状肌综合征和腓深神经损伤鉴别。第三腓骨肌与腓骨长肌和腓骨短肌均有足外翻功能，但足背屈功能与后两者相反，并有维持外侧足弓作用。

【起止点】起于腓骨前表面下 1/3 和骨间膜或趾长伸肌腱，止于第 5 跖骨近端背侧粗隆（见图 11-89）。

【神经支配】腓深神经（$L_4 \sim S_1$）。

【血供】胫前动脉。

【功能】足背屈、外翻足部，维持外侧足弓。

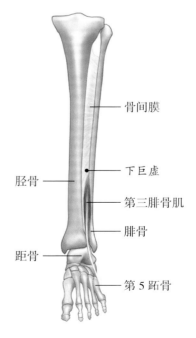

骨间膜

胫骨

下巨虚

第三腓骨肌

腓骨

距骨

第 5 跖骨

图 11-89　第三腓骨肌解剖图

【需检查的其他肌肉】腓骨短肌、趾长伸肌、伸肌上支持带、伸肌下支持带等。

二、病症

小腿外下方、外踝前侧、足背外侧疼痛；跖屈受限，习惯性崴脚等。

三、治疗

（一）徒手疗法

压揉法

（1）**动作一**：施术者拇指指腹由前向后，横向压揉患者腓骨干外下方的第三腓骨肌附着处压痛点（见图11-90）。由上向下分为3~5个点，每点压揉5~15次。

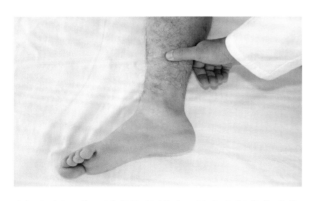

图11-90　第三腓骨肌压揉法，施术者拇指指腹位于患者腓骨干外下方和骨间膜的第三腓骨肌附着处

（2）**动作二**：施术者拇指指腹由上向下，横向压揉患者第5跖骨近端背侧面的第三腓骨肌附着处压痛点（见图11-91）。由前向后分为1~3个点，每点压揉5~15次。

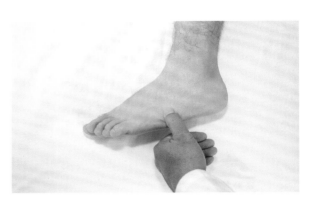

图11-91　第三腓骨肌下方压揉法，施术者拇指指腹位于患者第5跖骨近端背侧的第三腓骨肌附着处

（二）抗阻训练

患者左侧足背屈；将弹力带缠绕于足外侧，保持弹力带弹性，同时向足外翻方向发力，感受左侧第三腓骨肌收缩（见图11-92、图11-93）。动作保持2~4s，然后还原至起始位，重复8~12次为1组，练习2~3组。

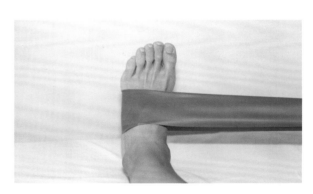

图11-92　第三腓骨肌抗阻训练（起始位置）

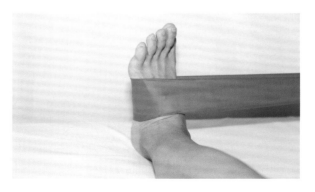

图11-93　第三腓骨肌抗阻训练（终止位置）

（三）拉伸训练

患者取仰卧位，抬左腿向上；施术者右手固定患者脚踝，左手固定足底部，利用身体重心拉脚踝向足内翻方向发力，使其左侧第三腓骨肌有充分牵拉感（见图11-94）。在伸展至最大位置时，停留15～30s，在拉伸结束时，让患者足外翻，与施术者左手用30%力量做静态对抗5s，之后缓慢还原至起始位。

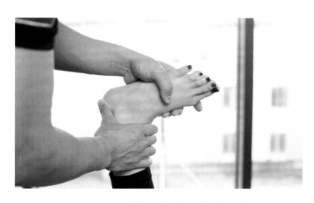

图11-94　第三腓骨肌拉伸训练

四、相关经穴

足阳明胃经在下肢的循行与第三腓骨肌相关，有条口、下巨虚等穴，可用于治疗腹痛、泄泻、肠痈、半身不遂、下肢痿痹。

139
足底腱膜

一、概况

足底腱膜也称足底筋膜，起于足跟骨下面，扇形向远端延伸至足趾，临床与足跟痛、足底痛相关。足底腱膜质地坚韧，力度强大，并对维持足弓稳定有重要作用。其张力过高，表现为足弓高；薄弱松弛，表现为足弓降低，称"扁平足"。上述表现可能与遗传因素或外伤相关，可通过小腿和足部肌肉训练进行干预。

【起止点】起于跟骨跖面滑囊，止于第1～5足趾（见图11-95）。

【功能】支持、稳定足弓。

【需检查的其他肌肉】趾短屈肌、踇展肌、小趾展肌、足底方肌、趾长屈肌、踇收肌、踇短屈肌、小趾屈肌等。

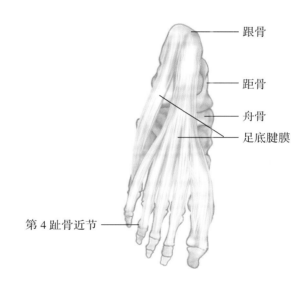

图11-95　足底腱膜解剖图

二、病症

足跟痛（跟骨滑囊炎）、足底痛（跖侧滑囊炎）、足趾痛和伸展受限、扁平足等。

三、治疗

（一）徒手疗法

1. 压揉法

（1）动作一：施术者拇指指腹由前向

后，纵向压揉患者跟骨跖面的足底腱膜附着
处压痛点（见图11-96）。足跟痛患者按照钟
表时针定位，分为12个点，中心为1个点，
每点向心方向压揉5~15次。

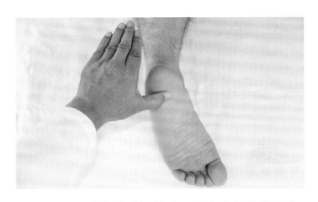

图11-96　足底腱膜压揉法，施术者拇指指腹位
于患者跟骨跖面的足底腱膜附着处

（2）动作二：施术者拇指指腹由胫侧向
腓侧，分别横向压揉患者第1~5跖趾关节囊
的足底筋膜远端附着处压痛点（见图11-97）。
由远及近分为5~7个点，每点压揉5~15次。

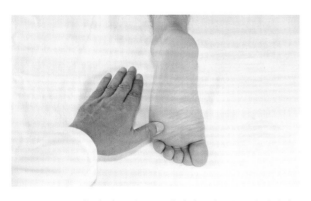

图11-97　足底腱膜远端跖趾关节囊压揉法，施术者拇
指指腹位于患者第5跖趾关节囊足底腱膜远端附着处

2.　推法　施术者拇指指腹由远及近，
分别纵推患者第1~5跖趾关节囊至跟骨腱膜
压痛点（见图11-98）。

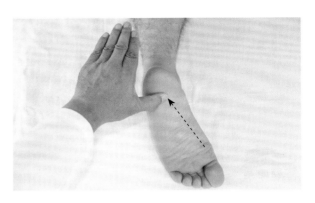

图11-98　足底腱膜推法，施术者拇指指腹位于
患者足跟跖面的足底腱膜

（二）拉伸训练

患者单侧足背屈；施术者右手固定患者
脚踝，左手压足趾，利用身体重心向趾屈方
向发力，使其左侧足底腱膜有充分牵拉感
（见图11-99）。在伸展至最大位置时，停留
15~30s，在拉伸结束时，让患者足跖屈，与
施术者左手用30%力量做静态对抗5s，之后
缓慢还原至起始位。

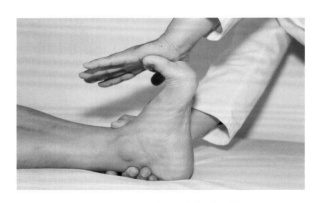

图11-99　足底腱膜拉伸训练

四、相关经穴

足少阴肾经在足部的循行与足底腱膜相关，
有涌泉等穴，可用于治疗足心热、腰骶痛、发
热、咳嗽。

140

趾短屈肌

一、概况

趾短屈肌是足底面积最大的肌肉，长期穿高跟鞋可能使该肌肉筋膜部分挛缩变短，引起足跟至足趾范围疼痛或第2～5足趾伸展受限；趾短屈肌筋膜张力过高可能与足弓高相关，应与足底腱膜同时检查和治疗；趾短屈肌远端附着于足趾中节两侧，中间有趾长屈肌腱通过，它们损伤均应仔细检查足趾下肌腱滑车。针对趾短屈肌的手法可用于痛风性关节炎或类风湿关节炎的辅助治疗。

【起止点】起于跟骨内侧突和足底腱膜，止于第2～5趾中节趾骨（见图11-100）。

【神经支配】足底内侧神经。

【血供】足底内侧动脉。

【功能】屈曲第2～5趾。

【需检查的其他肌肉】足底腱膜、姆展肌、小趾展肌、足底方肌、足底长韧带、趾长屈肌、姆收肌、姆短屈肌、小趾短屈肌等。

二、病症

足跟痛、足底痛、足底外侧疼痛麻木；第2～5趾痛及伸展受限，行走或跑步时症状加重。

三、治疗

（一）徒手疗法

1. 压揉法

（1）**动作一**：施术者拇指指腹由前向后，纵向压揉患者跟骨内侧突的趾短屈肌附着处压痛点（见图11-101）。由胫侧向腓侧分为3～5个点，每点压揉5～15次。跟骨下方肿痛患者，按照钟表时针定位分为12个点，中心为1个点，向心方向压揉；也可由远及近压揉足趾至足跟压痛点。

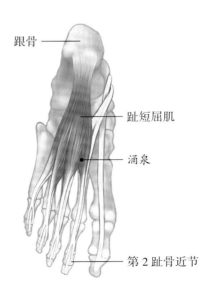

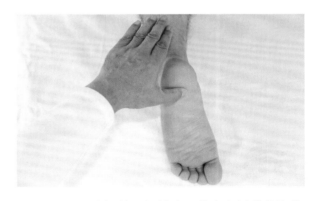

图11-101　趾短屈肌压揉法，施术者拇指指腹位于患者跟骨内侧突的趾短屈肌附着处

（2）**动作二**：施术者拇指指腹由胫侧向腓侧，分别横向压揉患者第2～5趾骨中节两侧的趾短屈肌肌腱滑车压痛点（见图11-102）。每个足趾分为2～3个点，压揉5～15次。

图11-100　趾短屈肌解剖图

跟骨

趾短屈肌

涌泉

第2趾骨近节

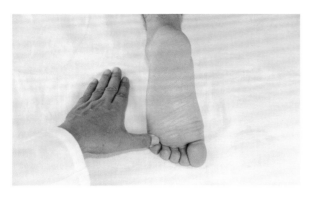

图 11-102 趾短屈肌压揉法，施术者拇指指腹位于患者第 5 趾骨中节内侧的趾短屈肌远端胫侧肌腱附着处

2. 推法 参考足底腱膜推法。

（二）抗阻训练

患者左脚自然状态下，着重第 2~5 足趾向趾屈方向发力，感受左侧趾短屈肌收缩（见图 11-103、图 11-104）。动作保持 2~4s，然后还原至起始位，重复 8~12 次为 1 组，练习 2~3 组。

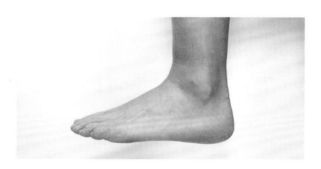

图 11-103 趾短屈肌抗阻训练（起始位置）

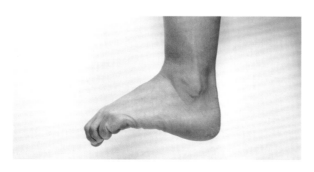

图 11-104 趾短屈肌抗阻训练（终止位置）

（三）拉伸训练

患者左侧足背屈；施术者左手固定患者足部，右手握住第 2~5 足趾并向足趾伸方向发力，使其左侧趾短屈肌有充分牵拉感（见图 11-105）。在伸展至最大位置时，停留 15~30s，在拉伸结束时，让患者第 2~5 足趾与施术者右手用 30% 力量做静态对抗 5s，之后缓慢还原至起始位。

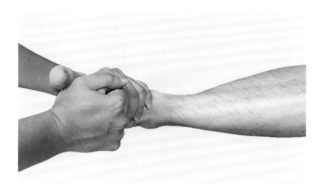

图 11-105 趾短屈肌拉伸训练

四、相关经穴

足少阴肾经在足部的循行与趾短屈肌相关，有涌泉等穴，可用于治疗足心热、腰骶痛、发热、咳嗽。

141

足底方肌

一、概况

足底方肌位于足底深面，为趾长屈肌的副屈肌，它们损伤应同时检查和治疗。足底方肌近端起于足底腱膜和跟骨结节的内侧和外侧，损伤可引起足跟两侧痛，应与足底腱膜同时检查和治疗。临床应与内侧相邻的姆展肌和外侧小趾展肌损伤引起的相关足趾侧面疼痛鉴别诊断。

【起止点】起于跟骨底面的内侧和外侧，止于趾长屈肌腱（见图11-106）。

【神经支配】足底外侧神经。

【血供】足底外侧动脉。

【功能】协助趾长屈肌屈曲第2～5趾。

【需检查的其他肌肉】趾长屈肌、趾短屈肌、姆展肌、小趾展肌、足底腱膜等。

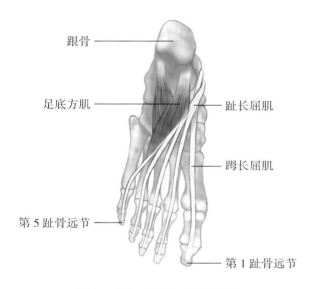

图 11-106　足底方肌解剖图

二、病症

跟骨内侧和外侧痛、足底中部痛；第2～5足趾疼痛及伸展受限等。

三、治疗

（一）徒手疗法

压揉法

（1）动作一：施术者拇指指腹由前向

后，分别纵向压揉患者跟骨内侧和外侧的足底方肌附着处压痛点（见图11-107）。每侧分为1～3个点，每点压揉5～15次。足跟内和外侧肿痛患者，按照钟表时针定位，可将其分别分为12个点，中心为1个点，向心方向压揉。

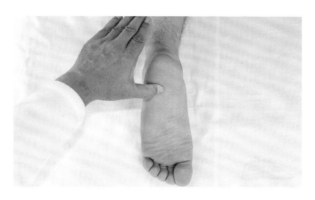

图 11-107　足底方肌压揉法，施术者拇指指腹位于患者跟骨外侧的足底方肌附着处

（2）动作二：施术者拇指指腹由后向前，纵向压揉患者足底方肌与趾长屈肌腱的扁平带结合部压痛点（见图11-108）。由胫侧向腓侧分为3～5个点，每点压揉5～15次。

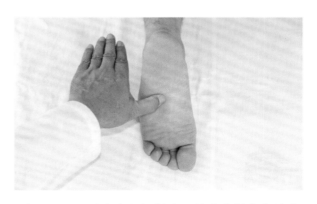

图 11-108　足底方肌压揉法，施术者拇指指腹位于患者趾长屈肌腱的扁平带结合处

（二）抗阻训练

患者左脚自然状态下，将第2~5足趾向趾屈方向发力，感受左侧足底方肌收缩（见图11-109、图11-110）。动作保持2~4s，然后还原至起始位，重复8~12次为1组，练习2~3组。

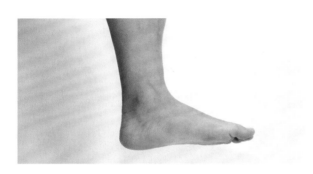

图11-109　足底方肌抗阻训练（起始位置）

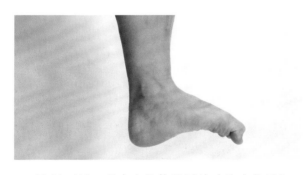

图11-110　足底方肌抗阻训练（终止位置）

（三）拉伸训练

患者左侧足背屈；施术者左手抓握患者姆趾，右手握住第2~5足趾并向趾伸方向发力，使其左侧足底方肌有充分牵拉感（见图11-111）。在伸展至最大位置时，停留15~30s，在拉伸结束时，让患者第2~5足趾与施术者右手用30%力量做静态对抗5s，之后缓慢还原至起始位。

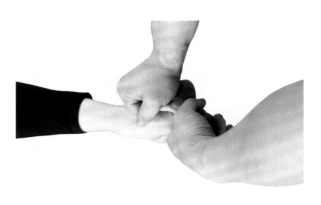

图11-111　足底方肌拉伸训练

四、相关经穴

足少阴肾经在足部的循行与足底方肌相关，有涌泉等穴，可用于治疗足心热、腰骶痛、发热、咳嗽。

142
姆展肌

一、概况

姆展肌位于足底腱膜深面，主要作用是第1足趾外展。其薄弱无力和姆收肌横头筋膜挛缩变短，可引起姆趾向腓侧偏移形成姆外翻畸形，可能与穿尖头皮鞋、高跟鞋和遗传基因等因素相关。针对姆展肌的手法可用于痛风性关节炎或类风湿关节炎的辅助治疗。

【起止点】起于跟骨结节内侧突、屈肌支持带和足底腱膜及足舟骨，止于姆趾近节内侧（见图11-112）。

【神经支配】足底内侧神经。

【血供】足底内侧动脉。

【功能】外展姆趾。

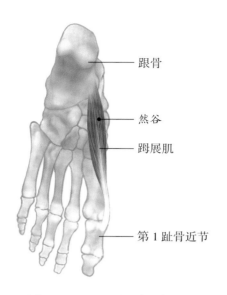

图 11-112　跨展肌解剖图

跟骨

然谷

跨展肌

第 1 趾骨近节

【需检查的其他肌肉】足底腱膜、趾短屈肌、足底方肌、跨短屈肌、跨收肌、跨长屈肌等。

二、病症

跟骨内侧痛、跨趾近节内侧痛、足底内侧或外侧疼痛麻木；跨外翻、跨囊炎等。

三、治疗

（一）徒手疗法

1. 压揉法

（1）**动作一**：施术者拇指指腹由前向后，纵向压揉患者跟骨结节内侧突的跨展肌附着处压痛点（见图 11-113）。跟骨结节内侧由右下向上分为 3 个点，每点压揉5～15 次。

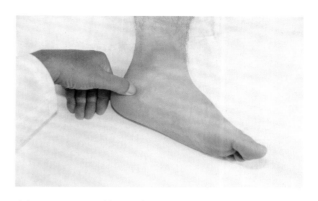

图 11-113　跨展肌压揉法，施术者拇指指腹位于患者跟骨结节内侧突的跨展肌附着处

（2）**动作二**：施术者拇指指腹由足底向足背，横向压揉患者跨趾近节内侧的跨展肌附着处压痛点（见图 11-114）。由下向上分为3 个点，每点压揉 5～15 次。

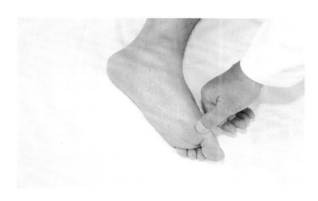

图 11-114　跨展肌压揉法，施术者拇指指腹位于患者跨趾近节内侧的跨展肌附着处

2. 推法　施术者拇指指腹由远及近，纵推患者跨趾近节内侧至跟骨结节内侧突筋膜压痛点（见图 11-115）。可将其分为 1～3 条线，每条线推 5～10 次。

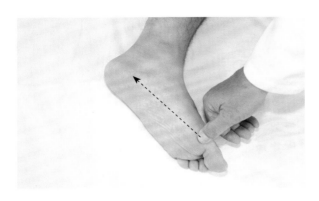

图 11-115 姆展肌推法，施术者拇指指腹位于患者姆趾近节姆展肌筋膜

（二）抗阻训练

患者左脚自然状态下，将大脚趾向外展方向发力，感受左侧姆展肌收缩（见图 11-116、图 11-117）。动作保持 2～4s，然后还原至起始位，重复 8～12 次为 1 组，练习 2～3 组。

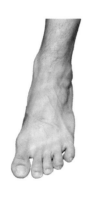

图 11-116 姆展肌抗阻训练（起始位置）

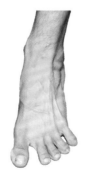

图 11-117 姆展肌抗阻训练（终止位置）

（三）拉伸训练

患者左侧足背屈；施术者右手固定患者足部，左手压姆趾向内收方向发力，使其左侧姆展肌有充分牵拉感（见图 11-118）。在伸展至最大位置时，停留 15～30s，在拉伸结束时，让患者姆趾与施术者左手用 30% 力量做静态对抗 5s，之后缓慢还原至起始位。

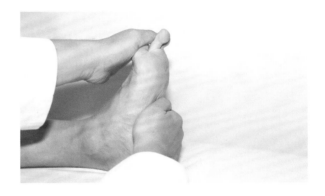

图 11-118 姆展肌拉伸训练

四、相关经穴

足少阴肾经在足部的循行与姆展肌相关，有然谷等穴，可用于治疗咽喉肿痛、泄泻、足跗肿痛。

143

姆短屈肌

一、概况

姆短屈肌位于足底内侧深面，其起点和止点均有两个附着处，应仔细检查和治疗。姆短屈肌与姆收肌筋膜挛缩变短，表现为姆趾外翻并位于第 2 足趾下方的畸形结构。针对姆短屈肌损伤的手法可用于痛风性关节炎或类风湿关节炎的辅助治疗。

【起止点】起于骰骨跖面、外侧楔骨和胫骨后肌腱，止于跗趾近节两侧（见图11-119）。

【神经支配】足底内侧神经。

【血供】足底内侧动脉。

【功能】屈曲跗趾。

【需检查的其他肌肉】跗展肌、跗收肌、跗长屈肌等。

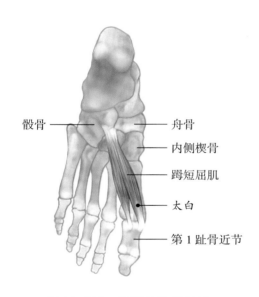

图 11-119　跗短屈肌解剖图

骰骨　　　　　　　　舟骨
　　　　　　　　　　内侧楔骨
　　　　　　　　　　跗短屈肌
　　　　　　　　　　太白
　　　　　　　　　　第1趾骨近节

二、病症

跗趾跖侧痛或伸展受限、足底内侧疼痛麻木。

三、治疗

（一）徒手疗法

1. 压揉法

（1）**动作一**：施术者拇指指腹由前向后，分别纵向压揉患者骰骨和楔骨的跗短屈肌附着处压痛点（见图11-120）。由后向前分为3~5个点，每点压揉5~15次。

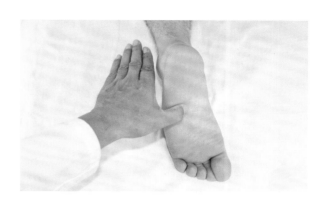

图 11-120　跗短屈肌压揉法，施术者拇指指腹位于患者骰骨的跗短屈肌附着处

（2）**动作二**：施术者拇指指腹分别横向压揉患者跗趾近节两侧的跗短屈肌附着处压痛点（见图11-121）。每侧分为1~3个点，每点压揉5~15次。患者足底痛和跗趾伸展受限，可分为1~3条线，压揉患侧骰骨和楔骨的跗短屈肌附着处。

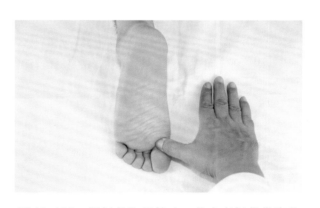

图 11-121　跗短屈肌压揉法，施术者拇指指腹位于患者跗趾近节内侧的跗短屈肌附着处

2. 推法

施术者拇指指腹从跗趾近节两侧推至骰骨和楔骨附着处的跗短屈肌筋膜压痛点（见图11-122）。可将其分为1~3条线，每条线推5~10次。

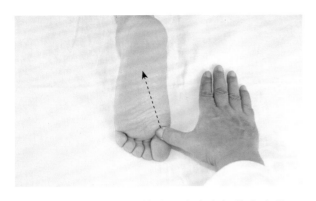

图 11-122　拇短屈肌推法，施术者拇指指腹位于患者拇趾近节胫侧的拇短屈肌筋膜

（二）抗阻训练

患者左脚自然状态下，将拇趾向趾屈方向发力，感受左侧拇短屈肌收缩（见图 11-123、图 11-124）。动作保持 2～4s，然后还原至起始位，重复 8～12 次为 1 组，练习 2～3 组。

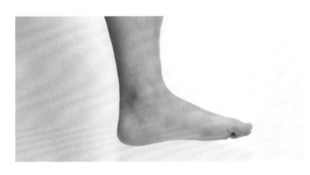

图 11-123　拇短屈肌抗阻训练（起始位置）

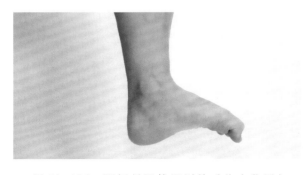

图 11-124　拇短屈肌抗阻训练（终止位置）

（三）拉伸训练

患者取坐姿位，左侧足背屈；施术者右手固定患者左侧足部，左手握住拇趾向趾伸方向发力，使其左侧拇短屈肌有充分牵拉感（见图 11-125）。在伸展至最大位置时，停留 15～30s，在拉伸结束时，让患者拇趾与施术者左手用 30% 力量做静态对抗 5s，之后缓慢还原至起始位。

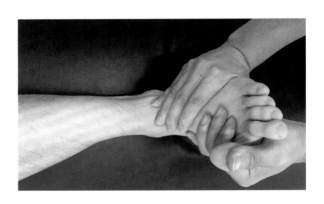

图 11-125　拇短屈肌拉伸训练

四、相关经穴

足太阴脾经在足部的循行与拇短屈肌相关，有太白等穴，可用于治疗身重节痛、胃痛、便秘。

144
拇收肌

一、概况

拇收肌由横头和斜头肌肉组成，其位于足底最深层，功能是向腓骨方向内收拇趾，也称第 1 趾外展。拇趾向外倾斜角度大于 15°，或与第2趾相互重叠挤压者称踇外翻，重者可能并发足踇囊炎引起肿痛和影响行走，女性患者多见。其中踇收肌筋膜挛缩变短是病因之一，或与穿尖头皮鞋、高跟鞋、久站，类风湿关节炎等因素相关。可通过松解踇收肌，加强踇展肌力量进行干预。针对踇收肌的手法可用于痛风性关节炎或类风湿关节炎的辅助治疗。

【起止点】斜头起自第2～4跖骨近端，横头起自第3～5跖趾关节底面关节囊，共同止于踇趾近节外侧（见图11-126）。

【神经支配】足底内侧神经。

【血供】足底内侧动脉。

【功能】踇趾向腓侧外展，即内收和屈踇趾。

【需检查的其他肌肉】足底腱膜、踇展肌、踇长屈肌、踇短屈肌等。

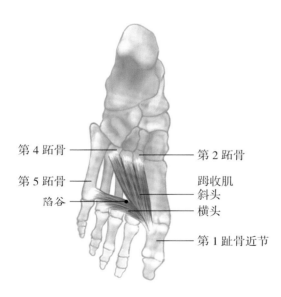

第4跖骨
第5跖骨
陷谷
第2跖骨
踇收肌
斜头
横头
第1趾骨近节

图 11-126 踇收肌解剖图

二、病症

跖骨近端和远端区域痛、踇趾腓侧痛、踇外翻。

三、治疗

（一）徒手疗法

压揉法

（1）动作一：施术者拇指指腹由腓侧向胫侧，横向压揉患者踇趾近节内侧的踇收肌附着处压痛点（见图11-127）。由前向后分为3～5个点，每点压揉5～15次。

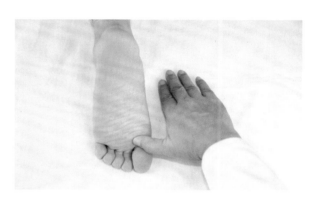

图 11-127 踇收肌横头压揉法，施术者拇指指腹位于患者踇趾近节内侧的踇收肌附着处

（2）动作二：施术者拇指指腹由胫侧向腓侧，分别纵向压揉患者第3～5足底跖趾韧带的踇收肌附着处压痛点（见图11-128）。由前向后可分为3个点，每点压揉5～15次。

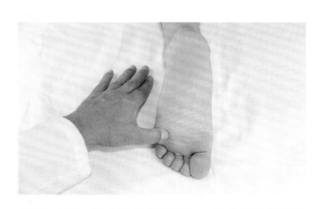

图 11-128 踇收肌斜头压揉法，施术者拇指指腹位于患者第5跖趾关节的踇收肌附着处

（3）动作三：施术者拇指指腹由前向后，分别纵向压揉患者外侧楔骨和第2～4跖骨近端的𧿹收肌附着处（见图11-129）。由后向前可分为3个点，每点压揉5～15次。

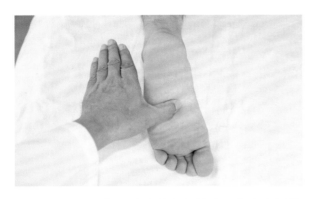

图11-129　𧿹收肌近端斜头压揉法，施术者拇指指腹位于患者第3跖骨近端的𧿹收肌斜头附着处

（二）抗阻训练

患者左脚自然状态下，将足趾向屈曲方向发力，感受左侧𧿹收肌收缩（见图11-130、图11-131）。动作保持2～4s，然后还原至起始位，重复8～12次为1组，练习2～3组。

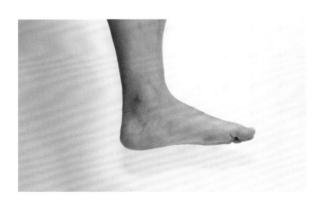

图11-130　𧿹收肌抗阻训练（起始位置）

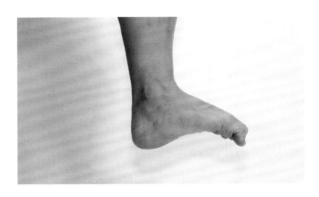

图11-131　𧿹收肌抗阻训练（终止位置）

（三）拉伸训练

患者取仰卧位，左侧足背屈；施术者右手稳定患者第2～5足趾，左手握住𧿹趾向趾伸方向发力，使其左侧𧿹收肌有充分牵拉感（见图11-132）。在伸展至最大位置时，停留15～30s，在拉伸结束时，让患者𧿹趾与施术者左手用30%力量做静态对抗5s，之后缓慢还原至起始位。

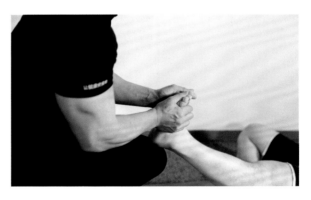

图11-132　𧿹收肌拉伸训练

四、相关经穴

足阳明胃经在足部的循行与𧿹收肌相关，有陷谷等穴，可用于治疗腰脊痛、足背肿痛。

145

蹬短伸肌

一、概况

蹬短伸肌与趾短伸肌共同起于足跟骨背侧面，它们位于足背部皮下，损伤均可引起踝关节前侧痛。蹬短伸肌损伤可引起蹬趾近节背侧痛和屈曲受限，应与蹬长伸肌同时检查和治疗，它们均受腓深神经支配。蹬趾背伸肌力减弱者，应结合影像检查，与腰椎间盘突出症、坐骨神经和腓深神经损伤鉴别诊断。针对蹬短伸肌的手法适用于痛风性关节炎或类风湿关节炎的辅助治疗。

【起止点】起于跟骨背部，止于蹬趾近节背面（见图11-133）。

【神经支配】腓深神经。

【血供】足背动脉。

【功能】伸蹬趾。

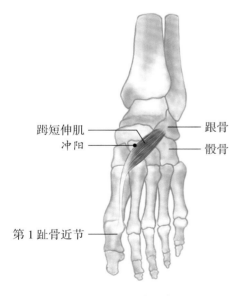

图 11-133 蹬短伸肌解剖图

蹬短伸肌
冲阳
跟骨
骰骨
第 1 趾骨近节

【需检查的其他肌肉】趾短伸肌、蹬长伸肌、伸肌支持带等。

二、病症

踝关节前侧痛、足背内侧或蹬趾背侧痛，蹬趾屈曲受限等。

三、治疗

（一）徒手疗法

1. 压揉法

（1）动作一：患者取踝关节被动背屈位；施术者拇指指腹由胫侧向腓侧，横向压揉患者跟骨背侧的蹬短伸肌附着处压痛点（见图11-134）。由后向前分为1~3个点，每点压揉5~15次。

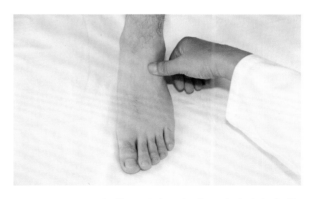

图 11-134 蹬短伸肌近端压揉法，施术者拇指指腹位于患者跟骨背侧的蹬短伸肌附着处

（2）动作二：施术者拇指指腹由腓侧向胫侧，横向压揉患者蹬趾近节背侧的蹬短伸肌附着处压痛点（见图11-135）。由前向后分为1~3个点，每点压揉5~15次。

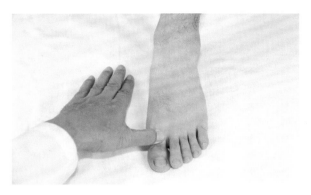

图 11-135　蹞短伸肌远端压揉法，施术者拇指指腹位于患者蹞趾近节背侧的蹞短伸肌附着处

2. 推法　施术者拇指指腹由远及近，纵推患者蹞趾近节至跟骨背侧的蹞短伸肌筋膜压痛点（见图 11-136）。可将其分为 1 ~ 3 个点，每点压揉 5 ~ 15 次。

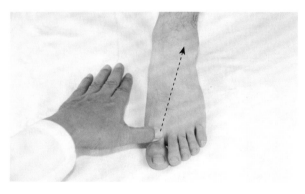

图 11-136　蹞短伸肌推法，施术者拇指指腹位于患者蹞趾近节背侧的蹞短伸肌筋膜

（二）抗阻训练

患者左脚自然状态下，着重勾蹞趾向趾伸方向发力，感受左侧蹞短伸肌收缩（见图 11-137、图 11-138）。动作保持 2 ~ 4s，然后还原至起始位，重复 8 ~ 12 次为 1 组，练习 2 ~ 3 组。

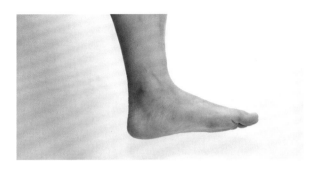

图 11-137　蹞短伸肌抗阻训练（起始位置）

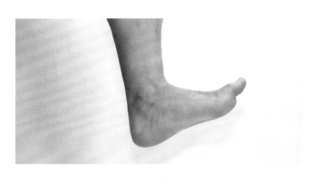

图 11-138　蹞短伸肌抗阻训练（终止位置）

（三）拉伸训练

患者左侧足跖屈；施术者右手稳定患者足踝，左手握住蹞趾并向足跖屈、大蹞趾屈方向发力，使其左侧蹞短伸肌有充分牵拉感（见图 11-139）。在伸展至最大位置时，停留 15 ~ 30s，在拉伸结束时，让患者蹞趾与施术者左手用 30% 力量做静态对抗 5s，之后缓慢还原至起始位。

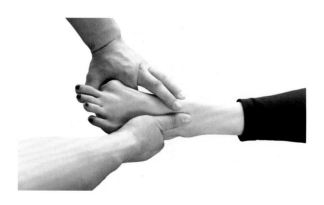

图 11-139　蹞短伸肌拉伸训练

146

趾短伸肌

一、概况

趾短伸肌与姆短伸肌共同附着于足跟骨背侧，它们位于趾长伸肌腱深面，触诊时患者取踝关节被动背屈位，使浅层伸肌腱充分放松。趾短伸肌与趾长伸肌损伤均可能引起足背侧和足趾背侧肿痛和屈曲受限，它们应同时检查和治疗。针对趾短伸肌的手法可用于痛风性关节炎或类风湿关节炎的辅助治疗。

【起止点】起于足跟骨背部外侧面，止于第2～4趾背侧（见图11-140）。

【神经支配】腓深神经。

【血供】足背动脉。

【功能】伸第2～4趾。

【需检查的其他肌肉】伸肌下支持带、姆短伸肌、趾长伸肌、足背骨间肌等。

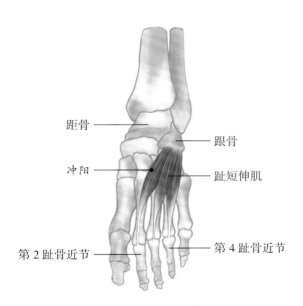

图 11-140　趾短伸肌解剖图

二、病症

踝关节前外侧痛、足背肿痛、第2～4趾背侧痛和屈曲受限等。

三、治疗

（一）徒手疗法

1. 压揉法

（1）动作一：施术者拇指指腹由胫侧向腓侧，横向压揉患者足跟骨背部外侧的趾短伸肌附着处压痛点（见图11-141）。由胫侧向腓侧分为1～3个点，每点压揉5～15次。

注：趾短伸肌触诊位置为距骨前外侧凹陷处。

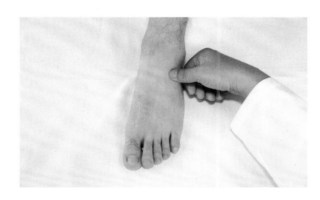

图 11-141　趾短伸肌近端压揉法，施术者拇指指腹位于患者足跟骨背部外侧的趾短伸肌附着处

（2）动作二：施术者拇指指腹由胫侧向腓侧，分别横向压揉患者第2～4趾近节背侧的趾短伸肌附着处压痛点（见图11-142）。每个足趾可分为1～3个点，每点压揉5～15次。

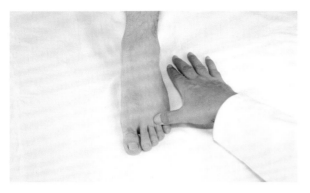

图 11-142　趾短伸肌远端压揉法，施术者拇指指腹位于患者第 4 趾骨近节背侧的趾短伸肌附着处

2. 推法　施术者拇指指腹由远及近，分别纵推患者第 2～4 趾近节背侧至足跟骨背侧趾短伸肌筋膜压痛点（见图 11-143）。可将其分为 3 条线，每条线推 5～10 次。

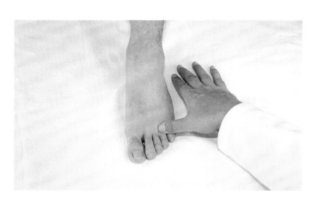

图 11-143　趾短伸肌推法，施术者拇指指腹位于患者第 4 趾骨近节背侧的趾短伸肌筋膜

（二）抗阻训练

患者左脚自然状态下，着重勾第 2、3、4 足趾向趾伸方向发力，感受左侧趾短伸肌收缩（见图 11-144、图 11-145）。动作保持 2～4s，然后还原至起始位，重复 8～12 次为 1 组，练习 2～3 组。

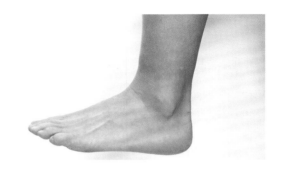

图 11-144　趾短伸肌抗阻训练（起始位置）

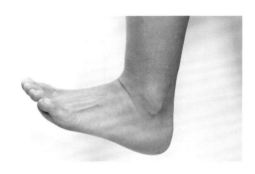

图 11-145　趾短伸肌抗阻训练（终止位置）

（三）拉伸训练

患者左侧足跖屈；施术者右手稳定患者足踝上方，左手握住第 2～5 足趾并向趾屈方向发力，使其左侧趾短伸肌有充分牵拉感（见图 11-146）。在伸展至最大位置时，停留 15～30s，在拉伸结束时，让患者第 2～5 足趾与施术者左手用 30% 力量做静态对抗 5s，之后缓慢还原至起始位。

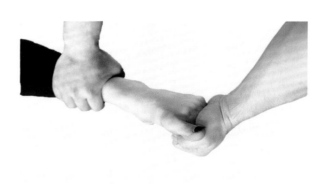

图 11-146　趾短伸肌拉伸训练

四、相关经穴

足阳明胃经在足部的循行与趾短伸肌相关，有冲阳等穴，可用于治疗小腿酸痛、外踝肿痛、足下垂。

147

小趾展肌

一、概况

小趾展肌起于跟骨粗隆外侧突和足底腱膜外侧，在奔跑时突然转弯动作中容易损伤，或穿尖头皮鞋、高跟鞋挤压可引起慢性损伤。临床表现为足跟外侧痛或第5跖趾外侧痛。针对小趾展肌的手法适用于痛风性关节炎或类风湿关节炎的辅助治疗。

【起止点】起于跟骨粗隆外侧突和足底腱膜，止于小趾近节外侧（见图11-147）。

【神经支配】足底外侧神经。

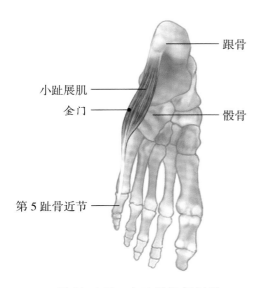

图 11-147　小趾展肌解剖图

【血供】足底外侧动脉。

【功能】外展和屈曲小趾。

【需检查的其他肌肉】足底腱膜、趾短屈肌、趾长屈肌、小趾对跖肌、踇收肌。

二、病症

足跟或足底外侧痛；小趾外侧痛和伸展受限等。

三、治疗

（一）徒手疗法

1. 压揉法

（1）动作一：施术者拇指指腹由前向后，纵向压揉患者跟骨外侧突的小趾展肌附着处压痛点（见图11-148）。由后向前分为1~3个点，每点压揉5~15次。

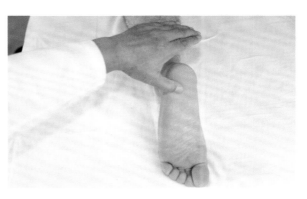

图 11-148　小趾展肌压揉法，施术者拇指指腹位于患者跟骨外侧突的小趾展肌附着处

（2）动作二：施术者拇指指腹由足底向足背，横向压揉患者第5足趾近节外侧面的小趾展肌附着处压痛点（见图11-149）。由前向后分为1~3个点，每点压揉5~15次。

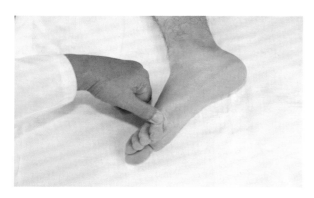

图 11-149　小趾展肌压揉法，施术者拇指指腹位于患者第 5 足趾近节外侧面的小趾展肌附着处

2. 推法　施术者拇指指腹由远及近，纵推患者第 5 足趾近节外侧面至跟骨外侧突的小趾展肌筋膜（见图 11-150）。可将其分为 1~3 条线，每条线推 5~10 次。

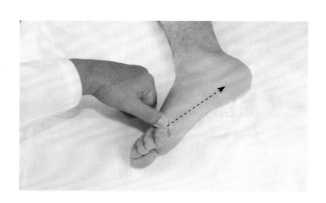

图 11-150　小趾展肌推法，施术者拇指指腹位于患者第 5 足趾近节外侧面的小趾展肌筋膜

（二）抗阻训练

患者左脚自然状态下将小脚趾向外展方向发力，感受左侧小趾展肌收缩（见图 11-151、图 11-152）。动作保持 2~4s，然后还原至起始位，重复 8~12 次为 1 组，练习 2~3 组。

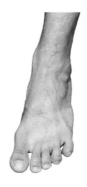

图 11-151　小趾展肌抗阻训练（起始位置）

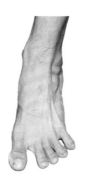

图 11-152　小趾展肌抗阻训练（终止位置）

（三）拉伸训练

患者左侧腿足背屈；施术者左手固定患者足跟，右手压小足趾近节外侧向斜上方向发力，使其左侧小趾展肌有充分牵拉感（见图 11-153）。在伸展至最大位置时，停留 15~30s，在拉伸结束时，让患者小足趾与施术者左手用 30% 力量做静态对抗 5s，之后缓慢还原至起始位。

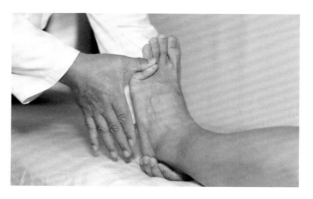

图 11-153　小趾展肌拉伸训练

四、相关经穴

足太阳膀胱经在足部的循行与小趾展肌相关，有金门、京骨、束骨等穴，可用于治疗下肢痿痹、足踝肿痛、颈项强痛、腰腿痛。

148

小趾短屈肌

一、概况

小趾短屈肌是足底外侧深层肌，与足底腱膜、趾短屈肌、趾长屈肌邻近，它们损伤均可引起足底外侧痛。人体足底组织结构为前宽后窄，呈"V"字型。无论是先天或后天因素导致的"O"型腿，在站立、行走和跑步动作中，足底外侧载荷大于内侧，过多行走和奔跑活动中容易损伤或崴脚，观察其鞋底可见外侧纹理明显磨损。足底外侧痛久治不愈，可通过松解下肢内侧肌群筋膜张力，强化训练外侧肌群力量进行干预，以改善下肢肌群力线失衡。针对小趾短屈肌的手法适用于痛风性关节炎或类风湿关节炎的辅助治疗。

【起止点】起于第5跖骨基底部，止于第5趾骨近节外侧（见图11-154）。

【神经支配】足底外侧神经。

【血供】足底外侧动脉。

【功能】屈曲第5趾近节。

【需检查的其他肌肉】足底腱膜、趾短屈肌、趾长屈肌、小趾展肌。

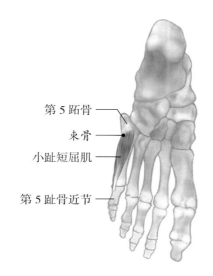

图 11-154　小趾短屈肌解剖图

二、病症

足底外侧深层痛，小趾近节跖侧痛或伸展受限等。

三、治疗

（一）徒手疗法

1. 压揉法

（1）动作一：施术者拇指指腹由胫侧向腓侧，横向压揉患者第5跖骨基底部的小趾短屈肌附着处压痛点（见图11-155）。由后向前分为1~3个点，每点压揉5~15次。

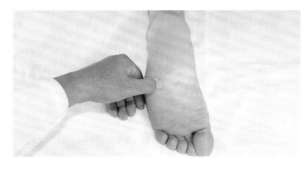

图 11-155　小趾短屈肌压揉法，施术者拇指指腹位于患者第5跖骨基底部的小趾短屈肌附着处

（2）动作二：施术者拇指指腹由胫侧向腓侧，横向压揉患者第5足趾近节的小趾短屈肌附着处压痛点（见图11-156）。由前向后分为1~3个点，每点压揉5~15次。

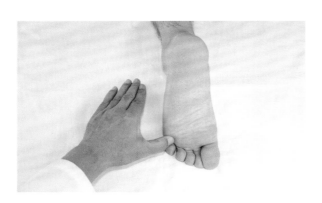

图11-156　小趾短屈肌压揉法，施术者拇指指腹位于患者第5趾骨近节的小趾短屈肌附着处

2. 推法　施术者拇指指腹由远及近，纵推患者第5足趾近节至第5跖骨基底部的小趾短屈肌筋膜压痛点（见图11-157）。可将其分为1~3条线，每条线推5~10次。

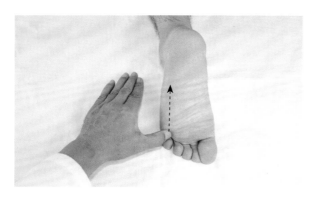

图11-157　小趾短屈肌推法，施术者拇指指腹位于患者第5足趾近节的小指短屈肌筋膜

（二）抗阻训练

患者左脚自然状态下将足趾向趾屈方向发力，感受左侧小趾短屈肌收缩（见图11-158、

图11-159）。动作保持2~4s，然后还原至起始位，重复8~12次为1组，练习2~3组。

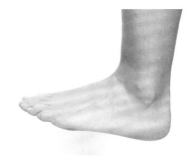

图11-158　小趾短屈肌抗阻训练（起始位置）

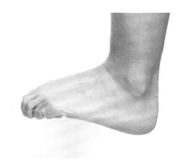

图11-159　小趾短屈肌抗阻训练（终止位置）

（三）拉伸训练

患者左侧腿足背屈；施术者右手固定患者足部，左手压小足趾近节外侧向趾伸方向发力，使其左侧小趾短屈肌有充分牵拉感（见图11-160）。在伸展至最大位置时，停留

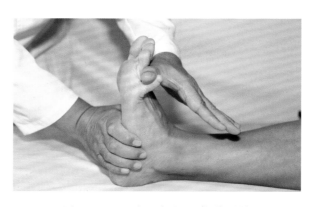

图11-160　小趾短屈肌拉伸训练

15～30s，在拉伸结束时，让患者小足趾与施术者左手用30%力量做静态对抗5s，之后缓慢还原至起始位。

四、相关经穴

足太阳膀胱经在足部的循行与小趾短屈肌相关，有束骨等穴，可用于治疗头痛、眩晕、颈项强痛、腰腿痛。

149
骨间足底肌

一、概况

骨间足底肌位于足底最深层，手法操作难以触及。足部外伤后遗症可引起其疼痛不适，可通过足部趾屈肌群和筋膜手法及康复训练辅助治疗。针对骨间足底肌的手法可用于痛风性关节炎或类风湿关节炎的辅助治疗。

【起止点】起于第3～5跖骨近端胫侧，止于第3～5趾骨胫侧和趾背腱膜（见图11-161）。

【神经支配】足底外侧神经。

【血供】趾足底动脉。

【功能】第3～5足趾内收和屈曲。

【需检查的其他肌肉】足底腱膜、趾短屈肌、趾长屈肌、趾短伸肌、趾长伸肌、骨间背侧肌。

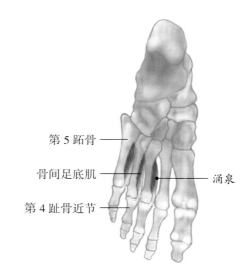

第5跖骨
骨间足底肌
第4趾骨近节
涌泉

图 11-161　骨间足底肌解剖图

二、病症

足底深层痛、第3～5足趾外展和过度伸展受限等。

三、治疗

压揉法　施术者拇指指腹由胫侧向腓侧，分别横向压揉患者第3～5跖骨和趾骨胫侧的骨间足底肌附着处压痛点（见图11-162）。由前向后分为1～3个点，每点压揉5～15次。

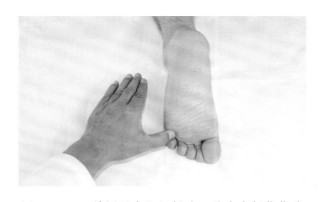

图 11-162　骨间足底肌压揉法，施术者拇指指腹位于患者第5趾骨胫侧的骨间足底肌附着处

150

足骨间背侧肌

一、概况

足骨间背侧肌远端附着于跖骨腓侧，主要功能是外展相关足趾。足部外伤或剧烈活动可能是损伤病因，如奔跑、跳远、跳高等运动。其位于趾长伸肌和趾短伸肌深面，它们损伤均可引起足背侧疼痛，应同时检查和治疗。针对足骨间背侧肌的手法可用于痛风性关节炎或类风湿关节炎的辅助治疗。

【起止点】起于第2~5跖骨近端，止于第2~4足趾近节腓侧和趾背腱膜（见图11-163）。

【神经支配】足底外侧神经。

【血供】足背侧跖动脉。

【功能】外展相关足趾。

【需检查的其他肌肉】趾长伸肌、趾短伸肌。

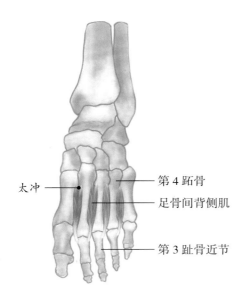

图 11-163　足骨间背侧肌解剖图

二、病症

足背部相关跖骨和趾骨间隙疼痛。

三、治疗

1. **压揉法**　施术者拇指指腹由腓侧向胫侧，分别横向压揉患者第2~5跖骨和第2~4趾骨的足骨间背侧肌附着处压痛点（见图11-164）。由前向后分为1~3个点，每点压揉5~15次。

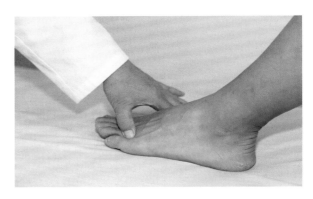

图 11-164　足骨间背侧肌压揉法，施术者拇指指腹位于患者第4趾骨近节腓侧的足骨间背侧肌附着处

2. **推法**　施术者拇指指腹由前向后，分别纵推患者第2~4趾骨近节腓侧足骨间背侧肌筋膜压痛点（见图11-165）。可将其分为3条线，每条线推5~10次。

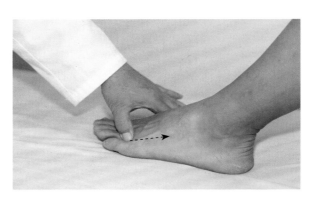

图 11-165　足骨间背侧肌推法，施术者拇指指腹位于患者第4趾骨近节的足骨间背侧肌筋膜

四、相关经穴

足厥阴肝经在足部的循行与足骨间背侧肌相关，有太冲等穴，可用于治疗下肢痿痹、足跗肿痛、目赤肿痛。

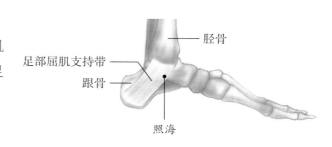

151
足部屈肌支持带

一、概况

足部屈肌支持带是扁宽的组织纤维带，分别附着于足内踝和跟骨结节。其深面形成的管状结构为踝管，有胫骨后肌、趾长屈肌、蹈长屈肌腱和胫神经以及胫后动静脉管由后向前走行。足部屈肌支持带与上述肌肉肌腱损伤刺激胫神经和足底内、外侧神经分支，可引起足底疼痛麻木等症状，称"踝管综合征"。足部屈肌支持带急性损伤，轻症 24 小时内冷敷和支具固定控制活动，稳定恢复期可配合轻力度手法治疗，促使局部血肿、水肿吸收和疼痛的缓解，若屈肌支持带撕裂严重需手术修复。注意：结合影像检查，排除撕脱性骨折。

【起止点】上方附着于内踝，下方附着于跟骨内侧（见图 11-166）。

【功能】稳定相关足屈肌腱。

【需检查的其他肌肉】胫骨后肌、趾长屈肌、蹈长屈肌、足底腱膜、蹈展肌、足内侧韧带、足外侧韧带等。

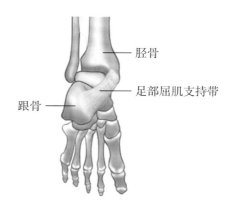

图 11-166　足部屈肌支持带解剖图

二、病症

内踝痛、足跟内侧痛、足底疼痛麻木等。

三、治疗

1. 压揉法

（1）动作一：施术者拇指指腹由下向上，垂直方向压揉患者内踝的屈肌支持带附着处压痛点（见图 11-167）。由后向前分为 3 个点，每点压揉 5～15 次。扭伤引起内踝周围淤血肿痛，按照钟表时针定位分为 12 个点压揉，中心为 1 个点，分别向心和离心方向轻手法压揉。

注意：①影像检查排除骨折；②轻力度手法。

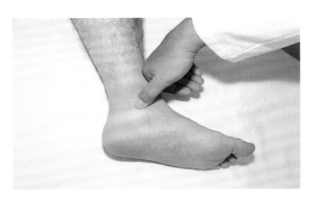

图 11-167 足部屈肌支持带压揉法，施术者拇指指腹位于患者内踝的屈肌支持带附着处

（2）动作二：施术者拇指指腹由上向下，垂直压揉患者足跟内侧的屈肌支持带附着处压痛点（见图 11-168）。由前向后分为 3 个点，每点压揉 5~15 次。扭伤引起的足跟内侧周围淤血肿痛，按照钟表时针定位分为 12 个点压揉，中心为 1 个点，分别向心和离心方向轻手法压揉。

注意：①影像检查排除骨折；②轻力度手法。

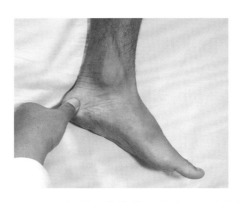

图 11-168 足部屈肌支持带压揉法，施术者拇指指腹位于患者足跟内侧的屈肌支持带附着处

2. 推法 施术者拇指指腹由下向上，斜推患者跟骨至内踝屈肌支持带筋膜压痛点（见图 11-169）。可将其分为 3 条线，每条线推 5~10 次。

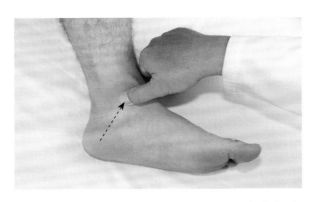

图 11-169 足屈肌支持带推法，施术者拇指指腹位于患者内踝的屈肌支持带筋膜

四、相关经穴

足少阴肾经在足部的循行与下肢屈肌支持带相关，有照海等穴，可用于治疗目赤肿痛、咽痛、月经不调、癫痫。

152
足部伸肌下支持带

一、概况

伸肌下支持带是"Y"形的组织纤维带，绕行于踝关节前部，其深面有胫骨前肌、姆长伸肌、趾长伸肌、第三腓骨肌肌腱和腓深神经通过。上述肌腱与韧带损伤刺激腓深神经，可引起足部伸肌群肌力减退或运动障碍。踝关节承载全身重量，行走和奔跑时足内翻引起伸肌下支持带损伤较多见，轻症采用支具固定和保守治疗，重症需手术修复。

【起止点】内侧附着于内踝以及内侧楔骨和第 1 跖骨近端；外侧附着于跟骨外侧（见图 11-170）。

【功能】固定伸肌肌腱和腓深神经。

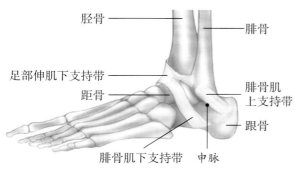

图 11-170　足部伸肌下支持带解剖图

（图中标注：胫骨、腓骨、足部伸肌下支持带、距骨、腓骨肌上支持带、跟骨、腓骨肌下支持带、申脉）

【需检查的其他肌肉】姆长伸肌、姆短伸肌、趾长伸肌、趾短伸肌、第三腓骨肌、胫骨前肌、腓骨长肌、腓骨短肌等。

二、病症

内踝或足弓内侧疼痛；外踝或足跟外侧疼痛；踝关节周围血肿或水肿；足部伸肌群肌力减退或运动障碍、足背和足趾背面疼痛麻木。

三、治疗

1. 压揉法

（1）动作一：施术者拇指指腹由前向后，横向压揉患者内踝的伸肌下支持带附着处压痛点（见图 11-171）。由前向后分为 1~3

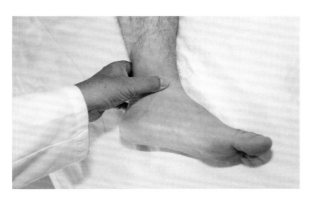

图 11-171　伸肌下支持带压揉法，施术者拇指指腹位于患者内踝的伸肌下支持带附着处

个点，每点压揉 5~15 次。扭伤引起的足跟内侧周围淤血肿痛，按照钟表时针定位分为 12 个点压揉，中心为 1 个点，分别向心和离心方向轻手法压揉。

注意：①影像检查排除骨折；②轻力度手法。

（2）动作二：施术者拇指指腹由足底向足背方向，分别横向压揉患者第 1 跖骨和内侧楔骨的伸肌下支持带附着处压痛点（见图 11-172）。由前向后分为 3 个点，每点压揉 5~15 次。

注意：①扭伤引起的足跟内侧周围淤血肿痛，影像检查排除骨折；②轻力度手法。

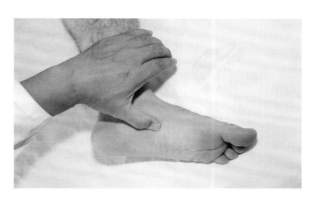

图 11-172　伸肌下支持带压揉法，施术者拇指指腹位于患者内侧楔骨的伸肌下支持带附着处

（3）动作三：施术者拇指指腹由足底向足背，分别横向压揉患者足跟外侧伸肌下支持带和腓骨肌下支持带附着处压痛点（见图 11-173）。由后向前分为 3~5 个点，每点压揉 5~15 次。

注意：①扭伤引起的足跟内侧周围淤血肿痛，影像检查排除骨折；②轻力度手法。

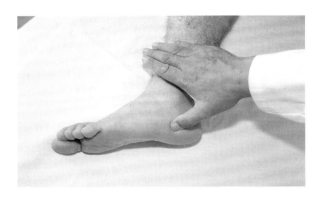

图 11-173　伸肌下支持带压揉法，施术者拇指指腹位于患者足跟外侧腓骨肌下支持带附着处

2. 推法　施术者拇指指腹可以垂直或平行推支持带表面筋膜压痛点（见图 11-174），每条线推 5~10 次。

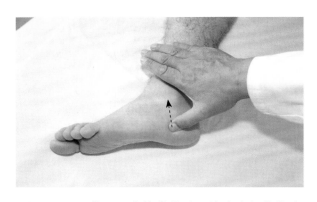

图 11-174　伸肌下支持带推法，施术者拇指指腹位于患者足跟外侧的腓骨肌下支持带筋膜

四、相关经穴

足厥阴肝经在足部的循行与下肢伸肌支持带相关，有中封等穴，可用于治疗疝气引腰痛、少腹痛、小便不利。

153

足部伸肌上支持带

一、概况

足部伸肌上支持带绕行于踝关节前上方，分别附着于胫骨与腓骨远端，因其未跨越踝关节，承受应力较小而慢性损伤较少见。伸肌上支持带和伸肌肌腱急慢性损伤刺激腓深神经，可引起其支配区肌肉肌力减退或运动障碍。

【起止点】附着于内踝和外踝前上方（见图 11-175）。

【功能】固定伸肌肌腱和腓深神经。

【需检查的其他肌肉】胫骨前肌、踇长伸肌、趾长伸肌、第三腓骨肌、胫腓前韧带等。

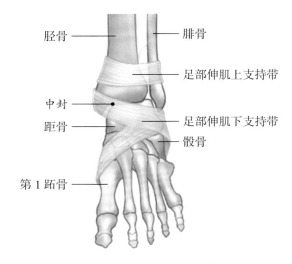

图 11-175　足部伸肌上支持带解剖图

二、病症

内踝至外踝以及前上方周围疼痛；足部伸肌群肌力减弱或运动障碍。

三、治疗

1. 压揉法

（1）**动作一**：施术者拇指指腹由后向前，横向压揉患者腓骨远端的伸肌上支持带附着处压痛点（见图11-176）。由上向下分为1~3个点，每点压揉5~15次。

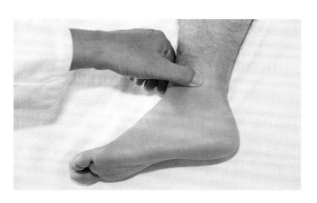

图11-176　伸肌上支持带压揉法，施术者拇指指腹位于患者腓骨远端的伸肌上支持带附着处

（2）**动作二**：施术者拇指指腹由后向前，横向压揉患者胫骨远端的伸肌上支持带附着处压痛点（见图11-177）。由上向下分为1~3个点，每点压揉5~15次。

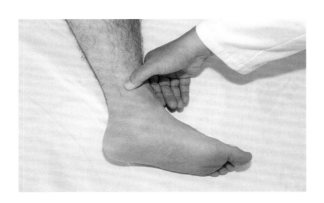

图11-177　伸肌上支持带压揉法，施术者拇指指腹位于患者胫骨远端的伸肌上支持带附着处

2. 推法　施术者拇指指腹由外向内，横推患者腓骨至胫骨远端伸肌上支持带筋膜压痛点（见图11-178）。可将其分为1~3条线，每条线推5~10次。针对体格高大和偏胖患者，也可由下向上垂直推支持带表面的筋膜。

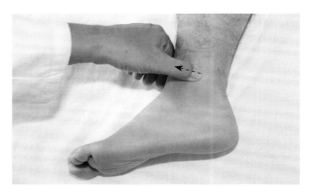

图11-178　伸肌上支持带推法，施术者拇指指腹位于患者腓骨远端伸肌上支持带筋膜

154
腓骨肌上支持带

一、概况

腓骨肌上支持带是位于外踝较小的韧带，足内翻扭伤时最容易损伤。其深面有腓骨长肌和腓骨短肌肌腱通过，三者损伤可能相互影响，应同时检查治疗。

【**起止点**】附着于外踝和足跟外侧（见图11-179）。

【**功能**】固定腓骨长肌和腓骨短肌肌腱于外踝的后方。

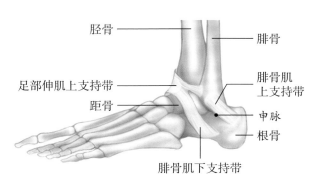

图 11-179 腓骨肌上支持带解剖图

【需检查的其他肌肉】腓骨长肌、腓骨短肌、跟腓韧带、距跟韧带、距腓韧带等。

二、病症

外踝血肿、水肿和疼痛；腓骨长肌、腓骨短肌肌腱肿痛等。

三、治疗

1. 压揉法

（1）动作一：施术者拇指指腹由下向上，纵向压揉患者外踝的腓骨肌上支持带附着处压痛点（见图 11-180）。由前向后分为 1~3 个点，每点压揉 5~15 次。

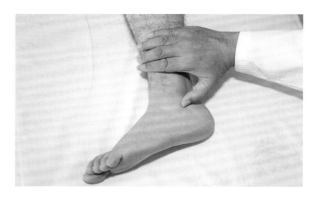

图 11-180 腓骨肌上支持带压揉法，施术者拇指指腹位于患者外踝的腓骨肌上支持带附着处

（2）动作二：施术者拇指指腹由上向下，纵向压揉患者足跟外侧的腓骨肌上支持带附着处压痛点（见图 11-181）。分为 1~3 个点，每点压揉 5~15 次。

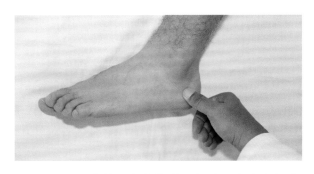

图 11-181 腓骨肌上支持带压揉法，施术者拇指指腹位于患者足跟外侧腓骨肌上支持带附着处

2. 推法
施术者拇指指腹由下向上，斜推患者足跟外侧至外踝腓骨肌支持带筋膜压痛点（见图 11-182）。可将其分为 1~3 条线，每条线推 5~10 次。

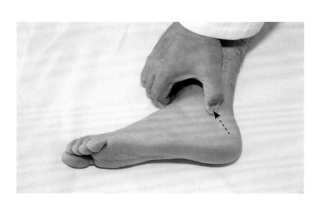

图 11-182 腓骨肌上支持带推法，施术者拇指指腹位于患者外踝腓骨肌上支持带筋膜

四、相关经穴

足太阳膀胱经在足部的循行与腓侧支持带相关，有申脉等穴，可用于治疗失眠、头痛、眩晕、腰腿痛。

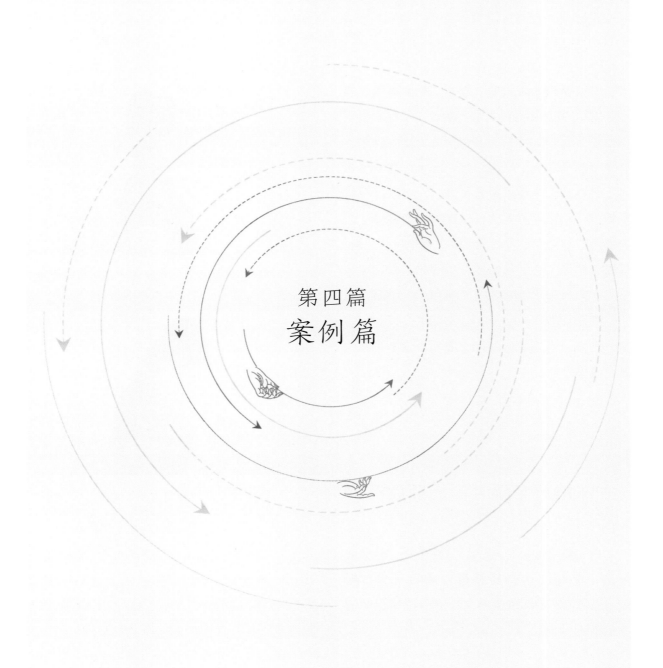

第四篇
案例篇

第十二章
软组织损伤案例治疗前后对比

肌肉筋膜的肌张力表现是"松而不痛，痛而不松"。临床中经过评估、触诊、治疗和康复训练后，可使患者疼痛不适症状缓解或消失，并恢复运动功能。软组织损伤徒手疗法治愈患者不计其数，为尊重患者肖像权，本章以模特模拟演示治疗前后对比，供读者参考并验证自己的诊断和治疗是否正确。因患者年龄、性别、体质、病情、心理和情绪、生活和工作环境等不同，以及施术者实践经验和操作水平差异，治疗效果可能不同，但通过不断学习和实践，每一位学习者均可达到得心应手、立竿见影的满意效果。

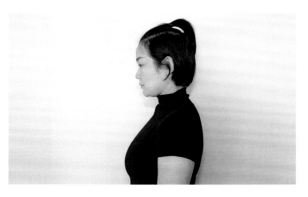

图 12-1　治疗前：斜方肌紧张，颈椎屈曲受限

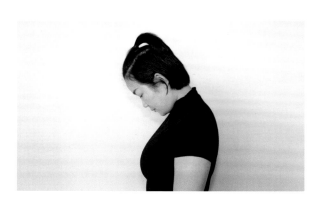

图 12-2　颈椎屈曲受限治疗后

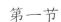

第一节
手法治疗与康复训练前后对比

1. **颈椎屈曲受限**　主要是斜方肌损伤，引起浅层肌筋膜紧张缩短所致。图 12-1、图 12-2 为经压痛点推法和拉伸训练治疗的前后对比。

2. **颈椎过度伸展受限**　主要是项韧带、颈多裂肌、颈回旋肌损伤，引起颈椎深层肌筋膜水肿所致。图 12-3、图 12-4 为经压痛点压揉和抗阻训练治疗的前后对比。

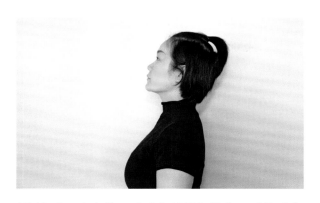

图 12-3　治疗前：颈后部深层肌损伤，颈椎过度
　　　　　伸展受限

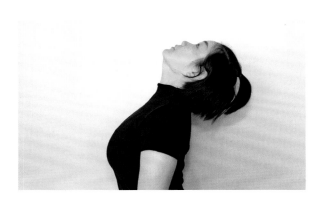

图 12-4　颈椎过度伸展受限治疗后

3.　**颈椎旋转受限**　主要是胸锁乳突肌、头夹肌、斜角肌损伤，引起同侧或对侧肌筋膜紧张缩短所致。图 12-5、图 12-6 为经压痛点压揉和抗阻训练治疗的前后对比。

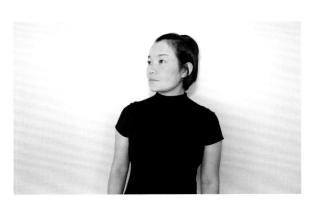

图 12-5　颈椎旋转受限治疗前

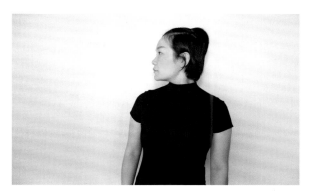

图 12-6　颈椎旋转受限治疗后

4.　**上臂屈曲受限**　主要是肩胛下肌、大圆肌、背阔肌损伤，引起上述肌筋膜紧张缩短所致。图 12-7、图 12-8 为经压痛点压揉和拉伸训练治疗的前后对比。

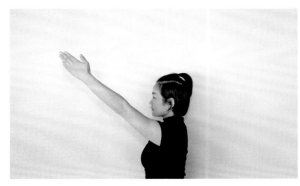

图 12-7　上臂屈曲受限治疗前

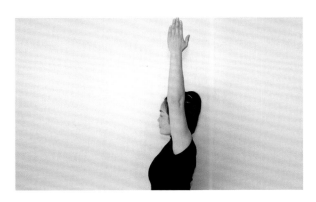

图 12-8　上臂屈曲受限治疗后

5. **上臂过度伸展受限** 主要是前三角肌、肱二头肌、胸大肌损伤，引起上述肌筋膜紧张缩短所致。图12-9、图12-10为经压痛点压揉和拉伸训练治疗的前后对比。

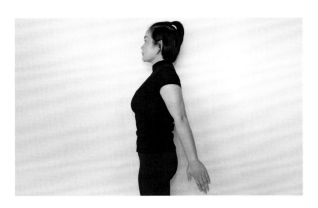

图12-9 上臂过度伸展受限治疗前

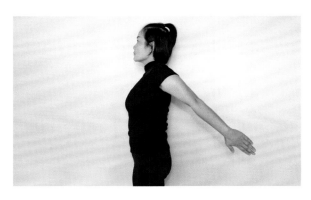

图12-10 上臂过度伸展受限治疗后

6. **脊椎过度伸展受限** 主要是腹直肌、髂腰肌、棘上韧带、多裂肌、回旋肌损伤，上述肌筋膜紧张缩短和水肿所致。图12-11、图12-12为经压痛点压揉和拉伸训练治疗的前后对比。

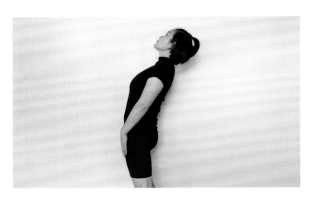

图12-11 脊椎过度伸展受限治疗前

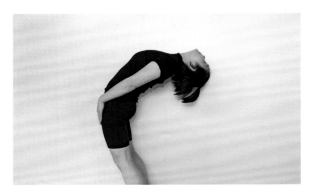

图12-12 脊椎过度伸展受限治疗后

7. **脊椎屈曲受限** 主要是棘上韧带、竖脊肌、下后锯肌、腹斜肌损伤，引起上述肌筋膜紧张缩短所致。图12-13、图12-14为经压痛点压揉和拉伸训练治疗的前后对比。

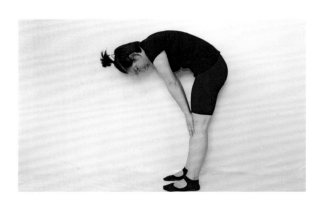

图12-13 脊椎屈曲受限治疗前

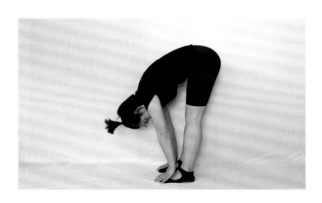

图 12-14 脊椎屈曲受限治疗后

8. 髋关节外展受限 主要是髋关节内收肌群损伤，引起该肌群肌筋膜紧张缩短所致。图 12-15、图 12-16 为经压痛点压揉和拉伸训练治疗的前后对比。

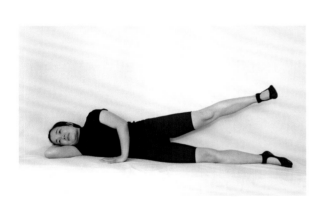

图 12-15 髋关节外展受限治疗前

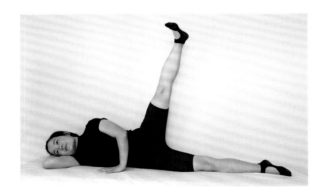

图 12-16 髋关节外展受限治疗后

9. 髋关节过度伸展受限 主要是髂腰肌、缝匠肌、股直肌、耻骨肌损伤，引起上

述肌筋膜紧张变短所致。图 12-17、图 12-18 为经压痛点压揉和拉伸训练治疗的前后对比。

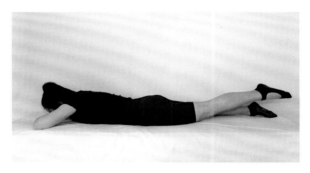

图 12-17 髋关节过度伸展受限治疗前

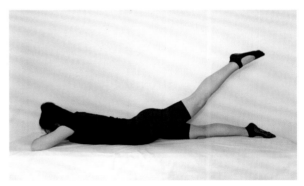

图 12-18 髋关节过度伸展受限治疗后

10. 膝关节屈曲受限 主要是臀大肌、股四头肌、小腿三头肌损伤，引起上述肌肉筋膜缩短所致。图 12-19、图 12-20 为经压痛点压揉和拉伸训练治疗的前后对比。

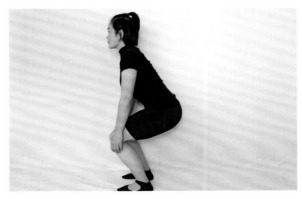

图 12-19 膝关节屈曲受限治疗前

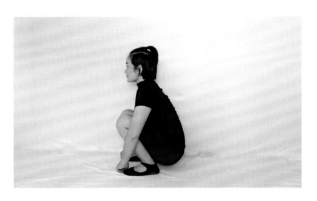

图 12-20　膝关节屈曲受限治疗后

11. 踝关节跖屈受限　主要是胫骨前肌、趾长伸肌、第三腓骨肌损伤，引起上述肌筋膜紧张缩短所致。图 12-21、图 12-22 为经压痛点压揉和拉伸训练治疗的前后对比。

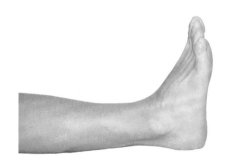

图 12-21　踝关节跖屈受限治疗前

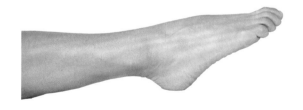

图 12-22　踝关节跖屈受限治疗后

12. 踝关节足背屈受限　主要是小腿三头肌、腓骨长肌、腓骨短肌、蹑长屈肌、趾长屈肌、胫骨后肌损伤，引起上述肌筋膜紧张缩短所致。图 12-23、图 12-24 为经压痛点压揉和拉伸训练治疗的前后对比。

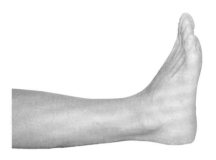

图 12-23　踝关节足背屈受限治疗前

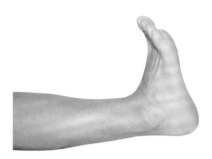

图 12-24　踝关节足背屈受限治疗后

13. 指关节屈曲受限　主要是指伸肌群损伤，引起它们的肌筋膜紧张缩短所致。图 12-25、图 12-26 为经压痛点压揉和拉伸训练治疗的前后对比。

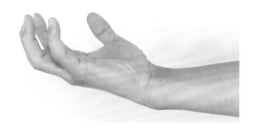

图 12-25　指关节屈曲受限治疗前

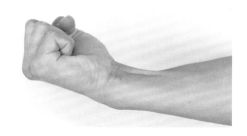

图 12-26　指关节屈曲受限治疗后

14. 指关节伸展受限 主要是指屈肌群损伤，引起它们的肌筋膜紧张缩短所致。图 12-27、图 12-28 为经压痛点压揉和拉伸训练治疗的前后对比。

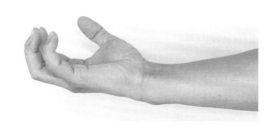

图 12-27　指关节伸展受限治疗前

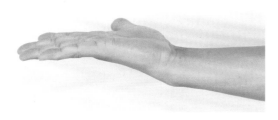

图 12-28　指关节伸展受限治疗后

第二节

软组织损伤徒手疗法治疗典型案例

在我多年的医学生涯中，年轻时曾津津乐道于"华佗再世""妙手回春"之类的赞美。接近退休年龄才明白，作为一位医生，能用自己所学为患者治愈疾病是天经地义的本分，也带来自我实现的愉悦和幸福！近二十年来，利用软组织损伤徒手疗法治愈无数患者，如今重读他们娓娓道来的亲身经历和感受，仍不禁热泪盈眶。本书所选案例虽不足冰山一角，却代表了患者对健康生活的无限渴望和心声……（李建民）

1. Y女士痛经案例

Y 女士

年龄：26 岁。

主诉：痛经 9 年。

医学检查：未见异常。

医院诊断：痛经。

动态评估：①脊椎过度伸展检测 10°；②髋关节过伸检测 20°；③内收肌外展检测 30°。

查体：①腹直肌、腹斜肌、腹横肌起止点和筋膜压痛；②髂腰肌起止点和筋膜压痛；③内收肌起止点和筋膜压痛；④盆底肌起止点和筋膜压痛。

徒手疗法：针对肌肉筋膜敏感压痛点手法压揉。

抗阻力：针对致痛责任肌抗阻训练。

拉伸：针对致痛责任肌和筋膜拉伸训练。

治疗后动态评估：①脊椎过伸检测 45°；②髋关节过伸检测 45°；③内收肌外展检测 90°。

治疗后查体：腹肌、髂腰肌、内收肌、盆底肌起止点和筋膜压痛点消失。

治疗后用药：经手法治疗和康复训练痛经症状消失，布洛芬、阿司匹林、中药汤剂等停药。

治疗后随访：共对患者行 4 次手法治疗，并指导其学习和掌握腰、腹、臀、髋部肌肉训练动作要领。每隔 3 个月回访 1 次，2 年未见复发。

治疗体会：痛经属常见病，病因一般认为较复杂或尚不清楚。该患者痛经病史 9 年余，妇科检查未见异常，每次经期疼痛难忍，需口服止痛药。触诊其腹部、腰部、髋部、骨盆底部等肌肉附着处压痛敏感，腰椎和髋关节过度伸展受限。分析该患者可能因体质瘦弱、运动不足、感受风寒、学习压力、坐姿不正确等因素，使其腰、腹、骨盆周围肌肉筋膜等软组织张力偏高，此为基础性发病因素。因经期内分泌和激素水平变化，导致腰腹部肌筋膜继发急性无菌性炎症、痉挛，引起疼痛发作。经手法治疗和康复训练，使这些肌筋膜张力降低，痉挛解除，柔韧性恢复正常，血液循环得到改善。这样就消除了肌筋膜经期发病的基础因素，同时对重点发病部位有针对性的治疗，解除了继发的无菌性炎症和痉挛，起到了标本兼治的作用，取得了满意疗效。软组织外科学认为，痛经与骨盆周围的软组织损伤密切相关，通过治疗软组织损伤的病变即可以缓解或消除痛经症状（《宣蛰人软组织外科学》）。此病例既符合该理论且较为典型，值得进一步验证探讨。

附：**患者心语**

是什么让我连毕业都不在乎？是什么让我把考研都搁浅了？是什么让我处在事业上升期却毅然决然辞掉了工作？

前年秋季的一天，在朋友的引荐下，了解到深圳有一个很好的康复课程。我在连续忙碌2个星期将手头工作结束后，便毅然辞职赶向机场独自奔赴深圳。面对家人的不理解，朋友的不理解，周围人的不支持，饱受痛经困扰多年、备受疼痛折磨的我，就算是一丝可以治疗痛经的机会，也不能错过！想象着康复课学完就能痊愈了！可当我真正接触到这个环境和这个课程，才明白解决痛经不是件容易的事。

记忆中从小就时常憧憬着美好的未来，可当青春花朵刚刚绽放，一个叫痛经的噩梦竟每月降临光顾。每当父母见我经期疼得在床上打滚，手脚冰凉全身冒冷汗，脸上没有一点血色的时候，除了带我去医院打止疼针，没有其他任何方法。长达9年的痛经时光围扰着我，同时也让我的父母倍感焦急。高中班主任也因为曾经目睹我因痛经难以忍受倒在操场，所以允许我每个月在那几天可以请假在家休息。到大学毕业后走入社会，又因痛经总是缺勤，使得我只能引咎辞职。因为痛经我放弃了很多很好的机会，我无法抗争。每月的痛经令我痛到嗓子哭得说不出话，极端时我甚至想把子宫摘掉，觉得活着都是痛苦……

当我长期处于这种每月例行的痛苦，心情越来越压抑时，当我拜访了各路"神医"，尝试了中药、针刺、艾灸以及各种稀奇古怪的疗法和药物，倾尽所有时，庆幸我在一次康复课学习时，遇到了李建民老师，是他让我有幸摆脱痛经的折磨。回忆那次讲座，正处于痛经中的我，有幸被选中成为痛经案例模特。没曾想经过李建民老师一次治疗，就让我难以忍受的腹痛和腰痛当场缓解，也让我第一次感受到经期没有疼痛是多么的美好。我忘却了台下还有很多学生在倾听和观摩，眼泪瞬间布满了我的脸庞。可是流下的是开心的泪水，是激动的泪水，是看到希望后幸福的泪水！

时隔半年后，有机会去北京拜访了李建民老师。此次见面，老师第一时间详细地询问了我的身体状况，对我存在的问题进行了有效的分析与评估，并及时给出解决思路。我按照老师的方法，回去以后坚持运动练习，当月身体就有了明显的改善，整个人的状态都得到了明显的提升！

如今，距第一次遇到李建民老师已有2年，我再也不用每月忍受痛经的折磨，不用再经历依赖布洛芬、阿司匹林这些止痛药物才勉强能得到一点缓解的日子。我因遇到李建民老师改变了心态，改变了命运，并认识和了解了自己的身体，有能力对自己的身体健康负责。李建民老师创立的徒手疗法将使我终身受益，在此也感谢李老师的助理岳荣鑫和赵梓妃等老师热心为我做手法治疗、指导我做康复训练！告别多年病痛折磨的经历之后，最想表达的是希望利用自身的经历和老师传授的知识，去帮助更多像我一样饱受痛经折磨的姐妹们。（Y女士）

2. Y女士三叉神经痛案例

Y女士

年龄：62岁。

主诉：三叉神经痛。

医院检查：颅内未见器质性病变。

动态评估：张口和牙齿咬合均可引出放射性疼痛。

查体：颞肌、咬肌、翼状肌、颊肌、眼轮匝肌、鼻肌、口轮匝肌等骨膜附着处压痛敏感。

徒手疗法：针对头面部肌肉筋膜敏感压痛点手法松解治疗。

治疗后查体：颞肌、咬肌、翼状肌、颊肌、眼轮匝肌、口轮匝肌附着处和筋膜压痛基本缓解。

治疗后用药：卡马西平停药。

治疗后随访：3次手法和康复训练后，连续10年回访未复发。

治疗体会：该患者主诉1996年秋季因受凉感冒发热后罹患三叉神经痛，当时是否有细菌和病毒感染尚不清楚。三叉神经是从脑干发出的第五对脑神经，分布于面部，其损害可以引起面部支配区域的感觉过敏或感觉减退等症状。因三叉神经为颅内神经而手法不能触及，只能针对三叉神经所支配的眼部、上颌、下颌等部位肌肉筋膜压痛点进行手法治疗。第一次手法治疗时患者压痛点高度敏感，处于呼叫和拒按状态，使手法治疗一度中断。抓住手法治疗部位疼痛有所减轻的契机，对患者进行心理疏导，同时减轻手法力度，耐心对每个敏感痛点手法松解，使患者疼痛程度改善。患者看到了希望，建立了信心，并密切配合。经一两个小时手法治疗后，当晚按摩部位出现疼痛加重反应，虽不能入睡，但患者仔细体会与治疗的感觉有所不同，考虑为手法刺激皮肤和筋膜后产生的应激反应，嘱其休息观察。3天后患者主动电话告知，皮肤表面疼痛和三叉神经痛症状均已消失。经2次巩固治疗后基本痊愈，随访10年余未复发。此案例说明，针对三叉神经支配的头面部肌肉和筋膜压痛点的手法松解，对颅内三叉神经炎可能产生间接消炎止痛和解痉作用，也符合中医"内病外治"诊疗原则。软组织外科学认为，"三叉神经痛"的症状，可能有多种原因，头面部肌肉筋膜等软组织的无菌性炎症痉挛等病变，也可引起"三叉神经痛"的症状（《宣蛰人软组织外科学》），本病例即可能属于此种类型，因此针对头面部软组织病变的手法取得了满意的疗效。值得进一步验证和探讨。

附：患者心语

我退休前系某金融部门总经理，曾是三叉神经痛患者。1996年10月着凉后感冒发热，之后出现面部剧烈疼痛，经医院检查确诊为三叉神经痛。每次发病时，不能吃饭，不能喝水，不能说，不能笑，面部不能有任何表情，即便如此也痛不欲生。放射性、电击式的疼痛，可谓是"天下第一"痛！已不能正常工作。进出本地各大医院都告知没有好的治疗办法，建议手术切断三叉神经，但告知不排除面瘫的手术后遗症。后来经人介绍，我经3个月近百次的中医经络按摩，三叉神经终于不疼了。但在后来的十几年里又有多次反复，直到2010年初，我的三叉神经痛又一次发作。这次发作除不能吃饭外，也不能睡觉，坐起来疼，躺下更疼，一连几个晚上都睡不了觉，用卡马西平止痛，又药物不良反应较大，头晕得不能站立。经络按摩的收效又很慢，就在我无助的时候，我的同事无意中得到李建民医生肌肉按摩治疗疼痛的信息，建议我也试试。我半信半疑，抱着试试看的心理，接受了李医生的肌肉按摩疗法。

记得第一次治疗，是我的三叉神经痛正在发作，迫使我停下了繁忙和重要的工作。李医生不用任何医疗器械，只是用手指在我面部各个痛点非常仔细地做手法。原本疼痛的部位是不能触摸的，因此每个点的痛感都十分强烈，甚至有几次迫使手法治疗中断。在李医生的心理疏导和鼓励下，我选择配合。方寸之间按摩了一两个小时，按摩后感觉疼痛部位非常轻松，顿时使我看到了光明和希望。没想到的是，当天晚上疼得一宿没睡，十分担心是不是治疗后病情又加重了呢？第二天与李医生联系和咨询时，他详细问我，与以往病情发作的疼痛是否有些区别？我思考了一下回答说，感觉还是有所不同的。他告诉我如果是按摩后物理刺激产生的疼痛，经过体表微循环吸收三四天后就会基本消失。如果疼痛仍持续不缓解，可能属于原有的病理性疼痛。我感觉医生的解释有一定道理，作为患者只能选择忍耐和期待……第四天一早醒来，我的三叉神经不疼了，奇迹出现了，只治疗一次我的病就好了！那一天我把这个令人难以置信的消息告诉了我所有的亲人、同事和朋友。为了巩固治疗效果，后来又治疗了2次，10多年来从未复发。（Y女士）

3. Z女士类风湿关节炎案例

Z女士

年龄：48岁。

主诉：双侧指、肘、膝、踝、足趾和脊椎等多部位广泛性疼痛。

医院检查：类风湿性关节炎、强直性脊柱炎、心脏期前收缩。

查体：双手指、肘、足趾畸形水肿和敏感压痛。

徒手疗法：2014年，经李建民弟子卫增民用徒手疗法，对该患者脊椎和四肢的肌肉筋膜压痛点治疗1年，类风湿关节炎、强直性脊柱炎、心脏期前收缩基本痊愈。

治疗体会：类风湿关节炎和强直性脊柱炎均属病因未明和以炎性滑膜炎为主的系统性疾病，患者长期和单纯口服抗风湿药物，可能产生药物依赖性、抗药性和胃肠刺激以及肝肾损害等副作用。生命在于运动，该患者因躯体疼痛和卧床不起而缺少运动，导致自身免疫力持续下降，病情迁延不愈，甚至进行性加重。手法治疗属于被动运动，康复训练属于主动运动，两种运动的有机结合，具有促进身体血液循环和组织代谢，消除水肿和无菌性炎症，改善全身状态，从而可能产生提高患者身体免疫力的作用。按摩师卫增民为患者坚持长达1年的手法治疗，并指导其做运动康复训练，是顽固的风湿免疫病基本痊愈的关键。该患者心脏期前收缩症状消失机制尚不清，可能与整体免疫力提高有关，也符合中医"内病外治"的理论。软组织外科学认为，软组织损伤，肌肉筋膜无菌性炎症痉挛等病变，可以引起很多复杂的症状，包括内脏功能紊乱、心脏期前收缩等。这些症状也可因软组织损伤病变的解除而消失（《宣蛰人软组织外科学》）。

附：**患者心语**

我的祖籍在山西芮城，1999年生完小孩后得了类风湿关节炎、强直性脊柱炎、心脏期前收缩等多种疾病，每一天对我都是煎熬，疼痛如恶魔般如影随形，手肘关节严重变形，颈椎、腰椎活动严重受限，不会弯腰和下蹲、不会梳头、不会穿衣服、不会自己翻身和平躺，身体如枷锁固定般沉重疼痛，脚趾脚掌关节变形，走路脚不敢着地，每一个小坑和小石头对我都是致命的打击，"哎呀哎呀"的惨叫时时刻刻。医生断言我的后半生将要在轮椅上度过……

2013年，我被病痛折磨得痛不欲生……

幸而在当地找到了李建民老师的弟子卫增民师傅。经过他耐心细致的地毯式手法治疗，配合康复训练，1个月后病情明显缓解。在医生指导下，逐渐减少抗风湿口服药，直至3个月完全停药。1年后苦尽甘来，难以置信，我竟然奇迹般的痊愈了。漫长痛苦的经历，使我深刻认识到高手果然在民间！重生后的我于2015年开始，不顾一切，全力以赴跟随李建民老师学习软组织损伤徒手疗法技术，并拜其为师，目的是想帮助更多像我一样倍受疼痛折磨的人早日摆脱病痛，拥有健康幸福的生活！（Z女士）

4. C女士膝关节肿痛案例

C女士

年龄：37岁。

主诉：膝关节肿痛。

影像学诊断：①左膝髌骨、股骨下段、胫骨平台片状骨质轻度水肿，拟诊合并髌骨不全骨折。②左膝外侧轻度盘状半月板。③左膝前交叉韧带轻度水肿。④左膝关节少量积液，髌上囊为主。

治疗史：1年2次膝关节抽液。

查体：①浮髌试验（＋）。②股四头肌起点和止点以及筋膜压痛敏感。③深蹲试验（＋）。

徒手疗法：针对股直肌、股中间肌、股内侧肌、股外侧肌起止点和筋膜做压揉法和推法，结合抗阻和拉伸训练后水肿当场消失，深蹲恢复正常。因股四头肌萎缩无力，蹲起仍然受限，嘱其加强股四头肌和臀大肌抗阻训练。

治疗体会：该患者职业为教练，体质消瘦，可能在下肢训练中导致股四头肌损伤，因未经诊治继续工作，引起股四头肌肌腱炎和髌上滑囊炎。影像学报告其关节腔内可见骨结构改变和软组织损伤等，但不属于手法治疗范围。通过股四头肌起止点、筋膜、肌腱、髌腱、髌韧带、髌下脂肪垫等诸多压痛点手法松解，促进了髌上囊积液代谢吸收，消除了无菌性炎症刺激，当场缓解了膝关节疼痛和深蹲受限。另外，通过关节腔外软组织损伤压痛点手法治疗，对关节腔内病理改变可能有辅助治疗作用。软组织外科学认为，膝关节的许多症状（包括积液），多为其周围软组织损伤所致，解决了这些肌肉筋膜等软组织的病变，症状多可缓解或消失（《宣蛰人软组织外科学》）。此病例也进一步印证了这一理论，值得我们进一步验证探讨和临床推广。2年后随访患者，膝关节深蹲功能恢复，髌上囊水肿和膝痛未复发。

附：**患者心语**

我是一名普拉提教练，在2019年11月中旬，不明原因，膝关节上方有微微的牵扯痛，当时没有太在意，还是继续单膝跪地一天上10节的私教课。这样约持续1周后，有一天课后发现膝盖肿了起来，我才意识到事情的严重性。

2019年12月初起接受了拔血罐、敷草药、正骨、筋膜手法治疗后有一些轻微的缓解，但随后总是反反复复的，心情也越来越不好，感觉无望治好。直至发展到膝关节反复产生积液，经过抽液仍不断复发，粗大肿胀的膝关节令我害怕，便去医院做了磁共振和化验，医生建议多休息，开了一些消炎止痛的药物。

在2020年10月的一天，在李建民老师的一次讲座中，要求膝痛患者上台参加评估，并按照评估规则，留下病情最需要治疗者做模特，我因为膝关节肿胀和下蹲受限而完美"胜出"。查体中我的大腿前侧压痛非常敏感，初步确诊为股四头肌损伤引起的髌上囊积液。李老师针对股直肌和股中间肌边讲边操作，10分钟左右让我起来尝试下蹲。真的非常神奇，我下蹲居然是原来程度的一半了！而且感觉膝上方明显轻松，肿胀也消了一半，腿也感觉明显细了好多，班上的同学也直呼其效果令人惊讶。接下来，老师继续处理了我患侧大腿的股内侧肌和股外侧肌起止点和肌筋膜。不得不说，老师的手法，就像一把无形无痛的手术刀，每一处痛点按几下疼痛就立马缓解。再次进行深蹲评估时我居然能轻松下蹲了，肿胀从视觉上明显变小，膝关节周围感觉小了一大圈，用同学的话说，我的腿之前肿胀得像面包一样。那一节课，老师一共用了 20 多分钟，轻松地解决了困扰我近一年的问题。之前晚上睡觉都有膝盖上方的牵扯痛，翻来覆去睡不着觉，止痛外用药仅能缓解一些，通过这次手法治疗和相关肌肉训练，感觉膝盖特别轻松，而且晚上睡得特别香。之后，按照李建民老师辅导的方法坚持训练，2 年以来，令人烦恼的膝关节积液再也没有纠缠我。（C 女士）

5. L女士漏尿案例

L 女士

年龄：47 岁。

主诉：漏尿。

触诊：耻尾肌、髂尾肌、尾骨肌压痛敏感。

徒手疗法：针对耻尾肌、髂尾肌在耻骨、髂骨、尾骨附着处敏感压痛点手法松解。

治疗体会：软组织外科学认为，骨盆周围软组织损伤病变，可引起泌尿生殖系统的许多症状，包括尿失禁（《宣蛰人软组织外科学》）。盆底肌位于骨盆下部，该部位分别有尿道、肛门和生殖器官，并有丰富的神经和血管。盆底肌主要功能为提肛和维持盆腔器官的位置，因其不参与骨骼运动而比较薄弱。盆底肌和筋膜的状态与二便功能、性生活、分娩等生殖功能、内脏功能、情绪、心理压力等相关，也与人体的腰、臀、髋部肌肉筋膜状态密切相关。盆底肌松弛无力，可能引起漏尿或二便失禁和脱肛、子宫脱垂等。反之，盆底肌和筋膜张力过高，影响臀下动脉、阴部内动脉和会阴动脉等血液供应，还可能影响肠蠕动、二便、性功能和分娩等。针对盆底肌敏感压痛点施行手法压揉松解，可促使肌肉筋膜柔韧性恢复正常，减轻对阴部周围血管和神经的影响从而消除生殖、泌尿和肛肠器官功能紊乱引起的系列症状。

附：**患者心语**

我今年 47 岁，症状是漏尿，以至于不敢跟闺蜜朋友们逛街，不能陪女儿出门在外长时间的玩，更不敢蹦跳。尤其是快走、咳嗽、打喷嚏时裤子都会湿，因此非常苦恼。在这期间也一直在做各种调理，在 2019 年特别严重，有时会有小便失禁，去当地医院进行盆底肌理疗一段时间，可能是自身体质原因，有点效果但是并不理想。

2020 年 12 月，在李建民老师讲座盆底肌内容时，我有幸成为老师对盆底肌操作示范的模特。虽然手法操作时有诸多敏感压痛点，但调理完后整个臀部热乎乎的，髋部也感觉轻松了些，当场做了蹦跳试验没有漏尿，于是给老师深深鞠躬致谢并泪流满面。过了2天，为了稳定疗效，老师弟子郭志敏按要求又调理1次，真是一次比一次好。自我感觉漏尿的症状好太多了，以前出门都要用尿不湿，之后再也没用过。特别是第3次手法调理以后，感觉效果更好。现在出门一身轻，以前慢跑或快跑都会漏尿，现在慢跑10分钟试验也不用换内裤或尿不湿了。共计调理3次，我的漏尿顽疾竟然全好了。感恩李建民老师，也感恩老师的弟子对我的帮助。

（L女士）

6. H先生痔疮案例

H先生

年龄：33岁。

主诉：痔疮。

触诊：耻尾肌、髂尾肌、尾骨肌压痛敏感。

徒手疗法：针对耻尾肌、髂尾肌在耻骨、髂骨、尾骨附着处敏感压痛点手法松解。

治疗体会：该患者上大学期间，长期坐姿和运动不足，体质有所下降。毕业后实习期间初次参加学术活动，临时担任摄影师，心里紧张，用力不当，加之每天站立位摄像6个多小时，使躯体尤其盆底肌异常紧张和血液循环不畅，导致肛管、直肠下端静脉充血和肿大而罹患痔疮。肛门位于盆底肌后侧，通过手法松解尾骨、髂骨、耻骨肌肉筋膜压痛点，降低肛门周围肌肉筋膜肌张力，消除无菌性炎症和水肿，促进痔疮的消肿止痛。6年后随访，痔疮未复发。软组织外科学认为，软组织损伤可以引起包括肛门痛等许多症状，这些症状也可随着软组织损伤病变的解除而缓解或消失（《宣蛰人软组织外科学》），本病例可供参考和探讨。

附：患者心语

2015年冬天，我有幸第二次聆听李建民老师徒手疗法讲座，兼职全程负责摄像，有幸被安排在第一排，上课期间我始终怀着一种责任感和紧张兴奋的心情学习。也许是扛着摄像机听课的紧张和劳累，不幸的事悄然降临了。有一天，我发现自己肛门疼，有一种难言的坠胀感，如坐针毡、坐立不安，甚至行走困难。肿胀、脱垂、疼痛、出血都随之而来，我意识到自己突然变成了一个有"痔"青年。刚开始症状勉强可以承受，但是，有一天痔疮终于大规模爆发了。我觉得整个人都虚脱了，连路都走不了，只能请假在宿舍趴着写笔记。有一天，上课期间李老师让递个话筒，我像个小老太太慢慢悠悠把毫不知情的李老师气得够呛，生气地说："现在的年轻人怎么这么慢慢吞吞？"

忍耐至课程快结束时，终于有一节课是"盆底肌"，李老师想要一个得过"痔疮"的人做操作演示模特。绝好机会虽然来了，我成功当了一回模特。教学演示开始了，李老师还开玩笑地跟我说，治疗不收费。老师将我患侧盆底肌一丝不苟地处理了一遍，治疗结束后没想到我居然感觉一身轻松，像卸了一身重担。最后，老师说好人做到底，又对健侧盆底肌简单地做了一遍操作演示。操作结束后，我如脱胎换骨，在同学面前大步走了起来，顿时掌声四起。这次既短暂又漫长的小小经历，让我认识到，"痔疮君"在李老师的手下居然如此不堪一击，而且没有任何后遗症，从此以后我又是一个生龙活虎的小青年啦！

经历这次疼痛治愈的切身体会，心中除了喜悦，更多的是激动。李老师以自己渊博的医学知识，耐心地传授着自己几十年来总结的心血，他总是从诊断和治疗的细节抓起，毫无保留传授给大家。使大家明白从肌肉筋膜的点、线、面入手，精准治疗软组织损害压痛点。我们每一个学生都应该将此方法传承下去，造福更多百姓，帮他们摆脱各类软组织损伤病痛的折磨。（H 先生）

7. D 先生鼻炎案例

D 先生

年龄：57 岁。

主诉：过敏性鼻炎。

病史：风寒史。

触诊：额肌、降眉肌、降眉间肌、鼻肌、提上唇鼻翼肌、降鼻中隔肌、提上唇肌、颧小肌、口轮匝肌（上唇）均有高度敏感压痛点。

徒手疗法：针对患者额骨、鼻骨、筛骨、上颌骨所附着的降眉肌、鼻肌、鼻翼软骨、降鼻中隔肌、口轮匝肌上唇和筋膜等敏感压痛点手法松解。

治疗体会：该患者青少年时期生长在南方，工作单位在北京西北部延庆八达岭，该地区冬季气候寒冷、风大，其因经常从事户外工作，气候环境差异可能使其身体素质下降。鼻下部的鼻外侧软骨和鼻翼软骨为弹性结缔组织，鼻腔内黏膜与外界无骨组织的屏蔽而通透性较强。头面部和鼻部受风寒侵袭，可由外及内，由表及里，寒邪留滞，使鼻腔内黏膜产生炎症、过敏和鼻息肉等病理改变。采用徒手疗法压揉其额部、眉部、上颌部、鼻部表面肌肉筋膜和鼻软骨的敏感压痛点，具有改善血液循环和代谢，促使鼻腔内炎症吸收、鼻息肉萎缩和嗅觉恢复之功效，达到了中医"内病外治"和"标本兼治"之功效。患者反复手术无效，可能是面部和鼻部肌肉筋膜损害为原发性病变，而鼻腔内黏膜的过敏、炎症和赘生物的生成为继发性病变，仅仅切除息肉可能有"治标不治本"之局限性，故疗效不理想。软组织外科学认为，软组织损伤病变可以引起头面部许多复杂的症状，包括"过敏性鼻炎"的症状，通过治疗软组织损伤病变，这些症状也可缓解或消失（《宣蛰人软组织外科学》）。本病例较为典型，该理论学说值得我们共同进一步验证、探讨和发展。

附：**患者心语**

我是一位饱受鼻炎痛苦折磨 30 多年的患者。因为我是南方人，19 岁到北方工作，因环境不适应，导致体质逐渐下降。记得 25 岁那年，先后出现了荨麻疹、鼻周围红色疱疹、鼻塞流涕等症，尤其鼻炎症状经过各种药物治疗，始终得不到缓解。北京延庆八达岭的风又大又干，当时我的工作在户外较多，好不容易熬到夏天，备受折磨的鼻炎才有所好转，可是鼻腔在近半年时间长满了息肉，呼吸不畅，度日如年。接下来第二年秋天，开始出现频繁打喷嚏和鼻塞流涕，按感冒来治效果不明显，反而比上年冬天更严重。听从医生建议，做了鼻息肉切割手术。从此一发不可收拾，莫名其妙患上了过敏性鼻炎，喷嚏打得天旋地转，睡觉时鼻腔堵塞只能靠张口呼吸，早上起床后嗓子难受得无法用语言表达，不仅成了一名香臭不分之人，甚至眼睛也奇痒难忍。特别是到了秋冬季节，鼻子里的息肉就像韭菜一样，割了又长，长了又割。每一次的鼻息肉切割手术，都要把两个鼻腔塞满药棉，48 小时用口呼吸，真是痛不欲生，生不如死。在这漫长岁月里，访遍了所有能治疗此病的各家医院和专家，先后做过 5 次鼻息肉切割手术，各种民间偏方也都用了，仍然摆脱不了鼻炎病魔的缠绕。使我没想到的是，在受尽 30 多年疾病折磨之后，2021 年初夏有幸聆听到李建民老师的徒手疗法讲座。在第三天讲鼻炎内容时，我夫人和同学们一致向老师推荐我做鼻炎案例模特，真没想到竟从此得救。李老师通过面部解剖图，从理论上讲解上颌骨、鼻骨、鼻软骨和鼻周围肌肉筋膜影响鼻腔内黏膜的发病原理，然后在我面部进行手法操作演示。老师先用拇指压揉我眉部和鼻周围，感觉每个部位都疼痛难忍。李老师讲解说"遇到痛点不放过，遇到痛点轻轻做，缓解即止"，用我可以承受的力度操作完浅层筋膜后，鼻子症状有所减轻，心中不禁暗暗高兴。接着老师又用示指关节锐性手法压揉鼻部周围深层组织，感觉压痛更是敏感。大约 10 分钟左右，两种手法演示完成后，顿时感觉鼻腔内前所未有的通畅和舒适，那一刻真是令我和同甘共苦的夫人兴奋地无法表达。如此立竿见影的效果，令在场观摩的同学们都难以置信。课后老师的弟子张军对我又进行了几次巩固治疗，嗅觉基本恢复，而且呼吸十分通畅。之后，五官科检查报告鼻息肉已萎缩，而且换季时再也没有出现过敏反应。特别值得一提的是，由于自己不注意，2021 年霜降时因受风寒而感冒，原以为老毛病鼻炎又会卷土重来，没成想 1 周后感冒好了，鼻炎病魔也并未袭来。这正是：多年备受鼻炎苦，晚年方得恩师救。徒手疗法真奇妙，未动手术未吃药。但愿众生皆知道，祖国医学真骄傲。感谢感动又感恩……（D 先生）

参考文献

1. 宣蛰人. 宣蛰人软组织外科学[M]. 上海：文汇出版社，2003.

2. 西园寺正幸. 骨盆矫正压揉法[M]. 哈尔滨：黑龙江科学技术出版社，1987.

3. 克莱，庞兹. 基础临床按摩疗法[M]. 天津：天津科技翻译出版公司，2004.

后　记

十七年之前，作为一名医生，我仅会治疗而不懂训练，临床遇到慢性疼痛久治不愈和反复发作，单纯认为是自己技术水平有限而忽略了运动康复。

软组织损伤徒手疗法是解剖学与诊断学、治疗学、运动学多学科交织的整体疗法，目的是以肌肉解剖学为基础，让医生懂得训练，让教练懂得评估，跨学科包容性学习、研究和实践，使各自专业有所突破和长足进步。

人体共有600多块肌肉，1 200多个起止点，可能令初学者望而却步。但化繁为简，根据人体正中线两侧的对称性，肌肉总数可约简为300多块，最容易损伤和手法可触及的肌肉可约简为150多块。施术者根据患者的主诉，进行评估和触诊后，确定损害的责任肌，然后有针对性地进行手法治疗和康复训练，即可取得立竿见影的效果。

初学者可先从某一块损伤的肌肉筋膜入手，对损害肌肉的起点、止点和筋膜进行两点一线的手法治疗和康复训练，取得满意效果后就会建立必胜信心，即通过树木去了解森林，从微观到宏观、从局部到整体，经坚持不断的学习与实践，逐渐掌握更多肌肉筋膜损伤的诊断和治疗方法。

对于顽固的肌肉筋膜挛缩和粘连的压痛点，手法治疗和康复训练可能难以解决，专业医生可选用毫针、圆利针、银质针、针刀等针具进行治疗，对重症软组织损伤患者可考虑软组织松解手术。

本书定位为科学、简明、便捷、实用的手册，图文并茂、生动形象地介绍了150多块肌肉筋膜和肌腱韧带损伤的评估、诊断、手法治疗和康复训练。衷心希望得到您的建议和指导，以利于我们不断进步和提高。邮箱：tslf2021@163.com。

李建民

2022年6月　北京

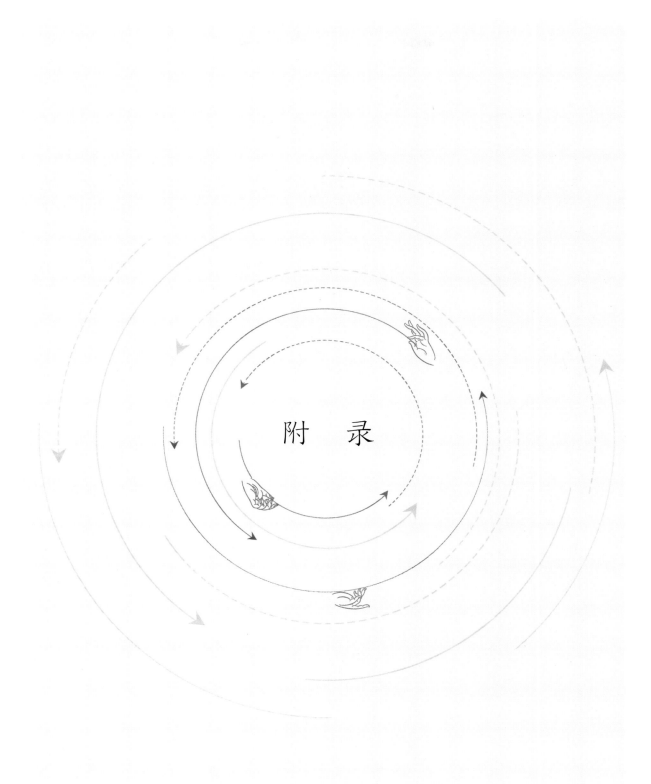

附　　录

肌肉损伤与相关病症提示

软组织损伤临床表现十分复杂，因患者损伤程度和体质差异，每个肌肉筋膜损伤不仅引起该部位急慢性疼痛和骨关节活动障碍，还可能引起内科相关疾病。如颞肌筋膜损伤可引起偏头痛、眼部不适、视力下降、颞下颌关节炎、牙痛等；腹直肌和腹白线损伤可引起胸骨、肋软骨、剑突、上腹部、腹中部、下腹部等区域的疼痛不适或夜尿增多等；髂腰肌损伤可引起腰痛不能直起、内脏功能紊乱、痛经等。下列内容供参考：

① 注：数字指示正文中页码，余同。

说明：

1. 踝部韧带损伤首先冰敷，24 小时以后按时针定位排列，将踝部分为 12 个点，中心为 1 个点，分别进行向心和离心方向的压痛点手法治疗。

2. 轻度韧带断裂需踝部支具固定，重度韧带断裂需手术修复治疗。具体遵医嘱。

肌肉起止点损伤诊断一览表

序号	分部位	疼痛位置	临床表现	损伤责任肌	压痛点触诊	备注
1	头部	颅顶部	头顶痛、头皮水肿	帽状腱膜	额枕结合部	
2		面部	前头痛、眉部痛	额肌	眉部和帽状腱膜结合部	
3			前头痛、眉心痛、鼻炎	降眉间肌	双眉之间	
4			眉心痛、眼痛	降眉肌	上眼睑内侧	
5			上眼眶痛、前头痛、眼痛	皱眉肌	眉部内上方	
6			眼睑水肿和疼痛	眼轮匝肌	眼眶周围筋膜	
7			上眼睑疼痛无力	上睑提肌	上眼睑	
8			眼球胀痛和拉力失衡（斜视）	眼外肌六块：上直肌、下直肌、内直肌、外直肌、上斜肌、下斜肌	手法不可直接触及	眼轮匝肌手法有间接作用
9			鼻塞多涕、嗅觉下降	鼻肌横部、翼部	鼻骨与上颌骨	
10			鼻塞多涕、嗅觉下降	降鼻中隔肌	鼻中隔下方	
11			鼻塞多涕、嗅觉下降	提上唇鼻翼肌	上颌骨、鼻翼软骨、上唇	
12			唇痛、口腔溃疡	口轮匝肌	上颌骨、下颌骨、颧骨	
13			唇痛、面颊痛	提上唇肌	颧骨、上唇	
14			唇痛、面颊痛	颧小肌	颧骨、上唇	
15			唇痛、面颊痛	颧大肌	颧骨、上唇	
16			唇痛、面颊痛	提口角肌	颧骨、上唇	
17			唇痛、面颊痛	笑肌	咬肌筋膜、嘴角皮肤	
18			唇痛、面颊痛	颊肌	上颌骨和下颌骨牙槽突外表面	
19			唇痛、面颊痛	降口角肌	下颌体、口角	
20			唇痛、面颊痛	降下唇肌	下颌体、下唇	
21			下颌骨前侧痛	颏肌	下颌体、下唇	

序号	分部位	疼痛位置	临床表现	损伤责任肌	压痛点触诊	备注
22			下颌骨前外侧痛	颈阔肌	下颌骨前外侧皮下组织	
23		面部	下颌骨内表面痛、咽痛、咽干、咳喘、吞咽不利、打鼾	二腹肌前腹	下颌骨内表面	
24			下颌骨内表面痛、咽痛、咽干、咳喘、吞咽不利、打鼾	下颌舌骨肌	下颌舌骨肌线	
25			下颌骨内表面痛、咽痛、咽干、咳喘、吞咽不利、打鼾	颏舌骨肌	下颌骨颏棘	
26			下颌骨内表面痛、咽痛、咽干、咳喘、吞咽不利、打鼾	颏舌肌	下颌骨颏棘	
27	头部		眼眶外侧痛、耳前痛	耳前肌	颞筋膜前部、耳轮前部	
28			耳上区域痛	耳上肌	外耳颅面下部、耳上方筋膜	
29			耳后区域痛	耳后肌	颞骨乳突、外耳颅面下部	
30		头侧部	偏头痛	颞筋膜	颞肌表面	
31			偏头痛、颞下颌关节炎、上牙痛	颞肌	颞窝和颞筋膜	
32			面颊痛、下牙痛	深咬肌	颧弓下缘、下颌支	
33			颞下颌关节炎、偏头痛、眼痛	翼外肌上头	蝶骨大翼外下面、下颌骨髁状突颈部内侧	
34			颞下颌关节炎、偏头痛、上牙痛	翼外肌下头	翼外板侧面、下颌骨髁状突颈部内侧	
35			偏头痛、颞下颌关节炎、口腔溃疡	翼内肌	蝶骨外表面、下颌支近下颌下角	
36		枕部	后头痛、头顶痛、前头痛	枕肌	枕骨上项线、帽状腱膜	
37			后头痛、低头牵扯痛	上斜方肌	枕骨上项线	
38			枕骨外侧痛、斜颈、落枕	胸锁乳突肌	枕骨上项线、乳突外侧面	
39			枕骨和乳突结合部痛、落枕	头夹肌	颞骨乳突和枕骨粗糙表面	

序号	分部位	疼痛位置	临床表现	损伤责任肌	压痛点触诊	备注
40		枕部	乳突后缘痛	头最长肌	乳突后缘	
41			后头痛、落枕、低头牵扯痛、颈屈受限	头半棘肌内丛	枕平面	
42			后头痛、落枕、低头牵扯痛、颈屈受限	头半棘肌外丛	枕平面	
43			后头痛、头晕	项韧带	枕外嵴附着处	
44			头痛、头晕、失眠健忘	头后小直肌	枕骨大孔与下项线之间	
45			头痛、头晕、失眠健忘	头后大直肌	枕骨下项线的外侧	
46			头痛、头晕、失眠健忘	头上斜肌	枕平面外侧部	
47	头部		乳突内侧痛	二腹肌后腹	乳突内侧	
48		颈前部	咽痛、咽干、咳喘、吞咽不利、声嘶、打鼾	二腹肌前腹	舌骨上总肌腱	
49			咽痛、咽干、咳喘、吞咽不利、声嘶、打鼾	下颌舌骨肌	舌骨体上缘	
50			咽痛、咽干、咳喘、吞咽不利、声嘶、打鼾	颏舌骨肌	舌骨前体上缘	
51			咽痛、咽干、咳喘、吞咽不利、声嘶、打鼾	颏舌肌	舌骨前体上缘	
52			咽痛、咽干、咳喘、吞咽不利、打鼾	茎突舌肌	舌骨体外上缘	
53			咽痛、咽干、舌僵痛	舌骨舌肌	舌骨大角	
54			咽痛、咽干、吞咽不利	中咽缩肌	舌骨体外上缘	
55			咽痛、咽干、咳喘、吞咽不利、打鼾	胸骨舌骨肌	舌骨体下缘	
56			咽痛、咽干、咳喘、吞咽不利、打鼾	肩胛舌骨肌	舌骨体下缘	
57			咽痛、咽干、咳喘、吞咽不利、打鼾	甲状舌骨肌	甲状软骨翼旁	
58			咽痛、咽干、咳喘	胸骨甲状肌	甲状软骨翼旁	
59			第1颈椎横突前侧痛、头痛	头前直肌	第1颈椎横突前侧	

序号	分部位	疼痛位置	临床表现	损伤责任肌	压痛点触诊	备注
60	头部	颈前部	颈椎椎体前侧痛	颈长肌	颈椎椎体前表面	单侧轻力度手法拨开椎体前侧器官
61			颈椎横突前侧痛	头长肌	$C_3 \sim C_6$ 颈椎横突前结节	
62			肩臂手疼痛麻木无力、心慌胸闷气短	前斜角肌	$C_3 \sim C_6$ 颈椎横突前结节	斜角肌综合征
63			颈椎横突前结节周围痛	颈横突间前肌	颈椎横突前结节	
64		颈侧部	上段颈椎侧面痛、头晕头痛、落枕、头颈对侧侧屈受限、头颈对侧旋转受限	颈夹肌	$C_1 \sim C_3$ 横突	
65			颈椎侧面痛、头颈对侧侧屈受限、头颈对侧旋转受限	头最长肌	$C_2 \sim C_6$ 关节突和横突后结节	
66			上段颈椎侧面痛、头晕头痛	肩胛提肌	C_1 横突、$C_2 \sim C_4$ 横突后结节	
67			颈椎侧面痛、肩臂手疼痛麻木无力、头颈对侧屈受限	中斜角肌	$C_2 \sim C_7$ 横突后结节	
68			颈椎下段侧面痛	颈髂肋肌	$C_4 \sim C_7$ 横突后结节	
69			颈椎下段侧面痛、落枕	头半棘肌外丛	$C_4 \sim C_7$ 横突后结节	
70			颈椎侧面深处痛	颈横突间后肌	颈椎横突后结节	
71			第1颈椎横突至第2颈椎棘突区域痛、头痛头晕	头下斜肌	C_1 横突	
72			第1颈椎横突上方痛、头痛头晕	头上斜肌	C_1 横突上方	
73			第1颈椎横突上方痛	头外侧直肌	第1颈椎横突上方	
74		颈后部	颈僵痛、颈椎过伸受限	项韧带	C_1 后结节、$C_2 \sim C_7$ 棘突顶部	
75			颈后痛、颈屈受限	上斜方肌	C_1 后结节、$C_2 \sim C_5$ 棘突顶部	
76			下段颈椎棘突表面痛	小菱形肌	C_6、C_7 棘突	
77			下段颈椎棘突侧面痛	上后锯肌	C_6、C_7 棘突	
78			颈痛、头颈对侧屈受限、头颈对侧旋转受限	头夹肌	$C_3 \sim C_6$ 棘突	
79			头晕头痛、失眠健忘	头后小直肌	寰椎后结节上方	
80			颈椎棘突间隙痛	颈棘间肌	颈椎棘突上、下缘	

序号	分部位	疼痛位置	临床表现	损伤责任肌	压痛点触诊	备注
81	头部	颈后部	颈椎棘突侧面痛	颈棘肌	$C_2 \sim C_5$ 棘突侧面	
82			上段颈椎侧面痛、头痛头晕	头后大直肌	C_2 棘突侧面	
83			头晕头痛、失眠健忘	头下斜肌	C_1 横突、C_2 棘突	
84			颈椎棘突侧面痛、颈椎同侧旋转受限	颈半棘肌	$C_2 \sim C_7$ 棘突	
85			胸椎棘突侧面痛、颈胸椎同侧旋转受限	胸半棘肌	C_6、C_7 棘突	
86			颈后深层痛、颈椎过度伸展受限	颈多裂肌	$C_2 \sim C_7$ 棘突 $C_4 \sim C_7$ 关节突	
87			颈后深层痛、颈椎过度伸展和回旋受限	颈回旋肌	$C_2 \sim C_7$ 棘突根部、$C_3 \sim C_7$ 关节突	
88	胸部	胸前部	胸前痛	颈阔肌	锁骨下	
89			胸骨柄痛、锁骨内侧痛、胸锁关节肿痛、头颈同侧旋转受限	胸锁乳突肌	胸骨柄、锁骨	
90			上胸部痛、胸锁关节痛、咽痛、咽干	胸骨舌骨肌	胸骨柄后表面、胸锁韧带	
91			上胸部痛、胸锁关节痛、咽痛、咽干	胸骨甲状肌	胸骨柄后表面、胸锁韧带	
92			胸前表面痛、咳喘胸闷	胸骨肌	胸骨柄、腹直肌鞘	
93			胸下部痛、腹痛不能直腰（医学检查无异常）、腰椎过度伸展受限	腹直肌	第 5～7 肋软骨	
94			锁骨下缘痛、胸锁关节痛、胸痛、乳腺病、上臂外旋和水平外展受限	胸大肌	锁骨、胸骨、腹外斜肌腱膜	
95			喙突周围肿痛、胸痛、肩前痛、乳腺病、臂腕指疼痛麻木无力	胸小肌	肩胛骨喙突、第2～5肋骨	
96			锁骨外下方痛、臂腕指疼痛麻木无力	锁骨下肌	第1肋表面、锁骨肩峰端下缘	
97			肋间痛、胸闷气短、咳喘	肋间肌	肋骨上缘和下缘	
98			心慌、胸闷、气短、肩手臂疼痛麻木无力	前斜角肌	第1肋骨内侧	斜角肌综合征

序号	分部位	疼痛位置	临床表现	损伤责任肌	压痛点触诊	备注
99		胸侧部	腋下痛、胸侧痛、胸闷气短	前锯肌	第 1~9 肋骨表面	
100			胸侧痛、腰侧痛、腹侧痛（医学检查无异常）	腹外斜肌	第 5~12 肋	
101			胸侧痛、腰侧痛、腹侧痛（医学检查无异常）	腹内斜肌	第 9~12 肋	
102			肋间痛、心慌胸闷	肋间肌	肋骨上缘和下缘	
103			咳嗽、腹痛、呼吸困难、呼吸痛、恶心、呕吐	膈肌	7~12 肋内侧缘	
104	胸部	胸背部	颈胸椎棘突顶部痛、颈屈受限	中、下斜方肌	C_6~T_{12} 棘突、肩胛冈上缘	
105			下段胸椎棘突顶部痛、肩屈受限	背阔肌	T_6~T_{12} 棘突、肩胛下角	
106			颈胸椎棘突附着处痛、肩胛内侧疼痛	菱形肌	C_6、C_7 棘突；T_1~T_4 棘突、肩胛骨内侧缘	
107			上背部痛、肩胛骨内侧缘深面痛、胸闷气短	上后锯肌	T_1、T_2 棘突；第 2~5 肋上缘	C_6、C_7 棘突
108			下背部疼痛、急性腰扭伤、腰椎屈曲受限	下后锯肌	第 9~12 肋下缘；T_{11}、T_{12} 棘突	L_1、L_2 棘突
109			胸椎棘突附着处痛、颈椎屈曲或同侧旋转受限	头夹肌	C_7~T_6 棘突	C_3~C_7 棘突
110			胸椎棘突附着处痛、颈椎对侧旋转受限	颈夹肌	T_3~T_6 棘突	
111			胸背痛、脊椎侧弯；胸椎屈曲和对侧屈受限	胸最长肌	胸椎横突背面和肋结节肋骨角	
112			胸背痛、脊椎侧弯；胸椎屈曲和对侧屈受限	胸髂肋肌	第 7~12 肋骨肋角下缘	
113			上段胸椎横突区域痛	头半棘肌（内丛）	T_1~T_6 横突	
114			胸椎棘突侧面肿痛、脊椎侧弯	胸棘肌	T_1~T_{12} 棘突	
115			胸椎棘突侧面痛、脊椎侧弯	胸半棘肌	T_1~T_4 棘突、T_6~T_{12} 横突	
116			胸椎棘突侧面痛、胸椎过伸受限	胸多裂肌	T_1~T_{12} 棘突和横突	
117			胸椎棘突侧面痛、胸椎过伸受限	胸回旋肌	T_1~T_{12} 棘突根部和横突	

序号	分部位	疼痛位置	临床表现	损伤责任肌	压痛点触诊	备注
118			肩前痛、肩伸受限	三角肌前束	锁骨外 1/3	三角肌粗隆
119			肩前痛、上臂外旋和水平外展受限	胸大肌	肱骨大结节嵴	
120			肩前痛、胸前痛、胸闷气短	胸小肌	肩胛骨喙突	
121		肩前部	肩前痛、伸肘或前臂旋前受限	肱二头肌	肩胛骨喙突、肩胛骨盂上结节、肱骨大结节、肱骨小结节、结节间沟	肱二头肌长头肌腱腱鞘炎
122			肩前痛、肩屈和上臂外旋受限	大圆肌	肱骨小结节嵴	
123			肩前痛、肩屈和上臂外旋受限	背阔肌	肱骨小结节嵴	
124			肩前痛、肩水平外展受限、上肢疼痛麻木	喙肱肌	肩胛骨喙突	
125	肩部		肩前痛、肩屈受限、上臂外旋受限	肩胛下肌	肱骨小结节	
126			肩后痛、肩屈受限、肩水平内收受限	三角肌后束	肩胛冈下缘	
127			肩后痛、上臂水平内收和内旋受限	冈下肌	冈下窝、肱骨大结节	
128		肩后部	肩后痛、上臂水平内收和内旋受限	小圆肌	冈下窝、肱骨大结节	
129			肩后痛；上臂屈曲、外展、外旋受限	大圆肌	肩胛下角	
130			肩后痛；上臂屈曲、屈肘受限	肱三头肌	盂下粗隆	
131			肩上痛、肩胛骨外展和下回旋受限	中、上斜方肌	锁骨外 1/3、肩胛冈	
132		肩上部	肩上痛、上臂内旋内收受限（反手摸背）	冈上肌	冈上窝	旋转套
133			肩胛骨内上方痛、肩胛骨上回旋受限	肩胛提肌	肩胛上角	
134			肩胛骨上方痛	肩胛舌骨肌	肩胛骨上缘	
135		肩外部	肩峰外侧痛、上臂内收受限	三角肌中束	肩峰、三角肌粗隆	
136			肩峰下痛、上臂内旋内收受限（反手摸背）	冈上肌	肱骨大结节	

序号	分部位	疼痛位置	临床表现	损伤责任肌	压痛点触诊	备注
137	肩部	肩内部	肩胛骨内侧缘痛、肩胛骨外展和上回旋受限	大、小菱形肌	肩胛骨内侧缘	
138			肩胛骨内侧缘痛	肩胛提肌	肩胛骨内上角	
139			肩胛骨内侧缘深面痛	上后锯肌	第2～5肋骨	
140			肩胛骨内侧痛	前锯肌	肩胛骨内缘	
141			肩胛内侧面痛、肩屈受限	肩胛下肌	肩胛骨下窝	旋转套
142	上臂部	上臂前侧	上臂前侧近端痛、上臂外旋和水平外展受限	胸大肌	肱骨结节间沟侧唇	
143			上臂前侧近端痛、肩屈受限	大圆肌	肱骨结节间沟	
144			上臂前侧近端痛、肩屈受限	背阔肌	肱骨结节间沟	
145			上臂前侧近端痛、肩屈受限、上臂外旋受限	肩胛下肌	肱骨小结节	
146			肱二头肌长头肌腱炎	肱横韧带	肱骨大结节、肱骨小结节、结节间沟	
147			上臂前侧痛、伸肘受限	肱肌	肱骨体前表面	
148		上臂后侧	上臂后上方痛、上臂水平内收受限	冈下肌	肱骨大结节	旋转套
149			上臂后上方痛、上臂水平内收受限	小圆肌	肱骨大结节	旋转套
150			上臂后侧痛、屈肘受限	肱三头肌（内、外侧头）	肱骨体后表面	
151			上臂后侧远端痛	肘肌	肱骨外上髁后部	
152		上臂内侧	上臂内侧痛、肩水平外展受限、肩伸受限	喙肱肌	肱骨体内侧中部	
153			肘关节内侧痛、腕伸受限	尺侧腕屈肌	肱骨内上髁	
154			肘关节内侧痛、指伸受限	指浅屈肌	肱骨内上髁	
155			肘关节内侧痛、指伸受限	掌长肌	肱骨内上髁	
156			肘关节内侧痛、腕伸受限	桡侧腕屈肌	肱骨内上髁	
157			肘关节内侧痛、前臂旋后受限	旋前圆肌	肱骨内上髁	
158		上臂外侧	上臂外侧近端痛、上臂过度内收受限	三角肌	三角肌粗隆	

序号	分部位	疼痛位置	临床表现	损伤责任肌	压痛点触诊	备注
159	上臂部	上臂外侧	上臂外侧近端痛、冈上肌肌腱炎、肩过度内收受限	冈上肌	肱骨大结节上方	旋转套
160			上臂外侧远端痛、伸肘受限	肱桡肌	肱骨髁上嵴	
161			上臂外侧远端痛、腕屈受限	桡侧腕长伸肌	肱骨髁上嵴后侧	
162			上臂外侧远端痛、前臂旋前受限	旋后肌	肱骨外上髁	
163			上臂外侧远端痛、腕屈受限	桡侧腕短伸肌	肱骨外上髁	
164			上臂外侧远端痛、第2~5指屈受限、腕屈受限	指伸肌	肱骨外上髁	
165			上臂外侧远端痛、小指屈曲受限、腕屈受限	小指伸肌	肱骨外上髁	
166			上臂外侧远端痛、腕屈受限、腕外展受限	尺侧腕伸肌	肱骨外上髁	
167			上臂外侧远端痛、屈肘受限	肘肌	肱骨外上髁后侧	
168	前臂	前臂前侧	前臂前侧痛、指伸受限	指浅屈肌	尺骨冠突、桡骨粗隆远端	
169			前臂前侧痛、指伸受限、腕伸受限	指深屈肌	尺骨近端3/4	
170			前臂前侧痛	拇长屈肌	桡骨前表面和骨间膜	拇长屈肌狭窄性腱鞘炎
171			前臂前侧远端痛、手臂旋后受限	旋前方肌	桡骨和尺骨远端前表面	
172			前臂前外侧痛、外侧三个半手指疼痛麻木无力	旋前圆肌	尺骨冠突	与腕横韧带同时检查治疗
173			前臂前侧近端痛、伸肘受限、旋前受限	肱二头肌（短头）	桡骨粗隆	
174			前臂前内侧近端痛、伸肘受限	肱肌	肱骨前表面	
175		前臂后侧	尺骨近端背面痛、屈肘受限	肘肌	尺骨鹰嘴和尺骨体近端背面	
176			前臂近端背侧面痛、腕屈受限	尺侧腕伸肌	尺骨背侧面	

序号	分部位	疼痛位置	临床表现	损伤责任肌	压痛点触诊	备注
177			桡骨体背面痛、前臂旋前受限	旋后肌	桡骨体背面	
178		前臂后侧	前臂背侧痛、拇指内收受限	拇长展肌	桡骨和尺骨背侧及骨间膜	
179			前臂中段内侧痛、拇指屈曲受限	拇长伸肌	尺骨中段和骨间膜	
180			前臂远端背面外侧痛、拇指屈曲受限	拇短伸肌	桡骨体远端背面和骨间膜	
181			前臂远端背面内侧痛、示指屈曲受限	示指伸肌	尺骨远端背侧和骨间膜	
182	前臂		前臂内侧近端痛、伸腕受限	尺侧腕屈肌	尺骨肘突	
183		前臂内侧	前臂内侧痛、指伸受限	指深屈肌	尺骨近端内侧	
184			尺骨内侧近端痛、指伸受限	指浅屈肌	尺骨头内侧	
185			前臂外侧远端痛、桡骨茎突肿痛、肘伸受限	肱桡肌	桡骨茎突外侧	
186		前臂外侧	前臂前外侧痛、前臂旋后受限	旋前圆肌	桡骨外侧面	
187			前臂外侧近端痛、旋前受限	旋后肌	桡骨粗隆外侧、桡侧副韧带、环状韧带	
188			掌内侧痛	掌短肌	屈肌支持带、掌腱膜内侧	
189			掌内侧痛	小指展肌	豌豆骨、第5指近节尺侧	
190			掌内侧痛	小指短屈肌	钩骨、腕屈肌支持带、第5指近节掌侧	
191			掌内侧痛	小指对掌肌	屈肌支持带、钩骨	
192	手部	掌前侧	掌内侧近端痛	尺侧腕屈肌	豌豆骨、钩骨、第5掌骨基底部	
193			掌根处痛	掌长肌	掌腱膜和屈肌支持带	
194			第2~5指骨掌侧痛、伸展受限	指浅屈肌	第2~5指骨近节	
195			第2~5指骨掌侧痛、伸展受限	指深屈肌	第2~5指骨远节	
196			第2~5掌骨表面痛、掌指关节伸展受限	蚓状肌	第2~5掌骨和近节指骨桡侧	

序号	分部位	疼痛位置	临床表现	损伤责任肌	压痛点触诊	备注
197			掌心痛、拇指近节尺侧痛	拇收肌	第2、3掌骨和腕骨；拇指近节尺侧	
198			手掌近端痛、伸腕受限	桡侧腕屈肌	第2、3掌骨掌侧近端	
199		掌前侧	拇指外侧痛、掌根外侧痛、拇指内收受限	拇短展肌	腕屈肌支持带、舟骨和大多角骨、拇指近节外侧	
200			手掌外侧痛、掌根外侧痛	拇对掌肌	屈肌支持带、舟骨、大多角骨	
201			手掌外侧痛、掌根外侧痛、拇指伸展受限	拇短屈肌	屈肌支持带、大多角骨、头状骨	
202			手背近端外侧痛、屈腕受限	尺侧腕伸肌	第5掌骨近端背侧	
203			小指远端背侧痛、屈曲受限；屈腕受限	小指伸肌	第5指骨远节背侧	
204			第2~5指骨背侧痛、屈曲受限；屈腕受限	指伸肌	第2~5指骨远节背侧	
205	手部		第1~5掌骨和指骨背侧痛、第2~4指骨屈曲受限	背侧肌	第1~5掌骨背侧、第2~4指骨背侧	
206		掌后侧	掌心痛，第2、4、5指屈曲受限	掌侧肌	第2掌骨和指骨近节尺侧；第4、5掌骨和指骨近节桡侧	
207			第2指背侧痛、屈腕受限	示指伸肌	第2指骨远节	
208			腕背侧近端痛、屈腕受限	桡侧腕长伸肌	第2掌骨近端	
209			腕背侧近端痛、屈腕受限	桡侧腕短伸肌	第3掌骨近端	
210			第1指背侧痛、屈曲受限	拇长伸肌	第1指远节	
211			手背远端外侧痛、桡骨茎突狭窄性腱鞘炎	拇短伸肌	第1指骨近节	
212			手背近端外侧痛、桡骨茎突狭窄性腱鞘炎	拇长展肌	第1掌骨近端外侧	
213	腹部	腹部	胸痛、腹痛、痛经、下腰痛、脏腑功能紊乱、脊柱对侧屈受限、脊柱同侧旋转受限	腹外斜肌	第5~12肋、耻骨、腹白线、腹股沟韧带、髂嵴上缘	可能影响阔筋膜张肌、髂胫束、臀中肌
214			胸痛、腹痛、痛经、脏腑功能紊乱、脊柱过度伸展受限	腹直肌	第5~7肋软骨、耻骨	

序号	分部位	疼痛位置	临床表现	损伤责任肌	压痛点触诊	备注
215	腹部	腹部	腹痛、痛经、腰痛、内脏功能紊乱、脊柱对侧屈受限、脊柱对侧旋转受限	腹内斜肌	第9~12肋骨下缘、腹股沟韧带、髂嵴中间、胸腰筋膜	前内侧腹直肌鞘、后内侧胸腰筋膜
216			腹痛、腰痛、便秘腹泻	腹横肌	低位肋骨内侧面、耻骨、腹股沟韧带、髂嵴内侧面	前内侧腹直肌鞘、后内侧胸腰筋膜
217	腰椎部	腰椎后侧	腰椎棘突周围痛、腰椎屈曲受限	腰椎棘上韧带	$L_1 \sim L_5$ 棘突	
218			腰椎棘突周围痛、脊柱对侧屈受限	背阔肌	$L_1 \sim L_5$ 棘突、髂嵴后内 1/3	
219			腰痛、急性腰扭伤、腰椎屈曲和对侧旋转受限	下后锯肌	第9~12肋下缘；$T_{11} \sim L_2$ 棘突	
220			腰痛、腰椎屈曲受限、脊柱侧弯	胸最长肌	$L_1 \sim L_5$ 横突	
221			腰椎棘突侧面痛、脊柱侧弯	胸棘肌	$L_1 \sim L_3$ 棘突	
222			下腰痛、脊柱侧弯、脊柱屈曲受限	腰髂肋肌	第6~12肋下缘、骶骨背面、髂后上棘内侧	
223			腰椎棘突侧面痛和关节突区域痛、脊柱过度伸展受限	腰多裂肌	$L_1 \sim L_5$ 棘突和关节突	
224			腰椎旁深层痛、脊柱过度伸展和旋转受限	腰回旋肌	$L_1 \sim L_5$ 椎板和关节突	
225			腰椎旁深层痛、脊柱对侧屈受限	腰椎横突间肌	$L_1 \sim L_5$ 横突上缘和下缘	
226		腰椎侧面	腰外侧痛、髂骨嵴外侧痛、脊柱对侧屈受限、脊柱同侧旋转受限	腹外斜肌	第9~12肋、髂嵴外侧	
227			腰外侧痛、髂骨上缘痛、腰椎对侧屈受限、腰椎对侧旋转受限	腹内斜肌	第9~12肋、髂嵴上缘	
228			胸下壁痛、腹痛、腰痛、尿频、痛经、内脏功能紊乱	腹横肌	低位肋骨内表面、髂嵴内上缘、耻骨联合	
229			腰痛、脊柱对侧屈受限、腰椎侧弯、腹痛	腰方肌	第12肋内下缘、$L_1 \sim L_5$ 横突、髂嵴内上缘	

序号	分部位	疼痛位置	临床表现	损伤责任肌	压痛点触诊	备注
230		腰椎侧面	腰臀痛、腰椎横突间隙痛、脊柱对侧屈受限	腰横突间内侧肌	腰椎横突上缘和下缘	
231	腰椎部		腰椎前侧痛、腹痛、脊柱过度伸展受限	前纵韧带	L₁~L₅椎体前侧	
232		腰椎前侧	腰痛、膝痛、脊柱过度伸展受限、痛经、腹痛、内脏功能紊乱	腰大肌和腰小肌	C₁~L₄椎体	腰小肌60%人不存在
233			下腹痛、耻骨联合表面痛、痛经、尿频	腹白线	耻骨前部、耻骨联合	
234			下腹痛、下腰痛、脊柱同侧旋转受限、痛经、内脏功能紊乱	腹外斜肌	髂前上棘、腹股沟韧带、耻骨、腹白线	
235			下腹痛、脊柱过度伸展受限、痛经、内脏功能紊乱	腹直肌	耻骨嵴、耻骨结节、耻骨联合	
236			下腹痛、脊柱对侧旋转受限、痛经、内脏功能紊乱	腹内斜肌	腹股沟韧带外1/2、髂前上棘	
237			腹痛、痛经、尿频、内脏功能紊乱、腹部肌张力高或松弛无力	腹横肌	耻骨联合、腹股沟韧带外3/4、髂前上棘	
238			腹痛、痛经、耻骨联合上缘痛、尿频	锥状肌	腹白线、耻骨联合	
239	骨盆部	骨盆前侧	下腹痛、腹股沟痛、痛经、髋外展受限	长收肌	耻骨联合、耻骨结节、耻骨前方	
240			下腹痛、腹股沟痛、痛经、髋外展受限、髋关节过度伸展受限	耻骨肌	耻骨上支	
241			耻骨前方痛、髋外展受限、痛经、内脏功能紊乱	短收肌	耻骨联合、耻骨上支与下支之间	
242			闭孔内侧周围骨缘痛	闭孔外肌	耻骨上支和下支	
243			下腹痛、痛经、内脏功能紊乱、髋关节过伸受限	髂肌	髂窝	
244			腹股沟外上方痛、股外侧皮神经炎	缝匠肌	髂前上棘	
245			腹股沟外上方痛、髋关节过度伸展受限	股直肌	髂前下棘、髋臼上缘	

序号	分部位	疼痛位置	临床表现	损伤责任肌	压痛点触诊	备注
246			下腰痛、臀后痛、骶后痛、屈髋受限	臀大肌	髂后上棘、骶骨背面、尾骨旁	
247			臀部深层痛、髋内旋受限、臀和下肢疼痛麻木无力	梨状肌	第1~4骶骨前侧、坐骨大切迹	坐骨神经痛
248			臀部深层痛、髋内旋受限、臀和下肢疼痛麻木无力	上孖肌	坐骨棘（小切迹上方）	坐骨神经痛
249			臀部深层痛、髋内旋受限、臀和下肢疼痛麻木无力	闭孔内肌	坐骨小切迹和闭孔内侧	坐骨神经痛
250		骨盆后侧	臀部深层痛、髋内旋受限、臀和下肢疼痛麻木无力	下孖肌	坐骨小切迹下方	坐骨神经痛
251			坐骨外侧痛、髋内旋受限	股方肌	坐骨结节外侧	坐骨神经痛
252	骨盆部		臀下痛、直腿抬高试验阳性	腘绳肌	坐骨结节下方	股二头肌长头、半腱肌、半膜肌
253			骶骨正中痛、尾骨后侧痛、脊柱屈曲受限	棘上韧带（骶部）	第1~4骶椎棘突	
254			骶骨痛、下腰痛	背阔肌	骶骨、髂嵴内上缘	
255			下腰痛、骶骨周围痛、脊柱屈曲受限	竖脊肌	骶骨、髂嵴	
256			髂骨外侧痛、髋关节内收受限	阔筋膜张肌和髂胫束	髂前上棘外侧	
257		骨盆侧面	髂骨外侧痛、髋关节内收受限、髋关节旋转受限	臀中肌	髂骨翼外侧面	
258			髂骨外侧痛、髋关节内收受限、髋关节旋转受限	臀小肌	髂骨翼外下方	
259			阴部痛、性功能低下、小便不利、内脏功能紊乱	球海绵体肌	耻骨联合下方	
260		骨盆底部	阴部痛、性功能低下、内脏功能紊乱	坐骨海绵体肌	耻骨下支	
261			会阴部痛、性功能低下、内脏功能紊乱	会阴浅横肌	坐骨结节内侧	

序号	分部位	疼痛位置	临床表现	损伤责任肌	压痛点触诊	备注
262	骨盆部	骨盆底部	肛周痛、尾骨痛、痔疮、便秘、大便失禁	肛门外括约肌	肛周、肛尾韧带	
263			肛周痛、痔疮、便秘、大便失禁	肛门内括约肌	肛周内	
264			阴痛、肛周痛、痔疮、便秘、大便失禁	耻骨直肠肌	耻骨后侧	
265			阴部痛、尾骨痛、尿频、痛经、痔疮、内脏功能紊乱	耻尾肌	耻骨后侧、尾骨旁、骶骨下	
266			阴部痛、尾骨痛、尿频、痛经、痔疮、内脏功能紊乱	髂尾肌	耻骨后侧、尾骨、坐骨棘	
267			尾骨痛、骶骨痛、痔疮	尾骨肌	骶骨下、尾骨旁、坐骨棘	
268			阴部痛、痛经、性功能低下、小便不利、内脏功能紊乱、髋关节外展受限	股薄肌	耻骨弓上 1/2 部分	
269			坐骨痛、痛经、髋关节外展和屈曲受限	大收肌	耻骨下支、坐骨下支	
270			闭孔内侧痛、坐骨神经痛、内脏功能紊乱	闭孔内肌	闭孔内侧	
271			尾骨痛、痛经、便秘	肛尾韧带	尾骨	
272	大腿部	大腿前侧	腹股沟痛、膝痛、伸髋受限、深蹲受限	股直肌	髂前下棘、髋臼上缘、股四头肌肌腱、髌骨	
273			大腿前侧深面痛、膝痛、深蹲受限	股中间肌	转子间线、股骨体前表面上 2/3、股四头肌肌腱、髌韧带	
274			膝痛、深蹲受限	股内侧肌	转子间线、股骨粗线内侧、股四头肌肌腱、髌韧带	
275			大腿前侧痛、膝痛、髌上滑囊炎、深蹲受限	股外侧肌	转子间线、股骨粗线外侧、股四头肌肌腱、髌腱、髌韧带	
276			膝痛、髌上滑囊炎、深蹲受限	髌腱	髌骨周围	
277			膝痛、髌上滑囊炎、深蹲受限	髌韧带	髌骨下缘、胫骨粗隆	

序号	分部位	疼痛位置	临床表现	损伤责任肌	压痛点触诊	备注
278		大腿前侧	膝痛、髌上滑囊炎、髌下脂肪垫炎（上下楼痛）	髌下脂肪垫	髌骨后侧糙面	
279			大腿后外侧痛、屈髋受限	臀大肌	髂胫束、股骨臀肌粗隆	
280			坐骨神经痛、转子间嵴处痛、髋内旋受限	梨状肌	大转子上缘	
281			坐骨神经痛、转子间嵴处痛、髋内旋受限	上孖肌	转子间嵴	
282			坐骨神经痛、转子间嵴处痛、髋内旋受限	闭孔内肌	转子间嵴	
283			坐骨神经痛、转子间嵴处痛、髋内旋受限	下孖肌	转子间嵴	
284			坐骨神经痛、转子间嵴处痛、髋内旋受限	股方肌	转子间嵴	
285		大腿后侧	股骨粗线处痛、髋外展和屈曲受限	大收肌	股骨粗线、收肌结节	
286	大腿部		股骨粗线近端痛、髋外展和伸展受限	短收肌	股骨粗线近端内侧	
287			股骨粗线中段痛、髋内旋受限	长收肌	股骨粗线中段内侧	
288			股骨粗线近端痛、髋外展和伸展受限	耻骨肌	小转子下方的耻骨肌线	
289			股骨粗线后内侧痛、屈膝受限	股内侧肌	股骨粗线内侧	
290			股骨粗线后外侧痛、屈膝受限	股外侧肌	股骨粗线外侧	
291			股骨粗线后外侧痛、膝关节伸展和小腿内旋受限	股二头肌短头	股骨粗线远端	
292			腘窝痛、伸膝受限	腓肠肌	股骨髁后侧	
293			股骨远端外侧痛	跖肌	股骨髁上嵴	
294		大腿内侧	大腿后内侧痛、髋关节外展和屈曲受限	大收肌	股骨内侧髁收肌结节	
295		大腿外侧	大转子外侧面痛、髋关节过度内收受限	臀中肌	大转子外侧面	
296			大转子前侧痛、髋关节过度内收受限	臀小肌	大转子前侧	
297	小腿部	小腿前侧	外膝眼下方痛、跖屈受限	胫骨前肌	胫骨外侧髁	

序号	分部位	疼痛位置	临床表现	损伤责任肌	压痛点触诊	备注
298		小腿前侧	外膝眼下方痛、跖屈受限	趾长伸肌	胫骨外侧髁	
299			膝外下方痛、跖屈受限	蹬长伸肌	腓骨前表面	
300			小腿后侧痛、跟腱炎、足背屈受限	比目鱼肌	腓骨头后侧、腓骨上 1/3、胫骨中 1/3	
301			腘窝下方痛、小腿外旋受限	腘肌	胫骨近端后侧	
302		小腿后侧	小腿后内侧痛、足背屈受限、崴脚	趾长屈肌	胫骨后面	
303			小腿后侧深层痛、足背屈受限、崴脚	胫骨后肌	胫骨和腓骨及骨间膜上 2/3	
304			小腿后外侧痛、大蹬趾伸展受限、崴脚	蹬长屈肌	腓骨下 2/3 和骨间膜	
305	小腿部		膝关节内下方痛、伸膝受限、小腿外旋受限	缝匠肌	胫骨粗隆内侧	鹅足滑囊炎
306		小腿内侧	膝关节内下方痛、伸膝受限、小腿外旋受限	股薄肌	胫骨粗隆内侧	鹅足滑囊炎
307			膝关节内下方痛、伸膝受限、小腿外旋受限	半腱肌	胫骨干近端内 1/4	鹅足滑囊炎
308			膝关节内后侧痛、伸膝受限、小腿外旋受限	半膜肌	胫骨内侧髁后部	
309			外膝眼下方痛	髂胫束	胫骨外侧髁	
310			膝关节外下方痛、伸膝受限、小腿内旋受限	股二头肌	腓骨头外侧面	
311		小腿外侧	小腿近端外侧痛、小腿和足部疼痛麻木无力、足背屈受限	腓骨长肌	腓骨外侧上 2/3、胫骨外侧髁	
312			小腿外下方痛、足背屈受限	腓骨短肌	腓骨外侧下 2/3	
313			小腿外侧下方痛、踝关节跖屈受限	腓骨第三肌	胫骨前外侧和趾长伸肌	
314			蹬趾背侧痛和屈曲受限、踝关节跖屈受限	蹬长伸肌	蹬趾远节背侧	
315	足部	足背侧	第 2~5 趾背侧痛和屈曲受限、踝关节跖屈受限	趾长伸肌	第 2~5 趾远节背侧	
316			第 5 跖骨背侧痛	腓骨第三肌	第 5 跖骨近端背面	
317			踝部前内侧痛、大蹬趾背侧痛和屈曲受限	蹬短伸肌	足跟背侧、蹬趾近节背侧	

序号	分部位	疼痛位置	临床表现	损伤责任肌	压痛点触诊	备注
318		足背侧	踝部前外侧痛、第2~4蹬趾背侧痛和屈曲受限	趾短伸肌	足跟背侧、第2~4指中节	
319			第2~4跖骨和趾骨间隙痛	骨间背侧肌	第2趾骨近节胫侧、第2~4跖骨和趾骨腓侧	
320		足内侧	蹬趾内侧痛、足跟内侧痛	蹬展肌	蹬趾近节内侧、跟骨结节内侧	
321			足弓内侧痛、崴脚、跖屈受限	胫骨前肌	第1趾骨近节和内侧楔骨	
322		足外侧	小趾外侧痛	小趾展肌	第5趾近节外侧	
323			足外侧痛、足背屈受限	腓骨短肌	第5跖骨外侧粗隆近端背侧	
324	足部		足跟痛、跖侧滑囊炎、足弓高、足弓塌陷	足底腱膜	第1~5跖趾关节和足跟骨跖面	
325			足跟痛、第2~5趾痛和伸展受限	趾短屈肌	跟骨内侧突、第2~5趾中节两侧	
326			足跟跖面外侧痛	小趾展肌	跟骨结节外侧、第5趾近节外侧	
327			足跟内侧痛	蹬展肌	蹬趾近节内侧、跟骨结节内侧	
328			足跟痛、足底痛、第2~5趾伸展受限	足底方肌	跟骨内、外侧和趾长屈肌腱	
329		足底部	足底痛、第2~5足趾痛和伸展受限、崴脚	趾长屈肌	第2~5趾骨远节	
330			蹬趾跖面痛和伸展受限、崴脚	蹬长屈肌	蹬趾远节	
331			足底痛	蚓状肌	趾长屈肌腱至第2~5趾骨胫侧	
332			足底痛、蹬趾痛和伸展受限	蹬短屈肌	骰骨、中间楔骨、外侧楔骨、蹬趾近节两侧	
333			足底痛、蹬外翻	蹬收肌横头和斜头	蹬趾腓侧、第3~5跖趾关节韧带	
334			足底外侧痛	小趾短屈肌	第5跖骨近端、第5趾骨近节	
335			足底外侧痛、小趾伸展受限	小趾对跖肌	骰骨、第5跖骨	
336			足弓内侧痛、足背屈受限	腓骨长肌	内侧楔骨、第1跖骨基底部	

序号	分部位	疼痛位置	临床表现	损伤责任肌	压痛点触诊	备注
337	足部	足底部	足底痛、崴脚、足背屈受限	胫骨后肌	足舟骨、楔骨、第2~4跖骨近端	
338			第3~5跖骨和趾骨间隙痛	骨间足底肌	第3~5跖骨和趾骨胫侧痛	
339		足跟后侧	足跟骨后侧痛	小腿三头肌	跟骨后结节	
340			足跟骨后侧痛	跖肌	跟骨后结节	

平面、方向和运动术语

一、平面

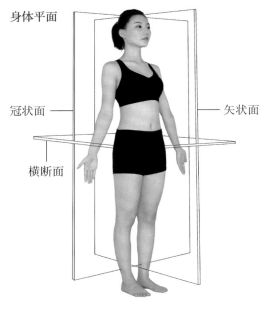

附图1　身体三维平面

二、方向

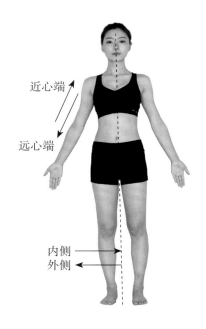

附图2　冠状面方向

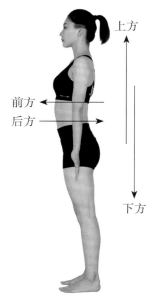

附图3　矢状面方向

注：（1）前臂内侧为尺侧，外侧为桡侧。
（2）小腿内侧为胫侧，外侧为腓侧。
（3）软组织接近骨面为深层，远离骨面为浅层。

三、运动

（一）面部肌肉运动术语（表情肌）

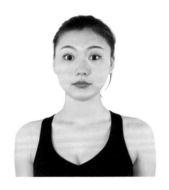 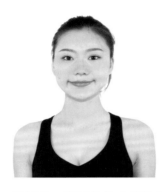 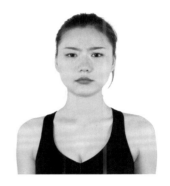

附图 4　上抬眉部（额肌）　　　附图 5　缩回嘴角（笑肌）　　　附图 6　降低眉部（降眉肌）

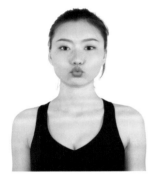 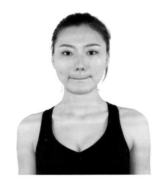

附图 7　唇部突出（口轮匝肌浅层）　　附图 8　唇靠牙齿（口轮匝肌深层）

（二）下颌关节运动术语

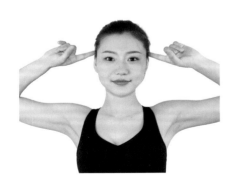 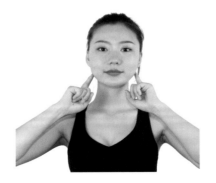 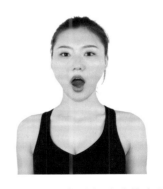

附图 9　上抬下颌（颞肌）　　　附图 10　上抬下颌（咬肌）　　　附图 11　下降下颌（舌骨上肌）

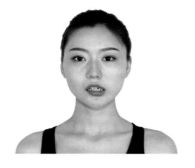 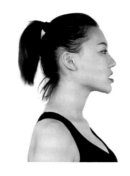 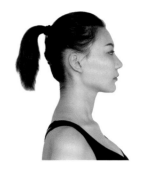

附图12　下颌侧移（翼状肌）　　附图13　下颌前移（翼状肌）　　附图14　下颌中立位

（三）颈椎运动术语

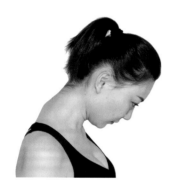 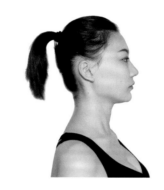 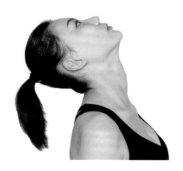

附图15　颈椎屈曲　　附图16　颈椎伸展（中立位）　　附图17　颈椎过度伸展

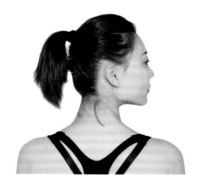 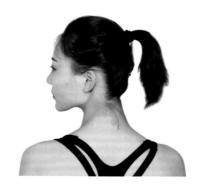

附图18　颈椎右旋　　附图19　颈椎左旋

（四）胸椎运动术语

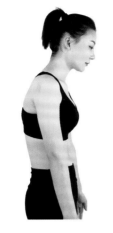 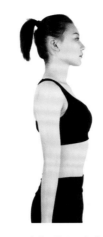 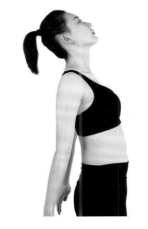

附图20　胸椎屈曲　　　　　　　附图21　胸椎伸展（中立位）　　　　附图22　胸椎过度伸展

（五）腰椎运动术语

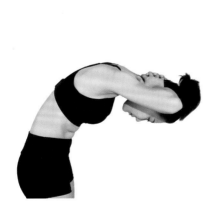 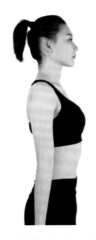 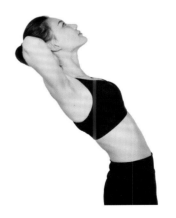

附图23　腰椎屈曲　　　　　　　附图24　腰椎伸展（中立位）　　　　附图25　腰椎过度伸展

（六）脊椎运动术语

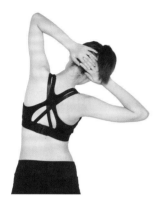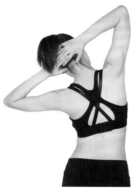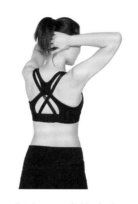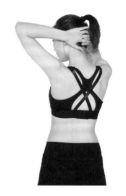

附图 26　脊椎右侧屈　　　附图 27　脊椎左侧屈　　　附图 28　脊椎右旋　　　附图 29　脊椎左旋

（七）肩胛骨运动术语

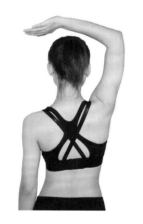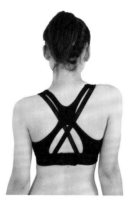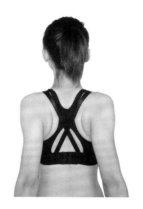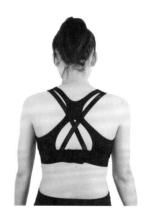

附图 30　肩胛骨右侧向　　　附图 31　肩胛骨右侧　　　附图 32　肩胛骨内收　　　附图 33　肩胛骨外展
上旋转、左侧向下旋转　　　上升、左侧下降　　　　　（后缩）　　　　　　　　（前伸）

（八）肩关节运动术语

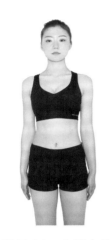

附图 34　上臂内收

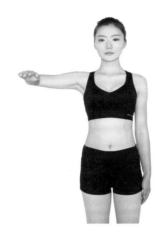

附图 35　上臂外展

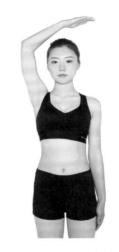

附图 36　上臂过度外展

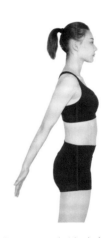

附图 37　上臂过度伸展

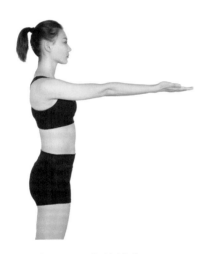

附图 38　上臂屈曲

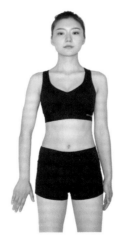

附图 39　上臂内旋

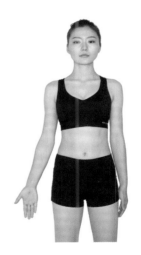

附图 40　上臂外旋

（九）肘关节运动术语

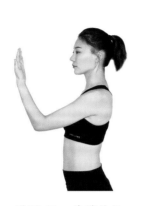

附图 41　前臂旋后

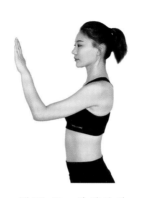

附图 42　前臂旋前

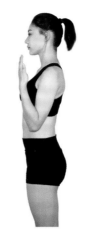

附图 43　肘关节屈曲

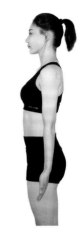

附图 44　肘关节伸展

（十）腕关节运动术语

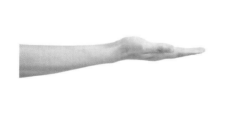

附图 45　腕关节伸展

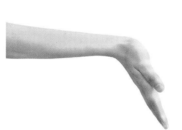

附图 46　腕关节过度伸展

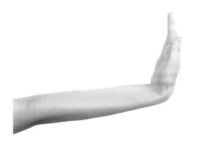

附图 47　腕关节屈曲

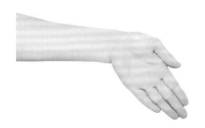

附图 48　腕关节内收

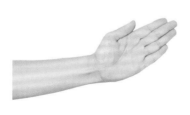

附图 49　腕关节外展

（十一）掌指关节运动术语

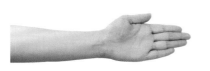

附图 50　拇指关节内收

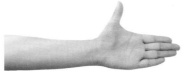

附图 51　拇指关节外展

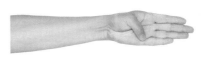

附图 52　拇指关节对掌

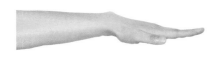

附图 53　第 1～5 掌指关节伸展

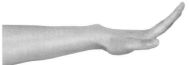

附图 54　第 2～5 掌指关节过度
伸展

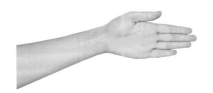

附图 55　第 1～5 掌指关节内收

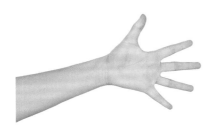

附图 56　第 1～5 掌指关节外展

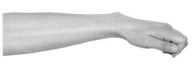

附图 57　第 2～5 指关节屈曲

（十二）骨盆运动术语

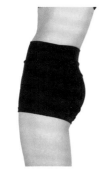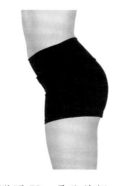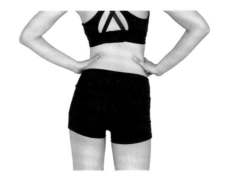

附图 58　骨盆后倾　　　　附图 59　骨盆前倾　　　　附图 60　骨盆侧倾

（十三）髋关节运动术语

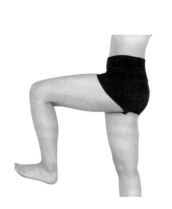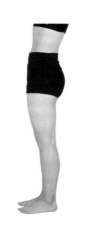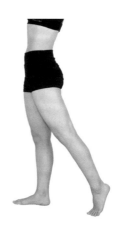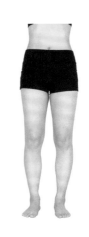

附图 61　髋关节屈曲　　　附图 62　髋关节伸展　　　附图 63　髋关节过度　　　附图 64　髋关节内收
　　　　　　　　　　　　　　　　　　　　　　　　　　伸展（左侧）

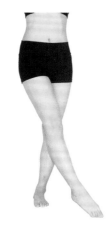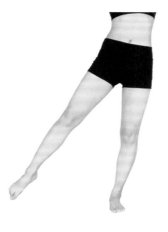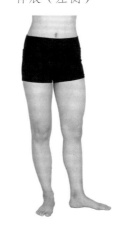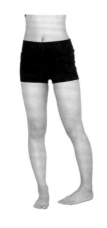

附图 65　髋关节过　　　　附图 66　髋关节外　　　　附图 67　髋关节外旋　　　附图 68　髋关节内旋
　度内收（左侧）　　　　　展（右侧）　　　　　　（左侧）　　　　　　　（左侧）

（十四）膝关节运动术语

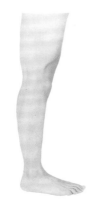

附图 69　膝关节伸展（右侧）

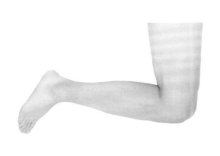

附图 70　膝关节屈曲（右侧）

（十五）足踝运动术语

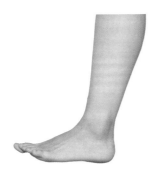

附图 71　踝关节中立位

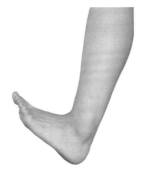

附图 72　足背屈

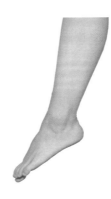

附图 73　足跖屈

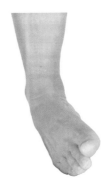

附图 74　足内翻

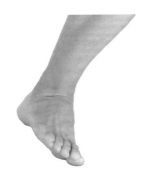

附图 75　足外翻

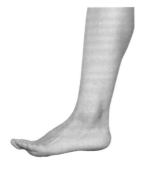

附图 76　足趾关节过
度伸展

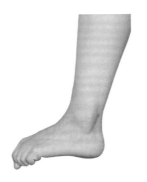

附图 77　足趾关节屈曲

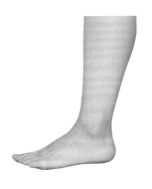

附图 78　足趾关节伸展

（十六）附：足表面

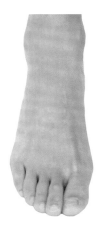

附图 79　背面（右）

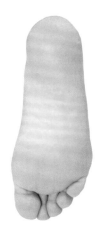

附图 80　跖面（右）

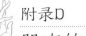

附录D
肌肉的命名与分类

　　肌肉名称是根据一些特定规则命名的，也有一些特别的肌肉，其命名有语言音译或者历史文化因素。如腘绳肌源于屠夫用钩子穿过猪后腿的肌腱而得名（hamstring tendon）；缝匠肌是裁缝做衣服的坐姿容易造成这块肌肉损伤而得名（sartorius）；比目鱼肌因形似比目鱼而得名（soleus）。但是大部分肌肉的命名有规律可循，主要根据其位置、大小、形状和肌纤维方向、肌束数量、功能等一种或多种规则来命名。了解这些规则可以帮助我们记忆并分辨出每块肌肉的位置及其作用。人体有600多块骨骼肌，理解其特征对于我们学习肌肉解剖和临床应用具有重要意义。

（一）按肌肉的形状命名

　　人体一些肌肉具有独特的形状和外观特征，进而使人联想到一些物体，就有了以下肌肉命名的分类。

　　1. **长肌**　肌束与肌的长轴平行，收缩时显著缩短，可引起较大幅度运动的肌肉。多见于四肢，如肱三头肌长头、股二头肌长头。

　　2. **短肌**　分布于躯干深部，外形小而短的肌肉，具有明显的节段性，收缩幅度较小，如肋短提肌。

　　3. **轮匝肌**　分布于孔、裂周围，由环行纤维构成肌肉，收缩时可以关闭孔裂。如眼轮匝肌和口轮匝肌。

　　4. **方肌**　外形呈矩形，如旋前方肌、股方肌、足底方肌。

　　5. **三角肌**　外形呈三角形排列的肌肉，如肩部三角肌。

　　6. **菱形肌（菱形）**　外形呈菱形，如上背部肌肉，大小菱形肌。

　　7. **羽状肌**　肌纤维与肌腱走行方向倾斜排列，产生羽毛状的形态。如股内侧肌和股外侧肌是单羽状肌，股直肌是双羽状肌，三角肌是多羽状肌。

（二）按肌束的排列方向命名

　　肌肉根据其纤维或肌束的方向来命名。比如腹直肌的纤维直接向上和向下延伸并且彼此平行；腹外斜肌以一个斜角从中线向外倾斜，或呈一定角度；腹横肌是具有横向延展和沿横向排布的腹肌。

（三）按肌肉的分布位置命名

根据肌肉位置命名。肌肉名称通常包含体内或者体外的相对位置以区分其他位置的类似肌群，例如：胸大肌是胸部的重要肌肉；上胸肌和下胸肌此类肌肉通过在名称中包括上下来指示其位置。

在位置表述中，肌肉名称也与肌肉起止点密切相关，比如胸锁乳突肌起于胸骨和锁骨，止于乳突；喙肱肌起于肩胛骨喙突尖，止于肱骨体内侧面；髂肌起于髂骨窝等。

（四）按肌肉肌头数量命名

根据形成肌肉的部位和肌束的数量来命名肌肉。比如：肱二头肌（biceps brachii），也被称为二头肌，肌肉一端由两个头汇合而成（bi- 代表两个；-ceps 代表头）。肱三头肌（triceps brachii），也被称为三头肌，由三个区划形成（tri- 代表三个；-ceps 代表头）。股四头肌（quadriceps femoris），也被称为四头肌（quadri- 代表四个；-ceps 代表头）。

（五）按肌肉的主要功能命名

以肌肉动作功能命名，肌肉的功能通常是其名称的一部分，比如：大腿的内收肌可将腿向身体中线移动；大腿的外展肌是令腿从身体中线向外移动。此外，将诸如屈肌和伸肌、收肌和展肌、旋前肌和旋后肌、提肌和降肌、开大肌和括约肌等术语作为肌肉名称的后缀添加，以指示由肌肉产生的运动的种类。

（六）按肌肉大小命名

以肌肉的相对大小命名，是将其与附近肌肉的大小进行比较，以便于区分形状和功能类似的肌肉。例如：臀大肌、臀中肌和臀小肌；胸大肌和胸小肌；大收肌、长收肌和短收肌。

（七）按肌肉结构和功能分类

骨骼肌、心肌和平滑肌。